U0377193

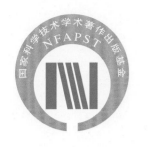

总主编　周康荣　严福华　刘士远

Modern MRI
Diagnostics of the Body

现代体部磁共振诊断学

原理及技术分册

主　编　李建奇　林　江

復旦大學出版社

编 委 会

总主编 周康荣 严福华 刘士远

主 编 李建奇 林 江

副主编 杨 光 蒋 瑜 杨烁慧 马 超 高 欣

编 委（按姓氏笔画排序）

马 超	海军军医大学附属长海医院	宋 阳	华东师范大学
王一达	华东师范大学	陈伟波	飞利浦（中国）投资有限公司
冯 刚	上海全景医学影像诊断中心	陈佳林	华东师范大学
吕 鹏	复旦大学附属中山医院	陈录广	海军军医大学附属长海医院
孙明祥	上海全景医学影像诊断中心	范明霞	华东师范大学
严 序	西门子医疗系统有限公司	林 江	复旦大学附属中山医院
杜小霞	华东师范大学	周敏雄	上海健康医学院
杨 光	华东师范大学	单 艳	复旦大学附属中山医院
杨岳松	前海人寿广西医院	孟昭廷	上海全景医学影像诊断中心
杨烁慧	上海市中医医院	赵 羽	华东师范大学
李 丹	中国科学技术大学附属第一医院安徽省立医院	赵玮玮	华东师范大学
		姜小平	上海康达卡勒幅医疗科技有限公司
李 彦	上海交通大学医学院附属瑞金医院	高 欣	上海全景医学影像诊断中心
李改英	华东师范大学	彭莉玲	上海全景医学影像诊断中心
李建奇	华东师范大学	蒋 瑜	华东师范大学
吴东梅	华东师范大学	傅彩霞	西门子（深圳）磁共振有限公司
汪红志	华东师范大学	戴勇鸣	上海联影医疗科技股份有限公司

总主编简介

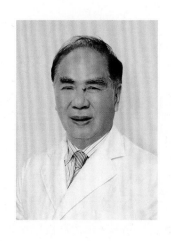

周康荣 复旦大学附属中山医院终身荣誉教授，主任医师，博士生导师。1965年毕业于上海第一医学院（现复旦大学上海医学院），师从我国放射学奠基人之一、学界泰斗荣独山教授。1981年被选拔为我国第一批赴美访问学者，在美国麻省医学中心及哈佛大学医学院学习。曾任复旦大学附属中山医院放射科主任、上海市影像医学研究所所长。教育部"211"工程重点学科及复旦大学"985"重点建设学科"影像医学与核医学"负责人、卫生部临床学科重点建设项目负责人、上海市临床医学中心（肝肿瘤诊治中心和心血管病中心）主要负责人。

学术方向为肝癌的影像学早期诊断及综合介入治疗。先后承担国家"九五"攻关项目"肝癌综合性介入治疗技术的应用研究"，卫生部临床学科重点项目"小和微小肝癌的诊断影像学新技术研究""小和微小肝癌影像学检出定性和介入治疗的深入研究"等科研项目20多项，项目资金逾1000万，总计发表论文456篇。以第一完成人获得国家级及省部级奖项18项，其中"影像学和介入放射学新技术在肝癌诊断和介入治疗中的系列研究"获得国家科学技术进步奖二等奖（2005）。主编著作10余部，其中《腹部CT》《胸部颈面部CT》《螺旋CT》《体部磁共振成像》已成为国内学者的案头必备书籍。培养博士后，硕士、博士研究生60余名。2006年获复旦大学校长奖，2008年获上海市最高医学荣誉奖，2019年被评为"中华医学会放射学分会终身成就专家"。

总主编简介

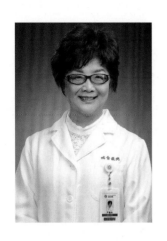

严福华 教授，主任医师，博士生导师。1996年毕业于上海医科大学，获影像医学与核医学博士学位，师从周康荣教授。现任上海交通大学医学院附属瑞金医院放射科主任、上海交通大学医学院医学影像学系主任。"十三五"国家重点研发计划首席科学家、国家临床重点专科（医学影像学）负责人、上海市高水平地方高校协同创新团队负责人。担任国际医学磁共振学会（ISMRM）中国区主席、亚洲医学磁共振学会（ASMRM）第一届主席、中华医学会放射学分会常委兼磁共振学组组长、中国医师协会放射医师分会副会长、上海市生物医学工程学会放射工程分会主任委员、上海市医学会放射科专科分会副主任委员等学术职务。

学术方向主要为CT及MRI新技术的研发及转化应用。尤其在肝脏影像学领域造诣深厚，在国内较早地将能谱CT、MRI弥散加权成像、弹性成像、水脂分离等技术应用于弥漫性肝病的定量评估及肝肿瘤早期诊断与鉴别。作为项目负责人承担"十三五"国家重点研发计划项目1项，主持"十三五"国家重点研发计划课题1项、国家自然科学基金5项。在 *Radiology* 等国内外期刊发表论文300余篇。获国家科学技术进步奖二等奖（第三位）、中华医学科技奖一等奖（第二位）、上海市科技进步奖一等奖（第二位）、上海市明治乳业生命科学奖（第一位）等10余项奖项。主译专著2部，主编、副主编、参编著作20余部。培养博士后，硕士、博士研究生40余名。

总主编简介

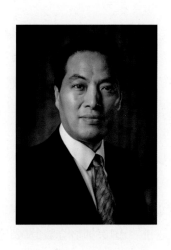

刘士远 教授，主任医师，博士生导师。现任海军军医大学第二附属医院影像医学与核医学科主任。担任亚洲胸部放射学会主席、中华医学会放射学分会主任委员、中国医师协会放射医师分会副会长、中国医疗装备协会CT应用专委会主任委员、中国医学影像AI产学研用创新联盟理事长、第二届中国DICOM标准委员会副主任委员、第九届上海市医学会放射科专科分会主任委员等。担任《肿瘤影像学》总编、名誉总编，《中华放射学杂志》等7本核心期刊副总编。

从事医学影像诊断工作30余年。主要研究方向为肺癌早期诊断、慢性阻塞性肺疾病早期预警及医学影像人工智能的研发和应用。肺癌整体诊断正确率达98.2%，早期肺癌诊断正确率达95%以上。作为课题第一负责人主持国家自然科学基金重点项目2项、国家科技部重点研发计划1项、国家自然科学基金面上项目4项、上海市重大课题4项等，获得4 000余万元科研资助。在 *Nature Review Clinical Oncology*、*Radiology*、*Chest*、*European Radiology*、*American Journal of Roentgendogy*、*British Journal of Radiology* 等国内外专业杂志上以第一或通信作者身份发表学术论著321篇，SCI收录71篇。获批国家发明专利授权6项。主译专著4部，主编著作及教材9部，副主编著作及教材5部，参编著作6部。

入选上海市领军人才、上海市优秀学科带头人及21世纪优秀人才，上海市黄浦区人大代表，获第二届"国之名医·优秀风范""上海市拥政爱民先进个人"及"全军首席放射专家"等称号。获得上海市科技进步奖一等奖等省部级二等奖以上科技奖7项。

主编简介

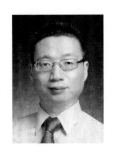

李建奇 华东师范大学，教授级高级工程师，博士生导师。现任中国仪器仪表学会分析仪器分会核磁共振分析仪器专业委员会委员，曾任中华医学会放射学分会磁共振专业委员会磁共振物理和工程学组委员。从事磁共振成像方法和应用研究30余年，在磁共振成像脉冲序列研发、磁共振成像前沿技术研究、磁共振成像在医学诊断和认知神经研究方面具有丰富的经验。

作为项目负责人承担国家自然科学基金面上项目、上海市科委项目、企事业单位横向项目十余项。作为主要技术骨干参加国家科技创新2030"脑科学与类脑研究"、国家863项目、国家自然科学基金面上项目、上海市科委重大攻关项目、上海市重点基础项目等十余项。在国内外有重要影响的学术期刊发表论文130余篇，包括作为第一或通信作者在 *Movement Disorders*、*Neuroimage*、*Journal of Controlled Release*、*Magnetic Resonance in Medicine* 等医学顶刊发表文章多篇。主编磁共振成像方面的专著1部、参编2部、译著1部（主译）。申请国家发明专利37项（26项已授权），曾获上海市科学技术进步三等奖。

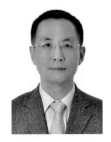

林 江 复旦大学附属中山医院放射诊断科副主任，主任医师，教授，博士生导师。上海市优秀学科带头人，复旦大学医学院影像系副主任，复旦大学医学功能与分子影像研究所副所长。上海市医学会放射学分会磁共振组副组长、中国医师协会放射学分会全国委员（第四届），上海市社会医疗机构协会影像医学专委会常务委员、中国脑卒中学会脑血流与代谢分会常委、上海中西医结合学会影像学分会委员。

1992年毕业于原上海医科大学医学系，2000年获复旦大学影像医学与核医学博士学位，曾在德国癌症中心放射科进修1年。长期从事心脑血管病变和体部疾病影像诊断、科研和教学工作。作为主要完成人曾获上海市科技进步三等奖；主持国家自然基金面上项目、科技部和市科委多项课题研究工作；作为第一或通讯作者在 *American Journal of Neuroradiology*、*European Radiology* 等国际期刊发表SCI论著40多篇，在国内核心期刊发表论著60余篇。为 *European Radiology*、*Journal of Magnetic Resonance Imaging*、《中华医学英文版》、《中华放射学杂志》等国内外一流期刊审稿人。担任国家自然科学基金、上海市科委和卫健委基金的同行评审专家。

序一

在由周康荣、严福华和刘士远 3 位教授主编的《现代体部磁共振诊断学》(共 9 个分册)即将出版之际,我应邀作序,备感荣幸。

9 个分册除技术分册外,其余 8 个分册涉及除头颅外的所有部位,包括头颈五官,胸部(含胸壁和纵隔),乳腺,上腹部(含肝、胆、胰、脾),中下腹部(含泌尿、生殖),腹腔、腹膜及腹膜后区域(包括胃肠道、肾上腺),骨骼、肌肉及儿科。

进入 21 世纪,临床医学、现代影像学,尤其是 MRI 的发展十分迅速,两者相辅相成。精准诊断是精准治疗的前提和关键。影像学参与疾病诊治,尤其是肿瘤诊治的整个过程,包括疾病的筛查和早期诊断、协助制定治疗计划、治疗后随访和疗效评估等。翻阅本书,我感受到这部巨著不仅对影像医学,对整个临床医学也是有巨大贡献的。

令人惊喜的是,本书写作阵容豪华,集全国影像学界不同专业领域的诸多精英,乃精诚合作之结晶。本书涵盖的内容十分丰富,真正体现临床、病理和影像三结合。

最后,对该书的出版表示祝贺,并竭诚推荐给所有临床和影像学界的同道。

樊嘉

2021 年 11 月

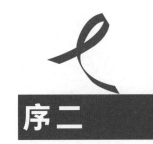

序二

　　《体部磁共振成像》自 2000 年出版至今已 20 余年了。该书涵盖了当年 MRI 领域几乎所有的先进技术，临床病例资料也颇丰富，出版至今前后重印了十几次，赢得了放射界同仁的一致赞誉。

　　进入 21 世纪后，随着国民经济飞速发展，我国人民生活水平日益提高，医疗需求不断提升，医疗水平与 20 世纪相比不可同日而语。影像医学，尤其是 MRI 的发展更为迅猛，相关领域积累的临床资料和经验也十分丰富。在这样的大背景下，《体部磁共振成像》的修订再版势在必行。在放射界广大同仁的积极响应和支持下，我们以上海市三甲医院为核心，组成了豪华的写作阵容。编委们发挥各自的专业特长，将全书按系统或区域分成 9 个分册，书名也改为《现代体部磁共振诊断学》，按既定目标，做到了广度和深度的结合。在内容上，文字数和病例数量均大幅增加，且图片、病例全部更新。在扩容的同时，我们也十分注重质量和深度的提升，期望做到集先进性、科学性、系统性和实用性于一体。在内容上，我们仍然坚持以常见病和多发病为重点，临床、病理与影像紧密结合；对疑难病例、不典型表现和罕少见病例也尽可能涉及，均配有一定数量的病例图片。本书不失为一部重要的参考书和工具书，希望能对临床工作者有所帮助。

　　学术的发展永无止境，新的技术不断涌现和成熟。本书对 AI、波谱、功能代谢和分子影像学等领域的发展及潜能也做了一些探讨。但这些领域仍存在不少难题，希望有志同道共同努力，一起深入研究。

　　最后，衷心感谢复旦大学附属中山医院院长、著名肝外科专家樊嘉院士为本书作序，这对编者是巨大的鼓励！感谢所有分册的主编、副主编和编写人员的辛勤劳动及认真负责的精神！感谢复旦大学出版社的大力支持，感谢《体部磁共振成像》读者的热忱和支持。实践是检验真理的标准，读者的意见是最宝贵的，望不吝赐教，以便今后再版时修正和提高。

周康荣　严福华　刘士远
2021 年 11 月

前言

　　磁共振成像(magnetic resonance imaging，MRI)具有无损无创、软组织对比度高、可任意角度成像等特点，其灵活多样的成像方法可以提供丰富的对比度与图像信息。MRI 历经近半个世纪的发展，几乎可用于人体所有部位的诊断，已成为临床医学诊断最重要的影像学工具之一；不仅如此，MRI 还在脑科学、心理学、药理学、病理学、遗传发育等领域的基础研究中有着广泛的应用，发挥着不可或缺的作用。

　　《体部磁共振成像》出版至今已有 20 多年。原版中虽对 MRI 物理原理、脉冲序列和扫描技术进行了系统的介绍，但经过 20 多年的发展，MRI 技术已发生了翻天覆地的变化。尤其是近年来，MRI 在仪器技术、成像方法和应用研究等方面都取得了飞速的发展，超高超强、超快速和超灵敏 MRI 等尖端成像技术逐渐走向临床，并与人工智能及其他先进的诊疗技术相互渗透、相互融合。现在，MRI 不但可用于显示组织和器官的解剖结构与形态，还能对生物体的生理生化、组织代谢、器官功能等进行多维度、全方位的解析。

　　为此，我们组织了多年从事 MRI 技术研发、应用研究及临床诊断研究的专家团队对原理和技术内容进行了重新编写，内容从原有的 12 章拓展到现在的 21 章和 5 个附录。本分册基本涵盖了目前医学影像诊断常用的各类 MRI 技术，对近年来出现的前沿技术也进行了详细的介绍。考虑到 MRI 原理比较复杂，完全理解需要较好的物理和数学基础，因此本分册希望能在保持一定程度的严谨性的前提下，尽可能地以通俗易懂、图文并茂的方式介绍原理和方法。为了让读者更好地理解物理原理和脉冲序列，本分册为读者提供了 470 余幅插图，包括了大量编者原创的原理解释图，其中大部分为彩色图片。

　　本书可供影像科医师、技师、医学工程人员、影像学专业的学生和研究人员、MRI 技术研究开发人员参考阅读。

　　十分感谢《现代体部磁共振成像诊断学》总主编周康荣教授对本分册的策划帮助以及对本书的审阅，也感谢各位编者的辛勤付出及无私奉献，我们愿与放射学界及产业界同道一起分享本书的知识和经验。

　　由于本分册涉及的内容非常庞杂，难免存在纰漏与错误，请读者和同道批评指正。

李建奇　林　江

目录

　　很多医学物理检查设备都是利用生物组织对于特定波长和/或频率电磁波的透射和/或吸收来探测人体。例如,生物组织能够部分被 X 线透射,并且不同组织对 X 线的透射率也不一样,这是常规 X 线检查和 CT 检查的基础。而磁共振成像(magnetic resonance imaging, MRI)是利用生物组织对于中等波长电磁波的吸收来成像,其使用电磁波属于无线电的频率范围(图 1-1),因此具有无电离辐射的优点。加上 MRI 具有可任意方向断层(图 1-2)、成像参数和对比度众多、图像

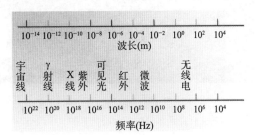

图 1-1　电磁波谱

注:MRI利用中等波长的电磁波(无线电)来获取信号。

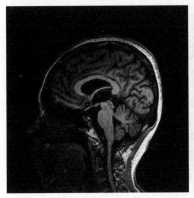

A. 矢状面图像

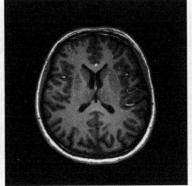

B. 横断面图像

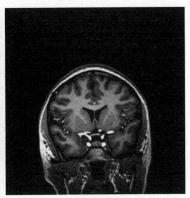

C. 冠状面图像

图 1-2　不同断层方位的头部高分辨图像

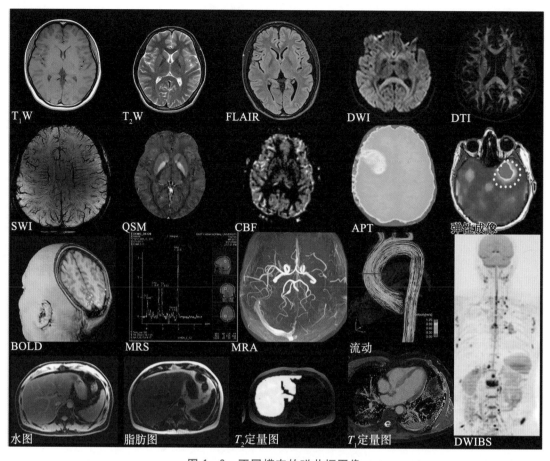

图 1-3　不同模态的磁共振图像

注：第 1 行显示了颅脑 T_1 加权（T_1W）、T_2 加权（T_2W）、液体衰减反转恢复图像（FLAIR）、扩散加权成像（DWI）和扩散张量成像（DTI）；第 2 行显示了颅脑磁敏感加权成像（SWI）、定量磁化率图（QSM）、脑血流图（CBF）、酰胺质子转移成像（APT）和弹性成像；第 3 行显示了血氧水平依赖法（BOLD）脑功能成像、反映脑内代谢产物的磁共振波谱（MRS）、磁共振血流成像（MRA）和流动定量；第 4 行显示了肝脏水图、肝脏脂肪图、定量肝脏铁浓度的 T_2 定量图、心脏 T_1 定量图和全身扩散加权成像（DWIBS）。

信息丰富（图 1-3）等特点，因此已经成为最重要的临床影像检查方法之一。此外，在脑科学、心理学、药理学、病理学、遗传发育等领域的基础研究中，MRI 也取得了广泛的应用，发挥着不可或缺的作用。

本章首先回顾 MRI 技术的发展，然后扼要介绍最新的技术进展，最后介绍本分册的章节内容安排。

1.1　磁共振成像发展简史

1.1.1　核磁共振的发展

磁共振成像利用核磁共振（nuclear magnetic resonance，NMR）现象来成像，因此让我们首先回顾一下核磁共振的发展历史。

核磁共振的发展历史可追溯到 1924 年，在这一年，W. E. Pauli 等从理论上预测有核磁共振吸收现象存在,即当原子核被置于强的外磁场中时,可以观察到射频能量的吸收。1933 年,O. Stern 采用分子束实验方法发现了核磁矩,并因此获得了 1943 年度诺贝尔物理学奖(图 1-4)。1936 年,C. J. Gorter 试图观测锂核的共振吸收现象,但由于使用的样品太纯,以至于样品弛豫时间太长而导致实验失败。1939 年,I. I. Rabi 和同事在分子束中观察到了核磁共振现象,并因此获得了 1944 年度诺贝尔物理学奖(图 1-4)。1945 年,美国学者斯坦福大学的 F. Bloch 和哈佛大学的 E. M. Purcell 分别在水和石蜡样品中观察到了核磁共振现象,这也是人类首次在自然状态的样品中观察到核磁共振现象,两位科学家因此而获得了 1952 年度诺贝尔物理学奖(图 1-4)。在这个阶段,核磁共振只是物理学家用来确定原子核磁矩的方法。1951 年,W. G. Proctor 和虞福春(F. C. Yu)等发现了化学位移现象和 J 耦合现象:共振频率与原子核的化学环境直接相关,处于不同化学结构中的原子核,其共振频率会有微小而特异度的变化(化学位移)。化学位移现象的发现,使得核磁共振迅速成为研究分子结构的最有力的工具,根据化学位移来分析化合物结构的核磁共振波谱学也得到了迅速发展,化学家成了核磁共振的最大受益者。

在核磁共振发现后的最初 20 年里,核磁共振波谱是以连续波的方式采集的。在这种方式下,可以固定磁场强度,通过连续改变射频频率来观察核磁共振现象;也可以固定发射射频的频率,连续地改变磁场强度来观察核磁共振现象。为了在一定磁场强度下观察特定频谱范围内的核磁共振现象,需要遍历整个频谱,因而限制了核磁共振信号观测的速度。1966 年,R. R. Ernst 和 W. A. Anderson 将脉冲核磁共振与傅里叶变换相结合,从而使核磁共振发生了革命性的变化,而脉冲傅里叶变换核磁共振是所有现代核磁共振方法的核心。1971 年,R. R. Ernst 和他的同事基于 J. Jeener 提出的概念,提出了二维核磁共振(2D-NMR)方法,为核磁共振的技术发展带来了全新的维度。在接下来的几十年里,数百种 2D-NMR 方法的发展使得 NMR 成为化学物质鉴定和结构测定的最有效的分析工具。R. R. Ernst 也因其对核磁共振方法学发展的贡献获得 1991 年诺贝尔化学奖(图 1-4)。

传统上蛋白质三维结构是通过 X 线晶体学测量的,而多维核磁共振在生物大分子研究中的应用使得水环境中蛋白质三维结构的测定成为可能。K. Wüthrich 因其在蛋白质核磁共振和三维蛋白质结构测定方面的贡献获得 2002 年诺贝尔化学奖(图 1-4)。

1943年物理学奖 分子束实验方法和发现核磁矩　1944年物理学奖 共振方法来观察原子核的磁性　1952年物理学奖 发现核磁共振现象　1991年化学奖 高分辨核磁共振波谱学　2002年化学奖 多维核磁共振得到蛋白质三维构象　2003年生理或医学奖 发明磁共振成像

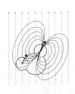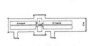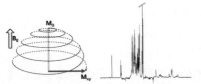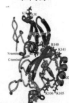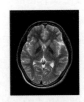

1943年　1944年　1952年　1991年　2002年　2003年

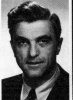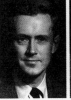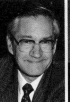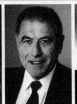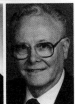

O.Stern　I.I.Rabi　F.Bloch　E.M.Purcell　R.R.Ernst　K.Wuthrich　P.C.Lauterbur　P.Mansfield

图 1-4 磁共振领域相关研究诺贝尔奖获奖者

1.1.2 活体核磁共振

核磁共振利用低能射频吸收来获得信号,这一特性使得核磁共振具备了非侵入、无电离辐射的优点,非常适合活体测量。在核磁共振现象发现后的几十年里,人们对各种生物样本,如蔬菜和动物组织,进行了核磁共振研究。F. Bloch 可能是第 1 个进行活体核磁共振实验的人,他观察了自己手指中水的核磁共振信号。1956 年,E. Odcblad 首先报道了通过实验得到人体血液红细胞的质子核磁共振波谱。1967 年,J. Jackson 首先获得了活体组织的核磁共振信号。1971 年,R. Damadian 注意到肿瘤组织和正常组织间磁共振弛豫特性差异较大,引起了临床医学界的重视。

1.1.3 磁共振成像

1973 年,美国纽约州立大学的 P. C. Lauterbur 用 2 个装了水的试管作为样品,得到了第 1 幅核磁共振图像。他们通过在静态磁场之外加上与位置相关的梯度磁场,并采用类似 CT 的反投影法重建出图像,从而能够以图像的形式显示核自旋的空间分布。与此同时,英国诺丁汉大学 P. Mansfield 也发表了类似的结果。由于 MRI 方法后续在医学领域中获得的巨大成功,P. C. Lauterbur 和 P. Mansfield 分享了 2003 年诺贝尔医学奖(图 1 - 4)。

1974 年,P. C. Lauterbur 等又获得了活鼠的核磁共振图像。1977 年,R. Damadian 等获得了人体胸部核磁共振图像,同年 P. Mansfield 和 A. A. Maudsley 提出了回波平面成像(echo planar imaging,EPI)。1978 年 5 月 28 日,H. Clow 和 I. R. Young 得到了第 1 幅人体头部的核磁共振图像。1980 年,J. J. H. Ackerman 等首先使用表面线圈完成了核磁共振成像。

1981 年,Technicare 公司向 G. Pohost 建议成立医学磁共振学会(SMRM),并于 1982 年正式成立,此促进了核磁共振在医学中的发展。20 世纪 80 年代中期左右,为了突出核磁共振无电离辐射的优点,并避免公众因"核"字产生对"核辐射"的联想,临床医生建议将核磁共振成像更名为磁共振成像(MRI),在世界范围内迅速得到认可。1984 年,

D. H. Carr 等首先在临床上利用对比剂 Gd - DTPA 进行了 MRI。1985 年,德国物理学家 J. Frahm 等提出了梯度回波(gradient recalled echo,GRE)成像。同年,C. E. Hayes 和 L. Axel 发明了鸟笼线圈。1986 年,J. Hennig 等提出了快速自旋回波(fast spin echo,FSE)序列,这种快速 MRI 技术很快就得到了广泛应用。

1990 年,P. B. Roemer 等发明了相控阵线圈。1992 年,K. K. Kwong 等和 S. Ogawa 等率先使用血氧饱和度依赖(blood oxygenation level dependent,BOLD)方法对伴随大脑神经活动的血流动力学变化进行成像,功能磁共振成像(functional MRI,fMRI)由此诞生,并很快被广泛应用于认知科学和神经科学的研究中,促成了探索脑与认知关系的"认知神经科学"的确立,并向社会科学、经济学、法学乃至军事科学等广泛的学科领域渗透。1997 年、1999 年、2002 年,D. K. Sodickson 和 W. J. Manning、K. P. Pruessmann 等和 M. A. Griswold 等分别提出了多种快速并行成像方法等。

1.2 磁共振成像进展简介

近年来,得益于物理学、数学、信息技术、电子和材料等领域的迅速发展,MRI 的功能和应用范围得到极大提升。本节简要总结医用人体 MRI 的技术进展。

1.2.1 系统硬件方面

随着磁体技术的不断进步,用于医用人体 MRI 系统的磁场强度越来越高。首台 1.5 T 人体医用超导 MRI 系统于 1983 年问世,至 1998 年左右临床应用成熟。3 T 人体医用 MRI 系统于 1992 年左右进入科研,至 1998 年左右临床应用成熟。目前 1.5 T 和 3 T 系统已成为主流。7 T 系统于 2003 年左右进入科研,2018 年 7 T 系统被美国食品药品监督管理局批准用于临床。更高场的人体 MRI 系统(9.4 T、10.5 T、11.7 T 乃至 14.1 T)目前也处于科研阶段。

与高磁场强度相匹配的,是高的磁场空间均匀

性,现代的 MRI 系统广泛使用高阶有源匀场来提高磁场的均匀性。高场超导磁体一般都需要采用液氦冷却,现在市场上主流的 MRI 系统基本都采用零液氦挥发的磁体,基于微量液氦超导磁体的 MRI 系统也已经面世,甚至完全不需要液氦的超导磁体也已经研发成功。

快速、高分辨率的 MRI 需要高的梯度场强度、快速的梯度场切换及高的梯度线性度,目前最前沿的人体 MRI 系统都达到了 80 mT/m 的梯度场和 200 T/(m·s) 的梯度切换率。

射频系统的功能是激发并采集磁共振信号。随着主磁场的不断提高,射频频率也不断提高,高场磁共振信号激发也就面临激发射频场空间不均匀和能量特定吸收率值高两大难题,而通过基于多通道射频发射系统的并行激发技术可以解决这 2 个难题。射频接收方面,目前高场 MRI 系统广泛采用高密度阵列线圈,这样既能保证高信噪比,又能实现大范围成像。

计算机控制包括谱仪和主机系统。MRI 谱仪是系统核心控制单元,主要功能是对梯度场、射频发射、磁共振信号采集的波形、强度、时序和逻辑等进行精准的控制,获得高质量、无伪影的图像。目前高端 MRI 系统已普遍使用了全数字化、高精度和高性能的光纤磁共振谱仪。

1.2.2 快速扫描和高质量的图像

早期的 MRI 系统与其他影像方法相比的一个缺点是成像速度慢,而随着 MRI 硬件系统和成像方法的发展,MRI 也可以实现亚秒级扫描。目前磁共振快速成像主要从 2 个方面来实现:通过脉冲序列设计提高数据采集速度,以及不采集完整的原始数据(欠采样)并通过各类特殊的重建方法得到图像。目前的快速序列主要包括快速自旋回波、超快速梯度回波、回波平面成像和螺旋成像等,而欠采样方法主要包括并行成像和压缩感知等。快速 MRI 常常结合使用多种快速扫描方法。

1.2.3 磁共振成像功能参数多样性和定量化

早期的 MRI 只能提供以自由水分子中的氢质子的弛豫现象为基础的 T_1 加权、T_2 加权以及质子

密度为主的图像,从而获取生物体组织的宏观解剖形态。快速成像技术的发展使各类功能性成像成为可能,扩散成像、灌注成像、脑功能成像、血流成像、磁共振波谱和波谱成像、弹性成像等高级成像技术应运而生,将图像信息拓展至微观、动态层次。分子影像也成为 MRI 的热点,它可以无创地获取生物体内分子水平信息,为人们进行细胞水平上的研究提供了强大的影像手段,是成像水平的再次提升。

MRI 方法的研究已不再满足于仅仅提供定性的图像,更致力于提供定量参数的图像,这些定量参数包括质子密度、纵向弛豫时间、横向弛豫时间、血流速度、扩散系数和扩散张量参数、血流灌注(脑血流量和脑血容量等)、脂肪定量、铁定量、代谢产物浓度、磁化率定量等等。这些定量图像,不仅可以为临床诊断提供更准确的信息,而且具有更好的跨设备稳定性,高质量的定量图像也为医学影像人工智能的应用提供了数据质量上的保证。

各种新技术不断开发和应用于临床实践,必将使医学影像取得更大的进展。

1.3 本分册章节安排

我们学习 MRI,首先需要关注的是:信号的来源是什么?空间编码是如何完成的?图像对比是如何得到的?因此本分册第 2 至第 4 章分别介绍磁共振信号的来源、MRI 的空间编码原理、基本的图像对比、MRI 设备组成和最新发展。

现代 MRI 要求在尽可能短的时间内采集数据并得到图像,因此第 5 章和第 6 章从脉冲序列角度和图像重建角度分别介绍各类快速成像方法,为后续的应用打好基础。

影像诊断的关键是得到反映不同生理或病理过程,具有丰富对比度的图像,因此从第 7 章到第 17 章分别介绍了对比剂、血流和血管成像、扩散成像、灌注成像、血氧水平依赖法功能成像、波谱和波谱成像、脂肪抑制和脂肪定量、磁化传递、化学交换饱和转移成像、磁敏感加权成像和磁化率定量成像、弛豫时间定量成像、弹性成像等。

影像诊断还应关注图像质量和扫描安全,因此

在第 18 章和第 19 章分别介绍 MRI 伪影的产生机制及其预防方法、MRI 的生物效应和安全问题。

MRI 系统也可与其他影像诊断设备融合在一起,目前结合最紧密的是 PET/MR,我们在第 20 章也进行了介绍。鉴于人工智能和影像组学的迅猛发展,在第 21 章介绍了影像组学和深度学习在 MRI 诊断中的应用以及在磁共振图像重建中的应用。

MRI 原理牵涉到诸多复杂的数学和物理知识,鉴于阅读本书的读者大多是影像诊断医师,因此在附录 1 中对 MRI 原理涉及的数学和物理基础知识进行了简单的介绍。本分册尽可能以通俗易懂、图文并茂的方式介绍原理和方法,同时又希望能保持一定程度的严谨性。严密的物理思想可以通过数学模型或公式很好地表达出来,为了让读者更好、更深入地理解物理原理,本书采用了一些简单的公式。如读者觉得理解有困难也可先跳过这些公式。

MRI 专有名词和术语众多,因此在附录 2~5 中分别提供了符号列表、英汉对照的 MRI 术语表、各大厂商 MRI 序列和技术名词对比,以及技术名词和术语对应的页码索引。

(李建奇　杨　光)

主要参考文献

[1] 郑海荣,吴垠,贺强,等. 基于高场磁共振的快速高分辨成像 [J]. 生命科学仪器,2018,16:29 - 40.

[2] 高家红,雷皓,陈群,等. 磁共振成像发展综述 [J]. 中国科学: 生命科学,2020,50:1285 - 1295.

[3] BORNERT P, NORRIS D G. A half-century of innovation in technology-preparing MRI for the 21st century [J]. Br J Radiol, 2020,93(1111):20200113.

[4] DE GRAAF R A. In vivo NMR spectroscopy: principles and techniques [M]. Hoboken: John Wiley & Sons, Inc., 2019.

[5] HE X, ERTURK M A, GRANT A, et al. First in-vivo human imaging at 10.5T: imaging the body at 447 MHz [J]. Magn Reson Med, 2020,84(1):289 - 303.

[6] MANSFIELD P. The long road to stockholm: the story of magnetic resonance imaging—an autobiography [M]. Oxford: Oxford University Press, 2013.

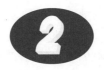 磁共振成像的基本原理

磁共振成像(MRI)的基本物理原理是深入理解 MRI 各类复杂技术的基础。MRI 原理可以有 2 种方式来解释:经典物理学方法和量子物理学方法。经典物理学方法比较形象直观,但是在解释有些原理时就不适用;而量子物理学几乎可解释 MRI 的所有原理,但是要求具备比较好的物理学和数学的基础知识。因此本书尽可能地基于经典物理模型,有些技术实在无法解释时才采用量子物理学方法。

磁共振成像,更严格地讲是核磁共振成像,因此理解基本原理可从"核磁""共振"和"成像"3 个层面切入,即理解下面 3 个基本问题:大量原子核处于外磁场中会产生什么效果?共振现象和 MRI 信号是如何产生的?空间位置信息或空间编码是如何完成的?

2.1 外磁场中的核自旋

2.1.1 原子核的特性

所有物质都是由原子组成的,人体中的组织也不例外。2 个及以上的原子则构成分子。人体中含量最多的原子是氢原子,其最常见于水分子和脂质分子中。水分子由 2 个氢原子和 1 个氧原子构成;而脂质分子由碳原子、氢原子和氧原子构成,不同类型的脂质分子中 3 种原子的比例不同。

原子是由原子核和绕着原子核运动的电子所组成(图2-1),而原子核又由带正电的质子和不带电的中子组成。氢原子核是最简单的原子核,只有单一质子,因此氢核又被称为质子。

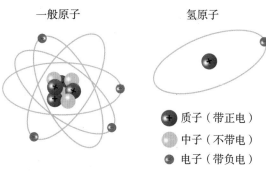

一般原子　　　　　氢原子

- + 质子(带正电)
- 中子(不带电)
- 电子(带负电)

图2-1　原子组成

每个原子核都有一定的角动量(angular momentum),也就是自旋(spin)。可以这样简单地理解:原子核相当于一个小的球体,它绕着自己的中心轴不停地转动(图2-2A)。由于原子核带有正电,因此就在核外空间产生具有一定强度和

方向的磁场,此磁场可以用核磁矩(magnetic moment)来描述。这样每个原子核就类似于一个小的条形磁体(图2-2B)。

核磁矩的强度是原子核的固有特性,它决定MRI的灵敏度(表2-1)。氢核(质子)具有最强的磁矩,并且在人体中含量也最丰富,因此成为MRI的首选核。本书在后续的描述中如未特别说明,则均以氢核为例,因此在表述中名词"氢核"和"质子"会混用。

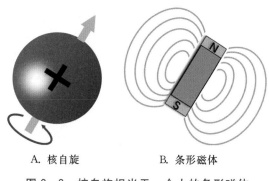

A. 核自旋　　　　B. 条形磁体

图2-2　核自旋相当于一个小的条形磁体

表2-1　部分原子核的核磁共振特性

核	自旋量子数	旋磁比 γ (rad·MHz·T^{-1})	在1T场强下的共振频率(MHz)	天然丰度(%)	相对敏感度(与氢原子核的共振频率比,%)
^1H	1/2	267.522	42.577	99.985	100.000
^2H	1	41.066	6.536	0.015	15.351
^{13}C	1/2	67.283	10.708	1.108	25.145
^{14}N	1	19.338	3.078	99.630	7.226
^{15}N	1/2	−27.126	4.317	0.370	10.137
^{17}O	5/2	−36.281	5.774	0.037	13.556
^{19}F	1/2	251.815	40.078	100.000	94.094
^{23}Na	3/2	70.808	11.269	100.000	26.452
^{31}P	1/2	108.394	17.251	100.000	40.481
^{33}S	3/2	20.557	3.272	0.760	7.676
^{39}K	3/2	12.501	1.990	93.100	4.667

2.1.2　磁场中的原子核

现在考虑大量质子的情形。当无外加磁场作用时,每个核磁矩都无特定取向,排列是杂乱无章的(图2-3A);但是一旦加上外磁场 $\boldsymbol{B}_0$ 时,则核

磁矩会沿着外磁场方向排列(图2-3B),此类似于条形磁体在外磁场中。此时的核磁矩会有2种可能的取向:沿着 $\boldsymbol{B}_0$ 方向或逆着 $\boldsymbol{B}_0$ 方向,2种方向都有一定的布居数(populations),沿着 $\boldsymbol{B}_0$ 方向的质子是低能状态,而逆着 $\boldsymbol{B}_0$ 方向的质子处于高

能状态(图 2 - 4)。

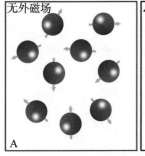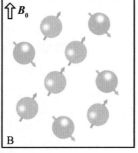

图 2 - 3　核磁矩的排列

注:A. 当无外磁场时,核磁矩是随机取向;B. 当有外磁场作用时,核自旋有 2 种择优取向:沿着 B_0 方向(黄色)或逆着 B_0 方向(淡蓝色)。

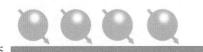

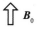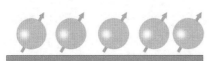

图 2 - 4　沿着 B_0 方向的自旋处于低能状态,而逆着 B_0 方向的自旋处于高能状态

注:处于平衡态时,2 种能态的布居数有微小的差别。当辐射的能量正好等于能级差时,处于低能态的自旋会跃迁到高能态。

2 种状态的能级差为:

$$\Delta E = \frac{\gamma h B_0}{2\pi} \quad \text{或者} \quad \Delta E = \gamma \hbar B_0$$

(2 - 1)

h 是 Planck 常数,为 $6.626\,070\,15 \times 10^{-34}$ J·s,

$\hbar = \dfrac{h}{2\pi}$;γ 是核磁矩的强度,即旋磁比(gyromagnetic ratio),见表 2 - 1;B_0 是磁场强度。

必须指出的是,此种情形只适用于诸如 ^{1}H、^{13}C、^{19}F、^{31}P 等自旋量子数(spin quantum number)为 1/2 的核,而其他核,例如 ^{2}H、^{23}Na,由于自旋量子数超过 1/2,则有超过 2 个方向的取向。

2.1.3　拉莫尔进动

单个自旋并不是完全平行于 B_0 或反平行于 B_0,而是与 B_0 有一角度(见图 2 - 4),这样 B_0 会对自旋产生一个扭曲力,这个扭曲力垂直于主磁场 B_0 和核自旋组成的平面,此会引起核自旋绕着 B_0 有一进动(图 2 - 5)。此原理类似于一个自旋的陀螺:由于重力作用,自旋的陀螺会绕着一轴进动。

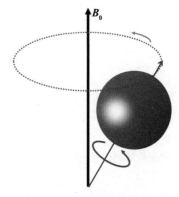

图 2 - 5　单个核自旋的进动

注:核自旋并不是完全平行于 B_0 或反平行于 B_0,而是与 B_0 有一角度,此会引起核自旋绕 B_0 有一进动。

单个自旋的进动速度可由下列简单公式来描述:

$$f = \gamma B_0 \qquad (2 - 2)$$

f 是进动频率,$\gamma = \dfrac{\gamma}{2\pi}$。此等式被称为拉莫尔方程,因此自旋的进动又被称为拉莫尔进动,进动频率又被称为拉莫尔频率。不同的原子核都有不用的旋磁比(表 2 - 1),对于质子,$\gamma = 42.58$ MHz/T。因此,不同主磁场强度下质子的进动频率也不同,进动频率与主磁场成正比,例如:

在 0.5 T 主磁场中,质子进动频率为 21.29 MHz。

在 1.0 T 主磁场中,质子进动频率为 42.58 MHz。

在 1.5 T 主磁场中,质子进动频率为 63.86 MHz。

在 3.0 T 主磁场中,质子进动频率为 127.73 MHz。

由 2 - 1 式和 2 - 2 式可知道,进动频率和能级差有一定的对应关系,能级差等于进动频率乘以 Planck 常数。

2.1.4 宏观磁化矢量

（1）能态布居比

也许有人会认为所有的核自旋都应该占据低能态，这在绝对零度时是正确的。而实际上热运动则倾向于在两能级上有相同的粒子数，这 2 种矛盾因素使得体系最后达到热平衡状态，此时 2 个能级上的粒子数服从 Boltzmann 分布。例如对于自旋量子数为 1/2 的核：

$$E_{-1/2} \quad n_- = (N/2)\exp(-\gamma\hbar B_0/2k_BT)$$
$$E_{1/2} \quad n_+ = (N/2)\exp(+\gamma\hbar B_0/2k_BT)$$
$$(2-3)$$

公式中 N 是总的粒子数；n_+ 为低能态，即沿着外磁场方向；n_- 为高能态，即逆着外磁场方向；k_B 为 Boltzmann 常数，为 1.38×10^{-23} J·K^{-1}；T 为温度。低能态与高能态原子数目比例为：

$$\frac{n_+}{n_-} = \exp\left(\frac{\gamma\hbar B_0}{k_BT}\right) \qquad (2-4)$$

因为 2 种状态的能级差非常小，对于常规的体温和临床用的磁场强度，$\gamma\hbar B_0 << k_BT$，那么：

$$\frac{n_+}{n_-} = 1 + \frac{\gamma\hbar B_0}{k_BT} \qquad (2-5)$$

$$n_+ - n_- = \frac{N}{2}\cdot\frac{\gamma\hbar B_0}{k_BT} \qquad (2-6)$$

热能导致 2 种状态几乎有相等的布居数，但是沿着外磁场方向略多一点。例如对于 1.5 T 场强、正常人体体温，低能态和高能态上氢核的布居数比大约为 100 001∶100 000，也意味着每 100 万个核自旋中，沿着外磁场方向的自旋数减去逆着外磁场方向的自旋数，会多出 5 个。

（2）宏观磁化矢量

不同能态的布居数差别导致沿着 $\boldsymbol{B}_0$ 方向有一个宏观磁化矢量，只有这种由于布居数差别产生的磁化矢量才可以被 MRI 技术探测到。

下面让我们更加详细地讨论大量的自旋如何产生一个净的磁化矢量。图 2-6 显示了一个任何瞬间的情况模型，在这里矢量（箭头表示）代表

单个自旋，沿着 $\boldsymbol{B}_0$（黄色）的自旋数比逆着 $\boldsymbol{B}_0$ 方向（淡蓝色）的自旋数多。

对于上面和下面圆锥的任何矢量可以分为平行于 $\boldsymbol{B}_0$ 方向的分量和垂直于 $\boldsymbol{B}_0$ 方向的分量，很显然，对于大量随机分布于圆锥表面的自旋，垂直于 $\boldsymbol{B}_0$ 方向的分量相互抵消，而平行于 $\boldsymbol{B}_0$ 方向的分量相互叠加，则产生一个平行于 $\boldsymbol{B}_0$ 方向的净的磁化矢量 $\boldsymbol{M}_0$。

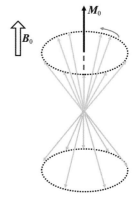

图 2-6　某一瞬间的大量自旋模型

注：大量自旋的组合产生一个平行于 $\boldsymbol{B}_0$ 方向的净的宏观磁化矢量 $\boldsymbol{M}_0$。

产生的宏观磁化矢量强度 M_0 近似有如下的关系：

$$M_0 = \frac{N\gamma^2\hbar^2}{4k_BT}B_0 \qquad (2-7)$$

当磁化矢量越大，探测到的信号也就越强，这就是为什么氢核（质子）是 MRI 的首选核，因为它具有最强的磁矩（γ 最大），并且人体中含量也很高（N 大）。通过此式也可解释为什么高场要优于低场。

2.2 共振现象

2.2.1 射频脉冲效应——量子物理学角度

为了探测到信号，首先必须建立一个共振条件，所谓"共振"是指轮换吸收和释放能量。能量吸收主要是由射频激发引起，而能量释放是由弛

豫过程引起的。

　　射频是如何作用的呢？在这里先介绍一下电磁波的波粒二象性，射频既是一种一定频率的电磁波，同时又是带有一定能量的光子，光子的能量与频率的关系为 $\Delta E = hf$。正如前面所述，磁场使得在沿着磁场方向和逆着磁场方向的质子之间出现能级差，当作用的射频（光子）的能量正好等于两能级差（频率等于拉莫尔进动频率）时，则处于低能态的自旋会跃迁到高能态（图2-4）。

　　简单而言，当以拉莫尔进动频率的射频作用于外磁场中的大量自旋时，则会引起能级跃迁，而以其他频率的射频能量则无效应。这是一种共振现象的微观图，即量子物理学角度。

2.2.2　射频脉冲效应——经典物理学角度

　　那么从经典物理学角度，如何观察宏观净磁化矢量呢？像所有的电磁辐射一样，射频辐射也有一定的电场和磁场分量，我们可以将射频考虑成垂直于主磁场方向的磁场 B_1，也就是处于垂直于主磁场的平面内。在此先定义一个坐标系，沿着主磁场方向被称为 z 轴或纵轴，而垂直于主磁场方向的平面被称为 xy 平面或横平面。当射频作用时，磁化矢量则绕 B_1 轴转动（图2-7），则净磁化矢量从 $+z$ 轴转到 xy 平面，然后转到 $-z$ 轴，再转到 xy 平面的另一个方向，再然后回到 $+z$ 轴，如此反复下去。

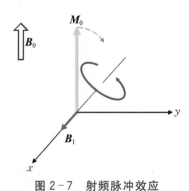

图2-7　射频脉冲效应

注：当作用的射频正好等于自旋进动频率时，纵向磁化矢量则绕 B_1 轴转动。

　　由于一旦磁化矢量偏离纵轴，主磁场的作用

则会使得磁化矢量绕 B_0 轴以拉莫尔频率进动，因此磁化矢量倾倒过程是螺旋倾倒方式（图2-8A）。物理上广泛采用的一种方法是采用旋转坐标系，即观察坐标系也是以拉莫尔频率转动，那么射频的作用只是使得磁化矢量绕 B_1 轴简单转动（图2-8B）。

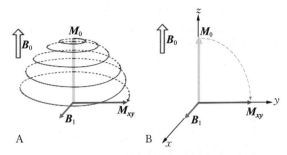

图2-8　磁化矢量的螺旋倾倒方式

注：A. 在物理坐标系下，磁化矢量倾倒过程是螺旋倾倒方式；B. 在以拉莫尔频率转动的旋转坐标系，磁化矢量只是简单倾倒过程。

　　如果射频只持续很短的时间，那么净磁化矢量只离开纵向轴一个小的角度，这个角度称为翻转角或倾倒角（flip angle，FA）。一般地，翻转角与射频脉冲的作用时间和射频的幅度成正比。在MRI中，90°和180°射频有其特殊重要性。

2.2.3　自由感应衰减

　　考虑一下90°射频脉冲作用后的情形。90°射频脉冲作用后，净磁化矢量处于 xy 平面，并且绕 B_0 进动，进动频率也就是拉莫尔频率。由于这是宏观磁化矢量并且在不断改变方向，因此在线圈内可得到感应交变电流（图2-9），该电流可用来记录磁化矢量在 xy 平面的运动情况。图2-10则显示了这一记录，它是以拉莫尔频率振动的函数，而且信号幅度随时间变得越来越小，这也被称为自由感应衰减（free induction decay，FID）。这里的"自由"是指在观察时无外加射频场，接收线圈感应到的信号幅度是随时间衰减的，信号幅度衰减是由于弛豫的关系。

　　这时候，信号可以表达成如下公式：

$$M_{xy}(t) = M_0 \mathrm{e}^{-\frac{t}{T_2^*}} \sin(\omega_0 t) \qquad (2-8)$$

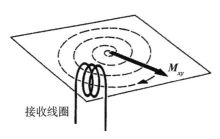

图 2-9 横向磁化矢量的进动

注:横向磁化矢量绕着主磁场 $\boldsymbol{B}_0$ 以拉莫尔频率进动,旋转的磁化矢量会在接收线圈内感应交变电流。

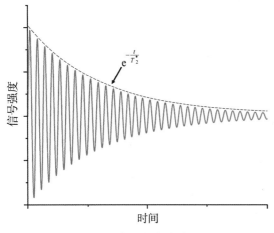

图 2-10 自由感应衰减(FID)

注:FID 为 e 指数衰减正弦波形(蓝色实线),其包络线(红色虚线)为 e 指数衰减曲线。

其中信号振荡表达为 $\sin(\omega_0 t)$,信号衰减表达为 $e^{-\frac{t}{T_2^*}}$。

2.2.4 弛豫概念:磁化矢量恢复到平衡态

我们可以利用处于外磁场中的一个条形磁体作为简单的示例来帮助理解弛豫概念。对于条形磁体而言,它的平衡态是沿着外磁场方向,一旦平衡态建立后,如无其他干扰,它就不会改变。当条形磁体偏离平行方向时,条形磁体便会倾向于重新沿着磁场方向。这种由非平衡态(偏离磁场方向)向平衡态(沿着外磁场方向)的恢复过程称为弛豫。

对于处于外磁场中的大量自旋产生的净磁化矢量,平衡态是平行于 $\boldsymbol{B}_0$ 方向的矢量。磁化矢量的弛豫过程可分解为横向弛豫和纵向弛豫,将横

向弛豫和纵向弛豫分开讨论更加合适。

2.2.5 横向弛豫

(1)横向弛豫

假设处于平衡态时,净磁化矢量是沿纵轴方向的,因此沿横平面(xy 平面)内的横向磁化矢量平衡态时应为零。90°射频脉冲的作用使得磁化矢量处于横平面内,此时横向磁化矢量幅度最大。横向磁化矢量从最大幅度衰减到零的过程即横向弛豫过程。

图 2-10 显示了横向磁化矢量的衰减曲线,这种过程是指数关系,此类似于放射衰减。对于放射衰减,可以定义一个半衰期的时间量,因此我们也定义一个衰减时间常数 T_2^*。横向磁化矢量指数衰减的关系是:

$$M_{xy}(t) = M_0 e^{-\frac{t}{T_2^*}} \qquad (2-9)$$

M_0 是横向磁化矢量的初始量,M_{xy} 是射频脉冲作用后在某一时间点上的横向磁化矢量,e 近似为 2.7,T_2^* 定义为衰减时间常数。如果 $t = T_2^*$,$M_{xy}(T_2^*) = M_0/e = M_0/2.7 = 0.37 M_0$,因此 T_2^* 是将磁化矢量衰减到初始值 37% 的时间量。

(2)横向弛豫的机制

是什么机制导致横向磁化矢量衰减的呢?如图 2-11 所示,横向磁化矢量可由不同分量组成,其来源于不同位置或不同分子的原子核。由于进动速率是不一样的,则会在横平面内产生相位离散(dephasing);因为信号来源于所有横向磁化矢

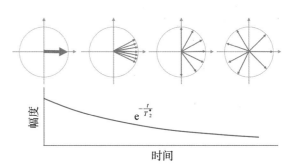

图 2-11 横向磁化矢量的衰减

注:横向磁化矢量的不同分量,由于进动速率是不一样的,便会产生相位离散,从而导致信号衰减。图中磁化矢量的演化基于旋转坐标系。

量分量的总和,因此相位离散则会使得信号相互抵消。

产生这种相位离散的一个主要原因是主磁场的不均匀,不同位置的核自旋所处的磁场不是完全相同,因此进动频率也就不一样。

(3) 自旋-自旋弛豫时间(T_2)

如果主磁场完全均匀,相位离散虽会发生,但是要缓慢得多,因为许多原子核和电子都有自旋,因此也就有磁矩,这样小的核自旋所处的微观局部磁环境就不完全相同,而且这种微观环境变化得非常快,磁环境的空间和时间变化则会产生进动频率的变化,也就导致缓慢的相位离散,这种缓慢的相位离散和相应的信号衰减源于组织体系内在的物理特性,可以标注为 T_2 弛豫或自旋-自旋弛豫,而 T_2^* 是自旋-自旋弛豫和 $\boldsymbol{B}_0$ 不均匀性的共同结果。有许多理由说明记录 T_2 衰减比记录 T_2^* 衰减的信号更加重要。

2.2.6 自旋回波脉冲序列

因为完全均匀的主磁场是不可能的,因此必须采用某种方法来实现 T_2 衰减,这种方法称为自旋回波,这是大多数临床 MRI 的基础,而脉冲序列是一组具有特定时序和幅度的射频脉冲。

图 2-12 描述了这一自旋回波脉冲序列。初始的 90°射频脉冲产生一个按 T_2^* 衰减的 FID,然后施加一个 180°射频脉冲,180°射频脉冲与 90°射频脉冲作用时间点相差回波时间(echo time,TE)的一半,则会产生一个回波信号,这个回波在 TE 时间点上达到最大值。第 2 个回波可以通过作用另一个 180°射频脉冲得到,更多的回波则需

作用更多的 180°射频脉冲,而回波的幅度是按 T_2 指数衰减的。

是什么因素使得回波形成的呢?主磁场的不均匀性的效应又是如何消除的呢?自旋回波的形成机制可以用图 2-13 来解释。考虑 3 个不同位置上的横向磁化矢量,它们的进动频率不一样,分别标记为 F(快,深蓝色)、N(中,蓝色)和 S(慢,淡蓝色),标记为 F 的磁化矢量进动频率大于主磁场中心频率,标记为 N 的磁化矢量进动频率等于主磁场中心频率,标记为 S 的磁化矢量进动频率小于主磁场中心频率。如果在频率为主磁场中心频率的旋转坐标系看磁化矢量,F 始终是逆时针旋转,N 始终保持不动,S 始终是顺时针旋转。在 90°脉冲作用后的一刻,F、N 和 S 在横平面上是一致的,即相位相同(in phase),F 和 S 都开始在平面内进动;但随着时间的推移,F、N 和 S 由于进动速度不一样而慢慢散开,呈现出 F 在第 1 象限,S 在第 4 象限;此时作用一个 180°射频脉冲,它的作用使得 F 和 S 同时绕着 x 轴旋转 180°;这样 F 翻转到第 4 象限,S 翻转到第 1 象限;然后 F 继续逆时针进动,S 继续顺时针进动,磁化矢量都朝着 +x 方向重聚;在 TE 时间点上,F、N 和 S 两者处于相同相位。如果有许多不同进动频率的矢量,它们都会在 TE 时间点上回到相位重聚状态,这时就形成回波。

必须指出的是,180°射频脉冲只能消除外在的、在成像过程中不变化的磁场不均匀性导致的信号相位离散,如主磁场不均匀性、磁化率、化学位移等,无法消除如 J 耦合等导致的动态磁场不均匀导致的信号相位离散,因此信号仍有衰减,这

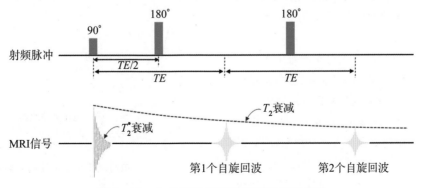

图 2-12 自旋回波序列及相应的回波信号

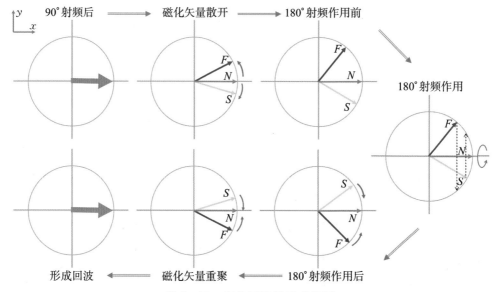

图 2-13 自旋回波的形成机制

注:主磁场的不均匀使得横向磁化矢量进动频率不一样,从而产生磁化矢量的相位离散,而180°射频会使得磁化矢量在 TE 时间点上回到相位重聚状态。

种衰减的时间常数是 T_2。T_2 被称为横向驰豫时间或自旋-自旋驰豫时间,而前面提到的 T_2^* 被称为表观横向驰豫时间。

T_2 和 T_2^* 之间有如下的关系:

$$1/T_2^* = 1/T_2 + \gamma \Delta B \qquad (2-10)$$

公式中 ΔB 为磁场不均匀性。

2.2.7 纵向弛豫

以上只讨论了横平面内的弛豫,但同时也存在纵向磁化矢量恢复到平衡态这个分离的进程。在90°射频脉冲作用后的那一刻,净磁化矢量处于横平面内,纵向磁化矢量为零。然后纵向磁化矢量从零向最大值恢复,这个过程被称为纵向弛豫,即自旋-晶格弛豫(spin-lattice relaxation)或 T_1 弛豫。

从微观角度,90°脉冲使得 2 个能级上布居数相等,而纵向弛豫使它恢复到原来的平衡态,也就是布居数有差别的状态,它是通过核自旋从高能态回到低能态,同时能量释放回环境(晶格)实现。

纵向弛豫和横向弛豫都有一个共性,即 e 指数特性,但是横向弛豫是按 e 指数衰减,从最大到零;而纵向弛豫使得磁化矢量从零到最大,纵向弛豫可

以用下面一个等式来表示:

$$M_z(t) = M_0(1 - e^{-\frac{t}{T_1}}) \qquad (2-11)$$

此等式可预言纵向磁化矢量在 t 时间点上的值,T_1 是一个特征量,它对应于纵向磁化矢量从零增长到最大值63%的时间点。此等式也暗示当与平衡态差别越大,则增长的速度也就更大,图2-14可帮助了解这一过程。一般来说,对于某一特定体系,T_1 总比 T_2 大。

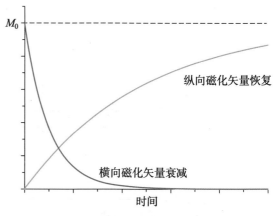

图 2-14 横向磁化矢量的衰减和纵向磁化矢量的恢复

不同的组织的 T_1 和 T_2 时间不一样,这是 MRI 最基本的参数。第 16 章将详细阐述弛豫机制和弛豫时间的测量方法。通过选择合理的脉冲序列参数,就可得到不同的组织对比度。后续章节将详细论述。

2.3　成像原理

我们已经知道了如何得到磁共振信号,但是如何得到随空间位置变化的具体解剖信息呢?这要借助于梯度场的空间编码和傅里叶变换(Fourier transfer,FT),因此我们先介绍一下梯度场这个概念,有关傅里叶变换的概念参见附录1.5。

2.3.1　梯度场

广义而言,磁场梯度是指主磁场的强度随空间位置的变化而改变,在前面讨论磁场不均匀性导致横向磁化矢量的相位离散就是由于主磁场随空间不规则变化的结果。但是成像要求梯度场的斜率、方向和时间必须受到严格控制。一般情况下,MRI 中的梯度磁场的方向与主磁场一致,也就是说,梯度场并不改变 B_0 的方向;梯度场必须随距离线性变化,但它会改变空间不同位置的幅度(图 2-15)。

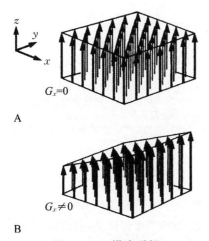

图 2-15　梯度磁场

注:A. 当未加梯度场时,空间所有位置的磁场强度是一致的;B. 当在 x 轴方向施加梯度场时,磁场方向保持不变,磁场强度沿着 x 轴方向呈线性变化,这种梯度场也称为 x 方向梯度场。

假设现在在空间某一轴存在线性梯度磁场,因为 $f=\gamma B_0$,质子的共振频率会沿该梯度轴的位置改变。这是我们理解图像形成的关键,因为可以测量频率并且知道 B_0 的空间变换情况,因此共振质子的位置也可以通过它们的频率来确定。

综上所述,假设线圈的中心点为坐标轴的原点,那么磁场梯度使得横向磁化矢量的进动频率与梯度轴的空间位置成正比,可用如下公式表述:

$$f=\gamma(B_0+\boldsymbol{r}\cdot\boldsymbol{G_r})=\gamma(B_0+xG_x+yG_y+zG_z) \tag{2-12}$$

$\boldsymbol{r}$ 是三维空间位置矢量,也可用位置(x,y,z)来表示;$\boldsymbol{G_r}$ 是 3 个方向的梯度强度组成的矢量,也可用 3 个方向的梯度强度(G_x,G_y,G_z)来表示,是磁场强度在 3 个方向(x,y,z)线性变化的斜率;符号"·"是矢量的点乘。

梯度磁场的存在对纵向磁化矢量无影响。

2.3.2　层面选择

(1)层面选择原理

对于二维成像,来自空间第三维的信号必须受到严格控制,这可以通过只使成像容积内被选定的层面中的组织核自旋受到激发(将纵向磁化矢量翻转到横平面)来实现。具体而言就是在所选定层面的垂直轴方向上施加一个线性梯度场(图 2-16A),沿该轴方向自旋的共振频率就有一线性变化(图 2-16B),而具有一定频率范围的射频只激发沿所选层面垂直轴方向上的共振频率与射频场频率一致的自旋,当射频脉冲结束后,选层梯度场也相应关闭,则来自所选层面的信号就可以被探测到。当梯度场的幅度确定后,只要调节射频场的中心频率和带宽就可以得到设定的层面位置和层厚(图 2-16B)。

假设施加 z 方向的梯度场,射频激发的中心频率和激发带宽有如下要求:

$$f(z)=\gamma(B_0+zG_z) \tag{2-13}$$

$$BW=\gamma\Delta zG_z \tag{2-14}$$

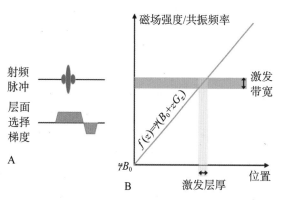

图 2-16 层面选择脉冲序列和层面选择原理

注：A. 射频脉冲和层面选择梯度场的时序，在射频脉冲激发的时候施加一个线性梯度场；B. 当施加选层梯度场后，磁场强度/共振频率与激发位置就有线性对应的关系。图中黄色带为激发频率带（粉红色）对应的层面位置。

$f(z)$ 和 BW 分别为射频激发的中心频率和带宽，G_z 为层面选择梯度幅度，z 为层面位置，Δz 为激发层厚。

图 2-17 为头部横断面成像的示例。为了得到横断面，在头脚方向施加线性梯度场，那么磁场强度在沿头脚方向有一线性变化，对应自旋的共振频率沿头脚方向就有一线性变化。如要激发位置在 S60 mm、层厚为 10 mm 的层面（黄色带所示），只要将中心频率设置为 63.842 229 MHz、激发带宽为 2.129 kHz。如果要激发其他层面，则调整相应的激发频率就可以。

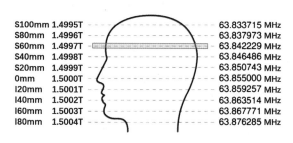

S100mm	1.4995T	63.833715 MHz
S80mm	1.4996T	63.837973 MHz
S60mm	1.4997T	63.842229 MHz
S40mm	1.4998T	63.846486 MHz
S20mm	1.4999T	63.850743 MHz
0mm	1.5000T	63.855000 MHz
I20mm	1.5001T	63.859257 MHz
I40mm	1.5002T	63.863514 MHz
I60mm	1.5003T	63.867771 MHz
I80mm	1.5004T	63.876285 MHz

图 2-17 层面选择示例

注：图中主磁场强度为 1.5 T，选层梯度的幅度为 0.5 Gs/cm。

（2）射频脉冲波形

最理想的激发层面轮廓（profile）是方形，也就意味着要求射频脉冲波形在频率域是方波。根据

傅里叶变换对的原理，则对应射频脉冲是在时间域为无限长的 sinc 波形（关于傅里叶变换对，参见附录 1.5）。但实际射频脉冲不可能是无限长，总是有一定时间限度的，那么被截断的 sinc 射频波形（图 2-18A），其相应的激发轮廓存在 Gibbs 环（图 2-18B），这就意味着激发某一层面时，邻近的层面也受到激发。广泛采用的方法是用一定的窗函数（Hanning 窗函数或高斯窗函数）滤波（图 2-18C），则得到更加光滑的激发层面轮廓（图 2-18D），当然得到的激发面轮廓也更加宽。

从图 2-18 还可以看出，如果射频波形确定好后，则射频持续时间与激发带宽有反比的关系：射频持续时间越长，则激发带宽越窄；射频持续时间越短，则激发带宽越宽。

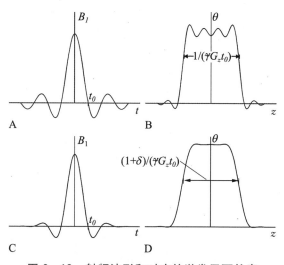

图 2-18 射频波形和对应的激发层面轮廓

注：A. 被截断的 sinc 射频脉冲；B. 被截断的 sinc 射频脉冲相应的激发层面轮廓，激发层面轮廓存在 Gibbs 环；C. 采用 Hanning 窗函数滤波后 sinc 射频脉冲；D. 由 C 图中的射频脉冲可得到更加光滑的激发层面轮廓，激发层面轮廓也更加宽。

（3）层面选择方向相位重聚梯度

在图 2-16A 中层面选择梯度后还有一个负向梯度，这是相位重聚梯度，主要用于重聚层面内质子 MRI 信号的相位离散，以得到最大的信号。如图 2-19 所示，当在 z 方向施加层面选择梯度时，则在层面内的质子共振频率沿着层面选择方向有一定的分布（图 2-19B）。图 2-19D 到 F 为在旋

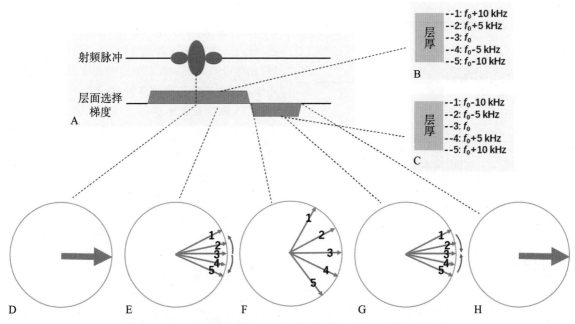

图2-19 层面选择方向相位重聚梯度和磁化矢量相位演化

注:A. 射频脉冲和层面选择梯度的时序;B. 当施加选层梯度场时,层面内沿层面选择方向的质子共振频率随位置线性分布;不同的位置分别标示成"1"至"5",假设层面选择的射频中心频率为f_0,则标记为"1"和"2"位置的质子共振频率$>f_0$,而标记为"4"和"5"位置的质子共振频率$<f_0$;C. 当在选层方向施加相位重聚梯度(负向梯度)时,层面内沿层面选择方向的质子共振频率随位置线性分布反过来:则标记为"1"和"2"位置的质子共振频率$<f_0$,而标记为"4"和"5"位置的质子共振频率$>f_0$;D. 在射频脉冲的中心时间点时,如在旋转率为f_0的旋转坐标系看,层面选择方向5个位置的磁化矢量相位是一致的;E. 施加层面选择梯度(正向梯度)时,则"1"和"2"位置的质子逆时针转动,"4"和"5"位置的质子顺时针转动,从而导致质子的磁化矢量相位离散;F. 层面选择梯度施加结束时,质子的磁化矢量相位离散最大;G. 当在选层方向施加相位重聚梯度(负向梯度)时,则"1"和"2"位置的质子顺时针转动,"4"和"5"位置的质子逆时针转动,从而导致质子的磁化矢量相位开始重聚;H. 经过一段时间后,不同位置的质子磁化矢量相位恢复一致。

转频率为f_0的旋转坐标系看层面选择方向5个位置的磁化矢量的演化过程。由于射频脉冲会持续一段时间,梯度磁场则导致相位离散(图2-19E和F)。实际采集的信号是层面内所有信号的总和,相位离散则导致信号强度下降。当施加反方向梯度脉冲后,层面选择方向不同位置的信号频率反转过来(图2-19C),则磁化矢量反方向进动(图2-19G),经过一段时间的演化,则产生相位重聚,信号达到最大(图2-19H)。一般认为射频脉冲的中心时间点时相位是重聚的,因此相位重聚梯度矩(梯度在时间域的积分面积)需要等于层选梯度后半部分的积分面积。

2.3.3 频率编码

因为我们得到的信号来自层面内所有位置矩阵的信息总和,下一个任务是如何对被激发层面内的信息进行空间编码,此可采用频率编码和相位编码2种独立的过程来完成。首先讨论频率编码。

(1)频率编码原理

频率编码就是在回波形成时,在某个方向(如x方向)加上线性梯度磁场(图2-20)。由于人体内各质子所处的位置不一样,则所受的磁场强度也就不一样,那么共振频率也就随位置线性变换,此时空间位置就可以通过频率来表征,采集到的信号则是由不同频率组合在一起的信息,通过傅里叶变换,则可以得到不同频率的信号幅度,这也就是对应于不同位置的信号幅度(图2-21)。

图2-21显示了频率编码的原理图。假设有3个不同位置(0、10和20 cm)、不同质子记为淡

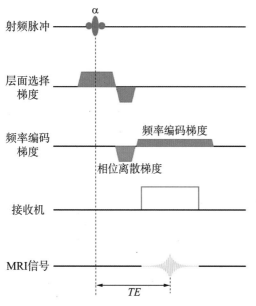

图 2-20 频率编码脉冲序列时序

注：图中红色方框为接收机采样窗。

蓝色、黄色和红色。当在主磁场强度 3 T 下施加 1 Gs/cm 的梯度场时，那么 3 个位置的质子所处的磁场强度分别为 3 T、3.001 T 和 3.002 T，对应的共振频率为 127.71 MHz、127.71 MHz+

42.57 kHz 和 127.71 MHz+85.14 kHz，每个位置的信号分别以不同颜色表示。总的信号（深蓝色）就是 3 个位置的质子信号相加，通过傅里叶变换，则可以得到不同频率的信号幅度，这也就是对应于不同位置的信号幅度。

（2）相位离散梯度

图 2-20 中频率编码梯度前还有一个负向梯度，这是相位离散梯度，主要用于离散整个层内沿频率编码方向的质子 MR 信号，而正向的频率编码梯度再重聚层内的所有信号，这样在 TE 得到最大的信号。这就是梯度回波的概念。所以严格来讲，成像序列采集到的原始数据（k 空间数据）都是梯度回波。

（3）频率编码 MR 信号表达

施加了频率编码梯度后，则某一特定位置（假如为 x 位置）的磁场强度为主磁场加上梯度磁场，其磁场强度为：

$$B(x) = B_0 + xG_x \qquad (2-15)$$

上式中 G_x 为频率编码梯度幅度。相应位置的质子共振频率为：

$$f(x) = \gamma(B_0 + xG_x) \qquad (2-16)$$

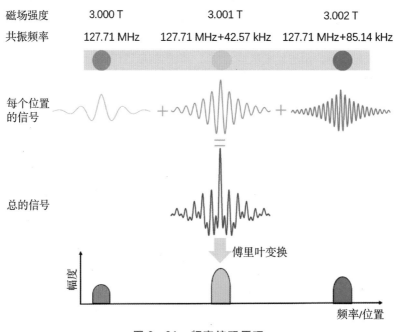

图 2-21 频率编码原理

如果在转动频率为 γB_0 的旋转坐标系下，则位置为 x 的质子产生的 MR 信号可表达成如下公式：

$$s(x,t) = \rho(x)e^{-i2\pi\gamma x G_x t} \qquad (2-17)$$

公式中 $\rho(x)$ 为 x 位置处的质子密度。请注意公式中 G_x 为常数，t 为变量。

MRI 采集得到的信号来源于频率编码方向所有位置像素信号的组合，可用如下积分表示：

$$s(t) = \int\rho(x)e^{-i2\pi\gamma x G_x t}dx \qquad (2-18)$$

经过傅里叶变换，就可求得 $\rho(x)$：

$$\rho(x) = \frac{1}{2\pi}\int s(t)e^{i2\pi\gamma x G_x t}dt \qquad (2-19)$$

公式（2-18）中变量为 t，如乘以一个常数 γG_x，则可定义一个新的变量：

$$k_x = \gamma G_x t \qquad (2-20)$$

以变量 k_x 替代公式（2-18）中的变量 t，那么上述公式可表达成：

$$S(k_x) = \int\rho(x)e^{-i2\pi k_x x}dx \qquad (2-21)$$

原来我们采集到的信号是一个时间域信号，这样就转换成一个新 k_x 空间的信号。这种 k 空间会广泛应用于 MRI 后续的原理和序列介绍中。对应的傅里叶变换公式可以表述为：

$$\rho(x) = \int S(k_x)e^{i2\pi k_x x}dk_x \qquad (2-22)$$

2.3.4　相位编码

很多人认为相位编码是 MRI 原理中最难理解的部分，事实上确实如此。下面我们将分 2 步来讨论相位编码的原理，先分析梯度磁场对横向磁化矢量相位的影响，再讨论如何通过改变梯度的幅度并多次采集信号实现空间编码。

（1）梯度磁场对横向磁化矢量相位的影响

图 2-22 显示了相位编码的脉冲序列时序图，它是在第 3 个方向（相位编码梯度方向）施加一个梯度场，施加该梯度场既不在射频激发时，也

不在信号采集时，而是在射频激发后、信号采集前中间的时间点。

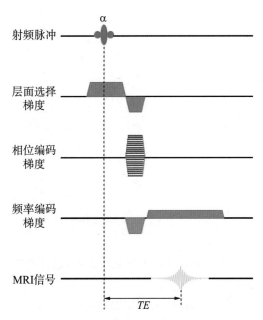

图 2-22　完整的二维梯度回波序列

让我们考虑一下脉冲序列中只有相位编码梯度作用，当相位编码梯度场打开一小段时间然后再关闭时横向磁化矢量的情况（图 2-23）。在射频作用后、梯度场作用前，沿着梯度场方向 3 个不同位置的横向磁化矢量都以相同相位、相同频率进动。如果我们站在跟共振频率一样的旋转坐标系上看，则不同位置的横向磁化矢量是相对不动的，即相位都为零（图 2-23A、B）。当梯度场打开后，不同空间位置上的横向磁化矢量进动速度也就不一样；经过一段时间，不同位置的横向磁化矢量则产生一定的相位差（图 2-23C、D），相位差的大小正比于梯度场幅度和梯度场作用时间（梯度矩）；当梯度场关闭后，所有质子的进动频率重新恢复一致，但是横向磁化矢量的相位却不一致（图 2-23E）；由于以相同频率继续进动，相互之间的角度就不会改变，相位也就被记忆下来了（图 2-23F）。

（2）相位编码原理

为了从采集到的信号中得到空间位置信息，必须不断改变梯度场的大小（相位编码梯度幅度），

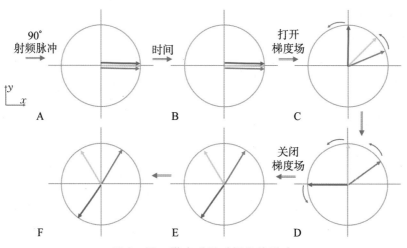

图 2-23　梯度磁场对相位的影响

注：A、B. 90°射频脉冲作用后；C、D. 打开梯度场后；E、F. 关闭梯度场后。

以得到傅里叶变换所需要的数据量，这就是平常所说的相位编码次数。

图 2-24 解释了相位编码的原理。假设 3 个不同位置的水模（图 2-24A），分别离开磁体中心 1 cm（蓝色）、2 cm（黄色）和 4 cm（红色）。当每个 TR 施加

相同持续时间、不同幅度的梯度时（图 2-24B），则不同位置的磁化矢量相位如图 2-24C 所示，相位的改变与位置和相位编码梯度矩两者都相关。将每个 TR 得到的磁化矢量在横坐标上面的投影的信号幅度按顺序排列在一起，就得到如图 2-24D 的

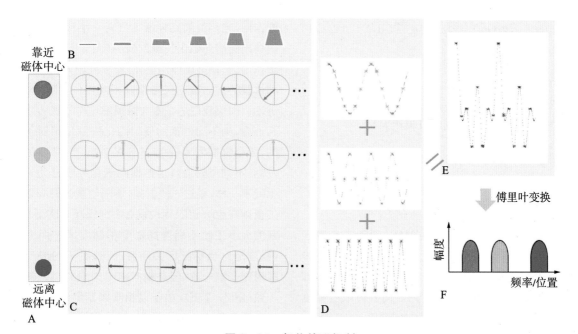

图 2-24　相位编码机制

注：A. 假设 3 个不同位置的水模，分别离开磁体中心 1 cm（蓝色）、2 cm（黄色）和 4 cm（红色）；B. 每个 TR 施加相同持续时间但是不同幅度的相位编码梯度；C. 3 个位置的水模施加了不同幅度的相位编码梯度所对应的磁化矢量相位图；D. 每个 TR 磁化矢量在横坐标上投影的信号（以星号表示）按顺序排列在一起得到的曲线；E. 3 个位置信号相加得到的总信号；F. 通过傅里叶变换，则可以得到不同频率的信号幅度，这也就是对应于不同位置的信号幅度。

曲线。可以看出不同位置对应的曲线振荡对应的频率是不一样的,此非常类似于图 2 - 21 施加频率编码梯度得到的信号:靠近磁体中心位置的信号频率比较低,远离磁体中心位置的信号频率比较高。3 个位置相加后得到的信号(MRI 采集的信号)如图 2 - 24E 所示,通过傅里叶变换,则可以得到不同频率的信号幅度,这也就是对应于不同位置的信号幅度(图 2 - 24F)。

(3) 相位编码 MRI 信号表达

施加了相位编码梯度后,则某一特定位置(假如为 y)的磁场强度为主磁场加上梯度磁场,其磁场强度为:

$$B(y) = B_0 + yG_y \qquad (2 - 23)$$

上式中 G_y 为相位编码梯度幅度。相应位置(y)处质子的共振频率为:

$$f(y) = \gamma(B_0 + yG_y) \qquad (2 - 24)$$

如果站在转动频率为 γB_0 的旋转坐标系下,则位置为 y 处的磁化矢量的演化可表达成如下公式:

$$M(y, t) = \rho(y)e^{-i2\pi\gamma yG_y t} \qquad (2 - 25)$$

公式中 $\rho(y)$ 是位置为 y 处的质子密度,$2\pi\gamma yG_y t$ 就是相位变化。经过相位编码梯度作用时间 T_y 后,磁化矢量为:

$$M(y) = \rho(y)e^{-i2\pi\gamma yG_y T_y} \qquad (2 - 26)$$

每次 TR 改变 G_y 的幅度,并采集一个数据点,组合而成得到的信号为:

$$M(y, G_y) = \rho(y)e^{-i2\pi\gamma yG_y T_y} \qquad (2 - 27)$$

请注意上述公式中 T_y 为常数,G_y 为变量。上述公式与频率编码的信号公式非常类似,只是变量不同而已。

MRI 采集得到的信号来源于相位编码方向所有位置像素信号的组合,可用如下积分表示:

$$S(G_y) = \int \rho(y)e^{-i2\pi\gamma yG_y T_y} dy \qquad (2 - 28)$$

经过傅里叶变换,就可求得 $\rho(y)$:

$$\rho(y) = \frac{1}{2\pi}\int S(G_y)e^{i2\pi\gamma yG_y T_y} dG_y \qquad (2 - 29)$$

上述公式中变量为 G_y,如乘以一个常数 γT_y,则可定义一个新的变量:

$$k_y = \gamma G_y T_y \qquad (2 - 30)$$

以变量 k_y 替代公式(2 - 28)中的变量 G_y,那么上述公式可表达成:

$$S(k_y) = \int \rho(y)e^{-i2\pi k_y y} dy \qquad (2 - 31)$$

原来我们采集到的相位编码信号就转换成一个新 k_y 空间的信号。对应的傅里叶变换公式可以表述为:

$$\rho(y) = \int S(k_y)e^{i2\pi k_y y} dk_y \qquad (2 - 32)$$

2.3.5　二维傅里叶成像和 k 空间

二维 MRI 具体的数据采集过程是这样的(图 2 - 25):当第 1 个相位编码梯度作用后,不同位置的质子横向磁化矢量有一个相位,然后在采集数据时加上一个频率编码梯度,就可以采集到一个回波信号。为了便于计算机处理,必须将回波信号离散成 N_x 个数据点,这类 N_x 个数据点填充在一行线上。在第 1 行数据采集完成后,经过一段时间,到下一个 TR,改变一个相位编码梯度,这又导致不同位置的质子横向磁化矢量有另外一个相位角,但是频率编码梯度保持恒定,这次采集到的数据点填充在第 2 行中。……如此反复下去,每次相位编码梯度都是线性递减下去,导致一个线性递减的相位角,采集到的数据点则排列在相应的行上,当 N_y 个波形信号采集好后,就得到一组二维 $N_x \times N_y$ 的数据矩阵,这种原始数据采集空间就被称为 k 空间。k 空间的数据经过傅里叶变换后,就得到影像诊断需要的图像。

必须注意到,得到的回波信号是所有位置信号的组合,当相位编码梯度较大时,相位编码方向不同位置的质子相位离散较大,相互抵消后,导致回波信号幅度较小,此时的数据填充在 k 空间的边缘;而当相位编码梯度较小时,回波信号幅度较大;当不加相位编码梯度时,回波信号幅度最大,其填充在 k 空间的中心。

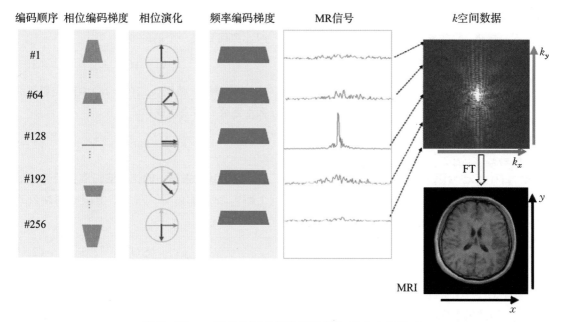

图 2-25 二维磁共振成像数据采集和重建实际原理

注:在相位演化一列中演示了 3 个不同位置的磁化矢量,分别以不同蓝颜色表示。当施加正向相位编码梯度时,深蓝色标记的磁化矢量逆时针转动,浅蓝色标记的磁化矢量顺时针转动;当施加负向相位编码梯度时,深蓝色标记的磁化矢量顺时针转动,浅蓝色标记的磁化矢量逆时针转动。施加的梯度幅度越大,转动的角度越大,也就是相位角越大。

k 空间的每个数据点是图像上所有像素的信息组合,基于上述公式(公式 2-21 和公式2-31):

$$S(k_x, k_y) = \iint \rho(x, y) e^{-i2\pi(k_x x + k_y y)} dx dy$$

$$(2-33)$$

$\rho(x, y)$ 为每个像素的幅度值(包含质子密度、T_1 和 T_2 等信息),$k_x = \gamma G_x t$,$k_y = \gamma G_y T_y$。经过傅里叶变换之后,就可以得到每个像素的幅度值 $\rho(x, y)$:

$$\rho(x, y) = \iint S(k_x, k_y) e^{i2\pi(k_x x + k_y y)} dk_x dk_y$$

$$(2-34)$$

对于 k 空间,必须记住:①图像的空间分辨率由 k 空间的数据点数决定;② k 空间的中心部分决定图像的信噪比和对比度。

2.3.6 数据空间、k 空间和图像空间关系

图 2-26 显示了数据采集、k 空间和图像空间关系。下面我们对参数之间的关系进行论述。

(1) 采样间隔和采样带宽

上述在数据采集过程中,每个回波信号都被分解成 N_x 点,回波信号相邻时间点的间隔 ΔT_s 称为采样间隔(图 2-26),根据奈奎斯特采样定理,能采集的信号最大频率或称为奈奎斯特频率为:

$$奈奎斯特频率 = \frac{1}{2\Delta T_s} \quad (2-35)$$

那么每个回波的采样时间为:

$$采样时间 = N_x \times \Delta T_s \quad (2-36)$$

例如,对于采样间隔为 50 微秒(μs)和频率编码次数为 256,则采样时间为 $256 \times 50 \, \mu$s,约等于 12.8 ms。

采样带宽(receiver bandwidth,RBW)一般为奈奎斯特频率的 2 倍,因此得到如下公式:

$$RBW = \frac{1}{\Delta T_s} \quad (2-37)$$

采样带宽的单位为 Hz 或 kHz。一般 MRI 设

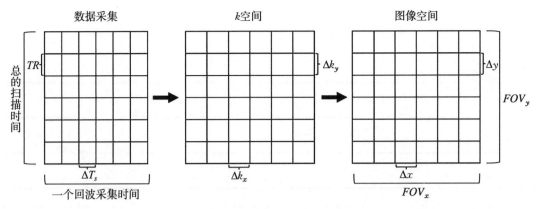

图 2-26 数据采集、k 空间和图像空间

注：采集的数据为时间域信号，ΔT_s 和 TR 分别为 2 个轴的时间间隔。k 空间数据由采集的数据衍生得到，是空间频率域数据，Δk_x 和 Δk_y 分别为 k 空间间隔。k 空间数据傅里叶变换后得到图像数据。

备可设置采样带宽这个参数。采样带宽越小，则采样间隔越大，回波采集时间也就越长；反之，采样带宽越大，则采样间隔越小，回波采集时间也就越短。这就是为何快速序列一般采用大的采样带宽。上述采样带宽为总的带宽，也有厂家采用像素带宽（pixel bandwidth）这个参数，像素带宽是这么定义的：

$$像素带宽 = RBW/N_x \quad (2-38)$$

（2）视野

采样带宽和视野（field of view，FOV）的关系如下：

$$RBW = \gamma G_x FOV_x \quad (2-39)$$

那么与公式（2-37）结合在一起，就得到：

$$FOV_x = \frac{RBW}{\gamma G_x} = \frac{1}{\gamma G_x \Delta T_s} \quad (2-40)$$

基于前面 k 空间的定义，k 空间间隔为 $\Delta k_x = \gamma G_x \Delta T_s$，那么：

$$FOV_x = \frac{1}{\Delta k_x} \quad (2-41)$$

对于相位编码方向，k 空间间隔为 $\Delta k_y = \gamma \Delta G_y T_y$，那么：

$$FOV_y = \frac{1}{\Delta k_y} \quad (2-42)$$

也就是 FOV 为 k 空间间隔的倒数，这个公式在后续并行成像（参见 6.3）和折叠伪影（参见

18.3.1）的描述中都会用到。

（3）空间分辨率和像素尺寸

如果我们在傅里叶变换前不对 k 空间数据填零或采用其他算法增加分辨率，那么图像的空间分辨率就等于采样点数。

像素尺寸与 FOV 和空间分辨率有如下关系：

$$\Delta x = \frac{FOV_x}{N_x}; \; \Delta y = \frac{FOV_y}{N_y} \quad (2-43)$$

（4）采样时间

到现在为止，我们讨论了如何采集单个层面的图像信息，采集这些数据需要多少时间呢？

$$总采集时间 = TR \times N_y \times NEX \quad (2-44)$$

TR 是恢复时间，N_y 是相位编码次数，NEX 是激励次数，之所以采用多次激励次数，是为了提高信噪比。例如 $N_y = 128$，$TR = 2\,000\ ms$，$NEX = 1$，那么成像一幅图像的时间就为 4.2 min。

2.3.7 多层采集技术

那么如何进行多层采集呢？如果是采集好一层图像的所有 k 空间数据后再采集另一层，那么效率就很低。因为一般序列 TE 时间远比 TR 时间短，也就是大量的时间是用来等待纵向磁化矢量的恢复。在这段等待时间中，我们可以用来激发并采集其他层面的信息（图 2-27）。如果一个

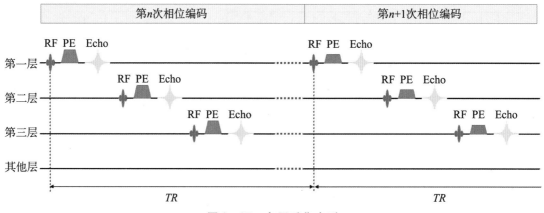

图2-27　多层采集序列

注:图中只显示了射频脉冲(RF)、相位编码梯度(PE)和回波信号采集(echo)。一个 TR 内可以同时激发并采集多个层面内数据,不同层面的 RF 激发脉冲采用不同的频率,但同一个 TR 内不同层面一般采用同样的相位编码梯度幅度。

TR 内能完成所有层的激发和回波采集,那么采集多层则与采集一层花费的时间相同。

2.3.8　三维傅里叶变换成像

要采集多个层面的数据,也可通过三维傅里叶变换成像来完成。三维傅里叶变换成像能同时采集整个成像容积内的数据。此时窄带宽的选层脉冲被宽带宽的激发脉冲所替代,以激发整个感兴趣体积。假设成像平面为横断面,为了区分来

自 z 轴的不同位置的体积元内的质子,在 z 方向也作用一个相位编码梯度,此与相位编码梯度 G_y 同时作用(图2-28)。与二维傅里叶变换成像一样,采集数据过程中再作用一个频率编码梯度,这样总共就采集到 $N_y \times N_z$ 个回波信号,即 $N_x \times N_y \times N_z$ 个 k 空间数据点(图2-29)。图像信息的提取同样需要借助于傅里叶变换,首先是频率编码轴(x 轴)傅里叶变换,然后是相位编码轴(y 轴和 z 轴)傅里叶变换,最终得到图像。

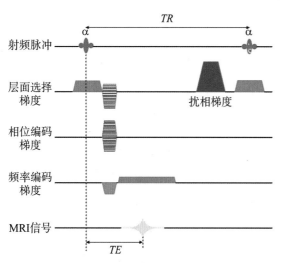

图2-28　三维梯度回波脉冲序列

注:相位编码和频率编码方法与二维成像是一致的,第3个方向(层面方向)采用与相位编码相类似的方法。

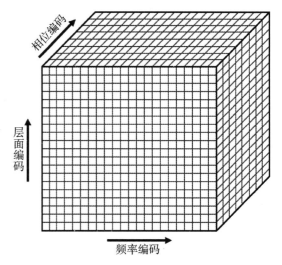

图2-29　三维容积采集

三维傅里叶变换成像的一个主要应用指征是薄层扫描,可避免层面之间交叉激发。另一个应用指征是一次成像整个容积,再采用后处理得到其他层面方向的信息。

三维傅里叶变换成像时间由如下公式计算:

$$总采集时间 = TR \times N_y \times N_z \times NEX$$

$$(2-45)$$

三维傅里叶变换成像时间一般很长,因此必须结合快速成像方法,具体参见第 5 章和第 6 章。

(李建奇)

主要参考文献

[1] 李建奇,邬学文. 磁共振成像基本原理[M]//周康荣,陈祖望. 体部磁共振成像. 上海:上海医科大学出版社,1999:22-32.

[2] 杨正汉,冯逢,王霄英. 磁共振成像技术指南:检查规范、临床策略及新技术应用[M]. 北京:人民军医出版社,2010.

[3] BROWN R W, CHENG Y C N, HAACKE E M, et al. Magnetic resonance imaging: physical principles and sequence design[M]. Hoboken: Wiley-Blackwell, 2014.

[4] HASHEMI R H, LISANTI C J, BRADLEY W G. MRI: The basics[M]. Philadelphia: Wolters Kluwer, 2018.

[5] LEVITT M H. Spin dynamics: basics of nuclear magnetic resonance[M]. Chichester: John Wiley & Sons Ltd. , 2008.

[6] MCROBBIE D W, MOORE E A, GRAVES M J, et al. MRI: From picture to proton[M]. 3rd ed. Cambridge: Cambridge University Press, 2017.

[7] 凯瑟琳·韦斯特布鲁克,卡罗琳·考特·罗斯,约翰·塔尔伯特. 实用磁共振成像技术. 赵斌,王翠艳,译. [M]. 天津:天津科技翻译出版有限公司,2018.

3 MRI 系统基本构造和发展

前面的有关章节介绍了磁共振成像（MRI）的基本原理,本章主要介绍 MRI 系统硬件的基本构造和发展。

用于人体成像的磁共振系统主要包括六大部分,图3-1展示了超导 MRI 系统的原理框图。各个部分的主要功能和组成如下。

（1）磁体系统

磁体系统用于在成像区域内产生均匀、稳定的主磁场,从而使人体产生磁化矢量。同时磁体还需要有足够大的孔径以容纳人体。磁体系统主要包括磁体、磁体监控单元和压缩机等。

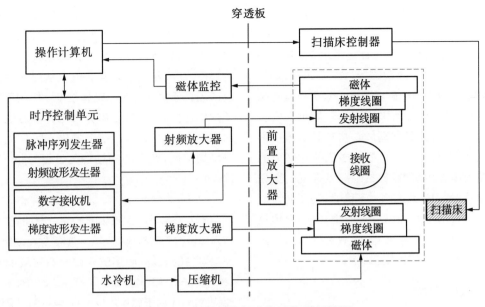

图 3-1 超导磁共振成像系统原理框图

（2）射频发射系统

射频发射系统用于产生射频脉冲来倾倒磁化矢量，对核自旋进行激励。射频发射系统主要包括射频放大器和发射线圈。发射线圈设计时，要求其尽可能产生与主磁场方向垂直的均匀射频场。

（3）信号接收系统

信号接收系统用于探测磁化矢量进动时所产生的微弱磁共振信号。信号接收系统主要包括接收线圈、低噪声前置放大器、接收机等。接收线圈和前置放大器需要具有非常高的探测灵敏度。

（4）梯度系统

梯度系统产生静态磁场梯度以实现层面选择及对层面内磁化矢量进行频率编码和相位编码。在患者保持不动的情况下，实现对人体组织任意体元和任意方向进行成像。梯度系统主要包括 3 个方向的梯度放大器和梯度线圈。

（5）计算机系统

计算机系统主要包括临床扫描计算机、时序控制单元和图像重建计算机。临床扫描计算机主要用于：患者信息登录，处理并存储 MR 数据；重建、处理、存储及显示图像；人机对话等。时序控制单元主要是在脉冲序列执行期间，对与序列相

关的各个系统部件进行控制，即产生任意的射频脉冲波形、任意的梯度波形、实时接收 MRI 信号并进行数字下变频。图像重建计算机主要用于对采集的磁共振数据进行傅里叶变换等处理以重建出图像。

（6）辅助系统

为了保证 MRI 系统的正常工作，还需要扫描床、扫描床控制器、稳压电源和磁体外罩等。对于超导成像系统，还包括热交换器、水冷机等。

3.1 磁体系统

根据 MRI 原理，需要获得磁共振信号，必须要有产生磁场强度 B_0 的磁体系统，磁体是 MRI 系统的主要组成部分。

由于磁体设计的限制，静磁场本身是不均匀的，因此需要通过匀场进行优化。可以通过在磁体内部贴小铁片（或小磁片）以及增加匀场线圈的方法，对主磁场进行匀场，使磁体中心的主磁场强度能够达到一定的均匀度，以满足 MRI 的要求。匀场过程一般是在 MRI 系统安装的时候完成的，但对于一些重要的成像技术，比如脂肪抑制、快速成像和波谱等，需要在扫描前，针对不同的患者进

行实时匀场。有的 MRI 系统不具有实时匀场功能。

磁体在成像区域产生主磁场的同时，还会在磁体腔体的周围产生逸散磁场。在设计磁体时，需要考虑尽量减小逸散磁场强度。对于一些特殊的安装场地，逸散磁场可能对周围环境带来安全风险（比如附近有人员走动或安装有其他电子设备）。在安装 MRI 系统时，要考虑磁体对附近的电子设备可能产生影响，反过来周围环境的金属设备也可能对 MRI 系统产生干扰等，需要时可以在磁体周围采用一些磁场屏蔽措施，比如采用具有铁磁屏蔽效果的铁屏蔽室，以避免磁体与周围环境之间通过磁场产生相互影响。

3.1.1 磁体类型

MRI 需要磁体在成像区域产生均匀、稳定的强磁场。基于这一目的，产生这种主磁场的磁体主要有 3 类：电磁体、永久磁体和超导磁体。

（1）电磁体

电磁体全称为电阻型磁体，又称为常导磁体。根据磁体设计结构的不同，电磁体又分为空心电磁体和铁芯电磁体。空心电磁体是在常温环境下，采用导线绕制成螺线管线圈结构，将患者送入螺线管中心进行 MRI 扫描。空心电磁体最早被用于 MRI 系统，目前市场上已经不存在这种成像系统。空心电磁体有其明显的不足：为了产生较强的主磁场，需要在导线（如铜线）中通入较大的直流电流，而这在导线中将产生较大的功率消耗。因此针对这种空心电磁体，同时还需要复杂的冷却装置，以便将螺线管线圈中的热量（典型热功耗范围 $40 \sim 100$ kW）带走，从而对磁体进行冷却。空心电磁体产生的主磁场都比较小，一般不超过 0.2 T。除了考虑主磁场强度外，还需要考虑磁场均匀性。在表示均匀性时需要指定一定直径的球体区域（diameter of spherical volume，DSV），比如 30 cm DSV 表示直径为 30 cm 的球体范围。电磁体的磁场均匀性一般为 $50 \sim 200$ ppm（50 cm DSV），而磁场的稳定性则主要取决于磁体的热稳定性能。

从设计结构看，空心电磁体在产生主磁场强

度上效率是比较低的，而铁芯电磁体在聚集磁力线密度和改变磁力线方向上具有较好的效果，其磁极由软磁材料构成，是在铁芯上绕制一定匝数的线圈，在线圈中通以直流电流从而产生需要的主磁场。但由于铁芯电磁体在设计中使用了大量的软磁材料，因此整个磁体较重。铁芯电磁体相对于空心电磁体，具有更强的磁场强度和更好的磁场均匀性，典型的磁场均匀性 $\leqslant 5$ ppm（20 cm DSV）。

（2）永久磁体

永久磁体是产生磁场的最简单方法，它是将具有强磁性的永磁材料排列在一起使之在成像范围内产生均匀的磁场，使用的永磁材料主要有钕铁硼（Nd-Fe-B）和钐钴（Sm-Co）。这种磁体有几个主要的优点：①由于磁体本身具有永久磁性，因此不需要消耗额外的电能等来产生强的主磁场强度；②磁体外磁场的泄漏较小，因为组成磁体的两极都是通过铁磁材料相互连接在一起，提供了磁力线的回路，使得磁力线难以逃出磁体；③用于 MRI 系统的永久磁体一般为 C 形结构（如图 3-2 所示）或 H 形结构，成像空间开放性比较大，有利于减少患者的幽闭恐惧症；④采用永久磁体的磁共振系统，由于其主磁场始终一直存在，并不需要消耗大量的电能来维持，只需要采用适当的空调对磁体所在的空间环境进行恒温，这样只需消耗较少的电能，因此系统维护费用较低。

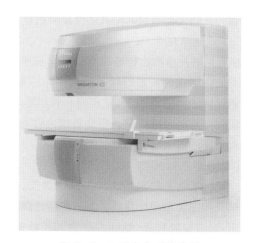

图 3-2　C 形永久磁体实物

注：来自西门子医疗官网。

早期的永久磁体由于技术上的原因,一般存在三大缺点:体积太大、温度稳定性差和磁场均匀性差。例如需要磁体能容纳人体、磁场强度达 0.2 T 且均匀性比较理想的话,质量可达 23 吨。而目前采用高磁能积的新型轻质合金就可大大降低磁体的重量,例如采用钕铁硼合金制成的 0.2 T 全身大孔径磁体,大约只有 6 吨。并且可采用匀场线圈来大大改善磁场的均匀度。永久磁体的温度稳定性较差,其主磁场强度和均匀性都将随着环境温度的变化而改变,因此永磁体通常都需要采用较好的保温和恒温措施,以提高其温度稳定性能,即采用保温材料将整个磁体包裹住,并增加恒温装置,将整个磁体控制在一个设定的温度(比如 28 ℃)。另外,既然永久磁体的磁场是永久存在的,那它是不能关闭或去除的,即使在出现危及生命安全的紧急情况下也是如此,因此在使用永磁成像系统的时候,要格外小心,绝对不能把铁磁性金属物品带进屏蔽室内,更不能让体内安装有 MRI 不兼容的、没有经过设备厂家认可的、没有经过注册且允许在 MRI 环境下使用的心脏起搏器的人员进入屏蔽室,只要把涉及安全的每个环节都做好了,意外的伤害和事故是完全可以避免的。

(3)超导磁体

超导磁体是将超导线绕制成线圈,然后将整个超导线圈浸在液氦中,在超导线圈中注入强的直流电流来产生需要的主磁场。液氦的沸点温度为 4.2 K(−268.8 ℃),而绕制超导线圈的超导线一般为铌钛合金材料,其临界温度为 9 K 左右,也就是说,如果将超导线圈一直浸在液氦中,那超导线圈就能一直处于超导状态,其电阻为零。当在超导线圈中通以大的电流(高达几百安培),就能像常温电磁体一样,产生非常强的主磁场。线圈中通的电流越大,产生的磁场就越强。MRI 系统使用的超导磁体,其主磁场强度一般在 0.5～8.0 T,比永久磁体和电磁体的磁场强度都要强。即使在超导线圈中注入了强的直流电,但由于电阻为零,因此不存在功率消耗。理论上,只要超导线圈始终维持在超导状态,其线圈中电流就永远不会改变,主磁场就会永远保持恒定。

同时,相比于电磁体和永久磁体,超导磁体具有更好的磁场均匀性和稳定性。比如,在 50 cm DSV 范围,磁场均匀性优于 5 ppm,短期稳定性优于每小时 0.1 ppm,长期稳定性优于每年 1 000 ppm,现在的 1.5 T 超导磁体一般质量为 3～5 吨,3 T 超导磁体一般质量为 5～10 吨。超导磁体结构一般为圆桶状,所产生的磁场为水平方向,如图 3−3 所示。

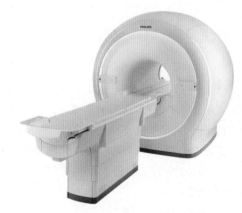

图 3−3　超导磁体的外形结构
注:来自飞利浦医疗官网。

3.1.2　场强

磁场强度的单位用特斯拉(T)来表示,全身磁共振磁体场强范围一般为 0.2～8.0 T,典型的临床磁共振系统场强范围为 0.2～3.0 T,在全身 MRI 系统上进行波谱成像,磁体场强一般不小于 1.5 T。在对磁共振信号进行检测时,当患者、接收线圈和采样带宽一定的情况下,接收线圈探测到的磁共振信号的信噪比(signal-to-noise ratio,SNR)与主磁场强度 B_0 成正比。因此,为了得到更高的图像 SNR,MRI 系统的场强也在不断增加,高场强的 MRI 系统不断出现,目前 7 T 的全身 MRI 系统已逐步用于临床诊断。

高场强的好处,除了得到更高的图像 SNR 以外,化学位移效应会变得更明显,并增强了脂肪抑制效果和波谱性能。高的 SNR 还有利于提高空间分辨率和减少扫描时间,便于采用一些快速序列或超快速序列成像。

3.1.3 均匀性

磁场的均匀性是指磁场中心一个球体区域内的磁场强度偏差,用 ppm 表示。磁场偏差通常有 2 种评价方式:峰峰(peak to peak, PP)值法和均方根(root mean square, RMS)值法。PP 值法,顾名思义,首先测量出所关心球体区域内磁场强度的最大值 B_{max} 和最小值 B_{min},则磁场均匀度计算公式为:

$$磁场均匀度(PP) = \frac{B_{max} - B_{min}}{B_0} \times 10^6 (ppm)$$

(3-1)

公式(3-1)中,B_0 表示磁场中心位置的磁场强度,实际计算中,通常用所有测量点的算术平均值代替。作为举例,假设一个 3.0 T 的 MRI 系统,在磁场中心 40 cm DSV 区域内的磁场偏差最大($B_{max} - B_{min}$)为 12 μT(即 1.2×10^{-5} T),因此,磁场的均匀性为:

$$\frac{磁场偏差}{磁场中心的磁场强度} \times 10^6 = \frac{1.2 \times 10^{-5}}{3.0} \times 10^6$$
$$= 4 (ppm)$$

(3-2)

因此说明,在 40 cm DSV 区域的磁场均匀性为 4 ppm。

采用 PP 值法评价磁场均匀性有一定的片面性,当仅在个别测量点出现磁场强度最大值或最小值时,PP 值法将不能很好地反映整个磁场区域的均匀性,但这种方法在磁体匀场过程中,能够更容易知道磁场均匀性的偏差极限,并跟踪出现该极值的位置,因此对匀场过程有较好的指导作用。

RMS 值法,则能很好地表示磁场不均匀性的总体趋势,在评价磁场均匀性上更加准确,其计算公式如下:

$$磁场均匀度(RMS) = \left(\frac{1}{B_0} \sqrt{\frac{\sum_{i=1}^{n} (B_i - B_0)^2}{n}} \right) \times 10^6 (ppm)$$

(3-3)

公式(3-3)中,B_0 表示磁场中心位置的磁场

强度,B_i 表示第 i 个测量位置的磁场强度,n 表示总的测量位置数。为了测量磁场均匀性,MRI 设备厂家一般会给出磁场均匀性指标,但要注意厂家给的指标是用 PP 值法表示还是 RMS 值法表示,2 种方法数值相同时所表示的磁场均匀性是完全不一样的,一般来说,对同样的测量数据进行计算,PP 值法得到的值要比 RMS 值法得到的值更大。

3.1.4 稳定性

磁体的稳定性,是指磁场强度在一定的时间内产生一个较小的变化。如果磁场不稳定,就会造成图像变形、图像边沿的不清晰、鬼影(ghost)等图像问题。磁体的稳定性分为温度稳定性和时间稳定性,顾名思义,就是磁场强度随温度和时间的变化速率。

由于磁体类型的不同,磁场温度稳定性的变化情况也会有所差别,对于永久磁体,磁场强度随温度的变化较大。比如,采用钕铁硼磁性材料设计的永久磁体,磁场的变化率可以达到 1 000 ppm,这么大的磁场变化,根本无法满足 MRI 系统的要求。因此,必须对永久磁体进行保温和恒温处理,从而将磁体恒温在一个特定的温度,并且减少磁体与环境之间的热传递。同时,还应该保证安装磁体房间的温度只在一个比较小的范围变化,通常是利用空调每天 24 h 不间断运行来实现,这样磁体的温度稳定性一般可以优于 200 ppm。对于超导磁体而言,由于是在超导线圈中通以电流来产生磁场,而超导线圈中的电流,理论上是永久不变的,因此产生的主磁场不会因为环境温度变化而变化。但是,超导磁体在安装时,一般需要采用小铁片进行匀场,主要是通过改变磁力线的分布来达到匀场的目的,温度的变化会对小铁片产生一定的影响,不过这种影响还是比较微小的。目前,市场上出现了软磁材料和超导相结合的开放式超导磁体,其实质是通过超导线圈产生磁场,然后通过软磁材料来聚集磁力线,这样较少的超导线圈匝数和较小的电流,就能产生较强的磁场。但是,这样的超导磁体,由于其中的软磁材料受环境温度的影响较大,磁场稳定性

仍然会随环境温度的变化而变化,但相比永久磁体受温度影响来说要小一些。

对于随时间变化的磁场稳定性,主要是指由于环境的磁场变化所产生的影响。比如,附近有50 Hz 的大电流电源线、卡车在附近通过、附近有铁路和电梯的影响等,这些都会对磁场强度和磁场均匀性造成影响。通过建造高导磁的铁屏蔽室、在屏蔽房间四周增加抵抗环境磁场干扰的设备等方法,能够在一定程度上减小低频磁场对主磁场的干扰。总体来说,垂直场的开放式永久磁体,相比水平场的超导磁体而言,更容易受到环境磁场干扰:①永久磁体的开放式设计,更容易受到环境磁场影响;②圆筒形超导磁体的设计,本身对环境干扰磁场有一定的屏蔽作用;③通常情况下,环境干扰磁场的垂直分量比水平分量更大,所以对垂直场的永久磁体有更大的影响。

3.1.5 匀场

磁体设计时,需要同时考虑多项指标,比如磁场强度、磁体重量、结构和均匀度等,不可能同时将所有指标都做到最佳,因此在磁体设计时需要进行折中考虑,所有磁体都存在磁场的非均匀性。对于超导磁体,为了产生足够的磁场均匀度,首先对磁体结构和线圈绕法有一定的要求。例如,在超导线圈尾部要绕得更密并且半径要小。即使如此,主磁场的均匀性仍无法达到临床诊断的要求,这主要是因为:①不可能得到一个完全理想的线圈;②线圈中的电流强度有可能会产生微小的变化;③周围环境中存在的铁磁性物体会破坏磁场的均匀度。因此必须采用一定的方法来改善磁场的均匀度,这就是匀场(shimming)。磁体匀场分为被动匀场和主动匀场 2 种,可以同时使用 2 种匀场技术,以便在更大的磁场区域内,使得磁场的均匀性满足成像的需求。

(1)被动匀场

被动匀场(passive shimming,又称为无源匀场)是在磁体的内壁放置许多小的铁条和铁片,当它们处于磁场中时则会受到磁化,从而改变磁力线的方向,以达到改善主磁场均匀度的目的。对于永久磁体,由于磁场的均匀性较差,磁体制造厂

家通常会采用本身具有磁性的小磁片来进行匀场,这种小磁片对于补偿磁场效率较高,但是由于本身的磁性,在补偿较大的磁场非均匀性的同时,可能会使局部的磁场均匀性略为变差。被动匀场一般是通过计算机模拟方法,首先测出磁场空间一定位置的磁场强度,比如测量磁场中心 45 cm DSV 球体表面位置的磁场强度,将球体沿主磁场方向等分成 16 层,每层的圆周又等分成 16 个点,这样对总共 256 个球体表面位置的磁场进行测量;然后通过计算机软件,计算出需要增加铁片的规格和位置。这样通过 3~5 次的测量、计算和补偿的重复过程,就会得到比较均匀的磁场。被动匀场操作比较麻烦,一般在磁体安装过程中,还没有安装磁体外罩的情况下进行。

(2)主动匀场

主动匀场(active shimming,又称为有源匀场)不是采用铁磁性材料而是采用多路匀场线圈,在匀场线圈中通以适当的电流,使其产生一定的磁场来补偿不均匀的主磁场。匀场线圈可以置于液氦腔内(即超导匀场线圈),也可以置于室温下(即室温匀场线圈)。主动匀场前,一般需要采用特殊的脉冲序列和样品,测出磁场的非均匀性,然后计算需要注入匀场线圈中的电流大小,从而达到匀场的目的。超导环境下的主动匀场一般也是在磁体安装时进行,但室温下的主动匀场,则可以在磁体安装时和患者进入腔体后进行,因此室温主动匀场可以针对不同的患者进行匀场。一般来讲,一次匀场完成后,只要环境不改变,就不需要再匀场。但快速成像和 MR 波谱对场均匀度要求非常高,当患者置于磁体中心后,需要重新进行室温下的主动匀场。

3.1.6 磁体屏蔽

MRI 用磁体在产生均匀主磁场的同时,必然会在磁体四周产生逸散磁场。磁体设计时,需要考虑磁屏蔽,要尽可能将 5 Gs(高斯)线控制在离磁体中心较近的区域,与通常讲的屏蔽室屏蔽不是一回事。磁屏蔽分被动屏蔽和主动屏蔽 2 种,被动屏蔽主要是在磁体的外侧采用高磁导率的材料,以改变磁力线的方向,使磁力线尽量不向周围

空间发散。比如对于永久磁体来说,支撑2个磁极的铁轭(立柱),在改变主磁场磁力线方向的同时,本身就是一个很好的磁屏蔽体,通过对磁体外形的优化设计,可以将逸散磁场尽可能约束在离磁体中心比较近的范围内。对于超导磁体,主要采用的是主动屏蔽办法,即在主磁场线圈的外侧,再绕制磁屏蔽线圈,使得主磁场线圈和磁屏蔽线圈产生的磁场,同时在磁体外侧空间进行反向叠加,从而使得在磁体外侧产生的逸散磁场尽量小,且被束缚在离磁体中心比较近的范围内。需要说明的是,磁屏蔽线圈在减小外部的逸散磁场时,同时也导致磁体中心的主磁场强度有所减弱,因此设计磁屏蔽线圈,需同时考虑增强主磁场和减小逸散磁场2个因素,当然还要考虑主磁场强度、磁场均匀性等指标。

3.1.7　失超

超导磁体比较容易失超,主要是由于超导磁体内的电磁能迅速转化成热能,当热量达到一定程度时,线圈中某一部分的温度就会超过临界温度,则此部分会失去超导状态,具有一定的电阻;由于线圈中通以强电流,那么电阻会迅速发热,使得更多部分的线圈处于临界温度以上,即失去超导状态,从而使得线圈中能量快速丧失,产生的热能又会传向液氦,使得液氦迅速挥发。磁通跳跃所产生的热量同样有可能引起失超,这是由于线圈中某一部分的磁场会使得另外部分线圈中产生的感应电流与主电流相反,从而产生热阻。摩擦和磁通跳跃发热往往发生在励磁过程中。解决的方法之一,是将超导线圈置于铜基材料上,因为铜是高导电和高导热的,从而减少磁通跳跃并能降低温度。另外在高场励磁过程中,通过缓慢增加线圈中电流,不要让线圈中磁通变化太快,从而达到逐步励磁的目的。如果液氦量低于一定量,造成露出液氦面的线圈高出临界温度,也有可能发生失超现象。而人为去磁过程就是将线圈中某一段加热使其高于临界温度而进行主动失超。

一旦发生失超,产生的热量就会使液氦大量挥发,因此超导磁体的安全设计非常重要。在室温和一个大气压条件下,1 L液氦就会挥发产生700 L左右氦气。因此液氦的挥发会让磁体氦腔压力迅速增加,如果磁体设计没有对压力增加产生的风险进行认真考虑的话,磁体就有爆炸的风险。因此,在磁体设计中,考虑了多级释放压力的装置,包括手动开关控制的旁通阀、分级压力释放控制的单向阀、极端压力释放控制的爆破片(burst disk)。并且,为了避免释放压力通路的堵塞造成安全风险,磁体制造时一般都设计了不止一个压力释放通路,这样即使一个通路被堵塞,失超时的压力释放也不会有问题。

3.1.8　磁体及系统发展趋势

随着主磁场强度的增加,使得患者体内氢质子产生的磁化矢量越来越强,因此获得的图像清晰度越来越高,组织间的对比度也越来越大。高场强(比如3 T)的成像系统,在较短扫描时间的情况下,就可以获得较清晰的图像。相比较而言,中低场(比如0.35 T)的成像系统,要获得清晰的图像,就需要比较长的扫描时间。同样,由于高场强系统的扫描时间较快,因此可以减小因运动而产生的图像伪影,同时还可以进行动态成像等。因此MRI系统的主要趋势仍然在向着高场强发展。另外,目前高场MRI系统的磁体都是采用超导磁体,通过将超导线圈浸在液氦中,这样使得超导线圈始终保持低温并呈现超导电性,但维持超导状态设计比较复杂,并需要压缩机和冷头每天24 h不间断工作,因此超导磁体生产和维护成本较高,维护工作也比较麻烦。有的设备厂家也在研制低成本的无液氦超导磁体。

(1)超高场系统

MRI系统,不断向着高场强发展。国外的几个主要生产MRI系统的公司,如西门子、GE和飞利浦,都已经研制了7 T的超导MRI系统,但由于考虑到对患者的安全等问题,在很长时间内都未获得FDA认证,主要是用于科学研究。直到2017年10月,西门子公司的Magnetom Terra 7 T MRI系统(图3-4)才获得了美国食品药品监督管理局(FDA)认证证书,这将开启7 T MRI在医学临床诊断的新篇章。相比3 T MRI系统,7 T系统对神经组织成像的信噪比提高了1倍左右,图像清晰度也更高,扫描时间也比 3 T 系统更快,能够提供亚毫米的分辨率,同时具有双工作模式,能够在临床模式和研究模式之间任意切换(如图 3-4)。

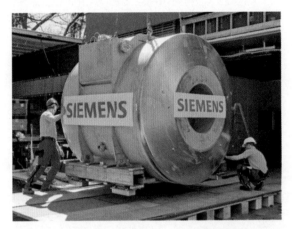

图 3-4 Magnetom Terra 7 T 磁共振成像系统磁体

注:来自西门子医疗官网。

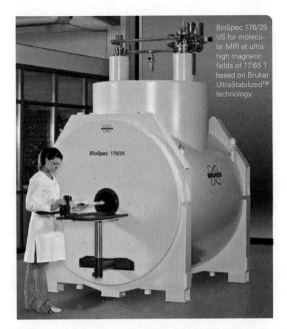

图 3-5 BioSpec 17.6 T 超高场动物成像磁体

注:来自 Bruker 官网。

从 7 T 成像系统获得 FDA 认证的进程来看,这种高场强的 MRI 系统在用于临床研究中,其认证过程是非常漫长的,主要是考虑到对患者检测的安全问题。但是用于人体科学研究和动物研究的超高场 MRI 系统发展却非常迅速,典型产品是德国 Bruker 公司生产的 BioSpec 系列动物 MRI 系统,主要用于临床前的科学研究和分子成像。主磁场强度主要有 4.7 T、7 T、9.4 T、11.7 T 和 15.2 T,安装完梯度线圈后的磁体净空间直径介于 60～200 mm,针对不同应用具有几种不同规格的磁体和梯度线圈。磁体采用超屏蔽技术设计,5 Gs 线压缩到离磁体很近的范围内。图 3-5 所示是 Bruker 公司生产的 17.6 T 超高场磁体,该系统配置的 BGA-S 梯度系统的最大强度可以达到 1 000 mT/m,梯度切换率可以达到 15 000 T/(m·s)。

(2)低液氦和无液氦超导磁体

超导 MRI 系统,除了向高场发展以外,为了降低超导系统的生产和维护成本,MRI 整机厂家和零部件供应商也在研制和生产低液氦和无液氦超导磁体。飞利浦公司的 1.5 T 无液氦超导磁体实际上只有 7 L 液氦,不再会因为失超造成液氦

挥发。国内的宁波健信公司生产了 0.5 T 和 0.7 T 双柱型开放式超导磁体,都属于低液氦磁体。如图 3-6 是 0.7 T 开放超导磁体,液氦容量只有 120 L,这样在正常工作中,氦腔就不需要储存太多的液氦,降低了对液氦的需求。同时该磁体采用了零挥发设计,在正常工作过程中液氦不会挥发。

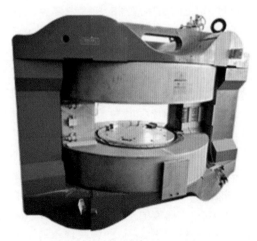

图 3-6 0.7 T 开放型超导磁体

注:来自宁波健信官网。

3.2 梯度系统

MRI扫描是希望得到人体组织任何小体元（微小立方体）的信号强度，如果这个能够分辨的小体元体积越小，说明该MRI系统的分辨率越高，但同时扫描得到该体元的磁共振信号就会越弱。一般来说，MRI系统的主磁场强度越高，所得到的MRI信号就会越强。因此，当主磁场强度较强时，即使采用较小的体元进行扫描，仍然可以获得较强的MRI信号。当采用较小的体元进行扫描时，就可以获得较高的图像分辨率。在MRI中，为了实现对任意切片方向的组织进行成像，是通过在脉冲序列的射频激发期间，在不同梯度方向施加一定大小的梯度，来实现任意方向的选层。

对于水平磁场的超导磁体来说，梯度磁场是由安装在超导磁体内腔中的圆桶形梯度线圈产生的，z 轴方向一般定义为沿磁体内腔的轴线方向，y 方向为竖直方向，x 方向为水平方向，x、y 和 z 3 个方向相互垂直并遵从右手法则。要注意的是，3 个梯度方向虽然互相垂直，但它们产生的梯度磁场方向却始终沿着主磁场方向（z 方向）。

在常规的脉冲序列中，梯度波形的形状通常是一个等腰梯形，具有上升、平稳期和下降期。如图 3-7 所示，其中平稳期表示的是施加梯度的强度（即一定空间距离范围的梯度磁场变化量），用 mT/m 进行表示。施加梯度磁场期间（平稳期），在离磁体中心，沿施加梯度场的方向（比如 x 方向），不同的位置具有不同的梯度场大小 G_x（方向沿主磁场方向）。如果把该梯度用于选层，则不同 x 位置的梯度磁场强度为 xG_x，在该位置总的磁场大小为 $B_0 + xG_x$，这样对应不同的 x 位置，施加不同频率的射频激励脉冲（具有一定的频宽），就实现了选择不同层面的目的。在 3 个梯度方向的梯度磁场强度均为 0 的位置即为等中心（即磁体中心）。梯度的上升期和下降期，为施加梯度磁场的过渡时间，上升期表示梯度强度从 0 开始被加到平稳期梯度强度的过程，下降期表示梯度强度从平稳期的梯度强度回到 0 的过程，这

期间梯度磁场在发生变化。对于脉冲序列设计来说，上升期和下降期时间越短越好（甚至为 0），但是由于梯度线圈是一个储能元件，施加的梯度电流不可能瞬间改变，因此必然存在这一切换过程，同时梯度放大器也不可能在瞬间输出大电流。并且，快速的梯度切换还会产生较强的梯度噪声。如果切换时间越短，脉冲序列持续时间就可以设计得更短，这样成像扫描时间就可以更快。梯度切换时间的快慢主要依赖于梯度线圈和梯度放大器的性能。

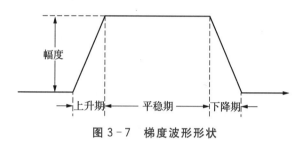

图 3-7　梯度波形形状

3.2.1 梯度和双梯度

梯度系统主要由 3 个方向的梯度线圈、梯度放大器和梯度波形发生器组成（图 3-1）。梯度磁场是由梯度放大器驱动梯度线圈产生的，而梯度波形的形状，是由计算机控制梯度波形发生器产生，然后将此波形送入梯度放大器进行放大。为了产生梯度磁场，需要在梯度线圈中注入较强的梯度电流，利用电流产生磁场的原理，来产生需要的梯度磁场。梯度放大器实际上是一个电压-电流变换器，将低功率的电压信号转换为强的梯度电流。对于 1.5 T 和 3.0 T 超导成像系统，梯度放大器需要产生 500～800 A 的脉冲电流，对于 0.35 T 和 0.5 T 中场永磁成像系统，其梯度电流一般都不大于 150 A。

强的梯度一般被使用在高场强的磁共振系统，这不仅能提高图像分辨率，同时还能更快速地成像，从而加快扫描时间。因此，不仅要求梯度磁场要强，还要求梯度具有更快的切换时间（上升时间和下降时间）。

按照现行的医药行业标准 YY0319-2008/

IEC60601－2－33：2002 规定,在 MRI 梯度切换时,其梯度切换率(dB/dt)不能太大,具有一定的限值,分为正常模式、一级受控模式和二级受控模式,不同的工作模式具有不同的限值要求。为了减小对患者的神经刺激,常规成像序列都工作在正常模式下,对于特殊的高级序列或特殊的成像部位,可以有条件地工作在一级受控模式下,但必须有工作模式的警示,比如应在显示屏上显示达到了一级受控模式以引起操作者的注意,并且需要操作者通过一个有意的操作才可进入一级受控模式。这样一来,强的梯度磁场和短的梯度切换时间所带来的成像高性能,就与医疗安全标准有了一定的冲突。

针对这一冲突问题,在设计 MRI 梯度时,主要有以下 2 种解决方案。

(1) 单梯度放大器和双梯度线圈

当对头部或心脏等小范围成像时,采用小型的梯度线圈,这样只需要施加较小的梯度电流就能在小型的梯度线圈中产生较强的梯度磁场,从而实现高分辨、快速成像的目的。在常规大范围成像时,则选择较大的梯度线圈。

(2) 双梯度放大器和单梯度线圈

在通常的情况下,使用单梯度放大器提供电流;而在需要进行高分辨快速成像时,则采用双梯度放大器同时提供电流,这样可以在单一梯度放大器能够提供的最快切换时间内,达到 2 倍的梯度强度,从而降低了对梯度放大器的要求。

随着微电子技术的发展,现在的大电流和高电压梯度放大器,都能在采用单一梯度放大器情况下,在较短时间内输出较大的梯度电流,驱动单个的梯度线圈,产生较强的梯度磁场。

3.2.2   梯度强度

梯度强度是指在给定的梯度方向上,单位距离内能够产生的梯度磁场的变化量。要注意的是,梯度方向和梯度磁场方向是不一样的。梯度方向是指某个特定的方向,在该方向上不同位置所产生的梯度磁场大小,随该方向的位置坐标线性变化;但在每一位置所产生的梯度磁场方向,总是平行于主磁场(B_0)的方向,也就是说,要么与

主磁场方向相同,要么与主磁场方向相反。不管施加多大的梯度电流,在给定方向上所产生的梯度磁场,都是在该方向上随着偏离磁场中心的距离而线性增加(或减小)的。只有当位置一定时,梯度电流越大,该位置所产生的梯度磁场就越强。

图 3－8 给出了水平超导磁体的 y 梯度磁场的强度和方向,沿 B_0 方向实线箭头的长短表示在 y 方向上各个不同位置的梯度强度大小,箭头的方向表示这些位置点所产生的梯度磁场方向。理想情况下,这些箭头的末端连线为一直线,表示梯度磁场的线性度。该直线的斜率表示梯度强度大小,斜率越大,表示梯度强度越大。梯度强度的大小可表示为:

$$梯度强度 = \frac{|B_{z2} - B_{z1}|}{|y_2 - y_1|} \qquad (3-4)$$

公式(3－4)中的 B_{z1} 和 B_{z2} 分别对应 y 梯度线圈在 y 轴方向上的 y_1 和 y_2 位置所产生的梯度磁场大小。梯度强度的单位为 T/m 或者 mT/m。最大梯度强度则是指梯度系统能够达到的最大梯度值,当梯度线圈一定时,梯度放大器输出最大电流时,将产生最大的梯度强度值。

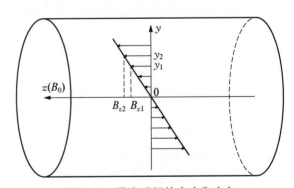

图 3－8   梯度磁场的大小和方向

3.2.3   梯度切换率

梯度切换率,一般指最大梯度切换率,即单位时间内梯度系统能够达到的最大梯度强度值。它所表示的是,在梯度系统能够达到的最快切换时间内,梯度强度从 0 开始切换到最大梯度值的过程。梯度切换率一般用 T/(m · s)表示。梯度切

换率主要由梯度线圈和梯度放大器的性能决定，高性能的梯度系统能够产生强的梯度强度和短的梯度上升时间，同时高性能的梯度线圈也可能需要冷却（水冷或风冷），以便能够尽快地将梯度线圈产生的热量带走，使线圈达到热平衡。

高的梯度切换率使得快速的成像技术成为可能，比如回波平面成像（EPI），需要梯度能够非常快速地进行切换。目前的梯度放大器能够产生超过 800 A 的电流，上升时间<200 μs。

3.2.4　梯度线性度

梯度线性度反映的是，在某一梯度方向上，随着偏离磁场中心距离的增加（或减小），对应所产生梯度磁场的大小是否线性增加（或减小）。线性度越好，层面选择会更准确，空间编码也更加准确，图像变形也会更小。随着偏离磁场中心的距离逐渐增加，梯度的线性度也会越来越差，因此在图像的边沿，梯度的线性度会明显变差，从而造成组织图像发生位移，或者产生图像扭曲，相关方面的伪影和校正方法参见18.3.8。梯度的线性度主要取决于梯度线圈的性能，但由于磁体空间（圆筒形磁体的内径，或 C 形磁体的磁极大小和间距）的限制，用于摆放梯度线圈的空间是非常有限的，要设计理想的梯度线圈是非常困难的，只要线性度指标和其他性能能够达到一定要求即可。

3.2.5　涡流和剩磁

根据法拉第电磁感应定律，当扫描脉冲序列时，梯度磁场的方向和大小都会随时间快速变化，这种变化的梯度磁场就会在梯度线圈周围的金属体（主要是磁体）内产生感生电流，即涡流。此涡流同样会产生磁场，但所产生的磁场总是阻碍梯度磁场的快速变化，从而对梯度磁场的作用产生影响，降低了梯度磁场的效果。即当梯度磁场是增加时，涡流总是阻碍梯度磁场的增加；但当梯度磁场减小时，则总是阻碍梯度磁场的减小。涡流的产生非常复杂，跟磁体系统和成像序列有关。涡流的衰减时间常数一般可以从几毫秒到几百毫秒，长时间常数的涡流会严重破坏主磁场的均匀度，而短时间常数的涡流则会使梯度磁场波形产生扭曲。

因此，在进行磁体和梯度线圈设计时，要充分考虑涡流的影响。在设计梯度线圈时，可以采用自屏蔽梯度线圈方案，这样可以大大降低在磁体内产生的涡流，但这与非自屏蔽梯度线圈相比，为了达到相同的梯度效果，需要适当增加梯度电流。在磁体设计时，也可以采用一些抗涡流的设计措施来减小因涡流引起的梯度磁场变形。

磁体和梯度线圈的有效设计，在一定程度上可以减小涡流对图像的影响，但不能完全消除。除此之外，涡流的减小还可以采用梯度波形预补偿方法，即为了产生类似等腰梯形的标准梯度磁场，可以通过计算机或梯度波形发生器，产生具有预补偿的电压波形，然后通过梯度放大器放大后得到预补偿电流波形，之后再通入梯度线圈产生梯度磁场，但由于涡流的存在，使得具有预补偿的梯度磁场与涡流产生的磁场进行了叠加，实际产生的梯度磁场达到了理想的梯度波形。如图3-9所示，图中实线表示送入梯度放大器的电压波形，虚线表示实际产生的梯度磁场波形。图3-9A 表示未加预补偿的梯度波形，梯度电压波形为标准的等腰梯形，由于涡流影响，实际产生的梯度磁场波形发生了畸变（缓慢上升和缓慢下降）；为了使得实际所产生的梯度磁场波形不发生变形（即标准梯度波形），图3-9B 中将梯度电压波形进行了预补偿处理，这样就消除了涡流的影响，从而提高了图像质量。

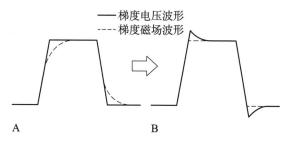

图 3-9　存在涡流的梯度电压波形和梯度磁场波形
注：A. 没有预补偿的梯度波形；B. 有预补偿的梯度波形。

对于采用永磁材料设计的 MRI 系统，除了会在磁极金属体中产生涡流以外，还会产生强的剩磁。这是由于施加的梯度磁场使得磁极中的软磁材料被磁化,但当梯度磁场撤销(变为零)后,根据磁滞特性回线,因梯度产生的磁场并不能回到原来施加梯度磁场前的位置,因此产生了剩余磁场,即剩磁。剩磁的产生给脉冲序列的设计带来了麻烦,在梯度线圈和磁体的设计中,均应考虑剩磁对图像的影响,自屏蔽梯度线圈设计可以同时减小涡流和剩磁的影响。

3.2.6 梯度噪声

相比于 X 线检查等诊断方法,MRI 技术具有高的组织对比度和分辨率,没有放射性损伤等优势,但是在磁共振扫描过程中会产生非常强的梯度噪声,最高可达 130 dB(相对 20 μPa)。噪声不仅会损害患者的听觉组织,而且还会妨碍患者与医生之间的通话,这是因为梯度线圈中的电流在切换的过程中,与高强度的主磁场存在强的相互作用,线圈受到大小和方向都在不断变化的安培力的作用,从而发生振动,并伴随着高强度的梯度噪声。为了分析梯度线圈导线的受力情况,安培力的定义如下:

$$F = \int_0^l I dL \times B \qquad (3-5)$$

公式(3-5)中,F 是长度为 l 的梯度线圈导线在磁场中受到的安培力,I 是注入梯度线圈的电流,B 是主磁场。假如梯度电流为 500 A,对于 10 cm 长的梯度线圈直导线(垂直主磁场),在 3 T 磁场中受到的安培力为 150 N。由于梯度线圈是不规则的闭合曲线,每一小段所产生的安培力方向在不断变化。由于梯度电流是在短时间内(约 200 μs)从 0 升到 500 A,或从 500 A 降到 0 进行快速变化,因此会在线圈内部产生较强的撞击声音,这个噪声会在梯度导线与梯度线圈本体及梯度线圈本体和磁体之间产生。为了减小梯度线圈的撞击噪声,MRI 厂家在系统设计时也进行了比较多的考虑,比如梯度线圈与磁体之间不能有刚性连接;在梯度线圈制造和安装过程中,填充一些吸音等降噪的材料。国际上的几家知名的 MRI 公司,都在 MRI 系统中,使用了自己独特的静音技术。有的 MRI 厂家,在梯度线圈的制造中,使

用了真空隔层,从而隔断了噪声的传播途径;有的通过特定的脉冲序列设计,每次对梯度电流进行微小改变,或者延长梯度切换的时间,从而减小噪声的产生,但是该方法一般是以牺牲系统的部分性能为代价的。

3.3 射频发射系统

根据核磁共振(NMR)原理,要能得到 NMR 信号,首先需要对探测的原子核自旋进行激励,方法就是在发射线圈中注入射频电信号,通过射频辐射的方式产生射频电磁场。根据共振条件 $\omega = \gamma B$,只要激励电磁波的角频率满足这个等式,就会产生共振。实际上,为了满足这一条件,要产生一个绝对稳定的单频信号和绝对稳定的磁场都是非常困难的。早期的 NMR 采用连续波 NMR 技术,通过扫频(改变激发频率)和扫场(改变磁场)的方式来满足共振条件,从而观察 NMR 现象。随着 NMR 技术的发展,脉冲 NMR 技术则是采用施加有限宽度射频脉冲的方法实现共振。根据快速傅里叶变换(fast Fourier transform,FFT)原理,有限宽度的单频射频脉冲信号包含了一定频率带宽的射频信号,因此只要施加一定宽度的射频脉冲就能够比较容易地满足共振条件。另外,在时域施加 sinc 状的射频脉冲,则会在频率域得到矩形形状的频率分布。在 MRI 中,广泛采用的是有限时间宽度的射频脉冲,如在选择层面时,一般施加 sinc 状的射频脉冲。

3.3.1 线圈调谐

为了提高发射线圈产生电磁波的效率,线圈电路通常采用谐振电路结构;同样,为了提高 MRI 信号的接收效率,接收线圈也同样是采用谐振结构。MRI 线圈的等效电路如图 3-10 所示,主要有串联谐振(图 3-10A)和并联谐振(图 3-10B)2 种,其中 C_t 为调谐电容,C_m 为匹配电容,线圈电感为 L,线圈的等效直流电阻为 R,谐振频率 f_0 表示为:

$$f_0 \approx \frac{1}{2\pi \sqrt{LC_t}} \qquad (3-6)$$

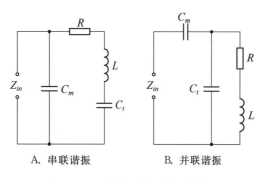

A. 串联谐振　　　B. 并联谐振

图 3-10　磁共振线圈谐振结构

注：Z_{in}，端口阻抗；C_t，调谐电容；C_m，匹配电容；L，线圈电感；R，直流电阻。

　　谐振电路的品质因数用 Q 表示，采用谐振电路，发射和接收效率可以提高 Q 倍，并且谐振线圈的频率响应相当于一个窄带的带通滤波器，对带宽范围外的干扰信号和噪声具有很好的抑制作用。Q 值越高，带宽越窄，选频特性越好，但此时不同患者因分布参数不同对线圈的选频特性会产生影响，甚至线圈的选频特性可能偏离超出磁共振系统所允许的中心频率范围。因此，为了能适用对不同患者的检测，MRI 接收线圈的 Q 值不会做得太高。

　　在 MRI 系统中，为了利用射频线圈产生高效的射频场，线圈结构采用了线圈和电容组成的回路（inductor-capacitor circuit，简称 LC 回路）。同时为了能将射频放大器产生的射频功率最大限度地送入射频线圈回路而不产生功率反射，因此与射频放大器连接的射频线圈端口阻抗（Z_{in}），需要调整到与射频放大器输出阻抗相同的 50 Ω。线圈调谐包括调频率和调阻抗，即将线圈的谐振频率 f_0 调整为 MRI 系统的中心频率，线圈端口阻抗调整为 50 Ω。需要说明的是，实际的线圈调谐时，为了满足 50 Ω 的端口阻抗 Z_{in}，除了调整匹配电容 C_m 外，还需要适当调整调谐电容 C_t，相当于调谐电容 C_t 由 2 个部分组成，一部分是为了满足调谐（调频率 f_0）的要求，另一部分是为了满足阻抗变换（调 50 Ω 阻抗）的要求，这就是在公式（3-6）中使用"≈"号的主要原因。

3.3.2　发射线圈

　　发射线圈的作用是用于激励核自旋，从宏观分析来看，就是让感兴趣区域内总的纵向磁化矢量倾倒一定的角度（比如在旋转坐标系中倾倒90°），换句话说，如果将感兴趣区域样品按空间位置分成若干小体元 ΔV，则每一体元中的磁化矢量都应该倾倒相同的角度，即它们感受到的射频脉冲强度应该相同。为了达到这一目的，作为射频发射线圈就应该在整个探测范围内保持较高的射频场均匀性。

　　为了获得均匀的射频场，对于不同的磁体结构，射频发射线圈的结构也会有所不同。对于水平场的圆筒状超导 MRI 系统，发射线圈一般采用鸟笼式结构（图 3-11）。鸟笼式线圈是 20 世纪 80 年代发展起来的，其目的是为了产生圆极化射频场，并能在圆桶状结构的线圈内，获得高度均匀的横向射频场，其与轴向的主磁场方向垂直。

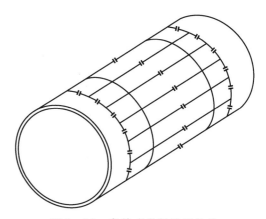

图 3-11　鸟笼式发射线圈结构

　　对于垂直场的 C 形永磁 MRI 系统，有变形螺线管发射线圈和蝶形发射线圈等设计方式，主要是要考虑射频场的均匀性和射频发射效率。C 形 MRI 系统的发射线圈不能设计为像鸟笼线圈一样的圆桶状结构，应该使用平板式结构，这样才能比较方便地安装在磁极上。变形的螺线管线圈（图 3-12），是在 2 个变形螺线管线圈之间的中心区域，产生均匀的射频场（如图 3-12 中蓝色虚线所示）。而蝶形线圈（图 3-13）则是在同一个磁极的平面上，由左右对称的 2 个半圆形线圈组成，在 2 个半圆形线圈中，通以反方向的射频电流，这样在线圈平面的上侧和下侧产生的电磁场进行叠加,然后再与另一磁极的蝶形线圈所产生的电磁场叠加,同样在 2 个蝶形平面线圈的中心区域得到均匀的、沿水平方向(与主磁场方向垂直)的射频场(如图 3-13 中蓝色虚线所示)。进一步,还可以在同一磁极平面,使用 2 个相互成 90° 的蝶形线圈,组合形成正交蝶形线圈,进行圆极化射频激发。

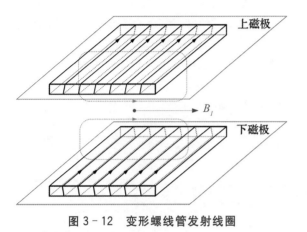

图 3-12　变形螺线管发射线圈

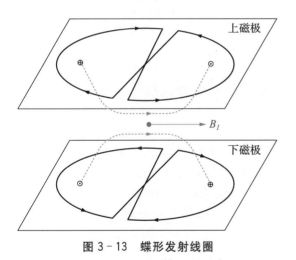

图 3-13　蝶形发射线圈

不管是鸟笼式发射线圈、变形螺线管结构发射线圈还是蝶形发射线圈,原则上都可以同时作为接收线圈使用,因为现在的 MRI 系统,普遍采用的是脉冲激励方法,发射和接收在时间上是分开的(先发射后接收),且线圈调谐频率相同,只要采用适当的射频发射/接收开关进行控制,就可以同时作为发射和接收线圈使用。但是,为了得

到高信噪比的 MRI 信号,在临床扫描时,都是采用特定部位的专用接收线圈,一般不会将发射线圈直接作为接收线圈来使用,因为发射线圈更多考虑的是射频场均匀性,空间范围一般都比较大,这样作为接收时其信号灵敏度会有所下降。对于部分 MRI 系统,配备有发射/接收两用的 MRI 线圈,比如鸟笼式的头线圈、少数的膝关节线圈等,它们在保证较高接收信噪比的同时,还具有较好的射频场均匀性。

3.3.3　射频放大器

射频放大器,是将计算机产生的低功率射频电压波形(比如 sinc 波形)进行放大,产生更高功率的电压波形,之后再送入射频发射线圈,以便在磁场中心区域产生均匀的 B_1 射频场,对核自旋进行激发。根据脉冲序列设计,通常需要产生 90° 和 180° 的射频脉冲。对于矩形射频脉冲,由翻转角公式 $\theta = \gamma B_1 \tau$ 可知,翻转角是由射频场强度 B_1 和射频脉冲宽度 τ 的乘积决定的,当射频功率较大时,射频脉冲宽度可以短一些;当射频功率较小时,可以适当延长脉冲宽度,以得到同样的射频翻转角,但射频脉冲宽度同样还决定射频激励脉冲所包括的频率范围。根据傅里叶变换原理,时域的 sinc 波形与频域的方波互为 FFT 变换对,正因为这样,在 MRI 中,射频激励波形通常采用 sinc 波形,其所包含的频率就介于中心频率附近 Δf 的频率范围内,这样只要介于该频率范围内的自旋都会被激发,因此就能准确选择层面,从而保证层面边沿的图像清晰。值得注意的是,如果要得到准确的矩形频率范围,其时域波形需要的是时间无限长的 sinc 波形,这是不可能做到的,因为这样会延长整个序列扫描时间。实际使用中,只能采用有限边瓣的 sinc 波形。比如三瓣的 sinc 波形(1 个主瓣和 2 个边瓣)总的时间宽度为 3.2 ms,则其包括的频率范围为 1 250 Hz。在进行层面选择时,则根据需要设置的层面厚度,计算所需施加的层面选择梯度的强度。

通过以上分析,MRI 射频脉冲的宽度和强度是一种权衡,太宽(或太弱)的射频脉冲不仅会延长扫描时间,还会使得激励射频带宽变窄,但太窄

(或太强)的射频脉冲又会对射频放大器甚至梯度强度提出更高的要求,设计难度加大。0.35 T和0.5 T中场永磁成像系统,其射频放大器的最大峰值功率一般可以达到5 kW,1.5 T超导成像系统一般为20 kW,3 T成像系统可以达到35 kW。由于所需功率较大,其射频功放的设计具有一定难度。射频功放设计应该考虑以下因素:当门控信号无效时,功率输出完全被禁止;当瞬时功率和累积功率较大时对功放进行保护;要避免因输出端口阻抗不匹配时的功率反射造成功放损坏。

3.3.4 并行发射

为了获得更强的磁共振信号,MRI系统的主磁场在不断地增加,目前国内的超导成像系统已从1.5 T逐渐向3 T普及,并且已有多家高校和医院安装了7 T的MRI系统。但是,随着成像系统工作频率的不断增加,激励电磁波的波长接近于人体的轮廓尺寸,此时在视野(field of view,FOV)范围内的不同位置就会感受到不均匀的激励电磁波强度,造成了不同位置的核自旋翻转角的不同,从而引起图像的不均匀,这样就不能准确反映不同组织的真实信息,进而对临床诊断造成干扰。

并行发射能够解决电磁波波长缩短后造成的激励电磁场不均匀分布的问题,同时还可以对因组织特性不同所造成的射频场不均匀性进行校正和补偿。由于患者的体积和位置都将影响到射频场的均匀性,针对不同患者及摆位,进行活体的射频场均匀性校正(又称为B_1匀场,或射频匀场),可以大大提高图像的均匀性。在主磁场强度低于3 T的MRI系统中,一般都是采用单源的射频激励,即采用一个射频放大器,通过简单的功率分配和相位调整,对单一线圈单元或者完全正交的2个线圈单元进行驱动。在圆筒型超导成像系统中,多采用2个通道的正交鸟笼发射线圈。来自射频放大器输出的射频功率信号,首先进行功率分配和90°相位调整,然后送到2个正交的发射线圈通道。在C形永磁成像系统中,上下2个磁极分别使用了变形螺线管线圈,它们并不是正交线圈,因此来自射频放大器的射频功率信号,只需要通过功率分配(不需要90°相位调整)后,分别送到上下2个线圈部分。正交发射线圈,在一定程度上能够提高射频场的均匀性,但这不能简单认为是双通道并行发射线圈。为了达到更好的性能,需要采用多通道的并行发射技术,如图3-14所示的发射线圈由6个通道组成,每一个通道都具有独立的射频放大器RFAx(x=1,…,6),并且每个通道的幅度、相位、波形形状和频率都是完全独立的,可以单独进行调节或设置。多通道并行发射技术不仅能提高射频场的均匀性,同时还能降低射频功率,从而减小特定吸收率(specific absorption rate,SAR)。

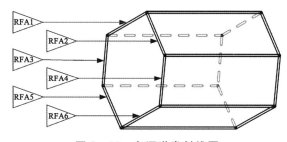

图3-14 多通道发射线圈

3.4 信号接收系统

通过对患者进行射频激励后,就能够产生MRI信号。MRI信号非常微弱,需要采用高灵敏、低噪声的前置放大器进行放大,然后经过模拟滤波,并进行模数转换(analog to digital converter,ADC)、FFT变换等数据处理,最后得到MRI图像。

3.4.1 正交检波原理

MRI信号的频率一般都比较高,比如3 T成像系统中线圈探测到的MRI信号中心频率约为127.7 MHz,这个中心频率并不会给临床诊断带来有价值的信息,因此需要通过检波的办法去除掉,一般有模拟正交检波和数字正交检波2种方案。早期的MRI仪器主要是采用模拟正交检波技术(图3-15),该方法首先采用接收线圈接收

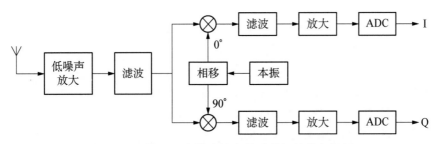

图 3-15　模拟正交检波技术的磁共振接收机框图

MRI 信号,然后进行低噪声放大和模拟滤波后,送入模拟的正交检波电路,再进行对称的模拟滤波、放大和 ADC 转换,得到两路正交的数字信号:实部 I 和虚部 Q,之后再进行 FFT 和图像显示等。本振和相移是为了产生两路频率相同且正交的参考信号(0°和 90°),与来自线圈探测的 MRI 信号进行模拟检波。由于模拟检波和检波后滤波将 MRI 信号频率降低到了基带范围,信号频率范围只有几十到几百 kHz,从而降低了对 ADC 器件转换速度的要求,一般 1 MHz/16 Bit 的 ADC 器件就完全能够满足 MRI 信号采集的要求。

但是,采用模拟正交检波技术的 MRI 仪器,要求产生的两路检波参考信号完全正交,即刚好 90°的相位差,并且检波后的两路滤波、放大和 ADC 电路的性能需要完全相等,这在电路设计中是很难做到的。随着仪器的使用,由于器件的老化等原因,两路信号的差异会进一步加大,实际中只能是尽量缩小电路之间的差异,这在 FFT 变换后,导致出现假的镜像频率信号,从而在图像中产生伪影,这种伪影虽然可以通过相位循环的方式进行消除,但需要增加扫描累加次数。

随着微电子技术的迅速发展,高速采样芯片和数字下变频(digital down converter, DDC)技术的出现,MRI 仪器已逐渐采用数字正交检波技术(图 3-16),主要是将 ADC 器件前移,通过更高的采样速度对 MRI 信号进行采样,然后通过专用的 DDC 器件或者采用现场可编程门阵列(field programmable gate array, FPGA)进行数字化的正交检波、滤波和数据抽取等处理,同样得到与模拟正交检波技术一样的 I 和 Q 两路信号。由于数字化的正交检波和滤波,具有很好的正交性和对称性,这样确保了正交检波通道性能的完全等价,图像不再出现镜像伪影。使用数字正交检波技术方案时,其 ADC 的采样频率比模拟方案的 ADC 采样频率要高,可以对 MRI 信号进行直接采样,也可以将 MRI 信号首先通过单路模拟检波变到中频范围后再进行采样。

3.4.2　磁共振信号接收方法

MRI 接收线圈用于探测微弱的 MRI 信号,因此接收线圈在提高磁共振信号探测灵敏度的同时,要尽量减小噪声的引入,从而提高信噪比,最

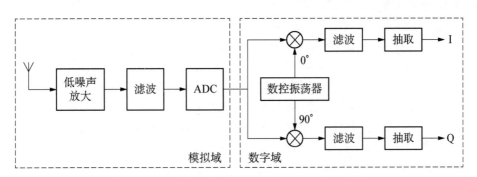

图 3-16　数字正交检波技术的 MRI 接收机框图

直接的方法就是让检测部位尽可能的填满接收线圈空间。接收线圈主要分为2种类型:容积线圈和表面线圈。容积线圈是将检测部位包围,具有更好的射频场均匀性,因此可以同时设计成发射、接收两用线圈,比如有些膝关节线圈和头部鸟笼线圈可以同时兼做接收和发射。表面线圈的射频场均匀性较差,但相对于容积线圈来说,具有更高的接收信噪比,但不适合兼做发射线圈。

如何对MRI信号进行检测呢?在射频激励以后产生的MRI信号,实际上是探测部位向周围空间发射的一种电磁波,因此采用线圈(或称作天线)检测MRI信号就成为一种通用的方法。为了提高线圈的探测效率,磁共振线圈一般采用谐振式电路结构,比如串联或并联谐振,这种线圈结构在探测磁共振信号时首先对信号进行了Q(线圈回路品质因数)倍的放大,并且不会引入额外的噪声,因此线圈设计时,会尽量设法提高线圈的Q值。高Q值的线圈回路还有一个优点,其频率响应就等效为一个带通滤波器,能够很好地滤除频率响应带宽范围外的噪声。当然在实际使用中,Q值太高的接收线圈也有一定的局限性,Q值越高,线圈的频率响应范围就越窄,不同的患者进入线圈后,由于分布参数影响,线圈的频率响应范围可能变化而远离系统的工作频率。因此线圈设计时,会适当降低一些Q值,保证线圈具有一定带宽的频率响应,以便不同患者进入线圈后,系统的工作频率都不会超出线圈的带宽范围,以保证系统性能稳定。

探测到的MRI信号,需要通过射频电缆才能送入系统进行放大和采样,因此线圈电路需要进行调谐以匹配射频电缆的特征阻抗(一般为50 Ω),这样信号在线圈端口处就不会造成功率反射而损失。图3-10A是一种基于串联谐振的接收线圈等效电路结构,其中L表示线圈,C_t为调谐电容,C_m为匹配电容。通过调节C_t将线圈的谐振频率调整到MRI系统的工作频率,调节C_m使得线圈回路的端口阻抗达到设计阻抗要求,如果是将线圈单元直接与射频电缆相连,需要将线圈端口阻抗Z_{in}也调整为50 Ω。现在的MRI系统,一般都会将第1级的前置放大器放在线圈框架内部,这样能够对线圈单元检测到的MRI信号立即进行放大,然后再通过射频电缆送到系统进行二级放大和采样。该方法能够减小MRI信号的损失,大大提高检测信噪比,因为第1级前置放大器的性能(噪声系数和增益)对MRI信号的放大起着非常关键的作用。

3.4.3 容积线圈

容积线圈,顾名思义,就是要求线圈对患者检测部位有一定的包围,分为全容积线圈和部分容积线圈。由于容积线圈对检测部位的包围特性,通过优化设计,能够方便地产生均匀的电磁场,因此更多用于发射体线圈的设计。原理上,发射体线圈也可用于信号接收,但由于它的感兴趣区域(region of interest,ROI)较大,用于接收时检测灵敏度较低,因此正式扫描时一般不会将发射线圈用于信号接收。但是,当发射线圈的体积较小,正好适合相关的检测部位,此时作为接收时同样具有较高的检测灵敏度,这正是同时用于发射和接收(自发自收)的头线圈和膝关节线圈的设计思想,这种线圈的好处是需要的发射射频功率较小,大大降低了射频SAR值。另外,由于容积线圈作为接收时不能实现并行采集加速,使用得越来越少,目前的头线圈和膝关节线圈主要是采用相控阵线圈结构进行设计。容积线圈的设计方法主要有鸟笼线圈结构(图3-11)和横向电磁(transverse electromagnetic,TEM)线圈结构。

3.4.4 表面线圈

表面线圈是直接放在检测部位的表面,由于离检测部位较近,因此具有较高的灵敏度。表面线圈可以是多通道线圈,同时也可以是相控阵线圈。表面线圈在获得高信噪比的时候,也有一定的局限性,即在患者体内的穿透深度较小,也就是说,靠近线圈平面的组织能够获得较高的信噪比,但随着探测深度的增加,信号会迅速衰减。基于这个原因,表面线圈比较适合对表层组织进行检测,比如可以用小的表面线圈,对眼睛进行成像;多通道的脊柱(表面)线圈,能对整个脊柱进行检测并成像。

表面线圈还可以设计成柔性的,直接放在被检组织部位的表面,几乎可以用于对任何靠近体表部位组织的检测,实用性很强。上文已经介绍过,表面线圈的射频场均匀性较差,不适合做发射线圈。使用中要注意的是,表面线圈的绕线呈环形,其环形平面的垂直方向不能与主磁场方向平行,否则无法检测到 MRI 信号。

单通道表面线圈的 FOV 比较小,需要检测较大的 FOV 范围时,就需要使用多通道线圈,即整个线圈(框架)由多个线圈单元组成,每个单元都连接独立的前置放大器和 ADC 采样等电路。

3.4.5 相控阵线圈

多通道线圈可以增大 FOV 检测范围,但必须消除多个线圈单元之间的相互耦合,这样线圈单元之间才不会相互干扰而降低图像的信噪比等。相邻线圈单元之间的距离逐渐靠近时,耦合也逐渐增强;但当相邻线圈之间发生重叠后耦合又会逐渐减小,当重叠区域达到某一位置时,它们之间的耦合就可以被消除,因此相邻线圈单元之间的去耦可以通过重叠面积去耦方法进行解决。但是当线圈单元不相邻,这时不存在重叠区域,就不能采用调整重叠区域的方法消除耦合,这种情况下需要使用低阻前置放大器等方法来解决线圈单元之间的耦合问题。一般情况下,每个线圈单元,都连接独立的前置放大器、二级放大器和采样电路等,称为一个接收机通道。对每个通道的磁共振信号,采样后在计算机内部进行组合,从而得到较大 FOV 的磁共振图像。由于每个线圈通道的位置不同,每个线圈都能对附近组织检测到较强的信号,多个线圈通道组合后的图像还是比较均匀的。如果图像均匀度达不到要求,还可以进行图像的均匀性校正等处理。

多通道线圈是不是相控阵线圈?严格说来,多通道线圈不一定是相控阵线圈,而相控阵线圈是多通道线圈。相控阵线圈在设计时,在相位编码方向上由多个独立的线圈单元组成,由于这种线圈单元空间位置的不同,与脉冲序列中的相位编码对成像具有类似的作用。如果线圈在相位编码方向上由 N 个线圈单元组成,就可以将相位

编码步数减少 N 倍,这样就能达到快速成像的目的,N 又称为加速因子。比如空间谐波同步采集(SMASH)和灵敏度编码(SENSE)并行成像序列,就是利用了线圈的加速因子 N 来缩短扫描时间。因此,只有在相位编码方向上具有不少于 2 个线圈单元,每个单元都连接了独立的接收机通道时,这样的多通道线圈才能称作相控阵线圈。

3.4.6 全景成像矩阵线圈

相控阵线圈通道数的增加,可以提高图像的信噪比,同时还可以实现并行采集和成像。但是相控阵线圈仍然是针对某个特定部位而设计,比如头部相控阵线圈、脊椎相控阵线圈、体部相控阵线圈以及膝关节相控阵线圈等。这样当需要对多部位或全身进行成像时,就需要不断更换不同的线圈,因此要进行多次的定位。针对这个问题,西门子公司较先推出了全景成像矩阵(total imaging matrix,TIM)线圈(图 3-17),只需要对患者摆位一次,同时将检测需要的线圈全部连接到线圈插座上,通过软件控制自动对所有部位进行扫描,然后将所有部位的图像一次呈现出来。利用 TIM 线圈,可以对全身(从头到脚)多个部位进行一次成像。TIM 线圈的使用,节省了患者的摆位时间,加快了成像速度。这里要注意的是,全身一次成像并不是所有部位通过单次激发就能得到整个图像,而需要对不同部位的多次激发。比如对于配置有 16 个接收机通道的成像系统,通常情况下接收线圈一次只能将 16 个接收线圈单元的信

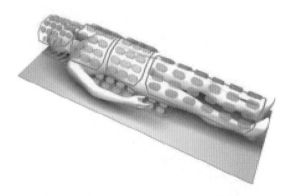

图 3-17 西门子公司的全身 TIM 线圈
注:来自西门子医疗官网。

号送到接收机进行采样并成像。西门子公司对线圈单元同时采用了模拟合成技术，可以同时将 2 个或 3 个线圈单元组合成一个信号输出，这样可以在接收机通道数不变的情况下，对更多的线圈单元进行成像。同时通过线圈矩阵切换技术，可以在全身的所有线圈单元中，选择将需要成像的线圈单元信号送给接收机通道。新一代的 TIM 4G 技术，具有更多的线圈单元和接收机通道，最多可以有 204 个线圈单元直接与接收机相连，不再需要线圈单元信号的模拟合成。

3.4.7　dStream 线圈

　　飞利浦公司推出的 dStream 线圈（图 3 - 18），采用了全数字化的架构技术，将通常需要利用射频电缆进行模拟连接的低噪声放大器、滤波和 ADC 等电路，全部集成到线圈框架内，直接在线圈内部进行数字化，然后采用光纤进行数字化传输，避免了传输过程中的信号损失和引入的噪声，提高了图像信噪比。这种 dStream 数字技术，将若干个通道的数字磁共振信号编码到同一根光纤链路上，大大简化了线圈的接口设计，当进一步设计需要增加线圈通道时，并不需要改变线圈的接口（即插座），方便了产品的升级。常规的多通道磁共振系统，比如具有 16 通道的接收机系统，即具有 16 个独立的滤波、放大和 ADC 转换等，当有超过 16 个线圈单元时，则需要通过线圈模拟切换和组合等技术一次只选择其中 16 个线圈通道进行成像，而 dStream 则是每个线圈单元都有独

立的滤波、放大和 ADC 电路，因此不存在线圈单元的模拟切换，只需要进行数字通道的数据选择。多个 dStream 线圈一起使用，可以一次摆位对全身进行成像。

3.4.8　自适应图像接收线圈

　　GE 公司在 SIGNA™ Architect 3T MRI 系统中，采用了全新的自适应图像接收（adaptive image receive，AIR）线圈（图 3 - 19）。该线圈就像毯子一样，柔韧性非常好，单独的一个线圈，几乎可以用在全身的任何部位。AIR 线圈质量非常轻，每个线圈由若干个线圈单元组成，每个线圈单元的质量只有 45 g。线圈单元绕线采用的是纤维导环，质量轻，占用空间小。与常规线圈相比，线圈单元之间具有更多的重叠面积，这样线圈单元可以设计得更加紧密。每个线圈单元都采用一个优化的小型电路板设计，用来实现阻抗匹配、信号放大和射频阻塞等功能。

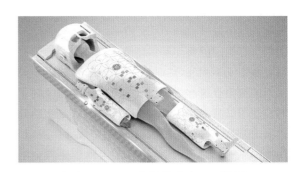

图 3 - 19　GE 公司的全身 AIR 线圈
注：来自 GE 医疗官网。

3.4.9　前置放大器

　　前面已经介绍，由接收线圈探测到的磁共振信号非常微弱，必须要进行足够放大才能进行数字化。用于放大磁共振信号的前置放大器，要求噪声系数越小越好（比如 0.7 dB），增益越高越好（一般为 20～30 dB），这样在放大信号的同时，才不会额外引入更多的噪声，因此一般将该放大器称为低噪声前置放大器。同时线圈探测到的磁共振信号，在送入前置放大器之前的这段线缆也必须认真考虑，线缆太长会引起信号的衰减，对最终

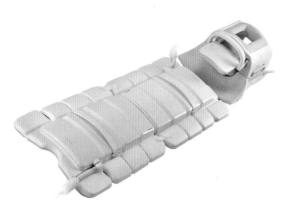

图 3 - 18　飞利浦公司的全身 dStream 线圈
注：来自飞利浦医疗官网。

的信噪比影响较大。在 MRI 线圈设计时,通常会将前置放大器直接放置在线圈框架内部,并尽可能靠近线圈单元的绕线部分。由于 MRI 信号的信噪比主要由第 1 级低噪声前置放大器和它前面部分的电路性能决定,因此把第 1 级前置放大器放置在线圈内部,再采用较长的射频电缆进行传输,这样就能在放大 MRI 信号的同时,最大限度地提高信噪比。

前置放大器的输出阻抗一般设计为 50 Ω,这样有利于采用射频电缆(特征阻抗 50 Ω)进行传输,也不会引起端口信号的功率反射造成信号损失。现在多通道线圈已经普遍使用,为了减小线圈单元间的耦合,通常采用输入阻抗为低阻(1～2 Ω)的低噪声前置放大器,与线圈单元之间采用噪声匹配的低阻设计,而放大器的输出端仍然采用 50 Ω 阻抗设计。

3.5　计算机系统

3.5.1　临床扫描计算机

MRI 系统的控制非常复杂,直接利用临床扫描计算机对成像系统进行实时控制是不现实的。首先,临床扫描计算机是一个多任务操作系统,是通过划分时间片的方式对多个任务进行处理的,从这一点就很难做到对一个或多个实时任务进行控制;其次,执行成像脉冲序列要求非常高的实时性,在产生射频脉冲、产生梯度波形和进行信号接收等之间都有严格的时序关系。因此一套 MRI系统一般都有多个不同的计算机或处理器,分别完成独立的控制功能,其中时序控制单元主要完成对脉冲序列的实时控制。有的系统还有专门的并行处理计算机,用以实现对采集数据的收集和预处理,只是通过网络与临床扫描计算机之间进行数据交互,这些数据交互并不需要严格的实时性。

操作人员利用临床扫描计算机,完成对患者的扫描和系统的监控,主要包括患者的信息输入、设置扫描参数、执行扫描过程、患者图像和档案管理、图像后处理、胶片打印、网络传输以及系统维护等功能。

3.5.2　时序控制单元

MRI 系统由磁体、梯度放大器、射频放大器、接收机、各种线圈和计算机等部分组成,在各种脉冲序列控制下完成成像,整个过程都需要计算机来进行控制。为了简化起见,可以把计算机的控制分为实时(快速)控制和非实时(慢速)控制两大类,非实时控制主要是指不需要在脉冲序列执行期间完成的事务,比如监控系统状态、预置接收机增益和带宽等;实时控制主要是指在脉冲序列执行期间,需要实时控制的各种信号和事务,包括实时设置激发射频中心频率和幅度、实时产生各种梯度控制波形、实时采样和 DDC 实时处理等。这些实时控制信号都由一个时序控制微处理器来完成,也可以是一台专用的工业控制计算机,主要包括脉冲序列发生器、射频波形发生器、梯度波形发生器、接收机和同步时钟分配器等几部分,通常称为时序控制单元(图 3 - 1),也常被人们称为成像谱仪(但不是太确切),下面分别进行介绍。

(1) 脉冲序列发生器

磁共振脉冲序列非常复杂,需要同时产生射频波形、梯度波形和控制接收等,并且每个波形之间的时序关系都要求非常严格,需要采用一种方法,来协调与脉冲序列相关部件的实时工作,这就是脉冲序列发生器的作用。为了实现这一目的,必须采用时间计算精确、执行速度较快、延时较小、实时性非常强的方法。通过分析,首先排除软件方法,因为 Windows 环境的软件采用多任务操作无法保证实时性,并且软件执行都是串行的(Windows 的多任务并行处理,只是串行程序的分时执行),计算机的 CPU 也不可能只用于产生脉冲序列而不响应其他的任务;其次,采用微处理器的定时器中断处理看起来是不错的方法,具有灵活的事件处理能力,但是定时器的时间精度不够,一般都在微秒量级,而为了精确控制脉冲序列的时序关系,时间控制的准确度最好能达到纳秒量级。综合多种方法,认为采用数字逻辑电路来实现脉冲序列发生器的实时控制功能是一个不错的方法,而采用可编程逻辑阵列芯片 FPGA 来实现对脉冲序列控制变得非常灵活和简单。脉冲序列发生器的任务，是用来产生精确控制射频、梯度和接收等部件的所有逻辑信号，来协调各个模块的工作时序，从而保证脉冲系列的时序要求。

为了能够实现脉冲序列控制，首先需要将脉冲序列转换成用于触发其他部件的时序图。作为举例，假如需要产生的时序控制信号只有触发输出射频波形（FC_0）和触发进行接收（FC_1）2个信号（图3-20），称作2个事件，在FC_0的高电平时输出射频脉冲，低电平时禁止输出；在FC_1的高电平时进行采样，低电平时停止采样。将这个时序图转换成事件和延迟的关系表格，时序信号的每次电平变化都被认为事件发生了变化。在整个时序图中，只要出现任一事件的变化，都画一条竖直虚线，这样就用竖线将整个脉冲序列分成了若干个时间（延迟）段，每个事件的高电平表示为"1"，低电平表示为"0"，然后将每个时间段和该时间段对应的事件转换成一个事件与延迟的关系表格，如表3-1所示。利用FPGA设计一个计数器，对每个延时进行计时，并在每个延时时间段的开始输出相应的事件，则可以产生需要的时序逻辑信号，利用产生的时序信号去控制相应的硬件模块（如射频波形发生器等），这样就实现了真正的实时脉冲序列。

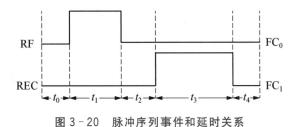

图 3-20　脉冲序列事件和延时关系

表 3-1　脉冲序列事件和延时关系

序号	1	2	3	4	5
事件 FC[1:0]	00	01	00	10	00
延迟	t_0	t_1	t_3	t_3	t_4

（2）射频波形发生器

用于产生磁共振射频激发的各种波形，包括矩形（硬）脉冲、sinc波形和Gauss波形等。将该波形信号通过射频电缆送入射频放大器，之后再注入射频发射线圈，对组织进行射频激励。通常采用数字化频率合成（direct digital synthesis，DDS）技术产生需要的任意射频波形。就sinc波形来说，需要设置波形的频率、相位和幅度，因此射频波形发生器需要接收由脉冲序列发生器产生的控制信号，一旦该控制信号有效（比如检测到上升沿）就设置该控制信号对应的射频波形参数，并在输出端更新波形。射频波形由一定数量的数据点（比如1024点）组成，并且需要实时输出，因此一般都会在射频波形发生器模块的电路板上，设计具有双缓冲功能的存储器或大容量存储器，来预先存储相应的波形数据，通过FPGA设计相应的硬件逻辑来控制波形数据的输出。如果要实现多通道并行激发，则需要多个这样的射频波形发生器，每个都能够独立设置频率、相位、幅度和波形形状，从而实现并行发射的多自由度控制。

（3）梯度波形发生器

梯度波形发生器用来产生需要的任意梯度波形。首先由计算机产生梯度波形的数字信号，然后通过DAC转换器变成模拟的梯度电压波形，送入梯度功率放大器转变成电流，再送到梯度线圈产生梯度磁场。为了实现梯度电流的精确控制，梯度波形发生器的DAC分辨率一般都在16 Bit以上。按500 A的最大梯度电流计算，16 Bit DAC能够控制的精度为7.6 mA，这个精度对于梯度的幅度控制已经足够，但是如果需要采用梯度波形的数字预补偿方法来减小涡流对图像的影响，则DAC的精度应该再高一些，以便达到更好的涡流预补偿效果。

由于MRI系统的特点，磁体主要都是由金属构成，成像要求较大的梯度电流，且梯度电流还得进行高速切换，因此涡流的产生不可避免，这直接影响到图像的质量，出现图像伪影。除了可以采用自屏蔽梯度线圈设计外，施加预补偿梯度波形也能在一定程度上消除涡流对图像的影响。预补偿包括过补偿和欠补偿2种情况。过补偿通常又称为预加重，即在梯度波形的边沿，产生过冲的梯度电压波形；欠补偿则是在梯度磁场波形本身出现过冲情况下,通过施加欠补偿梯度电压波形得到标准的梯度磁场波形。在 MRI 系统中,实际存在的涡流也不会太大,需要过冲的电压幅度一般不会超过梯度幅度的 20%,通常都在 10% 以内。这样,如果采用 16 Bit 的 DAC 同时产生梯度幅度和过冲的预补偿电压的话,过冲部分的电压分辨率有可能达不到补偿精度的要求,实际补偿效果不是太理想。如果能采用更新速率为 1 MHz 的 20 Bit DAC 器件可以较好地对梯度涡流进行补偿。当然,如果能产生更高精度的预补偿波形,涡流的补偿效果可能会更好。

(4)接收机

MRI 系统的工作频率为拉莫尔频率,对于 1.5 T 成像系统来说,拉莫尔频率约为 63.8 MHz。MRI 信号的带宽一般都比较窄,通常在 ±20 kHz 范围内。MRI 接收机的主要作用是对 MRI 信号进行采集,并对信号进行解调,以消除拉莫尔频率的载波部分。目前的 MRI 系统,普遍采用数字接收机方案,即先对 MRI 信号进行采样,然后在数字域对采集的数据进行数字正交检波、滤波和抽取处理,产生低频(±20 kHz 范围)的 MRI 信号,这个过程又叫作 DDC 处理。既然采集后的磁共振信号已经从模拟电压信号变成了数字信号,这个 DDC 处理完全可以由计算机软件来完成,但由于 DDC 处理过程比较复杂,如果采用软件处理耗时较长,因此有专门的 DDC 处理芯片(比如 AD6620,Analog Devices Inc.)可用来完成这个数据处理过程,其采用并行处理算法,并由硬件逻辑电路实现,因此处理速度较快。

同样,数字接收机接收来自脉冲序列发生器产生的触发控制信号,实现对 MRI 信号的接收。为了实现信号的累加和精确的相位编码控制,每次触发对信号接收的时间都应该完全一样。要实现这一目的,首先射频波形发生器和接收机都需要使用来自同一时钟分配器的同步时钟,以保证发射与接收的相位相干性。传统的模拟接收机方法,要保持发射和接收的相位相干非常方便,只需要使用来自同一信号源的模拟相干信号即可;但是使用数字接收机技术,首先发射机和接收机都需要使用同一个参考时钟。由于一般通过 DDS

技术产生射频激励信号,而该输出信号与时钟信号之间并没有直接的相位相关性,因此实现相位相干会比较麻烦。为了保证相位相干,通常采用相位回绕技术和相位同步切换 2 种方法来实现,前者就是当射频信号相位改变后,在脉冲序列中增加一个很短的时间把改变的相位回绕回来,就像相位没有改变一样;后者是发射和接收相位同步进行切换,即使前后频率可能不一致,但始终保持同样的切换次数和频率,同样能实现相位的相干。

3.5.3 光纤时序控制单元

光纤时序控制单元也称为光纤谱仪,该控制单元与射频发射、梯度和信号接收之间全部采用高速光纤进行连接,并且与上位机(主机)之间也采用光纤连接。时序控制单元是 MRI 系统的控制中心,对于目前绝大部分的成像系统,该部分与其他主要部件(如射频放大器、梯度放大器、接收前端)之间都采用电缆连接,传送的是模拟信号。比如时序控制单元产生的射频电压波形(一般为 sinc 波),需要通过较长的射频电缆送到射频放大器进行放大;MRI 信号经过线圈接收和前置放大器放大以后,同样需要通过较长的射频电缆传送到时序控制单元进行进一步放大和采样,接收机有多少个通道,就需要多少根射频电缆。采用射频电缆连接,线缆的衰减和线缆之间的耦合是不可避免的,同时射频电缆也不可避免地受到环境电磁场的干扰,从而引入额外的噪声,造成图像信噪比的下降。

如果时序控制单元与成像系统的各个部分之间都采用数字光纤进行连接,这样就可以完全消除线缆的衰减和线缆之间的耦合,也不会引入额外噪声,从而间接提高图像信噪比。目前市场上比较高端的 MRI 系统,光纤技术使用情况不尽相同。有的对多通道接收机完全采用了数字光纤连接技术,在接收线圈中首先将 MRI 信号进行放大并数字化,然后通过数字编码技术编码到一根光纤上,这样每个线圈只需要一根光纤,就能传送所有线圈通道的 MRI 信号。当需要同时插入多个线圈对全身进行成像时,再采用光纤路由器将多个不同线圈的数据串行编码到同一根光纤上,最后传给临床扫描计算机的光纤接收卡,实现对图像的进一步处理。有的公司的 MRI 系统,在接收线圈内部仍然只进行模拟放大,通过多芯射频电缆,将 MRI 信号送到磁体附近的射频前端进行通道切换和数字化,然后再通过数字编码技术加载到一根或多根光纤上,并传送到图像重建计算机进行图像预处理等。

随着微电子技术和光纤技术的快速发展,MRI 仪器技术也在不断发展。除了磁体向更高场强发展外,梯度放大器的切换率也越来越快,计算机的处理能力也在不断提高,成像的速度越来越快。而整个 MRI 系统也在向更加合理、性能更优越的架构转变。一个比较完美的 MRI 系统架构应该是这样的:

1) 尽可能减少或缩短各个部件之间的模拟信号连接。比如,由于射频放大器和梯度放大器的输出信号只能是模拟传输,因此可以将这 2 个放大器放置到屏蔽室内部并尽量靠近磁体,整个磁体部分(包括梯度放大器和射频放大器)可以作为同一个系统部件进行整体设计,这样可以减小功率衰减和信号失真。

2) 作为折中考虑,射频放大器和梯度放大器仍然作为独立部件设计,不与磁体同时放置在屏蔽室

内(即放置在设备室),但是梯度放大器和射频放大器除了输出的功率电缆和供电电源外,输入信号和其他控制信号全部采用数字光纤进行连接。

3) 每个部件的设计,除了在部件内部的模块之间可以采用模拟电缆连接外,而部件的所有输入输出连接(除了供电电源以外),全部采用数字光纤连接,这样可以在部件内部进行很好的电磁兼容设计,而不用担心整机集成后是否会存在问题,从而提高整机性能。

4) 采用光纤时序控制单元对整个系统进行控制,与射频放大器、梯度放大器、射频前端之间全部采用光纤连接(如图 3-21 中的蓝色实线所示)。

5) 每个部件(包括时序控制单元),都通过光纤连接到光纤路由器,然后再连接到临床扫描计算机,完成对患者的扫描控制和系统的监控。

6) 当系统复杂程度增加,造成光纤路由器端口不够使用时,也可以进行多个光纤路由器串行级联,但整个系统架构并不会发生变化,从而简化系统设计,系统升级更加方便。

以上的系统架构,只要单个部件的性能保证了,整个系统的性能就比较容易得到保证,并且采用数字光纤的传输,信号的保真度完全得到保证。如图 3-21 所示,所有部件之间完全采用了光纤

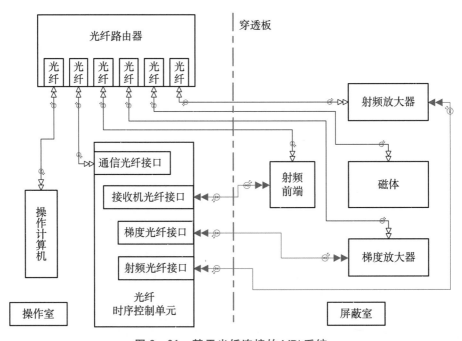

图 3-21 基于光纤连接的 MRI 系统

连接,分为 2 种光纤链路:一种是与脉冲序列相关的实时光纤通路(用实心双箭头表示);另一种是与各个零部件的设置和状态检测相关的准实时通路(用空心双箭头表示)。对于这样的架构,穿透板的设计也会大大简化,因为光纤传输是不需要滤波处理的,仅仅考虑对屏蔽室内部电子部件所需的电源进行滤波,整个系统的性能将大大提高,结构更加合理、紧凑。

3.5.4　图像重建计算机

不同的 MRI 系统,对 MRI 信号的数字化接收和处理并不完全相同,有的采用射频直接采样,也有的通过模拟方法先把磁共振频率降到中频范围,再进行采样。总之,只要是采用数字化的接收技术,都需要数字化的检波、滤波和抽取等处理,这些都需要进行大量的运算,需要相应的硬件支持。并且每个通道的 MRI 信号接收都需要进行相同的处理和相似的硬件支持。随着 MRI 接收通道的不断增加,这个工作变得非常烦琐和耗时,因此 MRI 系统一般都需要专门的图像重建计算机来对多通道 MRI 信号进行接收和预处理。有的系统是采用专门的图像处理工作站,有的是采用专门的图像处理卡来完成。该图像重建计算机还包括对磁共振采集数据进行缓存,以及对采样数据进行 FFT 变换和预处理等。

3.6　辅助系统

3.6.1　扫描床

MRI 系统的磁体部分,体积都比较庞大,在进行 MRI 检查时,需要通过扫描床将患者送到磁体中心。扫描床主要分为手动和自动 2 种:手动扫描床需要医生用手进行推拉,将患者送入和拉出磁体中心;而自动扫描床则是在电机控制下,医生直接操作按键控制床的运动。由于控制方式的不同,一般手动扫描床比较简单,但只能在水平方向运动,这主要在中低端的永磁 MRI 系统中使用。自动扫描床通常用在中高端的超导成像系统中,能在垂直(上下)方向和水平方向运动,这样除了能让患者进出磁体中心之外,还能将扫描床降低到一个合适的高度,以方便患者上下。

相比较而言,自动扫描床更加高端和方便,但是自动扫描床的设计和生产更加的复杂,其中主要就是要解决与 MRI 系统之间的磁兼容问题,主要包括 2 个方面的内容:①静磁场干扰问题。扫描床应尽量采用非金属材料制作,并且不能采用铁磁性金属材料,以免在扫描床进入磁体中心后,引起磁场的均匀性发生变化。②电磁波干扰问题。一方面,自动扫描床因为电机和电子电路的工作,会产生各种频率的电磁波,非常容易被 MRI 线圈检测到,从而引起图像伪影。另一方面,大功率的 MRI 射频信号,也非常容易干扰扫描床的正常工作。所以,扫描床的电路既不能干扰 MRI,同时 MRI 系统(比如射频)也不能干扰扫描床的正常工作。解决相互间电磁波干扰的主要办法,就是在 MRI 扫描时,自动断开扫描床大部分电路的供电,而让扫描床的微处理器处于休眠状态,待扫描完成后,微处理器自动唤醒并接通扫描床电路的所有供电。实际上,自动扫描床所使用的电机,是具有一定铁磁性的,在扫描床的设计中,除了选择铁磁性较小的电机外,还需要把电机安装在远离磁体中心的位置,并且需要在扫描床安装好以后再进行匀场,这样是为了尽量减小电机对磁场均匀性的影响。

3.6.2　生理门控装置

MRI 检查时间较长,如果在检查期间,检查部位有运动,就会在图像中产生运动伪影。然而,为了维持正常的心跳和呼吸等生命体征,患者的胸部和腹部始终是在不停地运动。为了减少图像的运动伪影,当需要对这些部位的组织进行成像时,除了屏气扫描外,还可以采用生理门控装置加以解决。其基本的思路是,由于每次序列扫描时都需要施加若干次的相位编码梯度,在每次相位编码开始之前,通过门控装置采集心电信号(即心电门控)或呼吸信号(即呼吸触发)等,然后对信号进行分析处理,产生一个与心脏跳动或呼吸同步的触发脉冲送给 MRI 系统,系统在检测到这个触发脉冲后才继续执行脉冲序列,这样每次相位编码期间,检测部位都能够保持一个相对稳定的生理(心跳或呼吸)状态,这样就能够得到具有较小运动伪影的磁共振图像。

由于心电门控或呼吸触发,都需要把电极或传感器直接连接到位于接收线圈内的患者身上,因此它们磁兼容性能的好坏直接影响到最终图像的质量。生理门控装置都是由 MRI 设备厂家直接配备,或者由设备厂家指定。没有进行 MRI 设备厂家的详细性能测试和验证,以及没有经过产品注册的生理门控装置,绝对不能在成像系统上直接使用,否则将带来系统安全问题和患者生命安全问题。

3.6.3 对讲系统

MRI 系统比较复杂,在磁共振扫描时,患者位于屏蔽室内的磁体中心,而医生在邻接的另一个房间(操作室),通过操作电脑完成对患者的登记和控制扫描等。医生可以通过观察窗看到正在检查中的患者,但是为了安全的考虑,必须保证处于检查中患者与医生之间正常的双向语音交流,因此需要双向通话设备,即对讲系统。一旦患者有什么不适,可以通过对讲系统直接告诉医生自己的身体状态。同时患者也可以通过按压紧急球,这时医生操作台上的对讲单元就会报警,医生就可以立即通过对讲系统了解患者状态,紧急时可以中断扫描。对讲系统一般都具备语音和紧急球等至少 2 种交流方式,以确保医生与患者之间的正常通话和交流,保证患者安全。在扫描时,医生可以关闭对讲单元的开关使得医生的说话不被患者听见,但不能完全关闭患者的麦克风(可以适当调节患者侧声音的大小),这是为了安全考虑。

3.6.4 冷却设备

作为 MRI 系统的辅助设备,冷却设备一般具有 2 个方面的作用:一方面是散热。磁共振系统的射频放大器、梯度放大器和梯度线圈,一般都会产生比较大的热损耗,通过冷却设备可以将热量带走,从而保证 MRI 系统的正常运行。另一方面,维持低温。对于超导成像系统,冷头的持续工作,保证了磁体的低温状态,但必须通过压缩机把

冷头产生的热量带走,而压缩机产生的热量,又通过热交换器、水冷机等设备带走。在中低场的永磁 MRI 系统中,由于主磁场是由永磁的钕铁硼材料产生的,因此不需要维持低温状态,另外梯度放大器和射频放大器的功耗也不算太大,主要是采用风冷方式进行散热,因此永磁 MRI 系统一般都不需要配置冷却设备。但是对于超导成像系统,则需要采用冷却系统,对梯度放大器、梯度线圈、射频放大器等进行降温,同时还用于维持超导磁体的低温状态。

一旦冷却设备发生故障,MRI 系统则不能继续扫描,否则将因系统无法散热而出现故障。因此为了保证 MRI 系统运行的不中断,用于冷却的水冷机一般都配备有双系统工作模式,这样当水冷机发生故障时,可以立即切换到备用模式工作,从而保证水冷机的正常运行,并同时联系工程师尽快对有故障的设备部件进行维修。配备双系统的水冷机一般还具备单系统独立工作和双系统同时工作 2 种模式,这样可以在酷热的夏天,提高水冷机的制冷能力。

(蒋 瑜)

主要参考文献

[1] 李建奇,杨岳松,周康荣. MRI 设备基本构造和发展[M]//周康荣,陈祖望. 体部磁共振成像. 上海:上海医科大学出版社,1999:105-112.

[2] 季文彬,乔勇,雷都,等. 通用硬件脉冲序列发生器的研制[J]. 波谱学杂志,2007,24(3):321-327.

[3] 俎栋林. 核磁共振成像仪——构造原理和物理设计[M]. 北京:科学出版社,2015:19-27.

[4] LI G Y, XIE H B. Digital quadrature detection in nuclear magnetic resonance spectroscopy[J]. Rev Sci Instrum, 1999,70(2):1511-1513.

[5] MCROBBIE D W, MOORE E A, GRAVES M J, et al. MRI: from picture to proton[M]. 3rd ed. Cambridge: Cambridge University Press, 2017:167-191.

[6] WEBB A G. New development in NMR: magnetic resonance technology, hardware and system component design[M]. Cambridge: The Royal Society of Chemistry, 2016:74-79.

基于弛豫时间的图像对比度和基本脉冲序列

  使组织之间产生足够的对比度是磁共振成像（MRI）诊断的关键。正常组织之间的对比度可以保证解剖结构的显示和定位，正常组织与病变组织之间的对比度则直接决定了病变检测的灵敏度。MRI 优于 CT 的一个重要方面就是具有很高的软组织对比度。MRI 图像上组织之间的对比度依赖于组织的特定参数（内在的）和操作者选择的扫描参数（外在的）。MRI 内在的参数主要包括质子密度 $[N(H)]$、纵向弛豫时间 (T_1)、横向弛豫时间 (T_2)、化学位移、血流和脑脊液流动、分子扩散、组织灌注和磁化率特性等；而外在参数则包括各类脉冲序列和相应的时序参数。合理地选择外在参数，就可以将组织的内在参数在 MRI 图像上以高信号或低信号的方式表现出来。

  脉冲序列是 MRI 中的一个基本概念，其是按一定时序重复执行的射频脉冲、梯度脉冲和信号采集的序列。序列的主要作用包括将 MRI 内在参数显示出来、加快扫描速度或提高图像质量等，接下来的各章将介绍各类脉冲序列。我们要深入了解一个脉冲序列，就需要知道脉冲序列时序图、磁化矢量演化过程、信号与内在和扫描参数之间的关系、选择不同参数得到的图像特点（组织对比度和图像质量）和扫描时间，以及临床诊断方面的应用等。

  MRI 中最基本的内在参数是质子密度、纵向弛豫时间和横向弛豫时间，能将这些基本内在参数表现出来的基本序列是自旋回波(spin echo,SE)序列、反转恢复(inversion recovery,IR)序列和梯度回波序列,相应的扫描参数包括重复时间(repetition time,TR)、回波时间(TE)、反转时间(inversion time,TI)和梯度回波序列中的翻转角(flip angle,FA)。本章首先介绍正常人体组织的弛豫时间、基于弛豫时间的图像基本对比度以及相应的基本脉冲序列。

4.1 正常人体组织的弛豫时间

表4-1列出了在1.5 T和3 T磁场强度下正常颅脑组织的质子密度和弛豫时间,表4-2列出了一些正常体部组织在1.5 T和3 T下的弛豫时间。这些数据来自多个文献,由于测量方法不同(弛豫时间测量方法参见16.2和16.3)和个体差异,文献报道的T_1和T_2值差异非常大,因此在使用这些数据要非常慎重。

对于颅脑内的白质、灰质和脑脊液(cerebrospinal fluid,CSF),质子的密度是不一样的,脑脊液质子密度最大,灰质次之,白质最小。而脑脊液的弛豫时间则远大于白质和灰质,灰质的弛豫时间大于白质。

而脂肪组织的T_1非常短。人体其他组织弛豫时间大致的规律是,含自由水比较多的组织的T_1和T_2相对比较长。而T_1会随着主磁场的增加而增加,T_2会随着主磁场的增加而略有降低。16.1将详细探讨弛豫机制和影响弛豫时间的因素。

4.2 自旋回波序列

4.2.1 自旋回波序列时序图

SE序列是MRI最基本的序列,也是早期临床MRI常用的序列之一,其时序图见图4-1。SE序列有2个重要的参数:重复时间TR和TE,TR定义为2个连续脉冲序列之间的时间,而TE则是激发射频脉冲到回波最高点之间的一段时间。每个TR时间发射一个90°射频脉冲,在$TE/2$时间点上再发射一个180°重聚射频脉冲,在TE时间点上则采集到一个回波。每个新的循环,其他参数均一样,唯一不同的是相位编码梯度。经过多个TR和多个不同幅度的相位编码梯度,得到图像重建所需的数据点。

表4-1 颅脑组织的质子密度和弛豫时间(1.5 T和3 T)

组织	质子密度（纯水摩尔浓度的百分比）	T_1(ms)		T_2(ms)	
		1.5 T	3 T	1.5 T	3 T
白质	68.6±2.1[a]	637±59[b]	1 087±49[c]	76±8[b]	56±4[d]
灰质	81.8±2.8[a]	1 057±172[b]	1 703±53[c]	89±10[b]	71±10[d]
脑脊液	~100	4 070±65[e]	4 271±473[a]	~2 200[f]	2 020±130[g]

[a] ABBAS Z, GRAS V, MOLLENHOFF K, et al. Analysis of proton-density bias corrections based on T_1 measurement for robust quantification of water content in the brain at 3 Tesla [J]. Magn Reson Med, 2014,72(6):1735-1745.(额叶部位)

[b] KRAUSS W, GUNNARSSON M, ANDERSSON T, et al. Accuracy and reproducibility of a quantitative magnetic resonance imaging method for concurrent measurements of tissue relaxation times and proton density [J]. Magn Reson Imaging, 2015, 33(5):584-591.

[c] CHENG H L, WRIGHT G A. Rapid high-resolution T(1) mapping by variable flip angles: accurate and precise measurements in the presence of radiofrequency field inhomogeneity [J]. Magn Reson Med, 2006,55(3):566-574.(额叶部位)

[d] GELMAN N, GORELL J M, BARKER P B, et al. MR imaging of human brain at 3.0 T: preliminary report on transverse relaxation rates and relation to estimated iron content [J]. Radiology, 1999,210(3):759-767.(额叶部位)

[e] ROONEY W D, JOHNSON G, LI X, et al. Magnetic field and tissue dependencies of human brain longitudinal ^1H_2O relaxation in vivo [J]. Magn Reson Med, 2007,57(2):308-318.

[f] BROWN R W, CHENG Y-C N, HAACKE E M, et al. Magnetic resonance imaging: physical principles and sequence design [M]. Hoboken: Wiley-Blackwell, 2014:56.

[g] DAOUST A, DODD S, NAIR G, et al. Transverse relaxation of cerebrospinal fluid depends on glucose concentration [J]. Magn Reson Imaging, 2017,44(1):72-81.

表4-2 体部组织在1.5T和3T下的弛豫时间

组织	T_1(ms)		T_2(ms)	
	1.5 T	3 T	1.5 T	3 T
肾脏皮质	966±58	1 142±154	87±4	76±7
肾脏髓质	1 412±58	1 545±142	85±11	81±8
肝脏	586±39	809±71	46±6	34±4
脾脏	1 057±42	1 328±31	79±15	61±9
胰腺	584±14	725±71	46±6	43±7
椎旁肌	856±61	898±33	27±8	29±4
腰椎骨髓	549±52	586±73	49±8	49±4
皮下脂肪	343±37	382±13	58±4	68±4
子宫内膜	1 274±64	1 453±123	101±21	59±1
子宫肌层	1 309±35	1 514±156	117±14	79±10
子宫颈	1 135±154	1 616±61	58±20	83±7
前列腺	1 317±85	1 597±42	88±0	74±9
血液	1 441±120	1 932±85	290±30	275±50

DE BAZELAIRE C M, DUHAMEL G D, ROFSKY N M, et al. MR imaging relaxation times of abdominal and pelvic tissues measured in vivo at 3.0 T: preliminary results [J]. Radiology, 2004,230(3):652-659.
STANISZ G J, ODROBINA E E, PUN J, et al. T_1, T_2 relaxation and magnetization transfer in tissue at 3T [J]. Magn Reson Med, 2005,54(3):507-512.

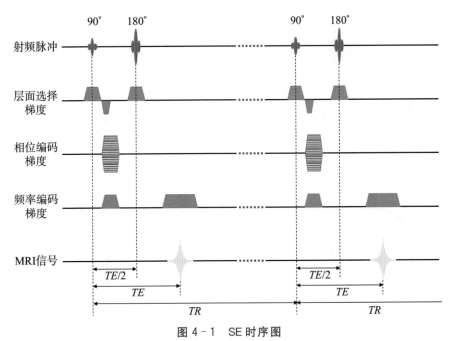

图4-1 SE时序图

注:横坐标代表时间轴,纵轴第1~5条线分别代表射频脉冲、层面选择梯度、相位编码梯度、频率编码梯度和信号采集。相位编码梯度轴上的栅格线表示:每次序列的重复(图中显示了2次重复)相位编码梯度的强度是变化的。

另外,请注意在 90°和 180°射频脉冲中间的时间段,在频率编码梯度轴上还施加了一个梯度,这是相位离散梯度,这与 2.3.3 介绍的梯度回波序列中的频率编码方向的相位离散梯度功能相同,目的是离散整个层内沿频率编码方向的质子 MRI 信号,而正向的频率编码梯度再重聚层内的所有信号,这样在 TE 得到最大的信号。与梯度回波序列不同的是,自旋回波中后续的 180°射频脉冲会将相位反转,所以 SE 的相位离散梯度与频率编码梯度的方向是一致的。由此可见,SE 成像序列采集到的原始数据(k 空间数据)也是梯度回波。

2.2.6 介绍了 SE 序列通过 180°重聚射频脉冲的作用在 TE 时间点形成回波,对应到 SE 成像序列中,180°重聚脉冲是重聚每个体元内由于磁场不均匀导致的相位离散,所以自旋回波是指图像域每个体元得到的信号是自旋回波信号。

4.2.2 单个体元内的磁化矢量演化

在 SE 序列中,组织每个体元内的磁化矢量的演化方式如图 4 - 2 所示。请注意这里描述的是单个体元的磁化矢量而不是整个层面内的磁化矢量。在每个 90°脉冲前,磁化矢量都是沿着主磁场方向(＋z 轴),磁化矢量沿着 B_0 方向(＋z)的投影被称为纵向磁化矢量,而垂直于 B_0 方向的投影被称为横向磁化矢量。纵向磁化矢量是无法直接测量的(图 4 - 2A),而 90°射频脉冲的作用是

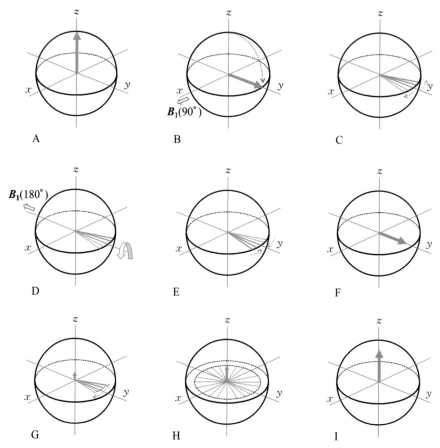

图 4 - 2　SE 脉冲序列中某一体元内磁化矢量的演化图

注:A. 在每个 90°射频脉冲前,磁化矢量都是沿着主磁场方向(＋z 轴);B. 90°射频脉冲的作用是使得所有的纵向磁化矢量都翻转到 xy 平面;C. 由于局部磁场的不均匀,磁化矢量出现相位离散;D. 180°射频脉冲将横向磁化矢量翻转到相反的方向;E. 180°射频脉冲后,反转后横向磁化矢量开始相位重聚;F. 在 TE 时间点上,回波形成;G. 横向磁化矢量又出现相位离散;H. 很长一段时间后,横向磁化矢量完全相位离散,同时纵向磁化矢量也有部分恢复;I. 在下一次 90°射频脉冲作用前,纵向磁化矢量得到一定程度的恢复。

使得所有的纵向磁化矢量都翻转到 xy 平面（图 4-2B），之后，横向磁化矢量就绕着 $+z$ 轴方向进动，这种进动称为磁化矢量的演化。由于磁体本身的不完善和组织之间磁化率的不同，局部磁场并不均匀，也就造成同一体元内不同位置的自旋进动速度的不同。此时，站在旋转速度为中心频率的旋转坐标系上看，共振频率大于中心频率的磁化矢量逆时针转动（图 4-2C 中浅蓝色粗线条所示），而共振频率小于中心频率的磁化矢量则顺时针转动（图 4-2C 中浅蓝色细线条所示）。随着演化时间的增长，进动速度不同的磁化矢量相互散开，这就是所谓的相位离散（dephase）。在 $TE/2$ 时间点上加上一个 $180°$ 射频脉冲，将横向磁化矢量转到相反的方向（图 4-2D）。之后，共振频率大于中心频率的磁化矢量仍然逆时针转动（图 4-2E 中浅蓝色粗线条所示），而共振频率小于中心频率的磁化矢量仍然顺时针转动（如图 4-2E 中浅蓝色细线条所示），但磁化矢量都往 $+y$ 轴转动。再经过 $TE/2$ 时间，即 TE 时间点上，体元内所有小磁化矢量都沿着同一个方向（图 4-2F），即相位重聚（rephase），此时也就是回波最高点。之后，横向磁化矢量又开始相位离散（图 4-2G），随着时间的进一步推移，横向磁化矢量会快速衰减到零，同时纵向磁化矢量也有部分恢复（图 4-2H、I）。

4.2.3 信号强度与 T_1、T_2、$N(H)$ 及 TR、TE 的关系

（1）纵向磁化矢量的恢复

$90°$ 射频脉冲作用后，纵向磁化矢量为零，系统处于非平衡态。非平衡态必然会向平衡态（纵向磁化矢量最大）慢慢恢复（图 4-3），恢复的程度则取决于组织的 T_1 和序列的 TR 时间，可用如下公式表示：

$$S_{SE}(TR) = S_{SE}(\infty)[1 - 2e^{-\frac{TR-TE/2}{T_1}} + e^{-\frac{TR}{T_1}}]$$

$$(4-1)$$

公式中 $S_{SE}(\infty)$ 是 TR 为无穷大时的信号强度，也就是纵向磁化矢量完全恢复时的信号强度。

考虑到在 SE 序列中一般 TR 会比 TE 大得多，所以公式（4-1）可以简写为：

$$S_{SE}(TR) = S_{SE}(\infty)[1 - e^{-\frac{TR}{T_1}}] \quad (4-2)$$

随着 TR 的增加，信号强度会增加。如果组织的 T_1 长，则信号不容易恢复；如果组织的 T_1 短，则信号容易恢复。所以，白质信号更容易恢复，灰质次之，脑脊液最难恢复（图 4-3）。当然，最终的信号强度还受到质子密度的限制，如图 4-3 中虚线所示。

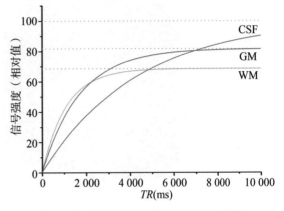

图 4-3 不同脑组织信号随 TR 的恢复

注：不同的组织由于 T_1 时间不一样，纵向磁化矢量的恢复速度也不一样。图中仿真用到的灰质（GM，绿色表示）、白质（WM，浅蓝色表示）和脑脊液（CSF，红色表示）的质子密度和弛豫时间基于表 2-1 中 3 T 的相关数据。图中虚线表示纵向磁化矢量的恢复受到质子密度的限制。

图 4-4 显示了颅脑采用 SE 序列在不同 TR 时间下得到的图像。由于灰质、白质和脑脊液的 T_1 不一样，随着 TR 的增加，组织的对比度也发生变化。由于白质的 T_1 比灰质和脑脊液短，纵向磁化矢量更容易恢复，因此在 TR 比较短时（图 4-4A，$TR = 500$ ms），白质信号更容易恢复，所以图像上信号强度比灰质和脑脊液高。当 TR 比较长时（图 4-4D，$TR = 3\,000$ ms），白质和灰质纵向磁化矢量都接近于完全恢复，此时信号强度由纵向磁化矢量恢复的程度和组织质子密度共同决定，由于灰质的质子密度更高，所以图像上灰质信号强度比白质信号高。图像对比度随 TR 的变化与图 4-3 的仿真结果相符。

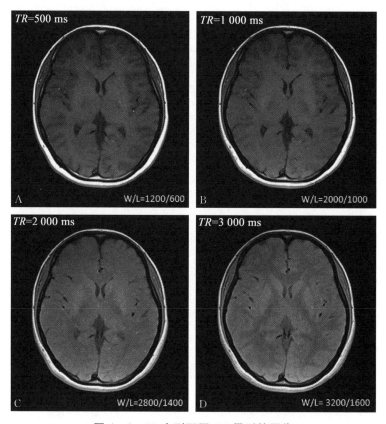

图 4-4 SE 序列不同 TR 得到的图像

注：A. $TR = 500$ ms，白质信号强度高于灰质和脑脊液；B. $TR = 1\,000$ ms，白质信号强度高于灰质和脑脊液；C. $TR = 2\,000$ ms，白质和灰质信号强度接近于相等；D. $TR = 3\,000$ ms，灰质信号强度高于白质。4 幅图像的扫描参数，除了 TR 不同，其他参数均一致（$TE = 6$ ms）；图像显示采用了不同的窗宽/窗位（每幅图右下角所示）。

（2）横向磁化矢量衰减

上面所讲的 180°射频脉冲只能重聚由于静磁场不均匀导致的相位离散，无法重聚由于偶极-偶极相互作用导致的相位离散。这种由于偶极-偶极相互作用导致的信号衰减称为 T_2 衰减，这种衰减主要由组织的 T_2 和序列的 TE 决定，可以表示成如下公式：

$$S_{SE}(TE) = S_{SE}(0)e^{-\frac{TE}{T_2}} \qquad (4-3)$$

公式中 $S_{SE}(TE)$ 为 TE 时间点的信号强度，$S_{SE}(0)$ 为初始的信号强度。

不同组织的 T_2 时间不同，所以随着 TE 的增加，信号衰减的速度也不同（图 4-5）。组织的 T_2 越大（如脑脊液），则该组织的信号衰减越慢；而组织的 T_2 越小（如白质），则该组织的信号衰减越快。

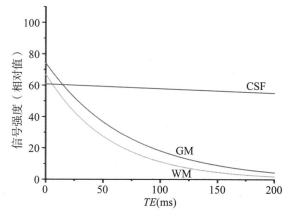

图 4-5 SE 序列中信号随 TE 衰减

注：不同组织的 T_2 时间不同，横向磁化矢量的衰减速度也不同。图中仿真用到的灰质（GM，绿色表示）、白质（WM，浅蓝色表示）和脑脊液（CSF，红色表示）的质子密度和弛豫时间基于表 2-1 中 3 T 的相关数据。图中仿真时 $TR = 4\,000$ ms，纵向磁化矢量没有完全恢复，所以初始的信号强度与表 2-1 中质子密度不一致，由 T_1 计算得到。

图 4-6 显示了颅脑采用 SE 序列时在不同 TE 得到的图像。由于灰质、白质和脑脊液的 T_2 不同，随着 TE 的增加，组织的对比度也发生变化。$TE=8$ ms 时，脑脊液的信号强度接近于白质，比灰质低。由于脑脊液的 T_2 较大，所以其信号衰减较慢。随着 TE 的增加，脑脊液的信号比灰质和白质更高。

（3）信号强度公式

每个体素的信号强度来源于三方面的贡献：

自旋密度、纵向磁化矢量的恢复和横向磁化矢量的衰减。SE 序列得到的图像上组织的信号强度可用下式表示：

$$S_{SE}(TE, TR)$$
$$= N(H)\underbrace{[1 - 2e^{-\frac{TR - TE/2}{T_1}} + e^{-\frac{TR}{T_1}}]}_{\substack{\uparrow \\ T_1 因子}}\underbrace{e^{-\frac{TE}{T_2}}}_{\substack{\uparrow \\ T_2 因子}}$$

$$\underset{自旋密度因子}{\uparrow} \tag{4-4}$$

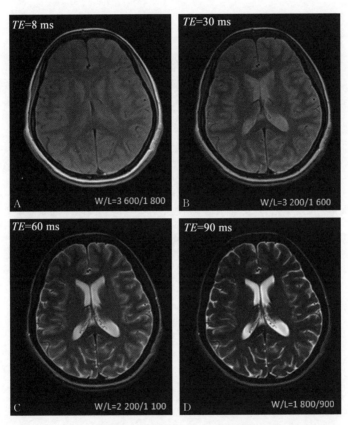

图 4-6　SE 序列得到的图像中同组织信号强度随 TE 衰减

注：A. $TE=8$ ms；B. $TE=30$ ms；C. $TE=60$ ms；D. $TE=90$ ms。产生 4 幅图像的扫描参数中，除了 TE 不同，其他参数均一致（$TR=4\,000$ ms）；图像显示采用了不同的窗宽窗位（每幅图右下角所示）。

因此信号强度是由组织内在参数[T_1、T_2、$N(H)$]及扫描参数（TR、TE）共同决定的。

4.2.4　T_1 加权像、质子密度像和 T_2 加权像

下面我们考虑几种特殊的情况。

（1）T_1 加权像（短 TR、短 TE）

当 TE 很短时，T_2 造成的影响比较小。而 TR 也很短，所以组织的对比特性主要取决于 $N(H)$ 和 T_1。也就是说，短 T_1 的组织（如白质），信号容易恢复，图像上表现为高信号；而长 T_1 的

组织(如脑脊液、尿液)的信号不容易恢复,图像上表现为低信号(图4-7,图4-4A)。

（2）质子密度像（长 TR、短 TE）

当 TR 很长时,所有组织的信号基本上都能恢复,未受 T_1 影响;而且由于 TE 很短,受 T_2 衰减的影响也较少,此时信号主要依赖于 $N(H)$,相应的图像被称为质子密度像(proton density,

PD)(图4-8,图4-6A)。

（3）T_2 加权像（长 TR、长 TE）

当 TR 很长时,所有的组织信号基本上都能恢复,不受 T_1 影响;由于 TE 较长,组织的对比特性主要取决于 $N(H)$ 和 T_2,此时得到的图像被称为 T_2 加权像(图4-9,图4-6D)。T_2 加权像上,脑脊液为高信号。

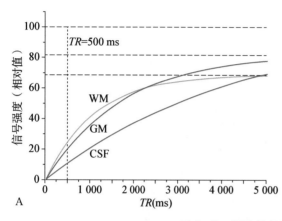
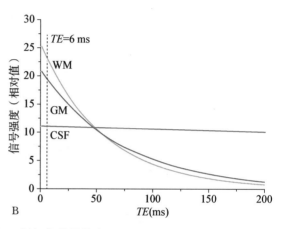

图 4-7　颅脑组织的 T_1 加权像信号特点

注:A. 纵向磁化矢量的幅度随 TR 的恢复,竖直虚线对应于 $TR = 500$ ms 时组织的信号强度;B. 横向磁化矢量的幅度随 TE 的衰减,竖直虚线对应于 $TE = 6$ ms 时组织的信号强度。请注意图 B 中信号强度初始点对应于图 A 竖直虚线与信号恢复曲线交点的信号强度。CSF,脑脊液;GM,灰质;WM,白质。

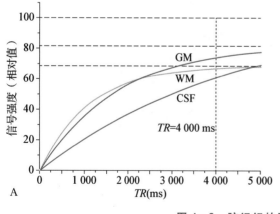
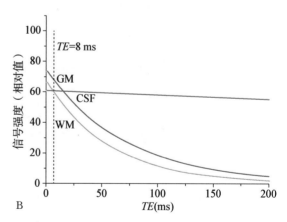

图 4-8　脑组织的质子密度像信号特点

注:A. 纵向磁化矢量的幅度随 TR 的恢复,竖直虚线对应于 $TR = 4\,000$ ms 时组织的信号强度;B. 横向磁化矢量的幅度随 TE 的衰减,竖直虚线对应于 $TE = 8$ ms 时组织的信号强度。尽管 TR 很长,但是 CSF 的纵向磁化矢量没有完全恢复。图 B 中信号强度初始点对应于图 A 竖直虚线与信号恢复曲线交点的信号强度。CSF,脑脊液;GM,灰质;WM,白质。

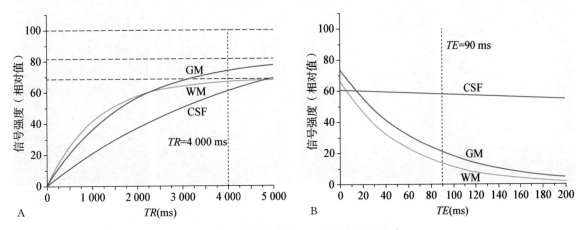

图 4-9 颅脑组织的 T_2 加权像信号特点

注:A. 纵向磁化矢量的幅度随 TR 的恢复,竖直虚线对应于 $TR = 4\,000$ ms 时组织的信号强度;B. 横向磁化矢量的幅度随 TE 的衰减,竖直虚线对应于 $TE = 90$ ms 时组织的信号强度。尽管 TR 很长,但是 CSF 的纵向磁化矢量没有完全恢复。图 B 中信号强度初始点对应于图 A 竖直虚线与信号恢复曲线交点的信号强度。CSF,脑脊液;GM,灰质;WM,白质。

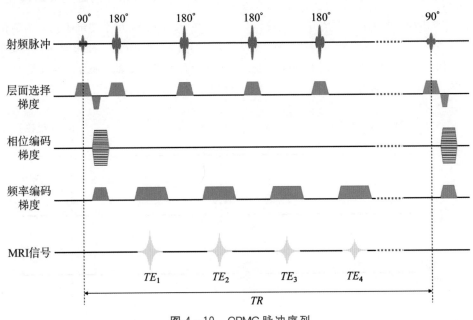

图 4-10 CPMG 脉冲序列

4.2.5 多回波序列

多回波序列是 SE 序列的变体,首先由 Carr 和 Purcell 提出,并由 Meiboom 和 Gill 进一步改进,所以又称 CPMG 序列。多回波序列(图 4-10)是通过施加多个 180°射频脉冲,以重聚出多个回波。在成像应用中,每个回波信号都分开存储,并用于重建几幅不同 TE 值的图像,由此可得到 T_2 加权程度不同的图像(图 4-11)。临床上常用来测量组织的 T_2 时间或用于某些病变的诊断。

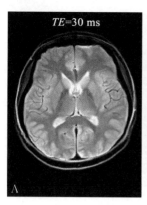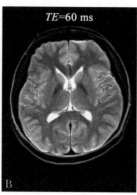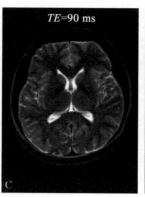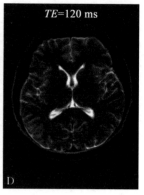

图 4－11　SE 多回波图像

注：$TR = 4\,000$ ms，$TE = 30$ ms，类似于单回波时的质子密度像；$TE = 120$ ms，类似于单回波时的 T$_2$ 加权像。

4.3　反转恢复序列

4.3.1　反转恢复序列时序图

　　IR 脉冲序列时序如图 4－12 所示。反转恢复脉冲序列首先施加一个 180°反转射频脉冲，然后等待一段时间，这段时间称为 TI；接下来就与 SE 序列一样，施加 90°射频脉冲、重聚 180°射频

脉冲和相应的成像梯度脉冲；采集回波信号后，等待一段时间候再施加下一个 180°反转射频脉冲。

4.3.2　单个体元内的磁化矢量演化

　　在 IR 序列中，每个特定体元内的磁化矢量的演化如图 4－13 所示。在每次序列重复前，磁化矢量都是沿着＋z 轴方向的，也就是说只有纵向磁化矢量，没有横向磁化矢量。第 1 个 180°

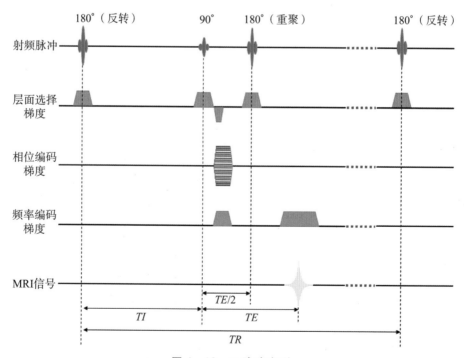

图 4－12　IR 脉冲序列

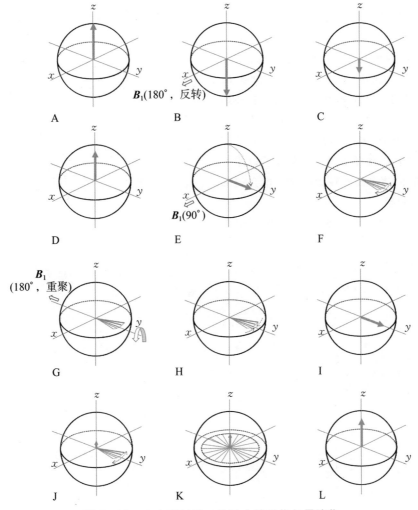

图 4 - 13 IR 序列时某一体元内的磁化矢量演化

注:A. 在每次序列重复前,磁化矢量都是沿着主磁场方向(+z 轴);B. 第 1 个 180°反转射频脉冲将正的纵向磁化矢量翻转为负的纵向磁化矢量;C. 纵向磁化矢量从−z 方向往+z 方向恢复,仍处于−z 方向;D. 纵向磁化矢量恢复到+z 方向;E. TI 时间点施加 90°激发射频脉冲,90°射频脉冲的作用是使得所有的纵向磁化矢量都翻转到 xy 平面;F. 由于体元内局部磁场的不均匀,横向磁化矢量出现相位离散;G. 180°重聚射频脉冲将横向磁化矢量翻转到相反的方向;H. 180°重聚射频脉冲后,横向磁化矢量开始相位重聚;I. 在 TE 时间点上,回波形成;J. 信号测量后,横向磁化矢量又出现相位离散;K. 很长一段时间后,横向磁化矢量完全相位离散,同时纵向磁化矢量也有部分恢复;L. 在下一次 180°反转射频脉冲作用前,纵向磁化矢量得到一定程度的恢复。

反转射频脉冲将正的纵向磁化矢量翻转为负的纵向磁化矢量,此时处于一种非平衡态,经过 TI,也就是第 1 个 180°脉冲和 90°脉冲之间的一段时间,纵向磁化矢量必然会从−z 方向往+z 方向恢复。恢复的程度取决于 TI:如果 TI 很短,在 90°脉冲作用前,纵向磁化矢量仍为−z 方向;在某个特定 TI,纵向磁化矢量正好为零;在某个更长的 TI,纵向磁化矢量为+z 方向。其后的磁化矢量演化则类似于自旋回波。

4.3.3 信号强度公式

IR 序列的信号强度有如下的关系:

$$S_{IR}(TI, TE, TR)$$

$$= N(H)\left[1 - 2e^{-\frac{TI}{T_1}} + 2e^{-\frac{TR-TE/2}{T_1}} - e^{-\frac{TR}{T_1}}\right]e^{-\frac{TE}{T_2}}$$

自旋密度因子　　　　T_1 因子　　　　T_2 因子

(4 - 5)

IR 序列的图像对比度取决于 TI、TR、TE。如果 TR 很长,TE 很短,TI 也比较短(< 300 ms),则信号强度的绝对值与 T_1 的长短是一致的,即具有长 T_1 的组织(如脑脊液)为高信号;如果 TI 比较长,则组织的信号强度绝对值与 T_1 的长短相反,即具有长 T_1 的组织为低信号,这类似于 T_1 加权特性。当 TR 比较小时,信号初始值并不等于 $N(H)$ 的负值,因此 TR 也会对图像的对比度产生影响。另外,当 TE 比较大时,T_2 也会对图像对比度产生影响。

一般 TR 会比 TE 大很多,所以上式又可以简写为:

$$S_{IR}(TI, TE, TR)$$
$$= N(H)[1 - 2e^{-\frac{TI}{T_1}} + e^{-\frac{TR}{T_1}}]e^{-\frac{TE}{T_2}} \qquad (4-6)$$

自旋密度因子　　T_1 因子　　T_2 因子

请注意上述公式中,当 $TI = 0$,其初始值为 $N(H)(-1 + e^{-\frac{TR}{T_1}})$,并不为 $-N(H)$。可以这样简单理解:由于 TR 没有足够长,当 $180°$ 反转射频脉冲施加前,纵向磁化矢量并没有完全恢复到最大。

如果 TR 比 T_1 大很多,其初始值为 $-N(H)$,则公式(4-6)可以简化成:

$$S_{IR}(TI, TE, TR)$$
$$= N(H)[1 - 2e^{-\frac{TI}{T_1}}]e^{-\frac{TE}{T_2}}$$

自旋密度因子　T_1 因子　T_2 因子　　$(4-7)$

IR 序列中信号与参数的关系如图 4-14 所示。

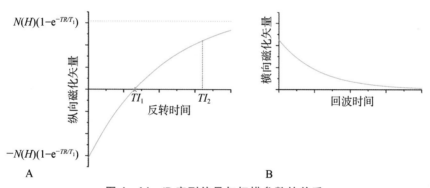

图 4-14　IR 序列信号与扫描参数的关系

注:A. 纵向磁化矢量与反转时间的关系:随着反转时间的增加,纵向磁化矢量从负的最大恢复到正的最大;由于 T_1 的饱和效应,初始值为 $-N(H)(1-e^{-TR/T_1})$;当反转时间为 TI_1 时,恢复曲线经过零点,此时施加后续的 $90°$ 和 $180°$ 射频脉冲,则采集信号的幅度为零;当反转时间为 TI_2 时,纵向磁化矢量为正,则采集信号的幅度为正;B. 反转时间为 TI_2 时,横向磁化矢量随 TE 的衰减。B 图中横向磁化矢量的初始点的信号强度对应于 A 图中 TI_2 的纵向磁化矢量幅度。

4.3.4　实部图像和模图像

(1) 实部重建和模重建

实际上 MRI 得到的信号包含实部和虚部(参见附录1),而影像诊断用的大部分图像都是模图,模由实部和虚部组合而成,是两者的均方根:

$$S_{Mag} = \sqrt{S_{Re}^2 + S_{Im}^2} \qquad (4-8)$$

公式中 S_{Mag} 为模,S_{Re} 为实部,S_{Im} 为虚部。

模值总是为正。

(2) 实部图像和模图像对比度

在 IR 序列中,纵向磁化矢量从负信号逐步恢复为正信号。实部信号可以区分正负信号(图4-15A),而模信号相当于对公式(4-5)至(4-7)求绝对值,无法区分正负号,就相当于将曲线负的部分(信号幅度为 0 前的曲线部分)以横坐标为轴镜像为正的曲线(图4-15B)。

图 4-15 仿真了 3 T 磁场下、$TR = 2\,500$ ms 时

的颅脑组织信号随 TI 的变化。图 4-16 显示了颅脑在 3 T 磁场、$TR = 2\,500$ ms 和 TE 很短时得到的不同 TI 时间的实部图像和模值图像。不管 TI 为多少,实部图上白质信号强度始终比灰质信号大（图 4-15A，图 4-16A、B）。但是在模图上,当 $TI < 730$ ms,白质信号强度比灰质信号强度小（图 4-15B、图 4-16C）；而当 $TI > 730$ ms 时,则白质信号强度比灰质信号强度大（图 4-15B、图 4-16D）。

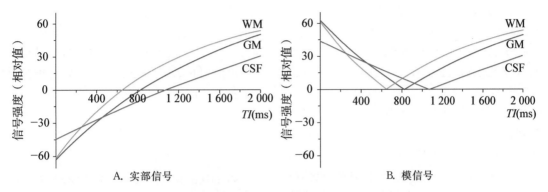

A. 实部信号

B. 模信号

图 4-15 颅脑组织实部信号和模信号的强度随 TI 的变化

注:仿真条件为 3 T 磁场下、$TR = 2\,500$ ms。

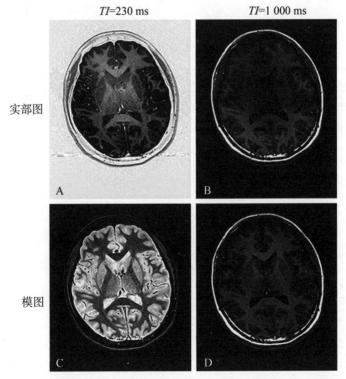

图 4-16 颅脑组织不同 TI 的实部和模图像

　注:图像采集条件为 3 T 磁场,$TR = 2\,500$ ms。A. 实部图,$TI = 230$ ms,灰质、白质和脑脊液的信号在实部图上都为负,而且灰质信号比白质低;B. 实部图,$TI = 1\,000$ ms,灰质、白质和脑脊液的信号在实部图上都为正,而且灰质信号比白质低;C. 模图,$TI = 230$ ms,灰质、白质和脑脊液的信号在模图上都为正,灰质信号比白质高,图像对比度与实部图（A图）相反;D. 模图,$TI = 1\,000$ ms,图像对比度与实部图（B图）一致。

4.3.5 典型的 IR 序列图像对比度

IR 序列的图像对比度依赖于扫描参数 TI、TR 和 TE,下面我们考虑几种典型参数的应用。

（1）基于 IR 序列的 T_1 加权图像

当 TI 较长时,IR 序列得到的图像是 T_1 加权图像。对于颅脑,IR 序列可得到比 SE 序列更强的灰白质对比度。但是不同场强要求的 TI 是不同的,具体可以通过公式(4-6)计算得到。从图 4-15 可以看出,对于 3 T 场强、$TR = 2\,500$ ms 这样的条件,当 $TI = 1\,100$ ms 左右时,脑脊液基本上受到抑制,并且灰白质对比度也比较好(图 4-16D)。这样的图像有厂家称之为 T_1 - FLAIR。

当然,采用常规 IR 序列进行 T_1 加权成像,扫描时间非常长,目前广泛采用 IR 准备的快速自旋回波序列(IR-FSE 序列,请参见 5.3)或超快速梯度回波序列(MR-RAGE 序列,请参见 5.5)来获得 T_1 加权图像。

（2）短反转时间反转恢复法

当 TI 为某一特定值时,特定组织的纵向磁化矢量正好等于零,从而可以抑制特定的组织。这一技术最大的用处之一是用于脂肪抑制。一般脂肪的 T_1 比较短,因此要抑制脂肪,相应的 TI 也比较短,此时该序列被称为短反转时间反转恢复法(short inversion time recovery, STIR)。

当抑制脂肪时,一般 IR 序列的 TR 都会比脂肪 T_1 大得多,因此可以用 $TI \approx 0.7T_1$ 来计算。表 4-3 列出了不同场强下脂肪抑制时的 TI 选择。由于不同厂家的机器序列及其扫描参数不同,实际使用时略有不同。

表 4-3 不同磁场强度下脂肪抑制需要的 TI

	磁场强度（T）					
	0.35	0.5	0.7	1.0	1.5	3
TI (ms)	70	90	110	130	170	220

（3）自由水抑制反转恢复法

IR 序列组织抑制的另一个用处是自由水抑制,此时称为液体衰减反转恢复法(fluid attenuated inversion recovery, FLAIR)。通过设置不同参数,可得到 T_1 加权图像和 T_2 加权图像,分别称为 T_1 - FLAIR 和 T_2 - FLAIR。当然采用 IR 序列时,扫描时间非常长,更实用的序列是 IR - FSE(参见 5.3)。

1）自由水抑制时 TI 的计算:前面提到在特定的 TI,特定组织的信号为零。这里还要注意到,这个 TI,不仅依赖于组织的 T_1,而且也依赖于脉冲序列的 TR。基于公式(4-6)可推算出相应的抑制特定组织的 TI 应该为:

$$TI_{零信号} = T_1 \times [\ln 2 - \ln(1 + e^{-\frac{TR}{T_1}})]$$

$$(4-9)$$

公式中 ln 表示底数为自然常数 e 的对数函数(参见附录1)。

图 4-17 显示了 3 T 下 FLAIR 中 TR 与 TI 的关系,图中假设脑脊液的 $T_1 = 4\,271$ ms。当 $TR = 2\,500$ ms 时,$TI = 1\,100$ ms;$TR = 6\,000$ ms 时,$TI = 2\,023$ ms;$TR = 8\,000$ ms 时,$TI = 2\,350$ ms;$TR = 10\,000$ ms 时,$TI = 2\,568$ ms。因此 TI 的设置与 TR 有非常大的关系。只有当 TR 比组织的 T_1 长得很多时($TR > 5T_1$ 时),才有如下关系:$TI \approx 0.7T_1$。

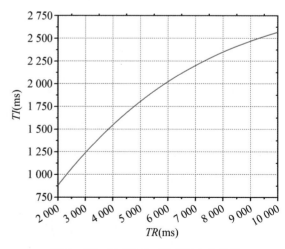

图 4-17 FLAIR 中 TR 与 TI 的关系

注:FLAIR 中 TI 随着 TR 非线性地增加。图中假设脑脊液的 T_1 为 4\,270 ms(对应于 3 T 扫描)。

2）T_1 - FLAIR:在 3 T 下进行 T_1 - FLAIR 时,

一般的扫描参数是:TR 为 2 500 ms、TI 为 900～1 100 ms,TE 最短,信号特点如图 4-15 所示,相应的图像见图 4-16D。在 1.5 T 时,由于脑脊液的 T_1 比 3 T 下短,TI 也略短。

3) T_2-FLAIR:在进行 T_2-FLAIR 时,一般的参数是 TR、TI 和 TE 都很长。选择长 TR 和长 TI,保证在 TI 时间点自由水的信号为零,而此时其他组织都得到相当程度的恢复(图 4-18),然后通过长 TE 得到 T_2 加权图像。

4.4 梯度回波序列

对于 SE 序列,成像时间为 TR×相位编码次数×激励次数。由于 TR 很长,整个成像时间也很长。为了缩短成像时间,可以将 TR 时间缩短,

但 TR 的缩短会导致磁化矢量无法完全恢复(T_1 弛豫作用)。解决这种两难境地的方法,就是在缩短 TR 的同时采用小角度梯度回波。

梯度回波序列优点:由于没有使用 180°射频脉冲,可以在一定 TR 中得到更多的层,或者保留相同的层而减少扫描时间。

4.4.1 小角度激励技术

如果采用<90°的小翻转角,那么只有部分磁化矢量翻转到横平面内,还有部分纵向磁化矢量未受干扰,仍沿着+z 方向,因此只要很短的时间就可以让纵向磁化矢量完全恢复,然后再进行下一次激发(图 4-19)。当然由于翻转角变小了,横向磁化矢量也变小,从而使得信噪比也下降。

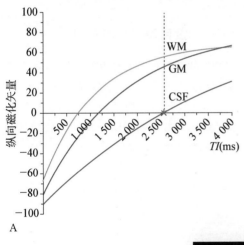

A

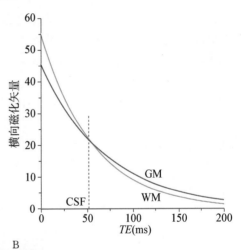

B

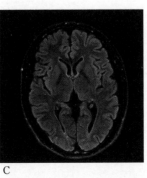

C

图 4-18 T_2-FLAIR 信号演变和图像

注:参数条件为 3 T、TR = 10 000 ms。A. 纵向磁化矢量与 TI 的关系,纵向磁化矢量从负最大往正最大恢复;当反转时间为 2 570 ms,CSF 恢复曲线经过零点(红色星号),此时白质信号幅度高于灰质;B. 横向磁化矢量随 TE 的衰减,横向磁化矢量的初始点的信号强度对应于 A 图中反转时间为 2 570 ms 的纵向磁化矢量幅度,当 TE>52 ms(灰色虚线),灰质信号大于白质信号;C. 颅脑 T_2-FLAIR 实际图像,TR = 10 000 ms,TI = 2 500 ms,TE = 95 ms。 红色,脑脊液(CSF);绿色,灰质(GM);浅蓝色,白质(WM)。

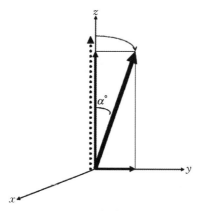

图 4-19 小角度激励技术

注:在施加射频脉冲前,磁化矢量沿着+z方向(虚线箭头表示)。小角度射频脉冲使得纵向磁化矢量倾倒 α 角度(粗实线箭头表示):只有小部分纵向磁化矢量倾倒为横向磁化矢量,以 y 轴上的细实线箭头表示;大部分纵向磁化矢量未受干扰,仍沿着+z方向(z轴上的细实线箭头表示)。

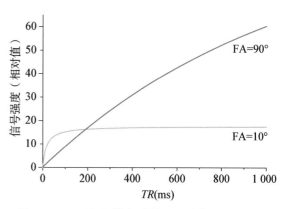

图 4-20 不同翻转角时信号强度与 TR 的关系

注:拟合参数:$T_1 = 1\,087$ ms(3 T 下白质),TE 很短(T_2 衰减未考虑)。红色曲线表示翻转角为 90°的信号强度变化,浅蓝色曲线表示翻转角为 10°的信号强度变化。

例如,当施加翻转角为 10°的射频激发脉冲时,则横向磁化矢量的分量为总磁化矢量的 0.17 倍,但纵向磁化矢量分量为总磁化矢量的 0.98 倍。

图 4-20 显示不同翻转角(10°和 90°)时白质的信号强度随 TR 的关系。当 TR 很小时,翻转角为 10°的信号强度比翻转角为 90°的信号强度大。为了得到最强的信号强度,对应于特定的 TR

有个最佳的翻转角,这就是 Ernst 角。

4.4.2 梯度回波序列时序图

梯度回波序列时序图如图 4-21,其与 SE 序列的主要区别在于 3 点:①梯度回波序列的射频激发脉冲一般采用小角度,而不是 90°;②梯度回波序列没有施加 180°重聚脉冲;③频率编码方向的相位离散梯度与频率编码梯度方向相反。

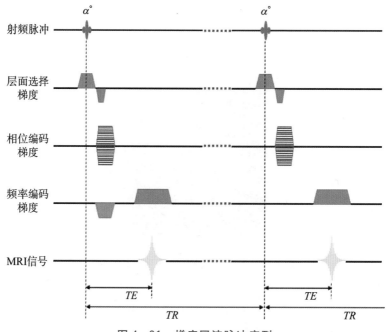

图 4-21 梯度回波脉冲序列

当我们采用小角度激励后是不是也可以施加180°重聚脉冲来得到回波信号呢? 答案是否定的。试想,假设采用了小角度激励,那么就在+z残留很大的纵向磁化矢量,如果后面再施加180°射频脉冲,就会将残留的纵向磁化矢量反转到-z方向,这样反而需要更长的时间恢复,这与希望纵向磁化矢量快速恢复的初衷相矛盾。所以,如采用小角度激励后就不能再施加180°重聚脉冲。

4.4.3 单个体元内的磁化矢量演化

图4-22是梯度回波脉冲序列时某个体元内磁化矢量演化图。

在自旋回波中,由于180°脉冲消除了磁体不完善和组织磁化率造成的磁场不均匀性,使得信号只按T_2衰减,也就是只有偶极-偶极相互作用。在梯度回波成像中,无法消除磁场不均匀性造成的相位离散效应,信号衰减则依赖于T_2弛豫加上磁场不均匀性造成的弛豫,两者结合起来则形成新的表观横向弛豫时间T_2^*:

$$1/T_2^* = 1/T_2 + \gamma\Delta B_0 \qquad (4-10)$$

γ是旋磁比,ΔB_0是单个体元内磁场的不均

匀度。对于磁场非常均匀的磁体,并且组织内部无磁化率不均匀,则T_2^*约等于T_2。

4.4.4 梯度回波序列图像对比特性

一般来讲,采用梯度回波序列时,TR都不是很长。当TR比组织的T_2大得多时,信号表达式为:

$$S_{GE}(\alpha, TE, TR)$$
$$= N(H)\frac{\sin\alpha \cdot (1-e^{-TR/T_1})}{1-\cos\alpha \cdot e^{-TR/T_1}}e^{-TE/T_2^*}$$
$$(4-11)$$

信号强度依赖于3个独立的序列参量TR、TE和α,图4-23显示了$TR = 500\,\text{ms}$且TE很短时信号强度与翻转角的关系。当翻转角较小时,信号强度与质子密度成正比;当翻转角较大时,信号强度产生T_1加权效应。信号强度最大值对应的角度即为该组织的Ernst角。因此,当翻转角较小且TR不太短时,短TE产生质子密度像(图4-24A),长TE得到T_2^*加权像(图4-24B);当翻转角较大、TR时间不是很长、TE很短时,则得到T_1加权图像(图4-24C)。

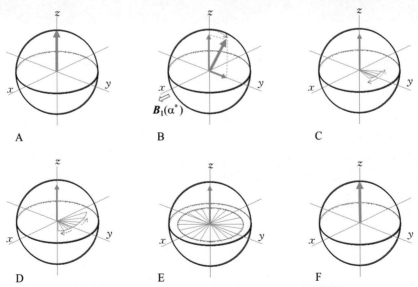

图4-22 梯度回波序列时某个体元内磁化矢量演化

注:A. 在每次序列重复前,磁化矢量都是沿着主磁场方向(+z轴);B. α射频脉冲的作用让纵向磁化矢量倾倒一个小角度,只有部分磁化矢量翻转到xy平面内,还有大部分纵向磁化矢量未受干扰,仍沿着+z方向;C. 由于局部磁场的不均匀,磁化矢量出现相位离散;D. 横向磁化矢量相位离散更加严重;E. 一段时间后,横向磁化矢量完全相位离散,同时纵向磁化矢量开始恢复;F. 由于大部分纵向磁化矢量未受射频脉冲干扰,只要很短的时间就可以让纵向磁化矢量完全恢复。

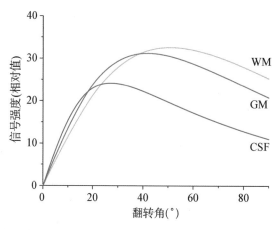

图 4‑23 梯度回波序列纵向磁化矢量与翻转角的关系(*TR* = 500 ms、*TE* 很短)

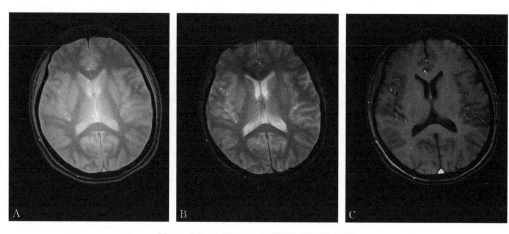

图 4‑24 *TR*≫*T*₂ 时的梯度回波图像

注:A. 质子密度图像,$TR = 500$ ms,$\alpha = 15°$,$TE = 5.4$ ms;B. T_2^* 加权像,$TR = 500$ ms,$\alpha = 15°$,$TE = 20$ ms;C. T_1 加权像,$TR = 500$ ms,$\alpha = 70°$,$TE = 5.4$ ms。

当 *TR* 时间很短时($TR < T_2$),信号强度除了依赖 *TR*、α、*TE* 外,还依赖于如何处理信号测量后的横向磁化矢量。这有 2 种方案,将剩余横向磁化矢量重聚(rephased)或破坏掉(spoiled),如重聚则称为 GRASS、FISP、FAST,而破坏则称为 FLASH 或 SPGR。这方面内容将在 5.4 中详细介绍。

(李建奇)

主要参考文献

[1] 李建奇,杨岳松,周康荣. 常规脉冲序列[M]//周康荣,陈祖望. 体部磁共振成像. 上海:上海医科大学出版社,1999:22‑32.

[2] 杨正汉,冯逢,王霄英. 磁共振成像技术指南:检查规范、临床策略及新技术应用[M]. 北京:人民军医出版社,2010.

[3] ABBAS Z,GRAS V,MOLLENHOFF K,et al. Analysis of proton-density bias corrections based on T_1 measurement for robust quantification of water content in the brain at 3 Tesla [J]. Magn Reson Med,2014,72(6):1735‑1745.

[4] BOJORQUEZ J Z,BRICQ S,ACQUITTER C,et al. What are normal relaxation times of tissues at 3 T? [J]. Magn Reson Imaging,2017,35:69‑80.

[5] BROWN R W,CHENG Y‑C N,HAACKE EM,et al. Magnetic resonance imaging:physical principles and

sequence design［M］. Hoboken：Wiley-Blackwell，2014.

［6］CHENG H L, WRIGHT G A. Rapid high-resolution T(1) mapping by variable flip angles: accurate and precise measurements in the presence of radiofrequency field inhomogeneity［J］. Magn Reson Med, 2006,55(3):566 - 574.

［7］DAOUST A, DODD S, NAIR G, et al. Transverse relaxation of cerebrospinal fluid depends on glucose concentration［J］. Magn Reson Imaging, 2017,44: 72 - 81.

［8］DE BAZELAIRE C M, DUHAMEL G D, ROFSKY N M, et al. MR imaging relaxation times of abdominal and pelvic tissues measured in vivo at 3. 0 T: preliminary results［J］. Radiology, 2004,230(3): 652 - 659.

［9］GELMAN N, GORELL J M, BARKER P B, et al. MR imaging of human brain at 3. 0 T: preliminary report on transverse relaxation rates and relation to estimated iron content［J］. Radiology, 1999,210(3): 759 - 767.

［10］KRAUSS W, GUNNARSSON M, ANDERSSON T, et al. Accuracy and reproducibility of a quantitative magnetic resonance imaging method for concurrent measurements of tissue relaxation times and proton density［J］. Magn Reson Imaging, 2015,33(5):584 - 591.

［11］LEVITT M H. Spin dynamics: basics of nuclear magnetic resonance［M］. Chichester: John Wiley & Sons Ltd. , 2008.

［12］MCROBBIE D W, MOORE E A, GRAVES M J, et al. MRI: from picture to proton［M］. 3rd ed. Cambridge: Cambridge University Press, 2017.

［13］OROS-PEUSQUENS A M, LAURILA M, SHAH N J. Magnetic field dependence of the distribution of NMR relaxation times in the living human brain［J］. MAGMA, 2008,21(1 - 2):131 - 147.

［14］ROONEY W D, JOHNSON G, LI X, et al. Magnetic field and tissue dependencies of human brain longitudinal ^1H_2O relaxation in vivo［J］. Magn Reson Med, 2007, 57(2):308 - 318.

［15］SEDLACIK J, BOELMANS K, LOBEL U, et al. Reversible, irreversible and effective transverse relaxation rates in normal aging brain at 3T［J］. Neuroimage, 2014,84:1032 - 1041.

［16］STANISZ G J, ODROBINA E E, PUN J, et al. T_1, T_2 relaxation and magnetization transfer in tissue at 3 T［J］. Magn Reson Med, 2005,54(3):507 - 512.

5 快速脉冲序列

自从磁共振成像（MRI）应用于临床医学以来，人们就一直致力于缩短成像时间并取得了极大的成功，从最早的采集并显示一幅 MRI 图像需要 24 h，到如今只需不到几十毫秒的时间。缩短成像时间的需求来自以下三方面：①减少运动伪影以增加诊断的可靠性；②在合理的成像时间内完成更多更有价值的检查（多脉冲序列、多层面、动态增强、功能研究、定量成像等）；③增加患者检查流量以减少每个患者的检查费用。

我们将分 2 章介绍 MRI 中快速成像方法，本章主要从脉冲序列角度介绍如何提高原始数据采集速度，第 6 章主要介绍采用各类原始数据欠采集方法并通过重建方法得到图像。当然，实际 MRI 扫描时需要将多种快速扫描方法结合在一起使用。

在介绍具体的快速脉冲序列以前，先对 k 空间的概念进行更深入的阐述，这对理解快速序列至关重要。本章用到的一些数学基本知识在附录 1 中有详细介绍，读者可先复习一下附录 1 的内容，这更易于深入理解本章内容。

5.1 k 空间和成像时间

在 2.3 节我们已经引入了 k 空间的概念，本节将详细讨论 k 空间的特点。

5.1.1 k 空间概念

（1）k 空间简单定义

为了表述的方便，我们先进行如下假设：频率编码方向为 x 方向，相位编码方向为 y 方向，层面选择方向为 z 方向。

如 2.3.5 所述，我们采集到的每个原始数据点是图像上所有像素信号的组合，采集到的信号可以表达为：

$$S(G_y, t) = \iint \rho(x, y) e^{-i(\gamma G_x xt + \gamma G_y y T_y)} \mathrm{d}x\,\mathrm{d}y \tag{5-1}$$

公式中，$\rho(x, y)$ 为图像上位置为 (x, y) 的像素点的幅度值（包含质子密度、T_1 和 T_2 等信息）；G_x 为频率编码梯度幅度，t 为信号采集的时间点，G_y 为相位编码梯度幅度，T_y 为相位编码梯度持续的时间。在前面一章介绍的常规自旋回波（SE）、反转恢复和梯度回波等序列中，G_x 是不变的，而 t 是变化的；在不同的相位编码之间，G_y 是变化的，而 T_y 保持不变。

在公式（5-1）中，变量为 G_y 和 t。如果定义：

$$k_x = \frac{\gamma G_x t}{2\pi} \tag{5-2}$$

$$k_y = \frac{\gamma G_y T_y}{2\pi} \tag{5-3}$$

则公式（5-1）可以表示为：

$$S(k_x, k_y) = \iint \rho(x, y) e^{-i2\pi(k_x x + k_y y)} \mathrm{d}x\,\mathrm{d}y \tag{5-4}$$

根据傅里叶变换的定义可知，$S(k_x, k_y)$ 是 $\rho(x, y)$ 的傅里叶变换，因此有：

$$\rho(x, y) = \iint S(k_x, k_y) e^{i2\pi(k_x x + k_y y)} \mathrm{d}k_x\,\mathrm{d}k_y \tag{5-5}$$

（2）相位编码梯度形状与 k 空间位置的关系

根据公式（5-3）中 k_y 的定义，由于每次扫描相位编码梯度的持续时间是不变的（图 5-1A），

所以梯度幅度与 k_y 的大小是一一对应的关系。其实相位编码梯度也可以采用其他方式：每次梯度施加的幅度保持不变，但持续时间逐步递增（图 5-1B）；施加的脉冲波形，也并非一定要用梯形，也可以是其他形状，如三角函数形状（图 5-1C）。因此，严格地讲，相位编码梯度施加的面积与 k_y 的大小一一对应。

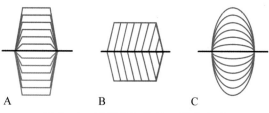

图 5-1　不同的相位编码梯度方式

注：A. 梯形梯度脉冲，持续时间保持不变，每次扫描改变梯度幅度；B. 梯形梯度脉冲，幅度保持不变，每次扫描改变持续时间；C. 正弦波形状梯度脉冲，持续时间保持不变，每次扫描改变梯度幅度。

（3）多个相位编码梯度施加和 k 空间位置的关系

相位编码可以通过施加多个梯度脉冲来完成，产生的相位编码信息可以是累积的，相位编码信息与施加梯度脉冲的积分面积相关，这是下面要介绍的快速序列的关键点。例如，如果先施加一个正的梯度脉冲，然后再施加一个负的等面积的梯度脉冲，面积积分后相互抵消，就相当于没有施加相位编码，快速自旋回波类序列就是利用这个特性。

（4）k 空间严格定义

基于上面的讨论，k_y 的严格表达式应该是：

$$k_y = \frac{1}{2\pi}\int_0^t \gamma G_y(t')\,\mathrm{d}t' \qquad (5-6)$$

这里的积分时间范围为激发射频脉冲结束的时间点到数据采集的时间点 t，$G_y(t')$ 为这段时间施加的 y 方向的梯度。

如果频率编码梯度也是变化的，那么也有类似的关系：

$$k_x = \frac{1}{2\pi}\int_0^t \gamma G_x(t')\,\mathrm{d}t' \qquad (5-7)$$

这里的积分时间范围为激发射频脉冲结束的时间点到数据采集的时间点 t，$G_x(t')$ 为这段时间施加的 x 方向的梯度。

有了这些概念，再去理解后续的快速序列就非常容易。

（5）三维成像

对于三维成像，我们在层面选择方向再施加一个相位编码梯度，那么有如下关系：

$$k_z = \frac{1}{2\pi}\int_0^t \gamma G_z(t')\,\mathrm{d}t' \qquad (5-8)$$

这里的积分时间范围为激发射频脉冲施加结束时间点到数据采集的时间点 t，$G_z(t')$ 为这段时间施加的 z 方向的相位编码梯度。

采集的信号可以表示为：

$$S(k_x, k_y, k_z) = \iiint \rho(x, y, z)\mathrm{e}^{-i2\pi(k_x x + k_y y + k_z y)}\,\mathrm{d}x\,\mathrm{d}y\,\mathrm{d}z$$
$$(5-9)$$

根据傅里叶变换的定义可知，$S(k_x, k_y, k_z)$ 是 $\rho(x, y, z)$ 的傅里叶变换，因此：

$$\rho(x, y, z) = \iiint S(k_x, k_y, k_z)\mathrm{e}^{i2\pi(k_x x + k_y y + k_z y)}\,\mathrm{d}k_x\,\mathrm{d}k_y\,\mathrm{d}k_z$$
$$(5-10)$$

5.1.2　k 空间特点

（1）k 空间的对称性

从理论上，k 空间的上半部分与下半部分是对称的，这是因为两边的相位编码梯度幅度是一致的，只不过极性相反。原始数据从左到右也是对称的。如果采集到一半 k 空间的数据，另一半 k 空间的数据可利用共轭对称性通过数学方法求解出。

（2）k 空间和图像的空间位置关系

必须填满整个 k 空间才能得到一幅图像的所有信息，k 空间与图像空间的转换是通过傅里叶变换来实现的。k 空间的数据也被称为原始数据。

k 空间与患者内部位置无直接联系，也就是说，k 空间的左边并不代表患者的左边，k 空间的每个点都对整个图像有贡献，这些数据点与作用于成像物体上的磁场条件有关,磁场条件随着所选择的相位编码和频率编码方式而变化,这些选择不仅仅是脉冲序列和采样矩阵,也与其他成像技术有关,如分数激励次数(fractional NEX)、分数回波(fractional echo)、去相位缠绕(no phase wrap,NPW)、矩形视野、相位偏置多层采集技术(phase offset multi-planar,POMP)和呼吸补偿(respiratory compensation,RC)等。

(3)k 空间与图像对比度的关系

从频率编码方向看,虽然频率编码的幅度和极性是恒定的,但是由于在 k 空间中心自旋相位是重聚的,因此 k 空间的中心信号比边缘要大。从相位编码方向看,高的相位编码梯度幅度会增加了空间分辨率,但是降低了信号幅度,而低的相位编码梯度幅度则得到高强度的信号。因此 k 空间的中心对信噪比和对比度的影响也更大,k 空间的中心部分决定了图像的信噪比和整体对比度。

(4)k 空间间隔与图像 FOV 的关系

k 空间间隔与图像 FOV 之间互为倒数的关系,可表示为如下公式:

$$\Delta k_x = \frac{1}{FOV_x} \qquad (5-11)$$

$$\Delta k_y = \frac{1}{FOV_y} \qquad (5-12)$$

(5)k 空间的分辨率和图像分辨率的关系

图像的空间分辨率由 k 空间的数据点数决定。

5.1.3　k 空间的填充方式

一般来说,相位编码过程是连续进行的,例如,以负的最大梯度幅度开始,然后以线性步进增加到负的最小梯度幅度,接着,再从正的最小梯度幅度到正的最大梯度幅度,k 空间的填充方式与所采用的相位编码的梯度幅度和极性有关,也就是说,如果相位编码是完全连续的,那么 k 空间的填充也是连续的(图 5-2A)。

k 空间也可以先填充中心部分,再往两边填充(5-2B);或者先填充两边部分,再往中心填

充。对于常规脉冲序列,填充方式取决于相位编码梯度的幅度变化方式;而对于快速成像脉冲序列,k 空间的填充方式则有各种变化,具体取决于激发射频脉冲到信号采集时梯度的作用方式。

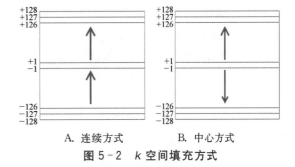

A. 连续方式　　　　B. 中心方式

图 5-2　k 空间填充方式

上述 k 空间填充方式中,数据点都位于等间隔的网格点上,也称为笛卡尔填充方式。另外,还有诸多非等间隔的 k 空间填充方式,一般称为非笛卡尔填充方式,包括本章将要介绍的螺旋桨方式(又称刀锋技术、风车技术)、辐射状采集、EPI序列中读梯度上升沿采集数据、螺旋扫描等。非笛卡尔填充方式得到的 k 空间数据一般会通过一定的数学处理变换为网格点上数据,然后再通过傅里叶变换得到图像。这方面的内容在后续章节中详细描述。

5.1.4　成像时间及快速序列技术策略

从第 4 章我们已经知道,对于普通 SE 序列或梯度回波序列,成像时间是 $N_y \times TR \times NEX$,这也就是填充 k 空间的时间,因此缩短成像时间就是考虑如何缩短填充 k 空间的时间。

为了缩短 k 空间的填充时间,主要有以下几种方式:①缩短 TR,主要通过梯度回波方法;②减少相位编码次数,如分数激励次数、分数视野和"匙孔(keyhole)"技术(只填充 k 空间的中心部分)等;③一次 TR 内同时填充 k 空间的多条线,如弛豫增强快速采集技术(rapid acquisition with relaxation enhancement,RARE)、回波平面成像(echo planar imaging,EPI)及螺旋 MRI(spiral MRI)等,而快速自旋回波(fast spin echo,FSE;

turbo spin echo，TSE)和快速反转恢复序列(fast inversion recovery，FIR)利用的就是RARE技术；④可以将以上几种方式组合在一起。本章后续将进行详细介绍。

快速成像的另一类策略是只采集部分k空间数据，然后通过图像重建算法计算出未采集的k空间数据，再得到图像。这类方法主要包括：①部分傅里叶方法，即只采集k空间上半部分数据，下半部分利用k空间的对称性计算得到；②并行成像，即每隔几行采集数据，利用相控阵线圈的空间灵敏度计算得到未采集的数据；③压缩感知技术，即随机采集k空间数据，然后利用图像的稀疏性重建图像。这方面的具体内容将在第6章详细介绍。

5.2 快速自旋回波序列及其衍生序列

5.2.1 快速自旋回波原理

(1) 多回波序列和k空间填充方式

在常规自旋回波成像中，如果进行单层扫描，每个TR相位编码梯度只作用一次。即使采用多回波，每个回波的相位编码梯度也都相同，每个回波分别填充在不同TE的图像相同的k空间位置。图5-3是4个回波的多回波序列示意图，首先作用一个90°射频脉冲，再作用一个+128相位编码梯度，然后作用4个180°射频脉冲，每个180°射频脉冲产生一个回波，共产生4个回波；重复执行上述过程，每次TR改变一次相位编码梯度幅度，直到完成所有的相位编码次数。这样，每个TR会产生4个回波(4条数据线)，但是，每条数据线分别填充在不同图像上(TE_1、TE_2、TE_3、TE_4)的k空间中。如果$TR = 2\,000\,ms$，采集矩阵数为256×256，因为一次TR只填充k空间的一条线，整个成像的时间则为$2\,s \times 256 \times 1 = 8\,min\,53\,s$。

(2) 快速自旋回波序列和k空间填充方式

在FSE序列中，同样需要施加多个180°射频脉冲。每个回波采集前，即180°射频脉冲作用后，施加一个特定幅度的相位编码梯度；而每个回波采集后则需要施加一个与回波采集前完全相反的相位编码梯度，消除前一个相位编码梯度的作用。而下一次180°射频脉冲作用后，再施加一个不同幅度的相位编码梯度。如图5-4所示，每个TR中施加了4个180°射频脉冲，这样每个TR得到同一个k空间的4条线。该示例中，在第1个回波形成前，施加了幅度为+96的相位编码梯度，得到的回波填充在k空间的+96位置，采集完回波后施加一个幅度为-96的相位编码梯度，将相位编码的效应置零；依次类推，第2个回波填充在k空间的-64位置，第3个回波填充在k空间的+32位置，第4个回波填充在k空间零的位置。如果$TR = 2\,000\,ms$，采集矩阵为256×256，则一次成像时间只需$256/4$个TR，也就是$2\,min\,13\,s$，成像时间就缩短为原来的$1/4$。

(3) FSE扫描参数

1) 回波链长度：在FSE脉冲序列中，初始的90°射频脉冲后跟着多个回波，回波的个数则称为回波链长度(echo train length，ETL)。图5-4的示例中ETL为4。FSE的扫描时间为：

$$总采集时间 = \frac{TR \times N_{PE} \times NEX}{ETL}$$

$$(5-13)$$

TR是重复时间，N_{PE}是相位编码次数，NEX是激励次数。该公式的前提条件是：一个TR能完成所有层的扫描，N_{PE}是ETL的倍数。ETL越长，则扫描时间越短，但带来的副作用是图像模糊和一次TR扫描能容纳的层数越少。

2) 回波间隔时间：相邻回波的间隔时间称为回波间隔时间(echo space，ESP)，如图5-4所示。理论上ESP越短越好，但实际上ESP受到数据采集时间、射频脉冲施加时间、相位编码梯度脉冲时间以及射频能量沉积(安全性)等多个因素的限制。

3) 有效TE：k空间的中心线对应于最高信号，因此k空间中心部分的信号决定图像的信噪比和整体对比度。在FSE序列中，我们将填充k

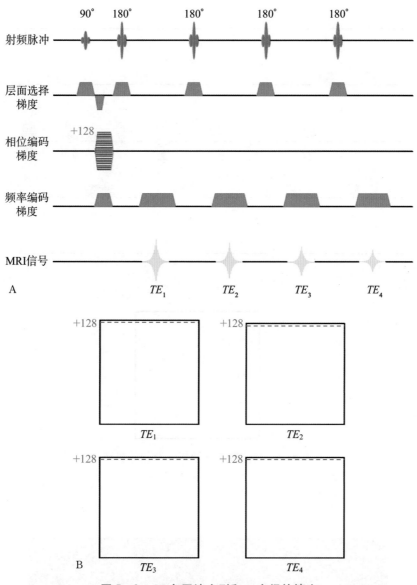

图 5-3　SE 多回波序列和 k 空间的填充

注：A. 多回波 SE 序列时序图，每个 TR 相位编码梯度是不变的；B. k 空间的填充，4 条线填充在 4 个不同 TE 的 k 空间的同一个位置（+128），对应于 A 图中的相位编码梯度幅度（红色线所示）。

空间中央时的回波时间称为有效 TE，图像对比度主要取决于有效 TE 时的 T_2 衰减。在图 5-4 中，第 4 个回波填充在 k 空间的中心部分，因此有效 TE 为 TE_4。当然，我们也可以将第 1 个回波放在 k 空间的中心，此时有效 TE 为 TE_1。在 FSE 序列，通过调整回波在 k 空间的填充顺序，就可得到不同的有效 TE。

5.2.2　快速自旋回波参数选择与图像特点

（1）FSE 图像对比度

参数选择对图像对比度的影响与自旋回波是类似的：短 TR、短有效 TE 对应于 T_1 加权图像，长 TR、短有效 TE 对应于质子密度像，长 TR、长有效 TE 的图像对应于 T_2 加权图像（图 5-5）。由于所谓的短 TE 仍是几个 TE 的平均，因此短

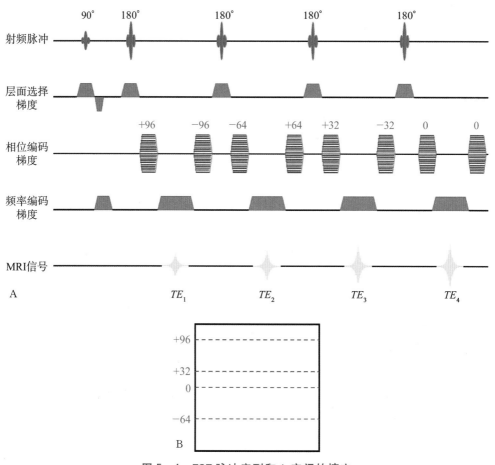

图 5 - 4   FSE 脉冲序列和 k 空间的填充

注：A. FSE 序列时序图，每个回波采集前，即180°射频脉冲作用后，施加一个特定幅度的相位编码梯度（其幅度为图中相位编码轴红色所示），而每个回波采集后则需要施加一个与回波采集前完全相反的相位编码梯度，消除前一个相位编码梯度的作用；B. k 空间的填充，4 条线填充在同一个 k 空间的不同位置（＋128、－64、＋32、0）。

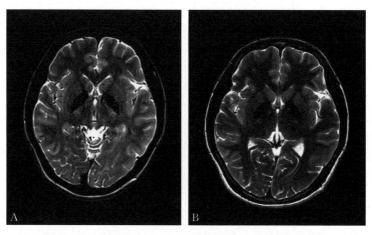

图 5 - 5   SE 序列和 FSE 序列得到的 T_2 加权图像对比

注：A. SE 序列，扫描参数 $TR = 3\,000$ ms，$TE = 100$ ms；B. FSE 序列，扫描参数 $TR = 6\,000$ ms，有效 $TE = 100$ ms。 相比于 SE 序列，FSE 得到的图像上深部核团信号和脂肪信号都更高。

TE 图像也有部分 T_2 加权成分，具体取决于回波链长度。一般来讲，上述几类图像可分别采用如下典型参数。

1）T_1 加权像：$TR = 300 \sim 700$ ms，有效 $TE = $ 最小值（第 1 个回波填充在 k 空间的中心），$ETL = 2 \sim 8$。

2）质子密度像：$TR = 3\,000 \sim 10\,000$ ms，有效 $TE = $ 最小值（第 1 个回波填充在 k 空间的中心），$ETL = 2 \sim 8$。

3）T_2 加权像：$TR = 3\,000 \sim 10\,000$ ms，有效 $TE = 80 \sim 140$ ms，$ETL = 10 \sim 32$。

（2）FSE 技术优点

FSE 序列具有如下主要优点。

1）减少成像时间：FSE 的成像时间为相应的常规 SE 成像时间的 $1/ETL$。例如，对于常规 SE 序列，如 $TR = 2\,000$ ms，256×256，$NEX = 2$，则成像时间为 17.07 min，而采用 ETL 为 16 的 FSE 序列则成像时间为 1.06 min。

2）可大幅增加 TR：由于成像时间大幅降低了，就可大幅增加 TR。TR 的增加可以增加长 T_1 组织的信号强度，当然，对于短 T_1 组织（如灰质和白质）的信号强度增加不明显。

3）搏动伪影有所减轻：由于多个 180°射频脉冲是平均分布的，那么就会产生偶数回波相位重聚效应，所以在 FSE 图像中，脑脊液的搏动伪影要比常规 SE 序列减轻。

4）对磁场不均匀性更不敏感：因为 FSE 序列一般采用比较大的接收机带宽，而且由于多个 180°射频脉冲的重聚作用，因此对人体内部组织磁化率不均匀、金属植入物和主磁场不均匀等引起的磁场不均匀性更不敏感。例如，大脑深部灰质核团的信号强度比常规 SE 序列更高（图 5 - 5B），金属导致的图像变形也更小（参见 18.4）。当然，这样就不利于出血等病变的检出。

5）进行高分辨率扫描：由于 FSE 大大提高了扫描速度，从而可以在合理的时间内进行高分辨成像。

6）屏气扫描：可以采用屏气扫描以抑制呼吸伪影。

7）进行磁共振水成像（MR hydrography，MRH）：通过采用超长 TR、超长 TE，来进行磁共振水成像，包括磁共振胰胆管成像（MR cholangiopancreatography，MRCP）、磁共振尿路成像（MR urography，MRU）等。

（3）FSE 缺点和解决方案

1）FSE 会造成图像模糊：FSE 序列中，在每个 TR 内的多个回波对应于不同的相位编码，这样一来，不同相位编码得到的回波 T_2 衰减的程度也不同（图 5 - 6）。这种信号衰减，叠加在 k 空间数据上，会造成图像的模糊。尤其当有效 TE 很短时（T_1 加权图像或质子密度图像），T_2 衰减曲线非常陡峭，则图像模糊更加明显，因此采用 FSE 进行 T_1 加权扫描时，回波链长度不能太长。

解决 FSE 图像上组织边界模糊的主要方法有：①减少回波链长度；②增加接收机带宽，减少数据采集时间，从而减小回波间隔时间；③增加采集矩阵；④通过调整重聚射频脉冲的角度也可以减少图像的模糊，方案是：回波链前部的回波采集时采用角度较小的重聚脉冲，这样自旋得不到完全相位重聚，从而降低回波的信号强度；往后的回波逐渐增加重聚射频脉冲的角度直至 180°，从而使回波链中各个回波的强度趋于接近，以降低图像的模糊效应。

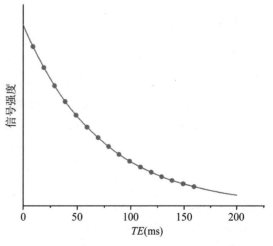

图 5 - 6 FSE 每个回波幅度按 T_2 时间常数 e 指数衰减

2）增加回波链长度会降低在一个 TR 中所能采集的层面数：当回波链长度增加时，每一层采集的时间就增加了。FSE的每次扫描能容纳的层数可用下述近似的公式计算：

$$N_{slices} = \frac{TR}{ETL \times ESP} \qquad (5-14)$$

3）脂肪信号特别高：在常规 SE 图像上，脂质分子中相邻原子上氢原子核之间存在 J 耦合，引起共振峰的分裂（参见12.1.2），会导致 T_2 下降，因此信号更低。而 FSE 在较短的时间内重复施加多个射频脉冲，当质子被射频作用产生饱和效应，J 耦合被打破，分裂的峰就会坍塌为一个单一的峰。与分裂峰相比，单峰幅度更高、宽度更窄，对应的 T_2 更长。因此，FSE 图像上的脂肪 T_2 比传统 SE 图像中明显延长，FSE 图像中的脂肪信号比 SE 图像上更亮（图 5-5B）。

脂肪特别亮，有时是有益处的，比如脂肪可以将腹部器官勾画出来。但是由于脂肪信号比较高，会掩盖靠近脂肪区域的一些小的病变。而对于运动器官，高信号的脂肪会导致运动伪影更加明显。为了消除脂肪信号对诊断的影响，一般会采用各类脂肪抑制技术（详见第13章）。

4）自由水信号特别高：由于采用长 TR、长 TE，自由水特别亮。因此脑实质-脑脊液交界处的病变有可能被掩盖掉，一般采用自由水抑制技术可避免这个问题。

5）脑脊液流动敏感：FSE 对脑脊液流动比较敏感，尤其对于颈椎特别明显。另外脑脊液流动可能会使得不同层面的 FSE 横断面图像上脑脊液信号不一样。从脉冲序列角度，加入流动补偿设计可有效地减少流动伪影，其缺点是会在一定程度上增加回波间隔时间。从参数选择上，可采用反转相位-频率编码方向以得到理想的脊髓显示。

6）射频能量沉积显著增加：随着 MRI 系统的场强不断提高，FSE 序列射频能量沉积会更加突出，很容易超出安全限制（具体见第19章）。首先，射频能量沉积与主磁场的平方（B_0^2）成正比，如 3 T 的射频能量沉积是 1.5 T 的 4 倍。此外，由于硬件系统的不断发展和快速扫描的要求，

ESP 越来越短，ETL 用得越来越长，射频产生的能量沉积也就越来越大。

解决 FSE 序列射频能量沉积问题的方法之一就是缩小重聚射频脉冲的角度（如 120°），这样射频的能量将大大降低，因为射频能量沉积与射频脉冲角度的平方成正比。例如，重聚射频脉冲的角度为 120° 时的射频能量沉积是 180° 时的 4/9，射频能量沉积减少一半多。当然，由于 180° 重聚脉冲具有最佳的相位重聚作用，缩小重聚脉冲角度后相位重聚效果下降，因此 FSE 缩小重聚脉冲的角度的代价是信噪比的下降。

解决 FSE 序列射频能量沉积问题的其他方法包括增加 TR、减少 ETL 或减少扫描层数，其对应的代价是增加扫描时间或减少扫描覆盖范围。

7）磁化转移对比效应（magnetization transfer contrast，MTC）：蛋白质等大分子的结合水 T_2 很短，共振峰很宽，如果采用频率偏离自由水共振频率 500～3 000 Hz 的射频持续照射，结合水会受到激发产生饱和效应，然后通过磁化转移将饱和效应转移到组织中的自由水分子，从而导致组织的信号受到一定程度的抑制，这就是磁化转移对比效应（详见第14章）。在 FSE 序列中普遍存在磁化转移对比效应，其主要原因是现在的高场设备中 180° 重聚脉冲一般比较窄，频带比较宽，容易产生偏共振效应；而且现在 FSE 序列中，ESP 比较短并且 ETL 比较长，多个 180° 射频脉冲反复作用就会产生 MTC 效应。MTC 效应会导致 FSE 图像上椎间盘和肌肉组织的信号比常规 SE 更低，显得更黑。

5.2.3 快速恢复快速自旋回波

当 TR 时间不够长时，自由水等长 T_1 的组织的信号得不到恢复，因此信号比较低，而快速恢复快速自旋回波（fast recovery fast spin echo，FR-FSE）序列可以解决这个问题。FR-FSE 脉冲序列时序图如图 5-7，其在快速自旋回波最后一个回波采集后再施加一个 180° 重聚脉冲，将横向磁化矢量相位重聚；然后再施加一个负 90° 射频脉冲，将重聚的磁化矢量翻转回 +z 方向，从而加快

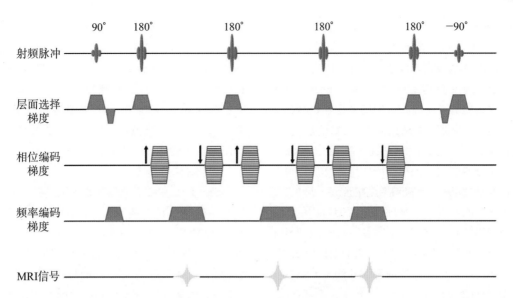

图 5-7　FR-FSE 序列时序图

组织的纵向弛豫。该序列主要适用于长 T_1、长 T_2 的组织（图 5-8），因为长 T_2 的组织横向磁化矢量相位离散少，这样剩余的横向磁化矢量比较大，因此主要适用于流体成像、MRCP 和 FSE3D 等。

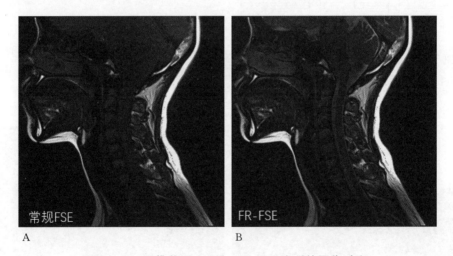

图 5-8　颈椎普通 FSE 和 FR-FSE 序列的图像对比

注：A. 常规 FSE；B. FR-FSE。$TR = 600\,\text{ms}$，$TE = 68\,\text{ms}$。FR-FSE 得到的图像（B）中脑脊液信号比常规 FSE（A）更高。

5.2.4　单激发快速自旋回波

单激发快速自旋回波（single shot fast spin echo，SS-FSE）是 FSE 的极端情况，它在一次射频激发过程中完成所有的数据采集，这种超快速扫描技术使得每层图像的扫描时间不到 1 s。为了得到更快的扫描速度，必须在 FSE 的基础上进行一定的改进，主要采用半傅里叶相位编码（或称为一半激励次数，即 0.5NEX）和更短的回波间隔时间。SS-FSE 又被称为半傅里叶单激发快速自旋回波（half-

Fourier single-shot turbo spin echo，HASTE）。

（1）半傅里叶相位编码

顾名思义，半傅里叶相位编码是只进行一半相位编码，是部分傅里叶相位编码的极限（图5-9），未采集的 k 空间相位编码数据通过数学处理计算得到（详细算法参见6.2）。如前所述，在连续 k 空间的填充过程中，相位编码的上半部分和下半部分的主要差别在于所作用的梯度极性不一样，而相位编码的步骤和梯度幅度是一致的，因此上半部分的数据与下半部分是共轭对称的。对于部分傅里叶相位编码，分辨率和对比度保持不变，但是用于平均的数据变少了，信噪比也随之下降。半傅里叶相位编码的成像时间约是 k 空间全部采集时间的一半。

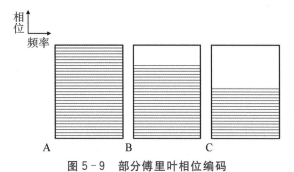

图5-9　部分傅里叶相位编码

注：A. k 空间全部采集（$1NEX$）；B. 采集 k 空间的 0.75（$0.75NEX$）；C. 采集一半 k 空间（$0.5NEX$）。

（2）更短回波间隔时间

回波间隔时间是指回波链中2个相邻回波之间的时间，短的回波间隔时间可以减少图像组织边缘模糊并得到更短的扫描时间。为了得到更短的扫描时间，一般将接收机带宽设置到最大（一般＞100 kHz）。当然，大的接收机带宽带来的副作用是图像的信噪比下降。

（3）图像对比度

SS-FSE 主要用于 T_2 加权扫描。在 SE 或 FSE 序列中，TR 主要用于控制组织饱和程度，即 T_1 加权效应，TR 时间越长，则 T_1 加权效应越小。如果要让所有的人体组织都完成 T_1 弛豫恢复，则 TR 时间必须＞20 s，而标准的 FSE 序列，TR 一般为 2 000～6 000 ms，因此对于脑脊液等长 T_1 的组织，仍有一定的饱和效应。而 SS-FSE，一次射频激发就可以完成所有的相位编码，因此 TR 相当于无穷大，也就没有 T_1 饱和效应。与 FSE 相比，SS-FSE 可以得到更重的 T_2 加权图像。

（4）应用

SS-FSE 序列的主要应用：①超快速扫描抑制运动伪影，可以用于胸、腹部屏气扫描或神经系统无法配合的患者快速扫描（图5-10）；②水成像，包括 MRCP（图5-11）、MRU 等。

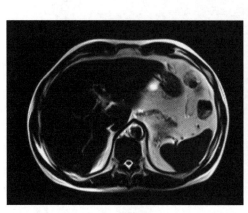
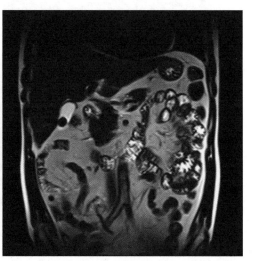

A. 横断面　　　　　　　　　　B. 冠状面

图5-10　腹部 SS-FSE 屏气 T_2 加权图像

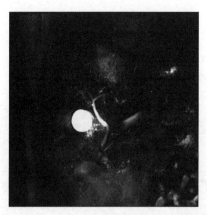

图 5-11　SS-FSE 用于磁共振胰胆管成像
（MRCP）

注：扫描参数为 $TR = 4\,500$ ms，$TE = 734$ ms，$ETL = 256$。

5.2.5　三维快速自旋回波

（1）脉冲序列和成像时间

我们在 2.3.8 看到，通过在层面选择方向添加额外的相位编码梯度脉冲，采样就变成了三维成像。三维成像可提供非常薄的切片，甚至可获得适合于多平面重构的各向同性体素。传统的 SE 序列扫描时间长，作为三维成像序列就不实用，而三维 FSE 序列的扫描时间只需要几分钟。

三维 FSE 的扫描时间可以表示为：

$$总采集时间 = \frac{TR \times N_{PE} \times N_{SS} \times NEX}{ETL} \quad (5-15)$$

TR 是重复时间，N_{PE} 和 N_{SS} 分别相位编码方向和选层方向的相位编码次数，NEX 为累加次数，ETL 为回波链长度。为了缩短扫描时间，一般使用高的 ETL 或加速因子，并采用部分傅里叶相位编码方法和并行成像技术。

（2）射频脉冲优化

在三维 FSE 序列中，为了避免图像伪影和让射频能量沉积保持在安全范围内，必须对射频脉冲进行优化处理。在常规快速自旋回波序列中，重聚射频脉冲采用相同的翻转角，则回波幅度从激发开始随时间衰减，对于非常长的 ETL（100～200），大多数组织的信号衰减非常大，这是无法接受的。在三维 FSE 中，通过使用非选择性的重聚脉冲，回波间隔时间可缩短到最小。另外，可随着回波链对翻转角进行调制，开始时翻转角较大，然后减小到较小的值，通常为 30～60°，然后再增大。使用较小的翻转角会导致某些横向磁化矢量被暂时存储为纵向磁化矢量。由于 T_1 通常比 T_2 长，这意味着来自该序列的回波信号强度比传统的 CPMG 序列维持的时间更长。在三维 FSE 中，回波信号实际上是由 SE 和受激回波组成。图 5-12 显示了传统 CPMG 序列和优化的三维 FSE 采集时射频脉冲调制和回波幅度的变化。重聚脉冲使用较低的翻转角可最大限度地减少射频能量沉积。不同厂商对其优化的三维 FSE 序列有不同命名，如 SPACE、CUBE、3DView 等（详见附录4）。

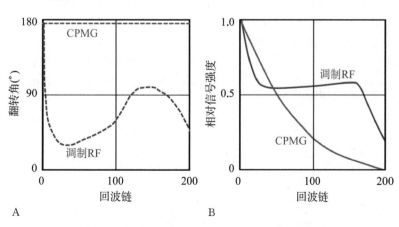

图 5-12　三维 FSE 重聚射频脉冲调制和回波信号幅度的演化

注：A. 重聚 RF 脉冲的翻转角随回波链的变化；B. 回波信号强度的演化。蓝色：CPMG 模式，重聚射频脉冲的幅度始终为 180°，信号随着回波链快速下降；红色：调制射频幅度模式，回波信号强度维持的时间更长。

（3）应用

三维 FSE 序列的优势是能在保留 FSE 的长 TR 和长 TE（T_2 加权）特征的同时，提供三维序列内在的高空间分辨率和高信噪比。该序列可产生 T_1 加权、T_2 加权、质子密度和 FLAIR 对比度，适合于头颅、内耳、关节、MRCP、血管壁等检查。图 5-13 显示了头颅三维高分辨各向同性 FSE 图像和多平面重建图。

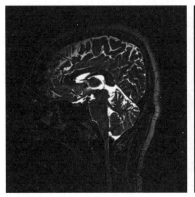
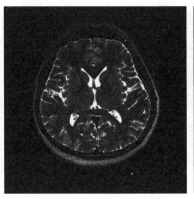
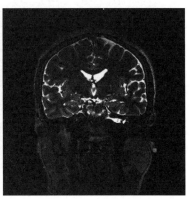

A. 扫描得到的矢状面图像　　　B. 重建出的横断面图像　　　C. 重建出的冠状面图像

图 5-13　头部 FSE 三维高分辨 T_2 加权图像

注：$TR = 3\,200$ ms，$TE = 408$ ms，体素大小为 $1\,\text{mm} \times 1\,\text{mm} \times 1\,\text{mm}$。

5.2.6　辐射状采集快速自旋回波

（1）k 空间采集方式

FSE 序列的一个缺点是对运动比较敏感，k 空间辐射状采集（radial acquisition，也称为放射状采集或径向采集）可以克服这个问题。辐射状采集 FSE 序列是每个 TR 采集一组回波链，每组回波链以中心旋转一定角度以覆盖全 k 空间（图 5-14）。该序列的优势在于每条带在 k 空间中心部分都是重叠的，通过对比重叠的中心部分可以获取受试者的平移和旋转运动的信息，用以校正运动对图像的影响，而对于严重运动的采样带则舍弃不用。

辐射状采集 FSE 又称为螺旋桨技术（periodically rotated overlapping parallel lines with enhanced reconstruction，PROPELLER）、刀锋技术（BLADE）或风车技术（MultiVane）等。

（2）数据处理

辐射状采集 FSE 序列特殊的采样方式，导致其 k 空间数据排列不规则，同时，必须矫正采集过程中患者运动造成的伪影，因此在对采集的数据进行快速傅里叶变换之前需要做一些相应的处理。数据处理主要包含相位校正、旋转校正、平移校正、相关性计算和网格化重建等步骤（图 5-15）。

1）相位校正：由于频率编码方向上梯度脉冲幅度的不对称性及涡流的影响都会造成各条 k 空间带的中心发生偏移，从而导致 k 空间带的中心与旋转中心不一致。这种 k 空间中心偏移在图像空间上的表现就是一个线性相位变化，通过对图像空间数据进行相位校正可消除 k 空间中心的偏移。相位校正同时还可校正由于受试者运动导致的相位变化。

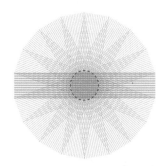

图 5-14　辐射状采集 FSE 序列 k 空间轨迹

注：图中，每条带包含 15 条线，共采集 9 带覆盖整个 k 空间，每条带均采集了 k 空间中心部分（红色圈内）。

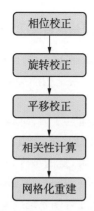

图 5-15　辐射状采集 FSE 图像处理流程

2）旋转校正：旋转校正基于的原理是，图像域物体的旋转相当于 k 空间数据的旋转。如图 5-14 所示，在 k 空间中心有一个圆形重叠采样区域，在此区域定义一个笛卡尔坐标系。因为单个 k 空间带的扫描时间比较短，所以可以认为在这段时间内受试者是静止不动的。每条 k 空间带的数据均包含了采集该条带时受试者所处位置的信息。通过分析 k 空间重叠采样区域内的数据，就可以对受试者的旋转运动做出相应的校正。

3）平移校正：平移校正基于的原理是，图像域物体的平移相当于 k 空间数据相位的线性变化。通过计算 2 个条带之间的相位变化，即可得到采集 2 个条带时受试者的平移变化量。在具体处理的时候通常是根据傅里叶变换的性质（图像域的卷积相当于频率域的乘积），将 k 空间第 i 条带数据与 k 空间第 1 条带数据逐点相乘后，再进行傅里叶变换得到一个三维图像，通过拟合三维图像得到图像的最高点对应的空间坐标，此即第 i 条带相对于第 1 条带的平移量。

4）相关性计算：如果在扫描过程中被试的运动比较剧烈，则用采集的数据进行重建后会出现严重的伪影，因此在最后重建之前还要对空间带进行一个相关性计算。根据各个带的相关性大小划分一个优先次序，然后按照顺序对各个数据进行加权，这样可减少低相关性数据对图像的影响。

5）网格化重建：因为 k 空间带的点与笛卡尔网格点不完全重合，因此需要对数据进行重采样和插值处理。一般的方法是，组合所有的 k 空间带，选择二维 Keiser-Bessel 函数为卷积函数，通过卷积插值将非笛卡尔坐标系下所有数据点都插值到笛卡尔坐标系网格点上，然后对网格化后的数据添零并进行傅里叶变换，最后取模得到重建的图像。

（3）临床应用优势

辐射状采集 FSE 序列能够有效地校正运动伪影并提高图像信噪比，对较复杂的腹部运动所产生的伪影也有较好的校正效果（图 5-16）。辐射状采集 FSE 技术也可与扩散加权成像（diffusion weighted imaging，DWI）和扩散张量成像（diffusion tensor imaging，DTI）结合在一起，与目前广泛采用的回波平面扩散成像技术相比，运动伪影以及磁化率伪影明显降低，图像变形小，图像信噪比和分辨率均得到提高。该方面的内容在 9.5.1 节有更详细的介绍。

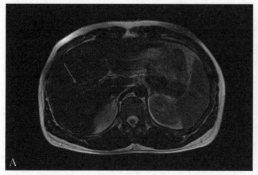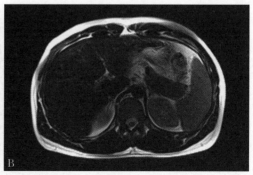

图 5-16　肝脏常规 FSE 和辐射状采集 FSE 扫描对比

注：肝脏图像数据采集时均未采用屏气或呼吸触发。A. 用常规 FSE 扫描方法，图像有严重的呼吸伪影（红色箭头所示）；而用辐射状采集 FSE 方法扫描，图像上未见明显的呼吸伪影。

5.3　快速反转恢复序列

5.3.1　快速反转恢复序列时序图

FSE 在 SE 的基础上采用多个 180°重聚射频脉冲，在一次 TR 内可填充 k 空间的多条线；而快速反转恢复序列（fast inversion recovery, FIR），在 IR 序列的基础上采用多个 180°重聚射频脉冲，同样可以在一次 TR 填充 k 空间的多条线。换一种讲法，就是反转 IR 和 FSE 序列的组合，因此有时又被称为反转恢复快速自旋回波（inversion recovery fast spin echo, IR‑FSE）。为了得到更均匀的反转效果，反转射频脉冲一般采用绝热脉冲。

IR‑FSE 多层扫描时，可以根据 TI 的长短，采用不同的采集方式。针对短 TI，一般采用逐层反转和扫描，每个 TI 只对一层施加反转射频脉冲（图 5‑17A）；而 TI 较长时，一般采用交替反转和扫描，每个 TI 对多层施加反转射频脉冲（图5‑17B）。

5.3.2　反转恢复快速自旋回波图像特点和应用

IR‑FSE 与 IR 序列一样，图像对比度也取决于 TR、TE、TI。关于扫描参数对图像的影响，可参见 4.3。

选择某一特定的 TI 值，可将特定的组织抑制掉。例如在 1.5 T 磁场下，当 $TI=160\sim170\ ms$ 时，脂肪就被抑制掉，此时被称为快速短恢复时间反转恢复法（fast short TI inversion recovery, FSTIR）。FSTIR 在骨骼系统成像中非常重要，当将正常骨骼中脂肪化的骨髓抑制后，诸如骨挫伤和肿瘤之类的病灶显示更加清晰。

在 1.5 T 磁场下，当 $TI=2\,200\sim2\,300\ ms$ 时，能够将脑脊液等液体抑制掉，此时该序列又被称为液体衰减反转恢复法（FLAIR）。这在中枢神经系统中运用广泛，当将脑脊液的高信号抑制后，可更清楚地显示脑室周围和脊髓的病变。

抑制脂肪（图 5‑18）和抑制自由水（图5‑19）是 IR‑FSE 的 2 个主要应用。需要特别指出的是，TI 不仅与场强有关，与 TR 值也直接相关，具体参见第 4 章中图 4‑17 和相关公式。

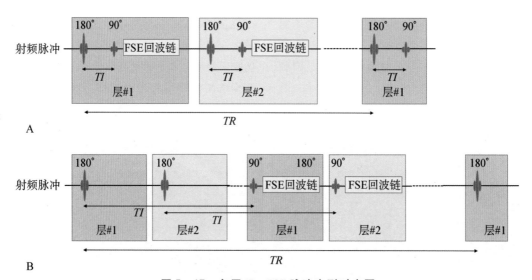

图 5‑17　多层 IR‑FSE 脉冲序列时序图

注：A. 逐层反转和扫描，每个 TI 只对一层施加反转射频脉冲；B. 交替反转和扫描，每个 TI 对多层施加反转射频脉冲。

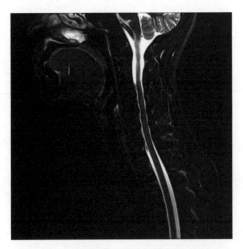

图 5-18　颈椎 IR-FSE 脂肪抑制图像

注:该图像来自 3 T 磁共振扫描仪。当 $TI = 230$ ms,脂肪可得到很好的抑制。

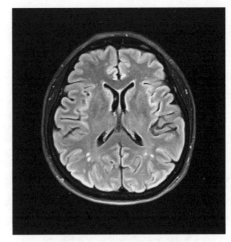

图 5-19　颅脑 FLAIR 图像

注:该图像来自 3 T 磁共振扫描仪。当 $TI = 2\,500$ ms,脑脊液信号得到很好的抑制。

IR-FSE 的另一个应用是 T_1 加权图像,采用该序列扫描颅脑时,可得到非常好的灰质-白质对比度(图 5-20)。

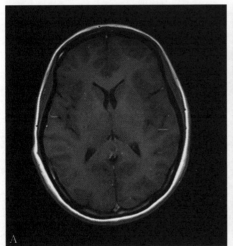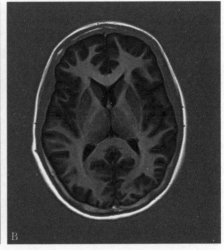

图 5-20　SE 序列和 IR-FSE 序列得到的 T_1 加权图像对比

注:A. SE 序列 T_1 加权成像,扫描参数为 $TR = 600$ ms、$TE = 6$ ms;B. IR-FSE 序列 T_1 加权成像,扫描参数为 $TR = 2\,500$ ms、$TE = 12$ ms、$TI = 500$ ms。IR-FSE 序列得到的 T_1 加权图像具有更强的灰、白质对比度。

5.3.3　反转恢复快速自旋回波优、缺点

由于 IR-FSE 是 IR 与 FSE 的组合,因此它同时具有 FSE 图像的优缺点,优点包括节省时间、高分辨扫描、长 TR、长 TE 等;但是当回波链增加时,则会出现图像模糊。

IR-FSE 与 FSE 相比,可以克服 FSE 的某些缺点。例如,采用 FSE 序列进行 T_2 加权成像时,脂肪特别亮,脑脊液也特别亮,而短 TI 的 IR-FSE 可以抑制脂肪,FLAIR 可以抑制脑脊液,这对于许多病变来讲特别有效。

5.4 快速梯度回波技术

快速梯度回波技术与第3章描述的梯度回波序列的一个最大区别在于成像速度,由于 TR 和 TE 时间的大幅度下降,图像采集时间可以非常短。为了得到非常短的 TR 时间,射频激发时间、相位编码时间、频率编码时间及其他时间都必须降低到最小,可以通过分数射频、分数回波和增加带宽来达到此目的。另一方面,由于 TR 比较短,需要考虑如何处理剩余横向磁化矢量对后续信号的影响,因此衍生出一系列新的序列。

5.4.1 扰相梯度回波

（1）脉冲序列

横向磁化矢量需要经过一段时间才能完全衰减掉。为了消除剩余横向磁化矢量的影响,可以有2种选择:一种选择是使 TR 时间足够长,以保证在下一次射频脉冲施加前横向磁化矢量相位充分离散;另一个选择在信号测量后用某种方法主动使得横向磁化矢量相位离散。用来破坏剩余横向磁化矢量的方法有很多,包括幅度递进或随机方式的扰相梯度场和随相位递进的射频激发以避免相位相关（图 5-21）,由此产生相应的序列被称为扰相梯度回波（spoiled gradient recalled echo, SPGR）或快速小角度激发序列（fast low angle shot, FLASH）。

（2）信号与扫描参数的关系

SPGR 序列产生的信号可表达为：

$$S_{SPGR}(\alpha, TE, TR)$$
$$= k \cdot N(H) \cdot \frac{\sin\alpha \cdot (1 - e^{-TR/T_1})}{1 - \cos\alpha \cdot e^{-TR/T_1}} e^{-TE/T_2^*}$$
$$(5-16)$$

式中 k 是与仪器条件相关的常数,信号强度取决于内在参数 $N(H)$、T_1 和 T_2^* 和外在参数 α、TE、TR。当采用小 TR、小 TE、小角度时,得到质子密度像;当采用小 TR、小 TE、大 α 角时,得到 T_1 加权像;当增加 TE,则可以获得包含更多 T_2^* 加权的图像。

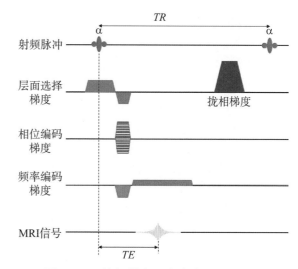

图 5-21　扰相梯度回波脉冲序列时序图

注:在每次回波采集后,施加一个强的扰相梯度(黑色)以消除剩余横向磁化矢量。也可以采用幅度递进或随机变化的扰相梯度、或每次相位递进的射频激发来消除剩余横向磁化矢量。

（3）应用

SPGR 序列主要用于 T_1 加权图像,包括头颅三维高分辨 T_1 加权成像、腹部屏气 T_1 加权成像（图 5-22）、关节软骨成像、血流成像（将在第 8 章详细介绍）等。

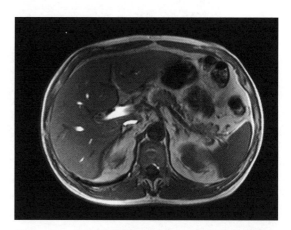

图 5-22　二维扰相梯度回波序列用于腹部屏气 T_1 加权扫描

SPGR 序列也可以用于 T_2^* 加权成像,进一步可发展为磁敏感加权成像和定量磁化率成像,这方面内容在第 15 章有进一步的介绍。

5.4.2　三维容积内插快速扰相梯度回波技术

（1）技术特点

将扰相梯度回波序列与三维扫描方法相结合，同时结合快速采集技术（详见第 6 章）和数据填零内插技术，可以得到大范围、高分辨体部器官的 T_1 加权快速成像。这样的技术被称为容积内插屏气检查技术（volume interpolated breathhold examination，VIBE）、肝脏容积加速采集技术（liver acquisition with volume acceleration，LAVA）或 T_1 高分辨各向同性容积激发技术（T_1 high resolution isotropic volume excitation，THIRVE）等。VIBE 序列也可以与辐射状采集结合，在西门子设备上称为 star – VIBE，可用于小视野（FOV）高分辨成像，同时可有效抑制运动伪影。

1）VIBE 序列具有以下共同特点：

A. 一般采用超短的 TR、TE 和较小角度的射频脉冲，在高场 MRI 仪上 TR 一般为 3～8 ms，TE 通常为 1～3 ms，射频脉冲激发角度通常为 10～15°。

B. 往往同时采用多种快速采集技术，如部分 k 空间技术、半回波技术、并行采集技术、匙孔技术等。

C. 层厚一般较薄，在高场 MRI 系统上，层厚一般为 2～5 mm。

D. 多采用容积内插重建技术，有利于三维重建。

E. 扫描速度快。根据成像参数的不同，整个三维容积的采集时间需要十几秒到数十秒，甚至仅需要数秒。如用于肝脏动态增强扫描，一次屏气可进行多个时相的扫描，从而获得多动脉期的动态图像。

F. 由于该序列的快速采集对硬件要求较高，因此目前多在 1.5 T 以上的新型高场 MRI 仪上使用。

2）与二维 SPGR 的 T_1 加权成像序列相比，三维 VIBE 的 T_1 加权成像序列的优点为：

A. 在层面较薄时可以保持较高的信噪比；

B. 没有层间距，有利于小病灶的显示；

C. 可同时兼顾脏器实质成像和三维血管成像的需要。

三维 VIBE 序列的缺点主要是其软组织 T_1 对比往往不及二维 SPGR，因此三维 VIBE 多用于体部动态增强扫描，而平扫 T_1 加权成像则多采用二维 SPGR 序列。

（2）临床应用

VIBE 序列主要用于软组织器官的动态增强扫描，如乳腺动态增强扫描、肝脏屏气动态增强扫描（图 5 – 23）等。

三维 VIBE 序列还可用于对比剂增强血管成像（contast-enhanced magnetic resonance angiography，CE – MRA）。用于 CE – MRA 的三维 VIBE – T_1WI 序列翻转角更大，多为 25～40°，因此其 T_1 加权效应更强，血管外的软组织饱和很明显，血管结构显示更好，但不能很好地显示软组织；而本节介绍的三维 VIBE 序列 T_1 权重稍轻，血管和软组织结构都能显示，软组织显示较好，血管的显示则不及 CE – MRA 序列。有关 CE – MRA 的详细介绍参见 8.1 节。

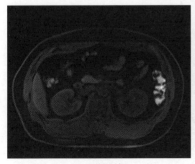
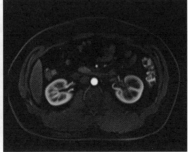
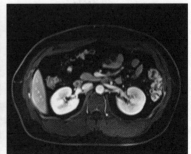

A. 增强前　　　　　　　　　　B. 动脉期　　　　　　　　　　C. 静脉期

图 5 – 23　腹部 VIBE 图像

5.4.3 稳态梯度回波技术

（1）脉冲序列

稳态梯度回波脉冲序列（gradient recalled acquisition in the steady state，GRASS）的主要特点是在信号测量后采用一个与原来相位编码梯度相反的相位重聚编码梯度，即回绕相位编码梯度场（rewinded phase-encoding gradient）（图5-24），以产生磁化矢量的相位重聚，这样，在下一次射频脉冲之前会形成最大的横向磁化矢量。选择合适的回绕相位编码梯度和 TR，形成的横向磁化矢量就可以用来部分补充下一个射频脉冲前的纵向磁化矢量，从而形成一个稳态平衡。相位重聚的横向磁化矢量在 TR 时间内有180°相移，因此当下一个射频脉冲发射时，部分横向磁化矢量也会翻转到＋z方向，叠加在未受干扰的纵向磁化矢量上（图5-25）。稳态形成后的信号具有 T_2^* 加权的成分。这种序列也称为稳态自由进动（steady state free precession，SSFP）或稳态进动快速成像（fast imaging with steady-state precession，FISP）。

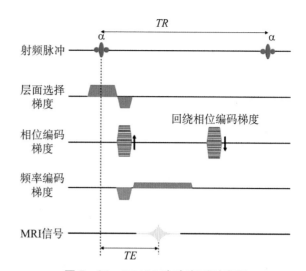

图5-24 GRASS脉冲序列时序图

注：回波信号采集后采用一个与原来相位编码梯度相反的相位重聚编码梯度，即回绕相位编码梯度，产生相位重聚。

横向磁化矢量反馈到纵向磁化矢量上的大小也就是稳态的程度，随着翻转角的增加而增长，直到90°最大。组织的 T_2 时间越长，稳态程度也越

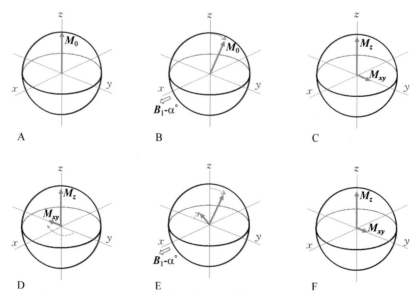

图5-25 稳态梯度回波磁化矢量演化图

注：A. 射频脉冲作用前，磁化矢量沿着主磁场方向（＋z轴），幅度为 M_0；B. 在 x 轴上施加 α 射频脉冲，M_0 偏离＋z角度；C. 磁化矢量在 xy 平面中的分量幅度为 $M_{xy}=M_0\sin\alpha$，在纵轴的分量幅度为 $M_z=M_0\cos\alpha$；D. 当 $TR<T_2$，相位重聚的残余横向磁化矢量在 TR 期间进动了180°到－y轴上；E. 在第2个 α 射频脉冲作用后，M_z 和 M_{xy} 都绕 x 轴翻转 α 角度，原 M_z 的一部分进入 xy 平面与原 M_{xy} 仍留在－y轴的部分相减，形成第2个周期的有用信号，同时原 M_{xy} 翻转到＋z的部分与原 M_z 留在＋z的部分相加；F. 经过几个 TR 后达到稳态平衡时，M_z 几乎保持不变，α 射频脉冲之后，所得到的 M_{xy} 也几乎恒定不变。

大。另外,稳态的形成还需要一些其他条件,如组织必须保持静止状态。

假设 TR 时间间隔采用180°反向重聚横向磁化矢量来达到稳态梯度成像,那么信号表达为:

$$S_{GRASS}(\alpha, TE, TR)$$

$$= N(H) \frac{\sin\alpha \cdot (1-\mathrm{e}^{-TR/T_1})}{1-\cos\alpha \cdot \mathrm{e}^{-TR/T_1} - \mathrm{e}^{-TR/T_2}(\mathrm{e}^{-TR/T_1}-\cos\alpha)} \mathrm{e}^{-TE/T_2^*}$$

$$(5-17)$$

这个关系非常复杂,信号取决于 $N(H)$、T_1、T_2、T_2^*、α。通过不同的选择组合则可以得到不同的加权像。

5.4.4 真稳态进动快速成像序列

在稳态梯度回波序列的基础上,如果在一个 TR 时间内,在3个方向上均施加了大小相同和方向相反的梯度场,则该序列为真稳态进动快速成像(true fast imaging with steady-state precession,True-FISP),意谓与 FISP(普通 SSFP)序列相比,True-FISP 序列的纵向磁化矢量 M_z 和横向磁化矢量 M_{xy} 都达到了真正的稳态。GE 公司称该序列为稳态采集快速成像(fast imaging employing steady state acquisition,FIESTA),飞利浦公司则称之为平衡式快速场回波(balanced fast field echo,b-FFE)。也有文献称为平衡式稳态自由进动(Balance-SSFP)。

(1)脉冲序列结构

在 SPGR 序列中,利用扰相梯度或扰相射频脉冲去除前一个回波残留的横向磁化矢量。普通 GRASS 序列中,采用重绕相位编码梯度场,消除相位编码梯度对残余横向磁化矢量的相位干扰,保持了残余横向磁化矢量的稳态。但是普通 GRASS 序列中仅考虑了相位编码梯度对残余横向磁化矢量的影响,而忽略了层面选择梯度和频率编码梯度(或称为读出梯度)对残余横向磁化矢量的相位干扰。True-FISP 序列是在回波采集后,在层面选择、相位编码、频率编码3个方向上均施加一个与相应的空间编码梯度大小相同、方向相反的梯度场,这样一来,由于空间编码梯度场造成的残余横向磁化矢量相位干扰将被完全抵

消,残余横向磁化矢量将得到最大程度的保留,并达到真正的稳态或称真正的平衡(图 5-26)。这种残余横向磁化矢量同样会对下一个 TR 间期的回波信号产生贡献。

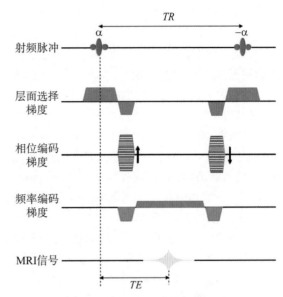

图 5-26 真稳态进动快速成像序列

注:3个方向均施加了大小相同和方向相反的梯度。通过射频脉冲的相位循环,磁化矢量可快速进入稳态,条状伪影的位置也会偏移。

(2)True-FISP 序列与普通 GRASS 序列的比较

True-FISP 序列与普通 GRASS 序列的共同之处是:这2种序列都利用了每个 TR 间期的残余横向磁化矢量,其组织信号强度决定于组织的 T_2/T_1 比值。不同之处在于普通 GRASS 序列仅消除了相位编码梯度对残余横向磁化矢量的影响,并没有达到真正的稳态;而 True-FISP 消除了所有空间3个方向的梯度对残余横向磁化矢量的影响,因此达到了真正的稳态。True-FISP 序列采用很短的 TR(<10 ms,更多情况下 < 5 ms)、很短的 TE 和较大翻转角的射频激发脉冲(一般为 $40 \sim 80°$)。由于 TR 极短,每个 TR 间期内残余横向磁化矢量和前一个 TR 的残余纵向磁化矢量倾倒之后在 xy 平面内的分量组合在一起,信号强度在 $1/2$ 的 TR 处达到峰值,因此一般

True-FISP序列的TE常选择为TR的一半。

（3）成像参数及图像特点

True-FISP序列可以进行二维和三维成像，在高场MRI中，一般$TR = 3 \sim 6$ ms，$TE = 1.5 \sim 3$ ms，激发角为$40 \sim 80°$。

True-FISP序列图像具有以下优点：①图像的信噪比较高；②由于TR很短，其成像速度快，单层图像采集时间常在1 s以内，腹部成像时即使患者不能很好屏气也没有明显运动伪影；③由于采用极短的TR和TE，血液流动造成的相位离散程度较轻，同时由于3个方向相位重聚梯度的流动补偿效应，流动的血液包括心腔和血管内的血液均呈现高信号，有利于心脏和血管的成像；④液体（包括血液、脑脊液、胆汁等），由于T_2值较长，其T_2/T_1的比值较大，因此在图像上呈现明显高信号，液体与软组织间形成很好的对比。

True-FISP序列的缺点也很明显：①由于软组织之间的T_2/T_1比值差别不大，因此图像的软组织对比很差，常不能检出实质性脏器内部的实性病变，如肝细胞癌等；②对磁场不均匀比较敏感，容易因磁化率效应而产生条纹状伪影，这些伪影特别容易出现在气体与组织的界面处、FOV的周边区域；且TR越长越明显，主磁场强度越大也越明显。

（4）临床应用

鉴于上述特点，True-FISP常用于产生液体和软组织之间的对比，而不适用于实质性脏器内部实性病变的检查。其临床应用主要包括以下几个方面：①配用心电门控或心电触发技术进行心脏结构成像，可清晰显示心腔结构，并可进行心脏功能分析；②配用心电触发技术进行冠状动脉成像，无需使用对比剂即可较为清楚地显示冠状动脉；③大血管病变如动脉瘤、主动脉夹层等病变的检查；④利用三维True-FISP序列进行水成像，主要用于内耳水成像及磁共振脊髓造影（magnetic resonance myelography，MRM），但由于磁化率伪影较重，效果并不理想；⑤在肝胆胰脾病变的检查中，有助于胆道梗阻、胆囊病变及门静脉病变等的检查，但不适用于肝脏实性病变的检出；⑥用于尿路占位病变的检查，包括肾盂、输尿

管和膀胱病变；⑦可用于胃肠道占位病变的检查，胃肠道内充盈水时效果较好；⑧利用该序列还可以进行化学位移成像（即同反相位成像）。

5.4.5 双激发真稳态进动快速成像序列

双激发True-FISP是True-FISP的改进序列。据如前述，True-FISP序列的缺陷之一是对磁场的不均匀性比较敏感，很容易因为磁化率效应产生条纹状伪影，这种伪影在TR延长时将更为明显。在临床检查中，有时需要显示细微的解剖结构，如显示脑神经、内耳、脊神经根等，这时就需要进行小FOV、高分辨扫描，这势必延长True-FISP序列的最短TR，进而增加图像的条纹伪影，影响解剖细节的显示。

True-FISP序列的一个特点是当α脉冲在M_{xy}处于不同相位时进行激发，其产生的条纹伪影移位的方向也会发生相应的改变。如果在M_{xy}处于不同的相位（如相差$180°$）时，采用2次射频脉冲激发来采集2组回波，得到2组图像，那么这2组图像可能都有条纹伪影，但伪影位移的方向不同。把这2组图像融合成一组最终的图像，即可消除条纹伪影。

双激发True-FISP序列在西门子公司的设备上被称为稳态进动结构相干（constructive interference in the steady sate，CISS），在GE公司的设备上被称为FIESTA-C（FIESTA-cycled phases）。双激发True-FISP序列的基本特性及图像对比与一般的True-FISP序列类似。与一般的True-FISP序列相比，双激发True-FISP序列具有以下优点：①明显减轻了图像的条纹伪影；②TR相对较长的情况下仍可保证图像具有较高的信噪比和较少的伪影。其缺点在于由于需要双次激发，与相应成像参数的普通True-FISP相比，成像时间增加1倍。

双激发True-FISP序列多采用3D采集模式，主要用于内耳水成像、脑神经的显示及脊神经根的显示等。

5.4.6 反稳态梯度回波序列

在稳态梯度回波状态下，每个TR间期存在2

种宏观横向磁化矢量的稳定变化,一种是当前 TR 内纵向磁化矢量倾倒后在 xy 平面的分量(SSFP-FID),另一种是上一个 TR 内残余横向磁化矢量倾倒后在 xy 平面的分量(SSFP-refocused)。普通稳态梯度回波序列(西门子公司称之为 FISP)是在每个 TR 间期,利用频率编码梯度的切换采集梯度回波,即在频率编码方向先施加反向相位离散梯度,然后再施加频率编码梯度。我们也可以不去采集 SSFP-FID 的回波,而是在 SSFP-refocused 过程中采集一个受激回波,其脉冲序列时序图如图 5-27。应该要注意到该序列与普通梯度回波不同的是,在选层梯度施加后、回波采集前,该序列并没有在选层方向施加相位重聚梯度,也没有在频率编码方向施加相位离散梯度,这种回波的采集方向正好与 FISP 序列相反,因此在西门子公司的设备上该序列被命名为 PSIF,意为该序列为 FISP 序列的反过程;在飞利浦公司的设备上该序列被称为 T_2-FFE;在 GE 公司的以前设备上,该序列被称为 CE-GRASS(contrast enhanced GRASS)。

PSIF 技术严格的来讲不是梯度回波,因为信号来源是 Hahn 回波。可以这样简单地理解:图 5-27 中第 1 个 α 射频脉冲是 90°激发脉冲,第 2 个 α 射频脉冲是 180°重聚脉冲,因此得到的图像对比度是重 T_2 加权图像(不是 T_2^* 加权图像)。

PSIF 序列相位演化是这样的:在第 1 次频率编码梯度施加时,并没有形成回波,因为在选层梯度施加后、回波采集前,该序列并没有在选层方向施加相位重聚梯度,也没有在频率编码方向施加相位离散梯度,第 1 个射频脉冲产生的横向磁化矢量由于没有被相位重聚。而第 2 个射频脉冲反转了相位,并通过第 2 个频率编码梯度重聚了相位,因此会形成回波。在该序列中,相位编码梯度和选层梯度都是回绕的。信号强度可以表述为:

$$S \propto e^{-\frac{2 \times TR - TE_{reverse}}{T_2}} \qquad (5-18)$$

$TE_{reverse}$ 为图 5-27 中"反 TE"。一般 $TE_{reverse}$ 比较小,实际 TE 近似为 2 倍 TR,因此 T_2 加权的程度通过 TR 来确定的。对于多层采集,一般采用逐层顺序采集或三维成像方法。

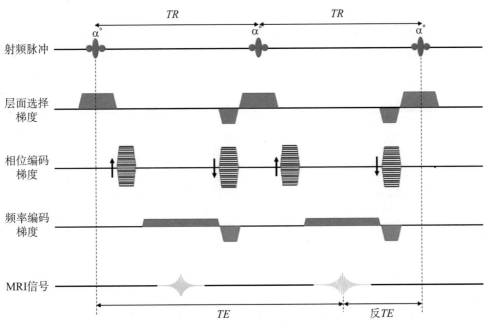

图 5-27　PSIF 脉冲序列时序图

注:图中所示第 2 个回波(红色)是由第 1 个 α 射频脉冲和第 2 个 α 射频脉冲共同作用形成的 Hahn 回波,而图中所示第 1 个回波(灰色)是由前一个 α 射频脉冲(未在图中显示)和第 1 个 α 射频脉冲共同作用形成的 Hahn 回波。

PSIF 序列的优点:①得到的图像对比度是重 T_2 加权图像,可用于水成像和关节成像;②对磁场不均匀、磁化率不均匀和化学位移均不敏感。

PSIF 序列的缺点:①对运动比较敏感;②由于没有充分利用激发的信号,所以信噪比比较低。

5.4.7 双回波稳态序列

双回波稳态序列(dual echo steady state, DESS)是西门子的梯度双回波序列,一个回波为 FISP 梯度回波,一个为 PSIF 回波,其脉冲序列时序如图 5 - 28 所示。该序列一般采用三维扫描技术,因此在板块选择激发后会在 2 个轴上均施加相位编码梯度。通过相位离散和相位重聚梯度的施加,在 PSIF 前就可得到 FISP 回波。FISP 回波可得到高分辨结构像,PSIF 可得到重 T_2 加权图像(自由水信号很高)。该序列的缺点是对运动非常敏感,容易产生运动伪影。DESS 序列主要应用于三维高分辨成像。

5.5 磁化矢量准备的超快速梯度回波序列

快速小角度激发梯度回波序列可以用很高的速度采集数据,我们称为超快速 FLASH 序列。传统快速小角度梯度回波序列成像的测量时间在 $1\sim5$ s,而超快速 FLASH 采用很小倾倒角射频脉冲激发,重复时间可控制到 3 ms,可在 400 ms 内采集完具有 128×128 个像素的二维图像。如果再采用第 6 章描述的部分傅里叶采集、并行成像和压缩感知等技术,成像时间还可以成倍缩减。

5.5.1 自旋密度的超快速 FLASH 成像

超快速 FLASH 成像在原理上与传统的 FLASH 序列基本相同,只是重复时间 TR 极短($\leqslant3$ ms),梯度回波读出时间 TE 也极短($\leqslant1.6$ ms)。如果假定数据采集完之后将残余横向磁化矢量全部破坏掉,则体素内信号由公式 5 - 16 给出。在

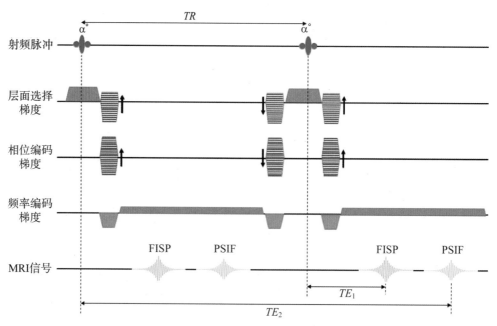

图 5 - 28 DESS 脉冲序列时序图

注:FISP 回波由最近的射频脉冲形成,PSIF 回波由前一个射频激发脉冲重聚而成。

超快 FLASH 中，$TR = 3$ ms，远小于 T_1；$TE \approx 1$ ms，也远小于 T_2^*，倾倒角<5°。在这种极限情况，信号强度将与弛豫时间 T_1 和 T_2 无关，而正比于质子自旋密度 $N(H)$。

5.5.2 超快速 FLASH 成像磁化准备

（1）组织准备

在应用超快速 FLASH 序列之前，对组织进行准备，可有助于优化超快速 FLASH 图像组织对比度。组织准备的方法大致是这样的：首先将一射频脉冲作用于组织，再等待一段时间，这段等待时间被称为准备时间。在准备时间过程中，会出现组织磁化矢量的差别，最终得到理想的组织对比度。当准备时间结束后，再施加一个小角度射频激发脉冲，完成一条相位编码线的采集，然后，重复小角度射频激发脉冲和相位编码线采集过程，直到完成所有数据的采集。

需要说明的是，如果每次采集相位编码线前都施加准备脉冲，就会出现严重的组织饱和，因此每次扫描只施加一次准备射频脉冲。正因为如此，每次采集到的相位编码线会出现不同的磁化矢量差别（T_1 和 T_2 恢复），影响图像的对比度和锐利度。

（2）k 空间编码顺序

在标准的自旋回波成像中，获得 k 空间线的顺序通常是从负最大到正最大（或相反）。这就是所谓的线性或顺序排序。在自旋回波序列中，实际的编码顺序确实不重要，因为编码顺序不会改变 k 空间内在的信号。但是对于分段 k 空间或单激发采集，则顺序有影响。

另一种常见的秩序是先中心-后边缘，也就是 k 空间的填充顺序是中间向外面，例如：0，$+1$，-1，$+2$，-2，$+3$，-3，$+4$，-4 ……$-N_{PE}/2$，$N_{PE}/2$，此时，图像对比度由采集期间的起始部分确定。

还有一种方式是先边缘-后中心，从较大的相位编码值开始，然后移向较小的相位编码值，此时，图像对比度将由采集期间的结束部分确定。

准备脉冲选择有 2 种：①反转恢复法（IR），准备脉冲为 180°射频脉冲，主要用于得到 T_1 加权图像；②驱动稳态法（driven equilibrium, DE），准备脉冲序列为 90°/180°/90°，可得到 T_2 加权图像。

5.5.3 反转恢复法准备的超快速 FLASH 成像

（1）二维 IR 准备的超快速 FLASH

组织磁化矢量准备的一种最简单的方法就是应用一个 180°反转射频脉冲，在一段准备时间后，再作用 α 射频脉冲，如图 5-29 所示。准备时间的长短不同，产生的磁化矢量也不同（类似于常规 IR 序列中反转脉冲的作用效果）。准备时间的选择非常重要，因为：①准备时间会决定图像 T_1 加权程度；②在某一特定准备时间下，具有特定 T_1 弛豫时间的组织的磁化矢量会为零，可以借此来抑制该特定组织的信号。

IR 准备的超快速 FLASH 可采用单激发采集和分段采集模式。

在单激发采集模式下，在一次准备射频脉冲后完成某一层的整个 k 空间数据的采集。超快速 FLASH 非常快地运行，在 $1\sim 2$ s 中就可获得完整的数据。当需要采集多个层面的数据时，层面数据是按顺序采集的，也就是说，某个层面的整体数据采集完后再采集下一个层面的数据。因此，扫描时间与层面数成正比：

$$扫描时间 = N_{Slice} \times (TP + N_{PE} \cdot TR + TD)$$

$$(5-19)$$

公式中 N_{Slice} 为层面数，N_{PE} 为相位编码次数，TP 为准备时间，TR 为相邻 2 个 α 射频脉冲之间的时间，TD 为延迟时间。

而在分段 IR 准备的超快速 FLASH 中，k 空间被分成若干段（segment），整个序列被重复多次。例如，如要采集 256 次相位编码，可以分成 4 次采集，每次采集 64 行 k 空间数据。为了避免信号强度在不同段之间出现跳跃，可以采用交替方案。

二维 IR 准备的超快速 FLASH 应用主要包括：①利用暗血准备可用于心脏解剖的低分辨率成像；②与饱和恢复准备结合在一起可用于对比剂增强研究；③可以用于确定血管造影准备的测试团注的通过时间。

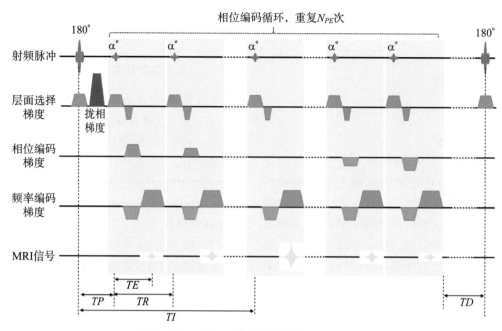

图 5‑29　二维 IR 准备的超快速 FLASH 序列

注：180°反转射频脉冲（准备脉冲）用于形成图像对比度，采集快速梯度回波用于产生图像。TP：准备时间，为 180°反转射频脉冲到第 1 个 α 射频脉冲的时间间隔；TR：恢复时间，为连续 2 个 α 射频脉冲的时间间隔；TD：延迟时间，为采集完所有回波数据后时间点到下一个 180°反转射频脉冲的时间间隔；TI：反转时间，为 180°反转射频脉冲到采集相位编码 k 空间中心线的时间间隔。

（2）三维 IR 准备的超快速 FLASH

IR 准备的超快速 FLASH 可以与三维成像结合在一起，在三维 IR 准备的超快速 FLASH 序列中，每次准备脉冲施加后，完成层面选择方向的相位编码循环（图 5‑30）。扫描时间可以表述为：

$$扫描时间 = N_{PE} \times (TP + N_{SS} \cdot TR + TD)$$
$$(5-20)$$

公式中 N_{PE} 为相位编码次数，N_{SS} 层面选择方向实际的相位编码次数（如采用过采技术，该数值会大于层面数），TP 为准备时间，TD 为延迟时间。

反转时间为 180°反转射频脉冲到采集层面选择方向上相位编码 k 空间中心线的时间间隔。

需要特别指出的是，在西门子设备上三维 IR 准备的超快速 FLASH 被称为磁化准备快速梯度回波成像（magnetization prepared rapid gradient echo imaging，MP‑RAGE）。时间参数的定义与图 5‑30 是不一样的，TR 定义为连续 2 个 180°反转射频脉冲的时间间隔，而相邻 2 个 α 射频脉冲之间的时间被称为回波间隔时间（图 5‑31）。扫描时间参数有如下关系：

$$TR = TP + N_{SS} \cdot ESP + TD$$

$$扫描时间 = N_{PE} \times TR \qquad (5-21)$$

公式中 ESP 为相邻 2 个 α 射频脉冲之间的时间间隔。

三维 IR 准备的超快速 FLASH 可以得到空间分辨率非常高的 T_1 加权图像，可以非常好地显示解剖细节，尤其适用于头部的快速 T_1 加权高分辨结构像（图 5‑32）或血管壁斑块成像（详见 8.3）。

具有双重反转时间的三维 IR 超快速 FLASH（MP2RAGE），可同时采集得到 2 组不同 TI 的图像，从而得到 2 种不同对比度的图像。在得到高信噪比、高对噪比的结构像的同时，还可得到高分辨 T_1 定量分布图。

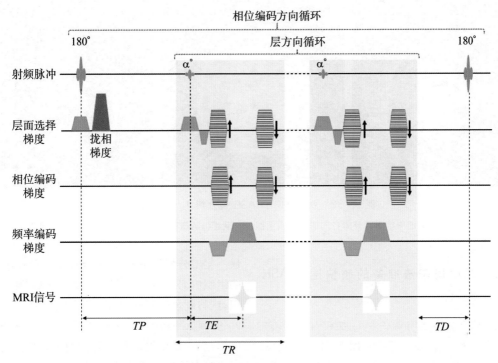

图 5‑30　三维 IR 准备的超快速 FLASH 序列

注：三维 IR 准备的超快速 FLASH 序列包含 2 个循环，分别为层面方向和相位编码方向的循环。每次准备脉冲施加后，完成层面选择方向的相位编码循环。TP：准备时间，为 180°反转射频脉冲到第 1 个 α 射频脉冲的时间间隔；TR：恢复时间，为连续 2 个 α 射频脉冲的时间间隔；TD：延迟时间，为采集完所有回波数据后时间点到下一个 180°反转射频脉冲的时间间隔。

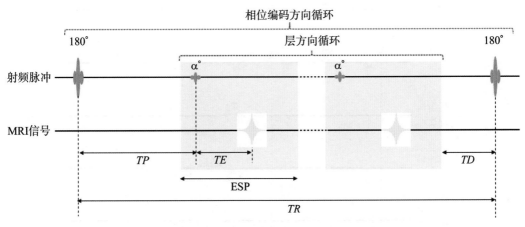

图 5‑31　西门子三维 MP‑RAGE 序列时间参数定义

注：TR：恢复时间，指连续 2 个 180°反转射频脉冲的时间间隔；TP：准备时间，指 180°反转射频脉冲到第 1 个 α 射频脉冲的时间间隔；ESP：回波间隔时间，指连续 2 个 α 射频脉冲的时间间隔；TD：延迟时间，指采集完所有回波数据后时间点到下一个 180°反转射频脉冲的时间间隔。

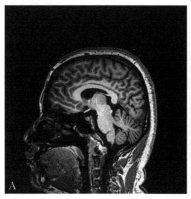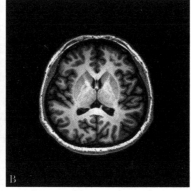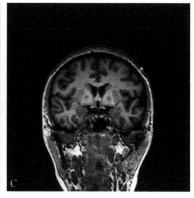

图 5 - 32　头部 MP‑RAGE 高分辨 T_1 加权图像

注:A. 扫描得到的矢状面高分辨各向同性体素图像;B. 重建出的横断面图像;C. 重建出的冠状面图像。

5.5.4　驱动稳态法准备的超快速 FLASH 成像

驱动稳态法准备用来产生 T_2 加权对比度,它包含 90°、180°、90°射频脉冲(图 5 - 33)。假设组织具有长 T_2 时间,则会有如下结果:最初的 90°创建相应的横向磁化矢量,然后相位离散一定程度;180°射频脉冲的作用是使得横向磁化矢量相位重聚,在准备脉冲的 TE 时间点,横向磁化矢量产生部分相位重聚,但仍存在 T_2 衰减,不同 T_2 的组织信号衰减不一样;而后一个 90°脉冲的作用,则将剩余横向磁化矢量驱动回纵轴;在后一个 90°射频脉冲结束后,立即作用一个 α 射频脉冲并采样,纵向磁化矢量翻转为横向磁化矢量的程度取决于之前驱动回纵轴方向的横向磁化矢量的多少。当 90°、180°和最后 90°脉冲的准备时间越长,T_2 相位离散也就会发生,图像的 T_2 加权程度越大。

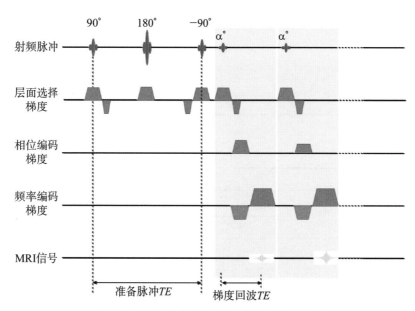

图 5 - 33　驱动稳态法超快速梯度回波序列

注:准备脉冲 TE:90°、180°到最后 90°射频脉冲的时间间隔;梯度回波 TE:α 射频脉冲到相应梯度回波的时间间隔。

5.6　回波平面成像技术

回波平面成像技术的概念最早由 Mansifield 于 1977 年提出,但是直到 20 世纪 90 年代初,随着磁共振硬件软件技术的发展,才被用于临床。目前已广泛应用于 BOLD 脑功能成像、全身各部位扩散成像和灌注成像。

5.6.1　回波平面成像序列原理

（1）EPI 脉冲时序图

简单的理解,EPI 技术可以认为是 FSE 和梯度回波序列的结合体（图 5－34）。与 FSE 类似,EPI 也是利用回波链,这样在每个 TR 时间内就有一组回波,k 空间的填充速度也就更快。FSE 序列是通过 180°重聚射频脉冲来形成回波,而 EPI 序列产生回波的方式类似于梯度回波,通过频率编码梯度来产生回波。但是它与梯度回波序列的不同点在于:①在一个 TR 时间内,EPI 采集了多个回波;②EPI 采用的梯度回波是正负交替的。

（2）EPI 序列相位编码方式和 k 空间填充轨迹

FSE 序列在每个回波采集结束后,都需要施加一个反向的相位编码梯度。而 EPI 首先施加一

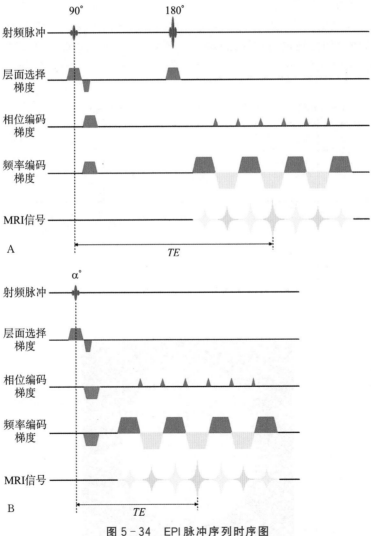

图 5－34　EPI 脉冲序列时序图

注:A. SE－EPI,准备脉冲为 SE 序列,随后采用 EPI 方式采集图像;B. GRE－EPI,准备脉冲为 GRE 序列,随后采用 EPI 方式采集图像。EPI 是利用正负交替的频率编码梯度产生梯度回波链,图中所示采集了 7 个回波,其中 4 个是正向回波（淡蓝色）,3 个为反向回波（粉红色）。

个大的相位编码梯度,然后再施加一系列小的三角形(blip)梯度脉冲。这些三角形梯度脉冲位于读出梯度极性反转处。每个小三角形梯度幅度和持续时间完全相同,其与前面所有的小三角形相位编码梯度叠加,产生规则的 k 空间轨迹(图 5 - 35B)。

EPI 技术的 k 空间的填充方式也不一样。对于常规 SE 序列,k 空间是按顺序逐行填充的,每个 TR 时间填充一行,并且每一行都是从左往右;FSE 是一次 TR 时间填充 k 空间的多条线,每条线也是从左往右(图 5 - 35A)。而 EPI 的 k 空间填充更加有效;由于采用正负交替的频率编码梯度,相邻两条线的方向是相反的(图 5 - 35B),同时梯度回波所需要的时间比通过 180°射频脉冲产生的自旋回波所需要的时间更短。

(3)EPI 准备脉冲

EPI 技术可以与 SE(图 5 - 34A)、GRE(图 5 - 34B)、IR 或扩散加权等不同的准备脉冲结合使用,并且可以通过设置合理的扫描参数以得到不同的图像对比度。关于采用 EPI 序列进行扩散加权成像的内容将在第 9 章介绍。

5.6.2 回波平面成像特点

(1)伪影

由于采用一组梯度回波,图像对于磁化率不均匀非常敏感;同时由于 EPI 技术采用的梯度快速切换引起的涡流、外在磁场不均匀、化学位移、组织之间的磁化率不均匀及流体的影响,可出现各种伪影,如 N/2 伪影(图 5 - 36)、磁化率伪影(图 5 - 37)、化学位移伪影(图 5 - 38)。

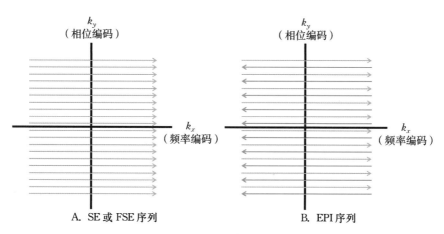

图 5 - 35　k 空间填充方式对比

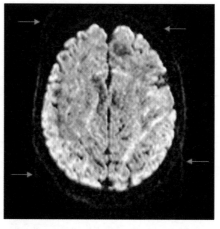

图 5 - 36　EPI 成像中 N/2 伪影

注:k 空间相位编码奇次和偶次回波的相位偏差导致 N/2 伪影(红色箭头)。

感兴趣区的金属和空气是磁化率伪影发生的两大原因,如头颅扫描时金属假牙和窦腔内空气、腹部扫描时胃肠道内空气等。磁化率伪影主要表现为图像的变形和信号缺失(图5-37)。为了减少磁化率伪影,必须减少回波链采集时间。从硬件角度,必须将回波间隔时间设置到最小,这就要求爬升时间非常快的强梯度场及大的接收机带宽。从参数设置角度,采用多激发代替单激发、减少空间编码矩阵、增加FOV、反转相位频率编码方向等。另外,还可采用斜坡采集技术,即不仅在梯度场稳定时采集回波,在梯度场上升和下降过程中也采集回波。

对于化学位移伪影,一般的解决方案是采用频谱选择脂肪抑制技术:利用水和脂肪的频谱差,只激发水的自旋,而不激发脂肪的自旋,这样脂肪的信号就为零(图5-38B)。

正像其他常规序列一样,当生理运动存在时(流动和呼吸运动),EPI图像也会出现不太严重的鬼影状伪影,对此可以通过预饱和技术和流动补偿来降低其对图像的影响。但是如果出现非常严重的鬼影状伪影,则有可能是由于系统硬件未完全调试好、磁场不均匀或其他问题。

(2)信噪比

由于EPI序列采用大的接收机带宽,信噪比会降低;同时,类似于标准梯度回波,T_2^*衰减意味着组织自旋更加容易相位离散。但是可以通过选择合理的线圈及其他诸如FOV、TR、TE、NEX、层厚等参数来得到合适的信噪比。

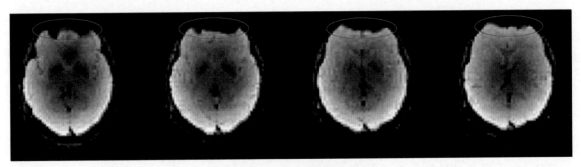

图5-37　EPI成像中磁化率伪影

注:头颅GRE-EPI图像,颅底空腔导致额叶部分组织缺失(红色圆圈内)。

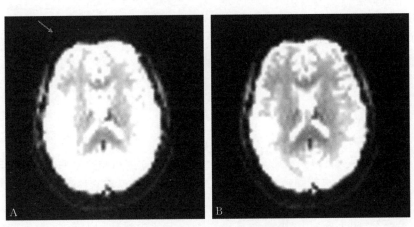

图5-38　EPI成像中化学位移伪影

注:A. 数据采集时未采用脂肪抑制技术,图像有明显的化学位移伪影(红色箭头);B. 采用脂肪抑制技术后,图像未见明显的化学位移伪影。

（3）对比度

EPI 图像的对比度主要取决于所选择的准备脉冲：SE、GRE 和 IR。例如，SE - EPI 图像的对比度类似于选择相同 TR、TE 的 SE 序列并加以脂肪抑制的图像，GRE - EPI 可得到 T_2^* 加权图像。关于采用 EPI 序列进行扩散加权成像的内容将在第 9 章介绍。

（4）EPI 序列优点

EPI 序列有如下主要优点：①快速扫描可用于动态或功能研究，目前已广泛应用于 BOLD 脑功能成像、灌注成像和全身各部位扩散成像；②通过不同的准备脉冲可得到不同的图像对比度，如质子密度、T_1 加权、T_2 加权、T_2^* 加权、扩散加权、快速波谱成像等；③瞬时成像可去除运动伪影；④减少检查时间，提高患者流量。

（5）EPI 序列缺点

EPI 序列有如下主要缺点：①EPI 序列要求强梯度场快速切换，因此对梯度场系统要求很高，梯度场要很强、爬升和下降时间短、涡流效应小；②EPI 容易受各种伪影的影响；③由于梯度场的快速切换，可能会对肌肉和外周神经产生一定的刺激作用。

5.6.3 单激发和多激发回波平面成像技术

（1）单激发 EPI 技术

单激发 EPI（single shot EPI, SS - EPI）意味着所有的相位编码步骤在一次 TR 内完成。它可以在极短的时间内（几十毫秒）完成一幅图像的扫描，具有非常高的时间分辨率，可进行各种功能性研究。但是信噪比较低，解剖细节模糊，易出现磁化率伪影。

（2）多激发 EPI 技术

FSE 序列中，ETL 决定了成像速度。操作者选择合适的 ETL，MRI 系统计算要重复的 TR 次数，ETL 越长，要重复的 TR 次数则越少，扫描时间也就越短。而在 EPI 序列中，操作者可选择重复的 TR 次数，即激发（shot）数，由 MR 系统计算 ETL。激发次数越少、ETL 越长，扫描时间越短。

多激发 EPI 技术的优点是可以减少磁化率伪影，而缺点是扫描时间显著增加。

多激发 EPI - DWI 对脑脊液搏动非常敏感，这会导致非线性相位误差，而且每个激发都不同。采用分段读出、二维导航回波相位校正和基于导航回波的数据重采集等方法，可以减小这些相位误差的影响。

多激发 EPI 技术的一个变种是在频率编码方向分段采集（图 5 - 39），该序列结合二维导航相位校正或基于导航的数据再采集，可有效校正运动导致的相位偏差，并能改善图像变形。该序列在体部或脊柱的打散成像非常有效，在西门子系统上被称为 RESOLVE。

另一个 EPI 的发展是通过多通道射频并行发射进行选择性激发，以获得小的视野。该序列在 GE 被称为 FOCUS，在西门子设备上被称为 ZOOMit。

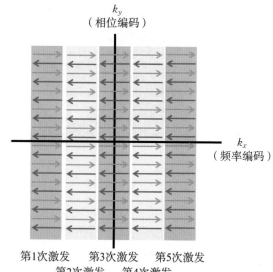

图 5 - 39　EPI 序列中频率编码方向分段采集模式

5.6.4 回波平面成像序列的临床应用

EPI 序列扫描速度非常快，可用于胸腹部的屏气扫描、无法配合检查的患者的快速扫描、心脏成像等。

由于单激发 EPI 序列的高时间分辨率和特殊的图像对比度，可进行人体组织功能性方面的研究，如颅脑部的扩散成像、灌注成像、皮质功能区定位（BOLD），又如心肌和腹部脏器的灌注成像、扩散成像和流动成像等,这些内容将在后续相关章节作详细介绍。

尽管 EPI 能"冻结"所有的生理运动,但由于其相对长的采集时间及流体速率的不同使得在相位上产生很大的差别,因而对流动敏感。

5.7 梯度自旋回波序列

5.7.1 梯度自旋回波序列时序

EPI 技术可以与 FSE 相结合,产生一种新的序列:梯度自旋回波(gradient and spin echo, GRASE)或快速梯度自旋回波(turbo gradient spin echo, TGSE)。FSE 技术是在一次 90°脉冲激发后,利用多个 180°聚焦脉冲,可产生多个自旋回波,每个自旋回波信号是在相邻的 2 个 180°聚焦脉冲之间产生。如果在 2 个相邻的 180°脉冲之间,即每个自旋回波信号产生前后,利用频率编码梯度的连续切换(EPI 技术),伴随一个自旋回波会有 2 个甚至更多的梯度回波,从而实现梯度回波或 EPI 技术与 FSE 技术的结合(图 5 - 40A)。一般情况下,把自旋回波信号填充在 k 空间中心,决定图像对比度,而把梯度回波信号(或 EPI 回波链)填充在 k 空间两边,决定图像的细节(5 - 40B)。

5.7.2 梯度自旋回波扫描时间

GRASE 序列的扫描时间可以表述为下式:

$$扫描时间 = \frac{TR \times N_{PE}}{\text{TurboFactor} \times \text{EPIFactor}}$$

$$(5 - 22)$$

N_{PE} 为相位编码次数,TurboFactor 指自旋回波的个数,EPIFactor 指每次 180°重聚脉冲后回波的个数,典型值为 3。当 EPIFactor 为 1 并且 TurboFactor 大于 1 时,该序列就相当于 FSE 序列;而当 TurboFactor 为 1 并且 EPIFactor 大于 1 时,该序列就相当于 EPI 序列。

5.7.3 梯度自旋回波图像特点

GRASE 序列由于结合了 FSE 与 EPI 技术,

可以克服单纯 FSE 和单纯 EPI 的一些不足,体现出如下一些优点:①由于 GRE 采集要快于 SE 采集,因此与 FSE 相比,GRASE 序列单位时间内可采集更多的回波,从而提高了时间分辨率;②由于采用 EPI 模式采集梯度回波,所用的高能量 180°重聚脉冲明显减少,从而显著降低了 SAR 值,这一点对于 3 T 或更高场设备尤为重要;③180°重聚射频脉冲的减少也降低了脂肪组织的信号;④与 EPI 相比,GRASE 由于采用 180°重聚射频脉冲,类似于 FSE,重聚的回波信号以 T_2 衰减,而非 T_2^* 衰减,由于 T_2 衰减比 T_2^* 衰减缓慢得多,得到的图像磁化率伪影图像变形更小;⑤GRASE 可以通过调整梯度回波和自旋回波的相对数目,从而控制 T_2 加权与 T_2^* 加权的相对程度。

当然 GRASE 序列不仅吸取了 FSE 和 EPI 的优点,也保留了这 2 种技术的一些缺陷,如增加 EPIFactor 时,磁化率伪影和图像变形更大。

GRASE 可用于高场上颅脑的 T_2 加权成像,也可用于颅脑灌注成像(见 10.3)和 T_2 定量图(见 16.3)。

5.8 螺旋磁共振成像

5.8.1 螺旋磁共振成像原理

除了上面介绍的快速成像序列外,还有一类成像序列被称为螺旋 MRI,其填充 k 空间的方式是螺旋轨迹,它是通过 2 个幅度线性增长的正弦变化的编码梯度来实现(图 5 - 41A)。

螺旋 MRI 数据采集时采用恒定角速度螺旋方式(图 5 - 41B、C),k 空间轨迹可以表示为:

$$k_x = \frac{N_{shot}}{2\pi \cdot FOV} \theta \sin \theta \qquad (5 - 23)$$

$$k_y = \frac{N_{shot}}{2\pi \cdot FOV} \theta \cos \theta \qquad (5 - 24)$$

公式中,N_{shot} 为交替采集的螺旋数或激发数,FOV 为视野;θ 为角度,随时间而增加。为了实现上述的 k 空间螺旋,其对应的编码梯度波形为:

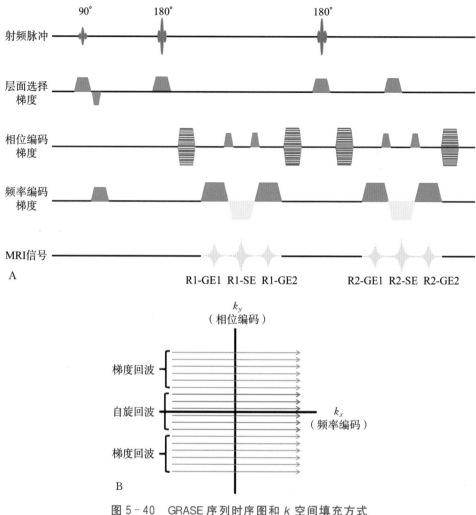

图 5-40　GRASE 序列时序图和 k 空间填充方式

注:A. GRASE 序列时序图;B. GRASE 序列 k 空间填充方式。在一次 90°脉冲激发后,利用多个 180°聚焦脉冲,可产生多个自旋回波(第 1 个 180°重聚脉冲得到的自旋回波标记为 R1-SE,第 2 个 180°重聚脉冲得到的自旋回波为 R2-SE⋯⋯)。在 2 个相邻的 180°脉冲之间,即每个自旋回波信号产生前后,利用频率编码梯度的连续切换,产生 2 个甚至更多的梯度回波(图中分别标记为 R1-GE1,R1-GE2,R2-GE1,R2-GE2,⋯⋯),从而实现梯度回波或 EPI 技术与 FSE 技术的结合。一般情况下,把自旋回波信号填在 k 空间中心,决定图像对比度,而把梯度回波信号(或 EPI 回波链)填充在 k 空间两边,决定图像的解剖细节。

$$G_x = \frac{N_{shot}}{\gamma \cdot FOV} \frac{\mathrm{d}\theta}{\mathrm{d}t}(\sin\theta + \theta\cos\theta)$$

$$(5-25)$$

$$G_y = \frac{N_{shot}}{\gamma \cdot FOV} \frac{\mathrm{d}\theta}{\mathrm{d}t}(\cos\theta - \theta\sin\theta)$$

$$(5-26)$$

与 EPI 技术一样,梯度场足够大时,单次激发就可以填满整个 k 空间(图 5-41B)。也可以通过多次激发来完成 k 空间的填充(图 5-41C)。

k 空间也可采用矩形螺旋方式,即通过幅度或延迟时间增长的梯形(trapezoidal)矩形梯度脉冲来实现。

螺旋采集不再有频率编码梯度和相位编码梯度的概念。2 个方向的编码梯度都是幅度随时间增长的正弦波形。由于 k 空间采集轨迹是非线性的,需要采用特殊的重建算法,其中关键一步是网格化重建,这与辐射状采集 FSE 一样,可参见5.2.6。

螺旋 MRI 图像的空间分辨率和成像时间正

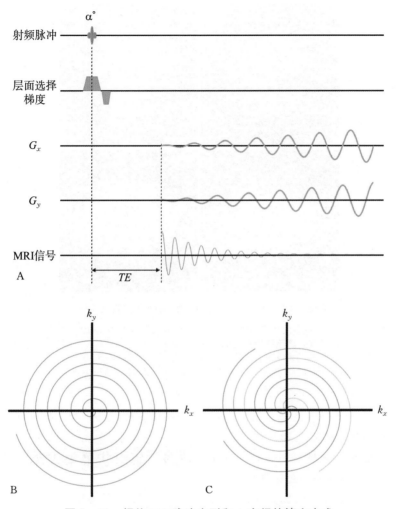

图 5-41 螺旋 MRI 脉冲序列和 k 空间的填充方式

注：A. 基于梯度回波的螺旋 MRI 脉冲序列，2 个方向的编码梯度都是幅度变化的正弦波形，得到的 k 空间填充轨迹是螺旋状的；B. 单激发螺旋采集的 k 空间轨迹；C. 多激发螺旋采集的 k 空间轨迹（4 次交替激发模式）。

比于每幅图像螺旋轨迹线的数目。

5.8.2 螺旋磁共振成像图像特点

螺旋 MRI 的另一个优点是对流动和运动不太敏感。

在 EPI 技术中，由于梯度场的快速切换，图像容易产生化学位移伪影，当磁化率不均匀时，图像则会严重变形。螺旋 MRI 也会受化学位移和其他偏共振效应的影响，但由于频率编码和相位编码是同时完成的，因此只使组织产生模糊（图 5-42）。为了避免脂肪信号的严重模糊，一般采用频率选择脂肪抑制技术。

采用多激发螺旋采集的方法（图 5-41C），可以有效消除偏共振效应导致的图像模糊（图 5-42）。

5.8.3 螺旋磁共振成像图像对比度

螺旋 MRI 的图像对比度取决于准备序列，准备脉冲可以是 GRE 序列（图 5-41A），也可以是 SE 序列。

图 5-41B、C 所示的螺旋轨迹是从 k 空间中心出发向外填充的（spiral-out），也可以反过来，即从 k 空间外面往 k 空间中心采集（spiral-in），该种方式与 GRE 准备脉冲结合，就可得到 T_2^* 加权图像，可用于 BOLD-fMRI。

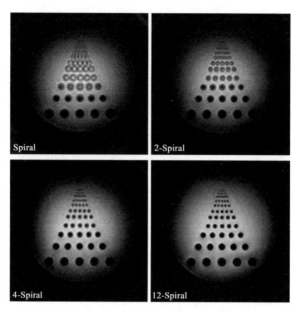

图 5 - 42 螺旋扫描的偏共振伪影和多激发螺旋

注:单激发螺旋扫描的偏共振效应导致图像模糊,采用多激发螺旋可有效消除螺旋扫描的偏共振伪影。

引自:BLOCK K T,FRAHM J. Spiral imaging:a critical appraisal[J]. J Magn Reson Imaging,2005,21(6):657-668.

螺旋 MRI 可以与 FSE 相结合,产生的新序列即 RARE 螺旋。它在 FSE 的每个 180°脉冲后,采集一个短的螺旋梯度回波,直到下一个 180°射频脉冲前,这样,k 空间的填充并不是以螺旋方式,而是以一种环形方式。类似于 FSE,重聚的回波信号以 T_2 衰减,而非 T_2^*。由于 T_2 衰减比 T_2^* 衰减慢得多,采用 RARE 螺旋,单次激发就可完成扫描。

5.8.4 螺旋磁共振成像的应用

（1）脑功能成像

在脑功能成像中,很重要的一点就是能够将功能图像叠加到常规解剖图像上,因此要求功能图像不能有变形。螺旋 MRI 扫描中,偏共振效应只引起图像的模糊,而非 EPI 的严重变形,因此螺旋 MRI 更适用于脑功能成像。

（2）体部快速扫描

螺旋 MRI 对流动和运动不太敏感,而且 RARE 螺旋序列磁化率伪影不太大,因此螺旋 MRI 非常适合于体部屏气扫描。目前已有研究

将螺旋 MRI 用于冠状动脉成像。

5.9 辐射状采集成像

上节讨论的螺旋扫描的 k 空间填充是非笛卡尔方式,另一种非笛卡尔填充方式的序列是辐射状采集成像或径向成像（radial imaging）。

5.9.1 辐射状采集成像原理

辐射状采集成像脉冲序列和 k 空间轨迹见图 5 - 43。在辐射状采集成像中,每次 TR 时间读出梯度方向都会改变,而且获得的每一条线都通过 k 空间的中心,这样 k 空间中的采样模式不是矩形网格,而是一组径向辐条。二维辐射状采集,可以形象地称为"一堆星星"或"一堆辐条"。

与螺旋采集类似,由于 k 空间采集轨迹的非线性,需要采用特殊的重建算法。在标准的重建前,径向数据需要重新网格化到一个矩形 k 空间网格上,详可参见 5.2.6。

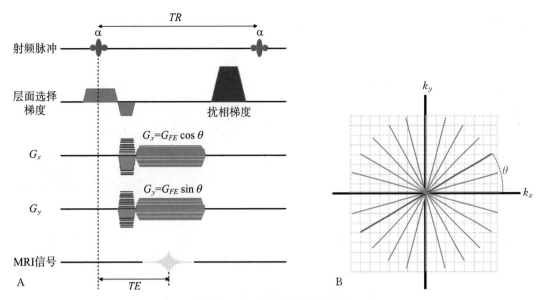

图 5-43 辐射状采集成像

注:A. 辐射状成像脉冲序列,序列中没有相位编码梯度,通过 G_x 和 G_y 读出梯度幅度的变化得到 k 空间不同角度的径向线,图中读出梯度的幅度(淡蓝色所示)对应于 $\theta = 30°$;B. 辐射状成像 k 空间轨迹,红色径向线($\theta = 30°$)对应于 A 图中 G_x 和 G_y 读出梯度幅度(淡蓝色所示),由于 k 空间采集轨迹是非线性方式,需要采用特殊的重建算法让数据点映射到网格点上(灰色虚线框)。

5.9.2 辐射状采集图像特点

辐射状采集成像具有诸多优势,具体如下。

(1)超短回波时间

由于辐射状采集模式没有相位编码梯度,每个 TR 都可以从 k 空间中间开始采集数据,那么基于辐射状采集模式的梯度回波序列的 TE 可以非常短。如果采用非选择性硬脉冲或非对称性射频脉冲,同时结合半回波采集并且在梯度上升沿也采集数据,TE 可以短至几十微秒,这时该序列被称为超短回波时间(ultra-short TE, UTE)(图5-44)。如果系统延迟和切换时间进一步缩短,TE 可以短至几个微秒,接近 0,这时序列被称为零回波时间(zero TE, ZTE)。这时候就有可能成像 T_2 非常短、常规序列无法观察的组织,如骨皮质、肌腱、韧带和半月板等。超短 TE 图像是重质子密度像,常规的方法是再采集一幅回波时间为几个毫秒的图像,然后与 UTE 图像相减,这样在减影图像上短 T_2 的组织显示为黑背景上的高信号(图5-45)。

(2)静音扫描

采用二维或三维中心往外采集 k 空间轨迹意味着在 TR 之间梯度振幅只有非常轻微的变化,因此扫描的噪声非常小。由于大部分的噪声与梯度切换有关,辐射状采集序列的主要噪声来源是层面选择梯度切换时产生的声音。如实现这个序列时采用非常短的、非选择性的射频脉冲,则扫描几乎完全静音,此时,磁体冷头成为磁体室内最嘈杂的部件。

静音扫描对于婴幼儿扫描非常有益。

(3)运动伪影抑制

与笛卡尔采集方法相比,辐射状采集对运动更不敏感。对于腹部成像,即使在自由呼吸下进行扫描,辐射状采集得到的图像运动伪影也比较小(图5-46)。辐射状采集可能非常适合于成像不能暂停呼吸超过 15 s 的患者。

5.9.3 辐射状采集图像缺点

辐射状 k 空间的缺点之一是条纹伪影,这在传统的笛卡尔采集中是看不到的。条纹伪影有可能会降低图像质量和模糊图像细节。

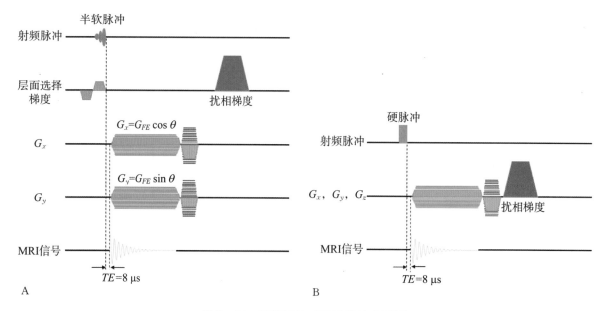

图 5-44 超短回波 (UTE)脉冲序列图

注:A. 二维 UTE 序列,先采用层面选择性非对称性半 RF 脉冲激励,然后采用二维辐射状采样,在梯度上升沿也采集数据;B. 三维 UTE 序列,先采用短时间矩形硬脉冲激励,然后采用三维辐射状采样,在梯度上升沿也采集数据。

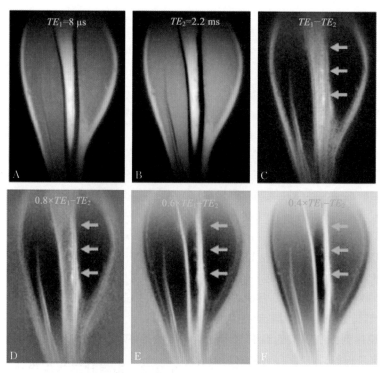

图 5-45 胫骨的双回波三维超短回波成像

注:A. $TE_1 = 8$ μs 采集的图像;B. $TE_2 = 2.2$ ms 采集的图像;C.第 1 个回波图像减去第 2 个回波的图像得到的图像,骨皮质和骨髓质对比度有限;D~F. 通过不同比例的相减可有效提高骨皮质和骨髓质对比度。

引自:DU J,BYDDER G M. Qualitative and quantitative ultrashort - TE MRI of cortical bone[J]. NMR Biomed, 2013, 26:489-506.

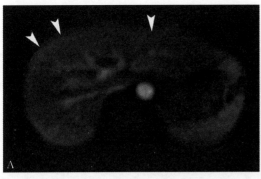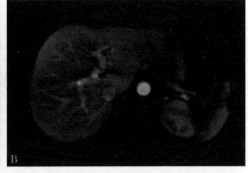

图 5-46 常规 VIBE 和辐射状采集 VIBE 序列得到的动态对比剂增强图像对比

注：A. 使用常规 VIBE 序列获得的图像,图像整体模糊,肝脏血管显示不清晰,可以注意到由于呼吸运动而产生的显著运动伪影(箭头);B. 使用辐射状采集 VIBE 序列获得的图像,图像质量更好,运动伪影更少。

引自:SEO N, PARK S J, KIM B, et al. Feasibility of free-breathing dynamic contrast-enhanced MRI of the abdomen: a comparison between CAIPIRINHA-VIBE, Radial-VIBE with KWIC reconstruction and conventional VIBE[J]. Br J Radiol, 2016,89:20160150.

由于辐射状采集的圆形点扩散函数,物体周边的高强度区域可以扩展到整个视野,从而影响图像的整体质量。尤其当 B_0 均匀性下降导致脂肪抑制失败时,则条纹伪影可在整个图像中传播。一般情况下,条纹伪影主要影响位于伪影附近的单个或多个接收线圈单元。如果这些线圈元件不提供有用的图像信息,那么可以在图像重建之前丢弃这些线圈单元的数据,或者估算出每个线圈单元的条纹伪影程度并据此进行不同线圈图像的加权组合,生成最终图像。

(李建奇)

主要参考文献

[1] 李建奇,杨岳松,周康荣.快速脉冲序列[M]//周康荣,陈祖望.体部磁共振成像.上海:上海医科大学出版社,1999:22-32.

[2] 杨正汉,冯逢,王霄英.磁共振成像技术指南:检查规范、临床策略及新技术应用[M].北京:人民军医出版社,2010.

[3] 俎栋林,高家红.核磁共振成像——物理原理和方法[M].北京:北京大学出版社,2014.

[4] BERNSTEIN MA, KING KF, ZHOU XJ. Handbook of MRI pulse sequences [M]. Amsterdam: Elsevier Academic Press, 2004.

[5] BLOCK K T, FRAHM J. Spiral imaging: a critical appraisal [J]. J Magn Reson Imaging, 2005,21(6):657-668.

[6] BROWN R W, CHENG Y-C N, HAACKE E M, et al. Magnetic resonance imaging: physical principles and sequence design [M]. Hoboken: Wiley-Blackwell, 2014.

[7] DU J, BYDDER G M. Qualitative and quantitative ultrashort-TE MRI of cortical bone [J]. NMR Biomed, 2013,26(5):489-506.

[8] HASHEMI R H, LISANTI C J, BRADLEY W G. MRI: The basics [M]. Philadelphia: Wolters Kluwer, 2018.

[9] MCROBBIE D W, MOORE E A, GRAVES M J, et al. MRI: from picture to proton [M]. 3rd ed. Cambridge: Cambridge University Press, 2017.

[10] RUNGE V M, NITZ W, HEVERHAGEN J T. The physics of clinical MR taught through images [M]. New York: Thieme, 2018.

[11] SEO N, PARK S J, KIM B, et al. Feasibility of free-breathing dynamic contrast-enhanced MRI of the abdomen: a comparison between CAIPIRINHA-VIBE, Radial-VIBE with KWIC reconstruction and conventional VIBE [J]. Br J Radiol, 2016,89(1066):20160150.

6 图像重建方法和快速扫描方法

与其他医学影像方法相比,磁共振成像(MRI)的一个显著特点就是可以通过不同的脉冲序列设计和扫描参数配置,来获得不同对比度、对不同问题敏感的影像;通过脉冲序列的设计,还可以达到加速扫描、消除图像伪影等效果。不同的脉冲序列,常常要求与之配合的有针对性的图像重建方法,因此,与脉冲序列设计一样,图像重建也就成了 MRI 研究的重要内容。

MRI 的扫描时间较长,加上 MRI 检查通常需要扫描多个不同的序列,所以整体完成一次检查的时间就比多数其他影像检查更长。这影响了 MRI 设备每天检查的人数,增加了设备使用成本,使得 MRI 检查的费用也较高。同时,较长的检查时间,也会影响患者的舒适度,在扫描过程中,患者更有可能发生自主或不自主的运动,使得最终图像出现运动伪影,影响图像质量与诊断。知名的 MRI 专家 E. Mark Haacke 曾说过,任何能够缩短一半扫描时间的方法,其价值都在 100万美元以上。应该说,这种说法并不夸张。本章将重点介绍与磁共振快速扫描相关的脉冲序列与重建方法。

前一章已经提到,MRI 的信号采集,就是按照一定的轨迹填充 k 空间的过程。扫描时间与填充的方式和速度有关,不同序列的扫描时间的计算公式不尽相同,例如,对于采用笛卡尔方式进行二维扫描的快速自旋回波来说,总扫描时间可以表示为:

$$T_{scan,\,2D} = \frac{NSA \times TR \times N_{PE}}{ETL} \qquad (6-1)$$

其中 NSA 表示重复采集次数,N_{PE} 表示相位编码数,ETL 代表回波链长度(echo train length, ETL)。而对于 3D 快速自旋回波,其总扫描时间为:

$$T_{scan,\,3D} = \frac{NSA \times TR \times N_{PE} \times N_{SS}}{ETL}$$

$$(6-2)$$

其中 N_{ss} 表示层方向相位编码的次数。在上述公式中，NSA 可根据对图像信噪比的要求确定，ETL 则取决于目标组织磁共振信号的衰减情况。减少相位编码次数，或者更准确地说，减少填充 k 空间时信号激发的次数，是加快 MRI 扫描速度的重要方法。

本章中，我们将根据技术发展的大致顺序分别介绍几类主要的 MRI 加速方法：

1）利用磁共振图像的特点，减少 k 空间信号采集数量的方法，对于缺失的 k 空间数据直接填零，例如椭圆采集方法和部分傅里叶方法。

2）并行成像方法利用阵列线圈中不同线圈单元同时对信号进行接收，利用它们敏感度的空间分布的差异，从欠采样的 k 空间信号重建图像。

并行成像方法包含基于图像域和基于 k 空间域的 2 类并行重建方法。

3）多层同时激发（simultaneous multi-slice imaging，SMS）方法同时激发并采集多层图像信号。

4）压缩感知方法利用磁共振图像的稀疏性，从伪随机欠采的 k 空间数据重建图像。

5）磁共振指纹图（magnetic resonance fingerprinting，MRF）技术利用字典比较的方法，可以在一次扫描中同时获得多种定量图像。

6.1 填零傅里叶变换

如图 6-1 所示，k 空间中信号较高的点主要

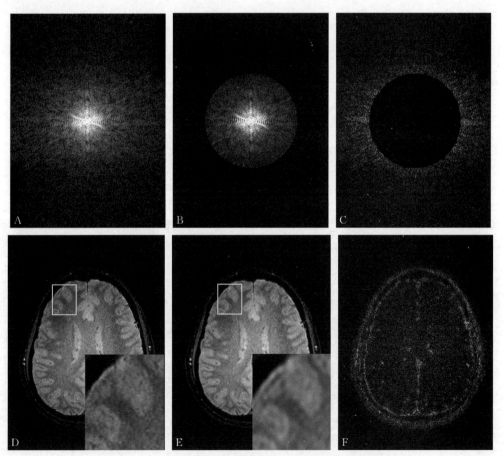

图 6-1 k 空间中央的低频信号与周围的高频信号的作用

注：A、D 分别为完整的 k 空间数据及其对应的图像，从图中可以看出，k 空间中数值较大的点集中在 k 空间中央的低频区域；B、E 分别为只保留了中央低频数据的 k 空间及其对应的图像，从图中可以看出，图像基本保持了原图的对比度，但细节的锐利程度下降，噪声水平也有所下降；C、F 分别是只保留了高频数据的 k 空间及其对应的图像，从图中可以看出，高频的 k 空间数据主要对应于图像中边缘与噪声。

集中在 k 空间中央，它们主要决定了图像总体的亮度与对比度；而 k 空间周边的信号则相对幅度较小，它们决定了图像的细节，如边缘与噪声。最早用于加速 MRI 扫描速度的方法就是完整采集 k 空间中央的数据，而放弃一部分 k 空间周围的数据，直接用零替代未采集的数据（图 6-1B）。这样做的效果是图像会保留总体的对比度，但会损失一部分细节，变得有点模糊，同时图像的信噪比也会有所提升，如图 6-1E 所示。

由于填零傅里叶变换的做法，相当于在全采集的 k 空间数据上，沿着相位编码方向乘上了一个矩形窗，根据傅里叶变换的特性，这相当于在图像的相位编码方向上卷积了 sinc 函数。这样，在图像中信号变化较大的组织边缘附近，就能观察到振荡的信号，这种现象称为 Gibbs 现象（图 6-2E）。为了消除或减轻 Gibbs 现象，可以在采集的 k 空间数据上，乘上一个窗函数，常用的窗函数包括 Hanning 窗与费米窗。窗函数使得 k 空间数据能够平滑地下降到零，避免了矩形窗的信号跳变带来的 Gibbs 振荡。由于 k 空间数据与窗函数相乘后，高频数据的数值有所下降，所以图像细节上也有所损失（图 6-2F）。

对于三维的序列，在 2 个相位编码方向上都可以进行数据截断和填零重建，其 k 空间采样模式如图 6-3 所示。由于 2 个相位编码方向的采样点数可能有所不同，k 空间的采样模式在相位编码平面上呈现椭圆形，故称为椭圆形采集。椭圆形采集同样会造成图像细节损失，同时提升信噪比。与二维序列类似的，为避免出现 Gibbs 振荡，同样可以在对应的相位编码方向上施加窗函数。

基于 k 空间数据截断的填零傅里叶变换方法，其优点是算法简单，方法实现对硬件和序列没有任何要求，在加快 MRI 扫描速度的同时，可以

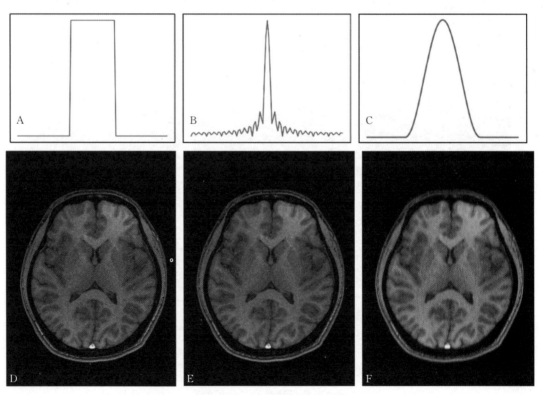

图 6-2 填零傅里叶变换

注：A. 矩形窗函数；B. 矩形窗函数对应傅里叶变换后的 sinc 函数；C. 常用窗函数；D. 全采 k 空间数据后的高分辨图像；E. 只采样 k 空间中心数据、周围填零的图像，能够看到在截断方向（AP）有明显的 Gibbs 效应。同时由于只采样了 k 空间中心数据，图像的信噪比提升；F. 对采样数据使用窗函数处理，Gibbs 效应消失，但图像更加模糊。

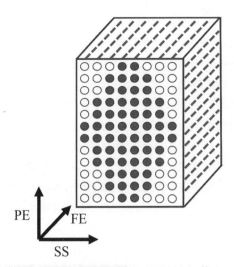

图 6-3 三维序列的 k 空间数据截断常常采用椭圆形的采集

注:SS:层面选择方向;PE:相位编码方向;FE:频率编码方法。

提高图像的信噪比。该方法的主要缺点就是会造成图像模糊,并且在图像边缘比较清晰的情况下,容易产生 Gibbs 振荡,影响图像质量。

6.2 部分傅里叶方法

部分傅里叶方法利用实数图像 k 空间的共轭对称性,只采集部分 k 空间数据,再通过特殊的重

建算法,进行高质量图像重建。对于二维扫描,该方法能获得接近 2 倍的扫描加速效果,与其他加速采集方法相比,重建速度也较快。

6.2.1 部分傅里叶算法原理

根据数字图像处理理论,实数图像的 k 空间具有共轭对称性。k 空间是一个复数域的空间,实数图像 k 空间的对称性体现在 k 空间上的任意一点,其实部与原点对称点的实部相同,虚部与原点对称点的虚部相反,可以用公式表示为:

$$s(k_x, k_y) = R(k_x, k_y) + iI(k_x, k_y)$$
$$s(-k_x, -k_y) = R(k_x, k_y) - iI(k_x, k_y)$$

$$(6-3)$$

其中 k_x 和 k_y 代表 k 空间的位置坐标,$R(k_x, k_y)$ 表示 k 空间的实部,$I(k_x, k_y)$ 表示 k 空间的虚部。图 6-4 展示了一幅实数图像对应的 k 空间的实部和虚部,从图中能够看出,实部关于 k 空间的中央对称相等,而虚部则关于 k 空间的中央对称相反。因此,当磁共振图像为纯实数图像时,可以通过一半的 k 空间数据计算出另一半的 k 空间数据,即可以利用 k 空间共轭对称的特性加速扫描,缩短一半扫描时间。

通常情况下,MRI 图像不是纯实数图像,还包含相位信息,这就使得 k 空间数据不再具备共

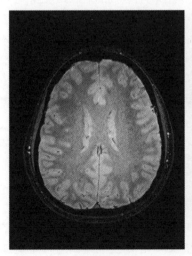

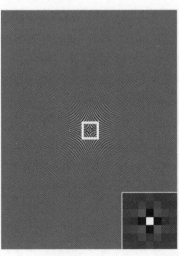

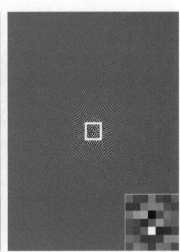

A. 实部图像　　　　　　　　　　B. 对应的 k 空间实部图　　　　　　　C. 对应 k 空间虚部图

图 6-4 磁共振图像和对应的 k 空间数据

轭对称的特性。此时,为了能够利用 k 空间的共轭对称性加速扫描,就需要通过分析 k 空间数据,对 k 空间数据进行相位校准(phase calibration),尽可能压低虚部图,使得图像接近实数图像。由于图像的相位信息很难通过一半的 k 空间数据进行估计,因此实践中往往对 k 空间数据的中央部分进行过采,利用低频数据来估计图像的相位。

6.2.2 部分傅里叶的采样方式

以二维扫描为例(图 6-5),我们在相位编码方向进行欠采,其中 N 代表总的相位编码次数,p 代表 k 空间中央对称采集的相位编码次数。其中 p 部分用作对图像相位进行估计,再经过凸集投影(projections onto convex sets,POCS)算法重建得到最终的磁共振图像(图 6-5C)。临床上总采样率通常为 9/16 或 5/8。部分傅里叶方法能够有效地缩减采样时间,并保证图像的分辨率不变,但由于减少了 k 空间数据的采集,部分傅里叶方法容易造成图像的信噪比下降,图像模糊并损失细节。在单次激发快速自旋回波(single-shot fast spin echo,SS-FSE)中,部分傅里叶技术是一种常用手段。

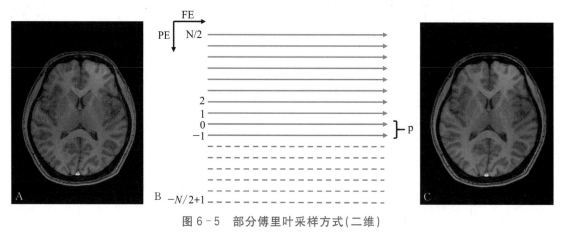

图 6-5 部分傅里叶采样方式(二维)

注:A. 全采 k 空间数据得到的图像;B. k 空间填充轨迹,其中实线表示采集的 k 空间数据,虚线表示在对应 k 空间中填零;C. 只采集 6/8 的 k 空间数据重建得到的图像。

6.3 并行成像方法

并行成像方法利用了相控阵线圈(phased array coils)中的不同线圈单元的敏感度的空间分布的不同,基于相位编码原理和后处理算法,通过增加 k 空间相位编码方向间隔的方法,减小相位编码次数,进而缩短扫描时间。并行成像方法主要分为基于图像域处理方法和基于 k 空间处理方法两大类。

6.3.1 基本概念

(1)相控阵线圈

相控阵线圈通常由一组分布在空间不同位置的表面线圈单元组合而成,每个表面线圈独立接收磁共振信号。相控阵线圈中每个表面线圈的感受区域较小,在局部具有较高的信噪比,但对远离表面线圈的组织的信号接收较差,因此单个表面线圈单元的图像非常不均匀。所以,需要组合不同位置的表面线圈检测到的局部信号,重建出最终的高质量图像(图 6-6)。

相控阵线圈中的每个线圈单元都能接收到整体图像的信号,这些信号之间存在着信息冗余。利用这些冗余信息,我们能够提高图像的整体质量,同时在并行成像中减小相位编码次数,对扫描进行加速。

(2)相位编码

根据离散傅里叶变换的原理,当保持图像的分辨率不变,增加 k 空间相位编码方向的间距 Δk_y 为原来的 2 倍,图像视野(FOV)会缩小为原来的一半,导致图像出现卷褶。图 6-7 显示全采

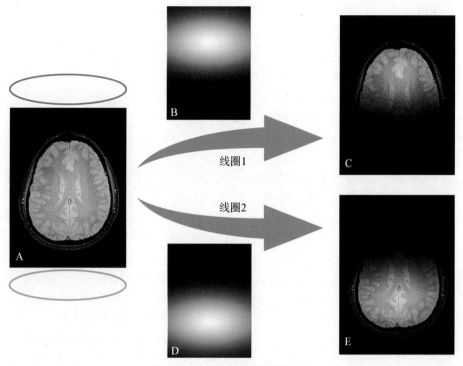

图 6-6　MRI 的线圈模拟信号

注：A. 空间均匀的磁共振图像；B 和 D 分别代表 2 个表面线圈（红色和黄色）的线圈敏感度；C 和 E 代表两个线圈采集对应的磁共振重建图像。

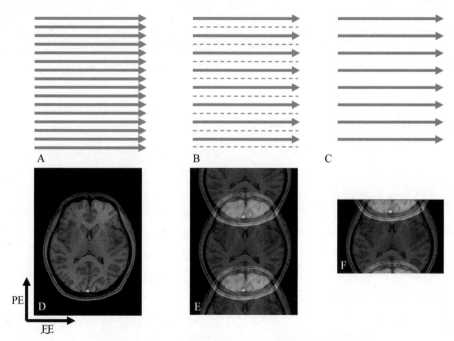

图 6-7　全采或隔行采集的 k 空间和对应的图像

注：A、D. 全采的 k 空间和对应的磁共振图像；B. 隔行采样的 k 空间数据，即相位编码间距 Δk_y 为原来的 2 倍，并在间隔 Δk_y 处填零处理（虚线）；E. B 图的 k 空间数据对应的图像；C. 隔行采样的 k 空间数据，不进行填零处理，此时的采样矩阵是原来的一半；F. C 图 k 空间数据对应的重建图像。

k 空间、增加相位编码间隔、增加相位编码间隔并对缺失数据填零等采样方式，及其对应的重建图像。其中填零操作能够保证重建图像的 FOV 与全采方式一致，但由于信息的缺失，卷褶现象依然发生。

首先，我们简单地理解一下 k 空间的意义。k 空间数据代表的是图像中不同频率的成分。例如，k 空间的中央，对应的是图像中的零频率成分，即图像中不变的部分；具体说来，就是对应于图像中所有体素信号的均值。而越往 k 空间的外围，数据对应的图像成分的频率就越高。例如，紧邻 k 空间中央的 $k = \pm 1$ 的行，对应的是在图像域中整个 FOV 中有 1 个完整周期的余弦函数（或波数为 1），而 $k = \pm 2$ 的行，则对应的是在整个图像 FOV 中有 2 个完整周期的余弦函数，以此类推（图 6-8）。

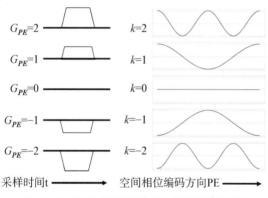

图 6-8 相位编码及其对应的图像域信号

6.3.2 基于图像域的并行成像

基于图像域的并行成像算法以敏感度编码算法（sensitivity encoding，SENSE）最为经典。SENSE 假设我们能够预先得到每个线圈灵敏度的空间分布。当相位编码间距增大时，成像 FOV 缩小，图像出现卷褶。但由于每个线圈得到的图像，都受自己灵敏度的空间分布的影响，因此得到的卷褶图像并不相同。以 2 个线圈为例，假设图像的信号用 $S(r)$ 表示，其中 r 表示空间位置；2 个线圈的灵敏度分别为 $C_1(r)$ 和 $C_2(r)$；则其重建图像分别为 $I_1(r) = C_1(r)S(r)$ 和 $I_2(r) = C_2(r)S(r)$。当图像出现卷褶时，假设相位编码方向为 y 方向，此时的重建图像信号可以表示为：

$$I_1(y) = C_1(y)S(y) \\ + C_1(y+FOV_y/2)S(y+FOV_y/2)$$
$$I_2(y) = C_2(y)S(y) \\ + C_2(y+FOV_y/2)S(y+FOV_y/2)$$
$$(6-4)$$

已知每个线圈的灵敏度 C 和对应的重建图像 I，就可以通过求解线性方程组来进行图像 S 的重建。理论上，当具有 N 个表面线圈时，能够对 k 空间扫描进行 N 倍加速；但加速倍数（R）较大时，将无法利用线圈之间的信息冗余来提高图像信噪比，同时还会引入重建噪声。图 6-9 展示了利用 2 个线圈的卷褶图像进行 SENSE 重建的过程。

由于采样间隔 Δk_y 增加，FOV 缩小为原来一半，图像发生卷褶。由于线圈灵敏度的不同，不同线圈获得的图像是真实图像与线圈灵敏度的乘积，因此不同线圈的图像不同。由此可借助不同线圈的图像（I_1，I_2）和线圈灵敏度（C_1，C_2）求解得到图像在不同空间位置的灰度值 $S(y)$ 和 $S(y + FOV_y/2)$。

从上述 SENSE 的基本原理不难看出，如果希望进行 SENSE 并行成像，则要求线圈灵敏度的空间分布在相位编码方向上存在差异。所以，通常并行成像方法必须使用特殊设计的线圈才能实现。

使用 SENSE 进行加速扫描时，可以使用体线圈扫描低分辨率图像，然后将每个通道的图像与体线圈的低分辨率图像相除，就可以近似得到线圈灵敏度的空间分布。也可以多采集一部分 k 空间低频数据，利用每个线圈的低分辨率图像，来近似表示线圈灵敏度的空间分布。这种为了给重建提供支持信息而在 k 空间低频部分额外采集的数据，称为自动校正数据（auto-calibration signal，ACS），如图 6-10 所示。mSENSE（modified SENSE）便是将 SENSE 与 ACS 相结合的重建方法。

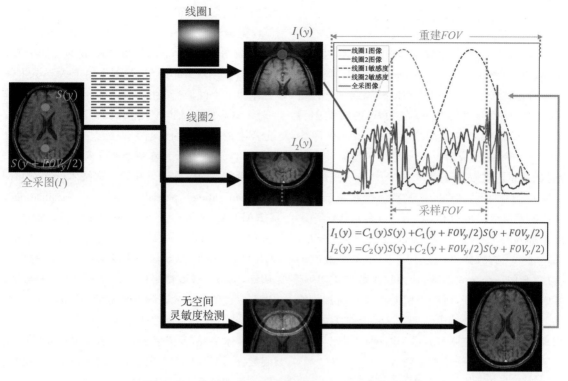

图6-9 使用2个表面线圈进行 SENSE 重建示意图

注：2个线圈（蓝色和红色）同时进行隔行信号采集，每个体素的信号都与相差 $FOV_y/2$ 的位置体素的信号混叠，导致图像卷褶。由于不同的线圈的灵敏度空间分布不同，得到的混叠信号可以看作不同空间位置体素信号的加权和，权重由线圈灵敏度决定。这一信号关系，可以用线性方程组表示，线圈数量决定了方程组中方程的数量，而加速因子（这里是2）决定了方程中未知数的数量，通过求解线性方程组，可以得到不同空间位置的体素的真实信号。

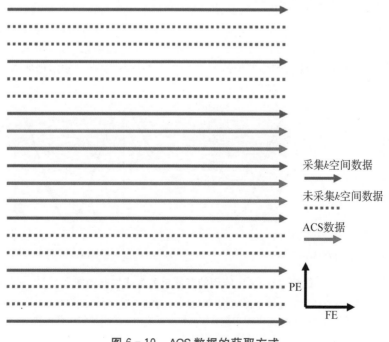

图6-10 ACS 数据的获取方式

6.3.3　基于 k 空间的并行成像

基于 k 空间的并行成像算法,巧妙地利用相控阵线圈灵敏度的空间分布,通过组合不同线圈的信号,来合成出未采集的相位编码数据。通过线圈灵敏度的线性组合,可在 FOV 内模拟出灵敏度空间分布均匀的信号(对应于 k 空间中 $\Delta k_y = 0$ 的信号)或者 1 个(或多个)周期的余弦函数的信号(对应于 k 空间中 $\Delta k_y = 1$ 的信号)。以图 6-11 为例,图中的不同颜色虚线表示每个线圈的灵敏度空间分布,其中(A)表示线圈灵敏度叠加为均匀的分布,用来合成当前相位编码行($\Delta k_y = 0$)的数据;(B)利用不同线圈灵敏度的叠加,合成一个余弦函数,该余弦函数在 FOV 范围内正好一个周期,可用来模拟距离当前相位编码 $\Delta k_y = 1$ 的相位编码。通过这种合成方式,一次采集就可以填充两行 k 空间数据。

(1) 空间谐波同步采集技术

空间谐波同步采集技术(simultaneous acquisition of spatial harmonics,SMASH)是最早的并行成像方法。该方法利用不同表面线圈灵敏度的空间分布,合成出虚拟的相位编码数据。通过一次采集,借助不同的权重系数来构建灵敏度的均匀分布($\Delta k_y = 0$)或低频的灵敏度分布($\Delta k_y = 1$,2…)填充多行 k 空间数据;即通过不同线圈采集同一相位编码行的 k 空间数据,线性组合得到目标 k 空间的对应相位编码行的数据和邻近相位编码行的数据,从而加速了 k 空间的填充。

更进一步,可以在 k 空间的低频部分采集 ACS 数据,来估计不同线圈灵敏度的空间分布,此方法被称为 Auto-SMASH。由于 ACS 数据往往采自 k 空间信号强度较高的低频部分,采集越多的 ACS 数据,信噪比越高,图像重建效果越好,但需要的扫描时间也越多。

(2) 通用自动校准部分并行采集技术

通用自动校准部分并行采集技术(generalized auto-calibrating partially parallel acquisitions,GRAPPA)是 Auto-SMASH 的扩展。相比于 SMASH 直接近似估计均匀图像的 k 空间数据,GRAPPA 使用 ACS 数据来求解每个线圈的近似估计,即每个线圈特定相位编码行的 k 空间数据,都可以由所有线圈在附近相位编码行的 k 空间数据进行模拟,其示意图如图 6-12 所示。

具体来说,我们假设每个线圈采集到的 k 空间数据,都可以由相邻的相位编码行和不同的线圈进行加权和求得,用数学公式可以表示为:

$$S_j(k_y - m\Delta k) = \sum_{l=1}^{L}\sum_{b=0}^{N_b-1} n(j,b,l,m)S_l(k_y - bA\Delta k_y)$$

$$(6-5)$$

其中 S 表示采集到的 k 空间信号,j 表示第 j 个线圈,l 是线圈索引,$m\Delta k$ 表示相位编码方向相差 m 个步长,b 表示使用相邻 N_b 个步长的索引,

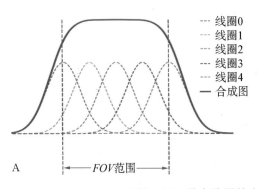 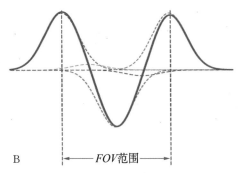

图 6-11　单个线圈的空间灵敏度线性叠加图

注:不同颜色的虚曲线代表各个线圈灵敏度的空间分布,暗红色实线代表所有线圈灵敏度的空间分布的线性叠加。其中 A 图中叠加的灵敏度空间分布近似于均匀,B 图中叠加的灵敏度近似于一个周期的余弦函数,相当于相对于 A 图中的数据偏移了一个编码行。

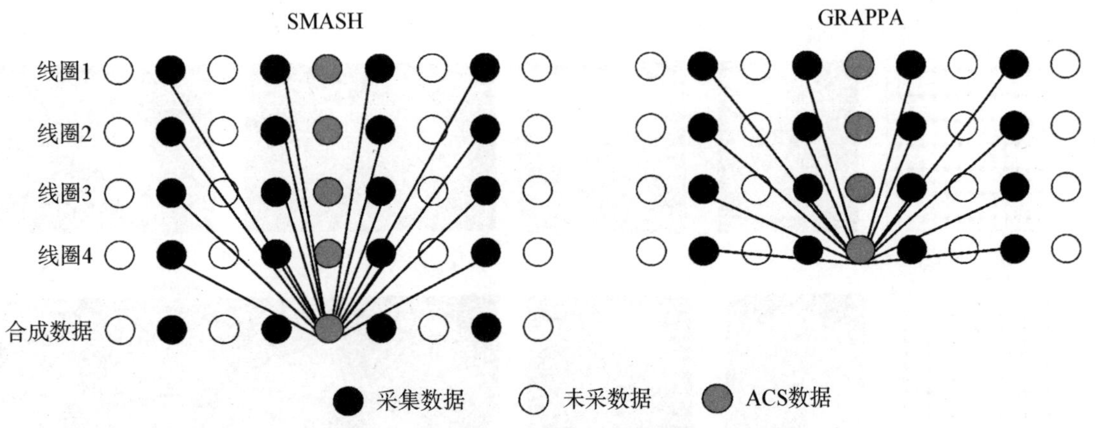

图 6-12 SMASH 和 GRAPPA 的重建算法示意图

注：图中的每个圆圈代表一个相位编码行；图中的直线，显示了合成缺失数据时所需要使用的数据。对于未采集的 k 空间相位编码行，SMASH 使用不同线圈中邻近的行，利用不同线圈的灵敏度合成余弦函数的方法直接合成全图的 k 空间；auto-SMASH 方法可以利用采集的 ACS 行来推算每个线圈的灵敏度的空间分布，进而更准确地进行数据合成。GRAPPA 则是利用不同线圈中邻近的行，直接拟合出每个线圈中未采集的相位编码行。GRAPPA 利用 ACS 行来计算拟合数据时所用的每个数据的权重。

n 是待求的系数。根据采集的 ACS 数据，可以使用 k 空间数据进行拟合，求解上述系数 n，继而可以使用不同线圈的 k 空间数据，对待估 k 空间进行填充。针对不同的线圈，都可以使用其他线圈的数据进行拟合，因此 GRAPPA 算法可以对每个线圈的 k 空间数据进行填充，而不是像 SMASH 一样只能得到一个 k 空间数据。每个线圈的图像重建完成后，可以再使用其他算法将图像合并，得到均匀的重建图像。

(3) CAIPIRINHA

上面提到的 SENSE 和 GRAPPA 是二维扫描，相同的策略也可以在三维扫描中应用。以颅脑 3D 矢状位采集为例(图 6-13A～C)，该图例中频率编码方向(k_x)为头脚方向、相位编码(k_y)方向为前后方向、层编码(k_z)方向为左右方向，均匀的间隔采样方式会产生卷褶伪影(图 6-13A、B)；CAIPIRINHA 是通过在 y 和 z 两个相位编码方向增加采样模式上的变化，使得卷褶伪影中的混叠部分尽可能移动到图像的边缘或者感兴趣区域之外(图 6-13C)，以减少重建图像中残余混叠对图像的影响，提高图像质量。有研究表明，对于屏气困难的患者，CAIPIRINHA 采样方式与 3D-VIBE 序列结合可以有效替代 GRAPPA-VIBE 序列，并且加速因子较高时，CAIPIRINHA 重建的腹部 MRI 图像质量优于 GRAPPA(图 6-13D、E)。3D CAIPIRINHA SPACE FSE 序列可以有效地对踝关节中韧带、肌腱和关节部分进行高分辨率成像(图 6-13F)，重建效果等同 2D FSE 或优于更耗时的各向异性 3D FSE。

6.3.4 g 因子

g 因子(geometry factor)是用来衡量相控阵线圈在进行特定并行成像与重建时的效能的评价参数。当并行成像线圈摆放、扫描方法和加速因子 R 确定时，g 因子是成像的空间方向与位置的函数。g 因子的取值范围是 1 到∞，其中 g 因子与并行成像的信噪比关系如下所示：

$$SNR_{PI} = \frac{SNR_{all}}{g\sqrt{R}} \tag{6-6}$$

其中 R 是并行成像的加速因子。并行成像重建图的信噪比与 $\sqrt{R}$ 成反比，这是因为并行成像减少了 k 空间数据的采集，而在重建图像时，对不同线圈信号的解缠绕处理导致的噪声传播，通过 g 因子反映在重建图像中。

目前常用的线圈设计，会把 g 因子控制在 2 以下。通常情况下，由于 g 因子与表面线圈的分

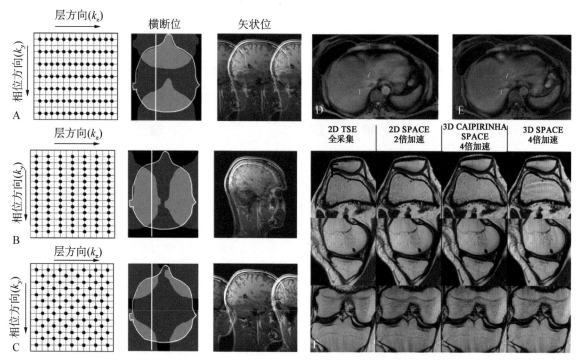

图 6 - 13　CHAPIRINHA 原理图和应用场景

注：A. 在相位编码方向上进行欠采填零重建；B. 在层方向进行欠采填零重建；C. 在相位编码方向和层方向都进行欠采的 CAIPIRINHA 欠采填零重建；D 和 E 是 CHAPIRINHA - VIBE 和 GRAPPA - VIBE 的腹部重建图，蓝色所示为肝脏血管，在 CHAPIRINHA - VIBE 中部分可见；F 中第 3 列是 CAIPIRINHA SPACE 4 倍加速重建图，与 2D FSE 的 k 空间全采集重建效果类似。

引自：BREUER F A, BLAIMER M, MUELLER M F, et al. Controlled aliasing in volumetric parallel imaging（2D CAIPIRINHA）[J]. Mag Reson Med, 2006, 55(3): 549 - 556.

MORANI A C, VICENS R A, WEI W, et al. CAIPIRINHA - VIBE and GRAPPA - VIBE for liver MRI at 1. 5 T: a comparative in vivo patient study [J]. J Comput Assist Tomogr, 2015, 39(2): 263 - 269.

FRITZ J, FRITZ B, THAWAIT G G, et al. Three-dimensional CAIPIRINHA SPACE TSE for 5 - Minute High-Resolution MRI of the Knee [J]. Invest Radiol, 2016, 51(10): 609 - 617.

布有关，且在距离线圈较远的位置有较高的 g 因子，因此并行重建图像在靠近表面的地方信噪比高，而在图像中央信噪比较低。图 6 - 14 展示了不同并行成像方法的 g 因子图和信噪比图。

6.4　多层同时激发

GRAPPA 和 SENSE 可以减少相位编码的次数，在相位编码方向上加速成像。对于 3D 扫描方式，并行成像还可以在层方向上进行加速，而多层 2D 扫描方式就无法在层的方向上进行加速了。多层同时激发（simultaneous multislice, SMS)技术在一次激发中，同时激发并采集多个层面的信号，为层方向上的加速提供了新方案。

SMS 的技术要点包括 2 个部分：

1) 如何同时激发多个层面，并使得它们的信号有所区分。

2) 如何将混叠在一幅图像上的多层图像拆分开来。

同时激发多个层面需要使用多频带射频脉冲（multi-band RF)，它类似在预饱和技术中激发 2 个平行的饱和带的射频脉冲。通过特殊的脉冲相位设计，可以使得多频带射频脉冲在激发不同层面的信号时，在 k 空间中引入不同的相位变化。例如，当需要同时激发 2 层信号时，在第 1 个层面的 k 空间中，不引入额外的相位变化，而在第 2 个

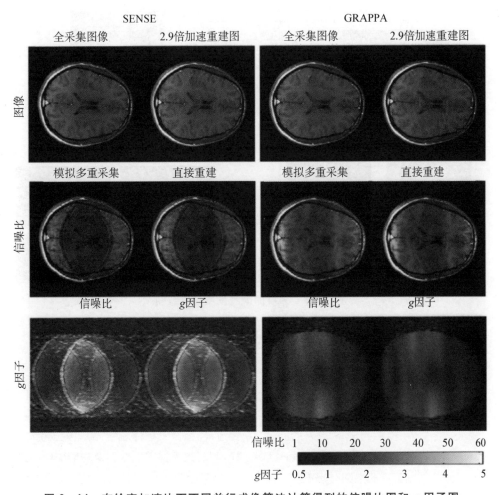

图 6-14 在给定加速比下不同并行成像算法计算得到的信噪比图和 g 因子图

注：左列为 SENSE；右列为 GRAPPA。

引自：ROBSON P M，GRANT A K，MADHURANTHAKAM A J，et al. Comprehensive quantification of signal-to-noise ratio and g-factor for image-based and k-space-based parallel imaging reconstructions [J]. Mag Reson Med，2008，60(4)：895-907.

层面的 k 空间上，每个相位编码行上都引入 π 相位变动。这样一来，相对于第 1 个层面，第 2 个层面的图像就平移 FOV/2。2 个层面的图像混叠在一起，就形成了类似 SENSE 或 GRAPPA 中的混叠图像（图 6-15）。此时，如果接收线圈在层方向上有敏感度分布不同的线圈，就可以用类似 SENSE 或 GRAPPA 的方法将混叠图像解开。

SMS 技术的实现对于硬件也有一定的要求，即在选层方向上，需要有敏感度随空间分布不同的多个线圈，很多传统的支持并行成像的线圈可能并不满足这一条件。另一方面，一些最新的商用 MRI 系统中配备了多通道射频发射系统，每个通道激发一个层面就可以实现多个层面的同时激发，SMS 的实现就更加方便。

SMS 的加速倍率 R 与同时激发的层数相同，由于它在实现加速时，同时激发并采集了多层的信号，所以与一般的并行成像技术相比，不会有 $\sqrt{R}$ 倍的信噪比损失，这是它具备明显优势的地方。与 SENSE、GRAPPA 相比，SMS 方法与 EPI 方法结合使用时，不会改变平面内采集回波的回波时间，这对于功能 MRI 这类定量研究十分有用。但是，由于它也不会缩短单激发 EPI 成像中

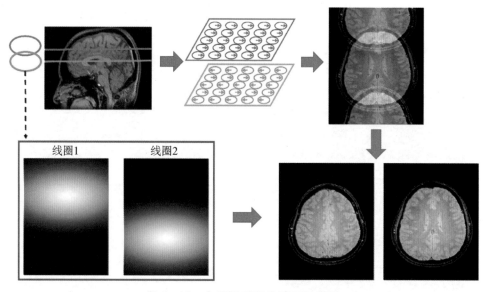

图 6-15　多层同时激发原理示意图

注：多层同时激发中通过在不同层的激发脉冲中引入不同的相位变化，使得混叠在同一张图像上的不同层的图像之间产生位移，然后利用不同线圈在层方向的敏感度空间分布的差异，用类似 SENSE 和 GRAPPA 的方法分解出混叠的图像。

的回波链的时间，所以也不能像 SENSE、GRAPPA 那样与 EPI 结合使用时可以减小磁化率引起的畸变，减小 T_2 模糊。SMS 带来的时间上的节省，可以用来换取更高的信噪比、层方向上更大的扫描覆盖范围或更高的空间分辨率。

6.5　压缩感知

6.5.1　压缩感知原理

图像压缩的概念大家都比较熟悉，生活中常用的 JPEG 图像格式，就是一种能够大幅度地压缩图像所占的存储空间大小的格式。图像压缩的基本思想，就是利用图像中存在冗余信息（或者说，对图像进行某种变换之后的结果具有稀疏性）的特点，对图像进行适当的变换，然后再舍弃变换数据中数值较小的数据，从而达到在不影响视觉效果的前提下压缩图像的效果。压缩感知（compressed sensing, CS）MRI 技术则将图像压缩的思想，延伸到了图像的采集，换言之，它利用了图像可压缩的特点，在数据采集的时候就不采集

完整的数据，从而达到加速 MRI 数据采集的效果。压缩感知技术在 MRI 中的应用，有几个技术要点：①图像具备稀疏性；②随机或伪随机的欠采样，同时欠采样不能在图像的稀疏域中进行；③图像重建需要利用非线性优化算法完成。

首先，所谓的稀疏性，指的是数据中大部分数据点取值较小或者为零。稀疏性可以直接是图像的稀疏，如磁共振血管造影图像；也可以是在特定变换域（如小波变换等）中的稀疏。图像的稀疏程度可以通过图像的直方图直观反映，当直方图的 0 值附近有更多的点，表示图像具有更好的稀疏性（图 6-16）。

其次，压缩感知要在图像的非稀疏域中进行随机欠采样。由于 MRI 信号的采集是在 k 空间中进行的，所以天然满足了非稀疏域中采样的条件，只需要在 k 空间中进行随机欠采样即可。考虑到 k 空间中央的信号能量较高，较多地采集 k 空间中央的信号有利于提高图像的信噪比，所以压缩感知技术采用在 k 空间中进行伪随机欠采，即在保持一定随机性的前提下，保证 k 空间中央数据的采集。

值得指出的是,压缩感知中所使用的伪随机欠采模式,使得变换图像上的伪影是非相干的,或者说其模式类似随机噪声(图 6-17),这样,非线性优化算法就可以利用图像的稀疏性约束进行图像的优化求解,重建出高质量的图像。相比之下,并行成像的相干欠采样,会使得伪影模式表现为

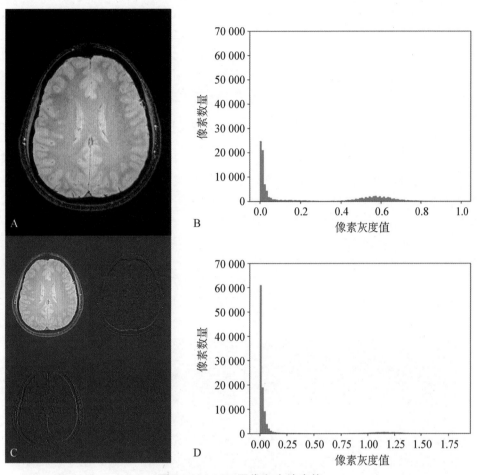

图 6-16　MRI 图像和小波变换

注:A. MRI 图像;B. 直方图分布;C. 小波变换后的图像;D. 小波变换后图像的直方图。其中原图的直方图分布在 0 值附近有约 2.5 万个像素,而经过一级小波变换后的直方图在 0 附近有约 6 万个像素,表示图像经过小波变换后更加稀疏。如果进一步进行二级、三级小波变换,则数据会更加稀疏。

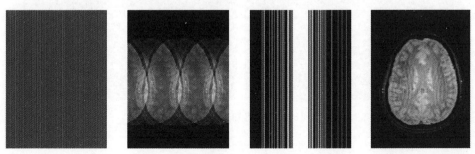

A. 等间隔欠采样模板　　B. 等间隔欠采填零重建图　　C. 伪随机欠采样模板　　D. 伪随机欠采填零重建图

图 6-17　相干采样和随机采样重建效果

图像的混叠,这种伪影是无法利用稀疏性约束来消除的。

6.5.2 压缩感知重建

对于带有非相干伪影的磁共振图像,可通过图像的稀疏约束和采集到的 k 空间数据保真进行优化重建,数学上可以表示为:

$$X = argmin_X \|\Phi(X)\|_1 + \lambda \|F_u X - Y\|_2$$

$$(6-6)$$

其中 X 为重建图像, $argmin_X$ 表示能使表达式取得最小值的 X ; $\|\Phi(X)\|_1$ 表示图像稀疏性,意义是进行稀疏变换 $\Phi(X)$ 后非零数据的个数, $\|F_u X - Y\|_2$ 表示重建图像与采集数据的一致性(保真),也就是说重建图像 X 经过傅里叶变换加欠采操作 F_u 后,与采集的 k 空间数据 Y 的差异的大小;稀疏与保真两种约束都能较好满足时,就能得到高质量的重建图像; λ 是权衡稀疏项与保真项的权重。

压缩感知重建过程就是对上述函数优化的过程,数学上往往使用迭代算法进行重建,一般时间较长,对于高分辨率的三维扫描往往需要很长的重建时间。同时,图像重建需要对图像进行稀疏变换,图像的稀疏性依赖于变换方式,图像重建过程也容易产生与稀疏变换相关的伪影。而近几年受人关注的卷积神经网络可以在改进重建图像质量的同时,大大加快重建速度,在压缩感知图像重建中得到了越来越多的应用(见第 21 章"人工智能与磁共振成像")。

6.5.3 压缩感知应用

对于具有较好稀疏性的图像,压缩感知往往表现较好。例如针对磁共振血管成像(magnetic resonance angiography, MRA),因为血管成像在图像域本身具有稀疏性,使用压缩感知方法能够有效缩短扫描时间,并能够获得较好的重建效果。Z. Lin 等于 2019 年发表的工作表明,与传统 MRA 重建相比,使用压缩感知重建得到的 MRA 图像具有更好的诊断效果,如图 6-18 所示。

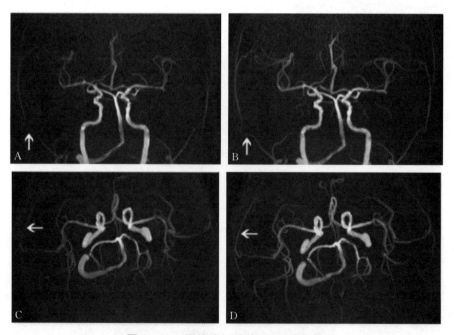

图 6-18 压缩感知重建 MRA 效果图

注:A 和 C 为全采样重建 MRA 图;B 和 D 为压缩感知重建 MRA 图,加速因子为 2。白色箭头表示重建图像中的血管,可以看出:压缩感知重建对血管的显示效果甚至优于全采集图像。

引自:LIN Z, ZHANG X, GUO L, et al. Clinical feasibility study of 3D intracranial magnetic resonance angiography using compressed sensing [J]. J Magn Reson Imag, 2019,50(6):1843-1851.

值得一提的是，压缩感知对于放射状采样（radial）和螺旋状采样（spiral）等非笛卡尔采样方式十分有效，因为这些采集模式本身就具有稀疏和非相干的特点。此外，压缩感知技术可以与并行成像、部分傅里叶等加速技术联合使用，进一步提高扫描速度。

6.6　磁共振指纹图

6.6.1　磁共振指纹图原理

定量磁共振成像（quantitative magnetic resonance imaging，qMRI）可以获得人体组织的定量属性，例如 T_1 定量图、T_2 定量图等。与定性磁共振图像（如 T_1 加权图像、T_2 加权图像）相比，qMRI 的定量信息，受设备、成像序列及成像参数的影响较小，

结果具有良好的一致性和可重复性，可以更好地用于疾病的诊断。传统的 qMRI 方法，为了测量一种定量图像，往往需要测量一系列不同时间点的图像。例如为了测量 T_1 定量图像，我们可以用反转恢复或者饱和恢复序列，观察磁化矢量随时间逐渐恢复平衡的过程，并利用信号公式通过曲线拟合计算出每个体素的 T_1 值（有关 T_1 和 T_2 定量图的常规 MRI 测量方法，参见本书第 16 章"磁共振弛豫机制和弛豫时间测量方法"）。因此，qMRI 图像的获得相当费时，影响了 qMRI 的临床应用。

磁共振指纹图（magnetic resonance fingerprinting，MRF）是一种全新的 qMRI 框架，利用这个框架，可以借助各种脉冲序列在一次扫描中快速得到多种定量信息，如同时得到 T_1 定量图、T_2 定量图和质子密度图等。MRF 的基本原理如图 6-19 所示。首先，基于 True-FISP 或者 IR-SSFP

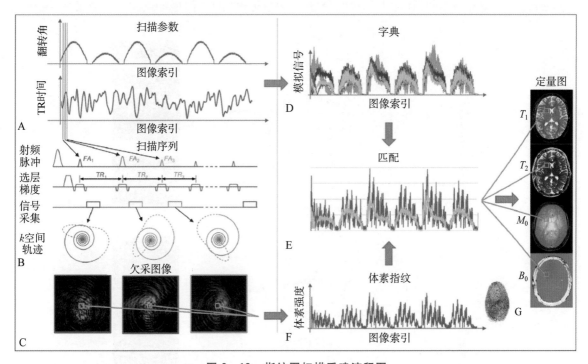

图 6-19　指纹图扫描重建流程图

注：A. MRF 序列中采用变翻转角（FA）、变 TR 等方法，使得具有不同 T_1、T_2 值的信号会按不同的方式演化；B. MRF 序列中常常采用螺旋或径向采集的 k 空间轨迹进行采样；C. 每条 k 空间轨迹采集完成后重建生成对应的图像；D. 根据脉冲序列、利用 Bloch 方程计算出不同 T_1、T_2 等参数下信号的演化情况（指纹）；E. 将 F 图中的信号变化与字典中的不同指纹进行比对，找出最匹配的项目；F. 由 C 图中多幅图像得到的每个体素的信号随时间的变化；G. 获得的各定量参数图。

引自：PANDA A, MEHTA B B, COPPO S, et al. Magnetic resonance fingerprinting — An overview [J]. Curr Opin Biomed Eng, 2017,3:56-66.

(inversion recovery-steady state free procession)等脉冲序列设计 MRF 信号采集的脉冲序列。序列往往采用螺旋采集或者径向采集的 k 空间轨迹，使用变翻转角、变 TR 等手段，使得具有不同 T_1、T_2 等参数的组织的信号演化尽可能不同，成为独特的指纹。然后，利用 Bloch 方程，计算不同 T_1、T_2 的组织的信号随时间的变化（即对应特定 T_1 和 T_2 值的指纹），生成指纹的字典。最后，进行实际的扫描后，将图像中每个体素的信号变化曲线与字典比对，找到字典中最匹配的指纹，把该指纹对应的 T_1、T_2 值作为当前体素的 T_1、T_2 值。

相比于传统的定量图的扫描方案，MRF 在一次扫描中可同时获得多种定量图像，大大提高了扫描速度。同时，由于 MRF 采用了字典比对的方式来获得定量参数，因此在很大程度上，能够克服扫描过程中由于 k 空间轨迹、被试运动等造成的图像伪影。大量研究表明，MRF 与传统的定量图相比，结果具有较好的一致性，重建也具有较好的可重复性。但 MRF 重建，依赖于定量参数的字典设计，同时对扫描中的场强均匀性、梯度脉冲稳定性等提出了要求，单体素的时间序列若出现较大误差，会导致重建得到的定量参数出现偏差。

6.6.2 磁共振指纹图应用

由于 MRF 可以显著加快 qMRI 的扫描速度，使得 qMRI 的临床应用成为可能。基于 MRF 的 qMRI 已经在头颅、腹部、骨肌、心脏等诸多部位的疾病诊断中获得了应用，预期今后会逐渐出现在越来越多的商用 MRI 系统中。G. Cruz 等于 2019 年提出，使用 MRF 可以对心脏的 T_1、T_2 和脂肪进行定量成像，并通过数据分析的方法，直接得到配准的参数图，效果如图 6 - 20 所示。定量参数图增加了不同磁共振设备之间图像的一致性，

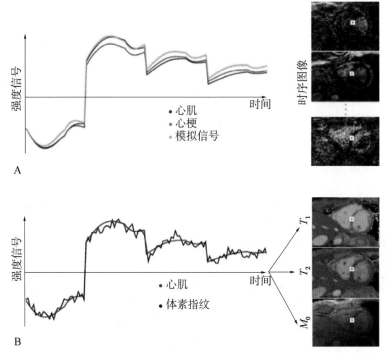

图 6 - 20　指纹图在心脏成像中的应用

注：A. 表示理想信号随时间的变化曲线；B. 实际某个体素（图中白色方框位置）测得的信号变化曲线，通过拟合可以判断出该体素对应为心肌区域，并可以计算得到对应的 T_1、T_2 和 M_0 值。

引自：CRUZ G, JAUBERT O, BOTNAR R M, et al. Cardiac magnetic resonance fingerprinting：Technical developments and initial clinical validation [J]. Curr Cardiol Rep, 2019,21(9):91.

有利于不同设备间图像的横向比较与统一的建模分析;同时,在一次性计算获得的多种qMRI的图像间不再需要配准,方便了后续的多参数图像分析。

(宋 阳 杨 光)

主要参考文献

［1］ BARTH M, BREUER F, KOOPMANS P J, et al. Simultaneous multislice(SMS) imaging techniques ［J］. Magn Reson Med, 2016,75(1):63-81.

［2］ BREUER F A, BLAIMER M, MUELLER M F, et al. Controlled aliasing in volumetric parallel imaging (2D CAIPIRINHA) ［J］. Magn Reson Med, 2006,55 (3):549-556.

［3］ BROWN R W, CHENG Y C N, HAACKE E M, et al. Magnetic resonance imaging: physical Principles and sequence design ［M］. Hoboken: Wiley, 2014.

［4］ CRUZ G, JAUBERT O, BOTNAR R M, et al. Cardiac magnetic resonance fingerprinting: technical developments and initial clinical validation ［J］. Curr Cardiol Rep, 2019,21(9):91.

［5］ DONOHO D L. Compressed sensing ［J］. IEEE Trans Inf Theory, 2006,52(4):1289-1306.

［6］ FEINBERG D A, SETSOMPOP K. Ultra-fast MRI of the human brain with simultaneous multi-slice imaging ［J］. J Magn Reson, 2013,229: 90-100.

［7］ FENG L, GRIMM R, BLOCK K T, et al. Golden-angle radial sparse parallel MRI: combination of compressed sensing, parallel imaging, and golden-angle radial sampling for fast and flexible dynamic volumetric MRI ［J］. Magn Reson Med, 2014, 72(3):707-717.

［8］ FRITZ J, FRITZ B, THAWAIT G G, et al. Three-dimensional CAIPIRINHA SPACE TSE for 5-minute high-resolution MRI of the knee ［J］. Invest Radiol, 2016,51(10):609-617.

［9］ GRISWOLD M A, BREUER F, BLAIMER M, et al. Autocalibrated coil sensitivity estimation for parallel imaging ［J］. NMR Biomed, 2006,19(3):316-324.

［10］ GRISWOLD M A, JAKOB P M, HEIDEMANN R M, et al. Generalized autocalibrating partially parallel acquisitions (GRAPPA) ［J］. Magn Reson Med, 2002,47(6):1202-1210.

［11］ HAACKE E M, LINDSKOGJ E D, LIN W. A fast, iterative, partial-Fourier technique capable of local phase recovery ［J］. J Magn Reson, 1991,92(1):126-145.

［12］ HASHEMI R H, LISANTI C J, BRADLEY W G. MRI: the basics ［M］. Philadelphia: Lippincott Williams & Wilkins, 2012.

［13］ JAKOB P M, GRISOWLD M A, EDELMAN R R, et al. AUTO-SMASH: a self-calibrating technique for SMASH imaging ［J］. MAGMA, 1998,7(1):42-54.

［14］ LIN Z, ZHANG X, GUO L, et al. Clinical feasibility study of 3D intracranial magnetic resonance angiography using compressed sensing ［J］. J Magn Reson Imaging, 2019,50(6):1843-1851.

［15］ LUSTIG M, DONOHO D, PAULY J M. Sparse MRI: the application of compressed sensing for rapid MR imaging ［J］. Magn Reson Med, 2007,58(6):1182-1195.

［16］ MA D, GULANI V, SEIBERLICH N, et al. Magnetic resonance fingerprinting ［J］. Nature, 2013, 495(7440):187-192.

［17］ MCGIBNEY G, SMITH M R, NICHOLS S T, et al. Quantitative evaluation of several partial Fourier reconstruction algorithms used in MRI ［J］. Magn Reson Med, 1993,30(1):51-59.

［18］ MCROBBIE D W, MOORE E A, GRAVES M J, et al. MRI from picture to proton ［M］. 3rd ed. Cambridge: Cambridge University Press, 2017.

［19］ MORANI A C, VICENS R A, WEI W, et al. CAIPIRINHA-VIBE and GRAPPA-VIBE for liver MRI at 1.5 T: a comparative in vivo patient study ［J］. J Comput Assist Tomogr, 2015,39(2):263-269.

［20］ MURPHY M, ALLEY M, DEMMEL J, et al. Fast L_1-SPIRiT compressed sensing parallel imaging MRI: Scalable parallel implementation and clinically feasible runtime ［J］. IEEE Trans Med Imag, 2012,31(6):1250-1262.

［21］ OTAZO R, KIM D, AXEL L, et al. Combination of compressed sensing and parallel imaging for highly accelerated first-pass cardiac perfusion MRI ［J］. Magn Reson Med, 2010,64(3):767-776.

［22］ PANDA A, MEHTA B B, COPPO S, et al. Magnetic

resonance fingerprinting — An overview［J］. Curr Opin Biomed Eng, 2017,3:56 - 66.

［23］ PRUESSMANN K P, WEIGER M, SCHEIDEGGER MB, et al. SENSE: sensitivity encoding for fast MRI ［J］. Magn Reson Med, 1999,42(5):952 - 962.

［24］ ROBSON P M, GRANT A K, MADHURAN-THAKAM AJ, et al. Comprehensive quantification of signal-to-noise ratio and g-factor for image-based and k-space-based parallel imaging reconstructions［J］. Magn Reson Med, 2008,60(4):895 - 907.

［25］ SODICKSON D K, MANNING W J. Simultaneous acquisition of spatial harmonics (SMASH): fast

imaging with radiofrequency coil arrays［J］. Magn Reson Med, 1997,38(4):591 - 603.

［26］ VASANAWALA S, MURPHY M, ALLEY M, et al. Practical parallel imaging compressed sensing MRI: Summary of two years of experience in accelerating body MRI of pediatric patients［J］. Proc IEEE Int Symp Biomed Imaging, 2011:1039 - 1043.

［27］ WANG J, KLUGE T, NITTKA M, et al. Parallel acquisition techniques with modified SENSE reconstruction mSENSE［C］. Proceedings of the First Würzburg Workshop on Parallel Imaging Basics and Clinical Applications, 2001:89.

7 磁共振对比剂

磁共振成像(MRI)信号强度与水质子在活体内的弛豫时间有关。为了增加组织间的对比度,在扫描前可以使用包括各种无机纳米粒子和复合体在内的 MRI 对比剂。通过缩短组织的 T_1 和 T_2 来增加相应的弛豫率($1/T_1$ 和 $1/T_2$),从而在较短的时间内分别使组织信号增高或下降。目前,用于 T_1 加权成像的对比剂多为钆螯合物,用于 T_2 加权成像的多为氧化铁纳米颗粒。为了更好地发挥对比剂功效,每类或每种对比剂还同时配有相应的优化的 MRI 技术。

7.1 磁共振成像:组织对比的来源

在临床工作中,我们使用的最多的是 1.5 T 或 3 T MRI 扫描仪。当某一物质处于强磁场中时,后者使物质中质子的磁矩整齐排列,从而沿纵轴产生磁化效应。此时,对该物质施加一个 5~300 MHz 的射频脉冲将能量传递给质子后,使其磁矩偏离纵轴旋转。当此射频脉冲消失时,质子磁矩将会逐渐恢复至平衡状态,此即为弛豫。弛豫分为纵向弛豫和横向弛豫,分别对应参数 T_1 和 T_2。2 种弛豫过程相互独立而又同时发生,并

且 T_2 较 T_1 明显为短,不同组织正因为此种差异而得以区分。弛豫时间为时间常数,T_2 是横向磁化矢量从最大衰减到37%的时间,T_1 是纵向磁化矢量从最小恢复到63%的时间。弛豫时间与组织特性有关。有关弛豫机制的详细阐述请参见16.1。

不同组织具有不同的理化特性。软组织中局部质子密度(水浓度)的差异会导致不同 T_1 和 T_2 的值,内源性 MRI 对比也正源于此。T_1 加权成像对于显示组织解剖结构较好,T_2 加权成像因病变区域异常结合的水较正常组织背景更亮,因而更有利于病变的显示。大多数情况下,这种差异在 MRI 图像上比较显著,能够满足临床诊断的需求。但在某些情况下,组织间的对比差异不够明显以致 MRI 图像上无法清晰显示病灶,此时可通过增加磁场场强(从 3 T 到 7 T 及以上)、增加扫描时间、增加信噪比和设计特殊扫描序列(如磁敏感加权序列、扩散加权序列、动脉自旋标记序列等)来增加组织的内源性对比。除此之外,还可以采用诸多替代方法,其中最重要的一种即为使用外源性对比剂。

外源性对比剂具有多种多样的化学组成,包括小的单核或多核顺磁性螯合物、金属卟啉、共价或非共价键结合的顺磁性螯合聚合物或大分子载体、颗粒性对比剂(包括氟化或非氟化顺磁性微团或脂质体),以及顺磁性或超顺磁性颗粒(比如氧化铁)、反磁极超极化探针(气体和气溶胶)等。

T_1 和 T_2 对比剂在 MRI 中的主要作用是选择性地缩短特定组织感兴趣区域中水质子的弛豫时间,从而为解剖区域或病变提供更好的对比度。当一种组织对对比剂具有更高的亲和力或比另一种组织血供更丰富时,对比度增强。如恶性肿瘤等组织中,代谢过程与正常组织有所不同,因而以不同的方式摄取对比剂,导致在 MRI 图像上形成对比。尽管几乎所有 MRI 对比剂同时具有 T_1 和 T_2 效应,但对比剂的效果通常仅对 T_1 或 T_2 更明显。

通过对比增强可评估弛豫率的程度:

$$R_1 = 1/T_1 \qquad (7-1)$$

$$R_2 = 1/T_2 \qquad (7-2)$$

评价一种对比剂效率最重要的指标是弛豫效能(relaxivity)r_1 和 r_2:

$$r_1 = R_1/C_{CA} \qquad (7-3)$$

$$r_2 = R_2/C_{CA} \qquad (7-4)$$

其中 C_{CA} 是对比剂的作用离子的分析浓度。

r_1 和 r_2 的比率也可以用来显示对比效率,r_2/r_1 比率越高,T_2 对比剂的效率就越高;r_1/r_2 比率越高,T_1 对比剂的效率也越高。

目前,大多数 T_1 对比剂为顺磁性复合物,绝大多数 T_2 对比剂为超顺磁性氧化铁颗粒。

7.2 外源性对比剂的分类

外源性 MRI 对比剂有多种分类方法。比如,根据导致图像信号增高或降低可划分为阳性和阴性对比剂;根据 MRI 特性可分为顺磁性和超顺磁性对比剂;依据对比剂主要影响 T_1 或 T_2,简单将它们分为 T_1 增强对比剂和 T_2 增强对比剂。还有一种分类方法是根据 MRI 对比剂选择性生物分布特点进行区分,其主要优点为有利于理解各类 MRI 对比剂的生物分布特点和作用机制。

7.2.1 细胞外对比剂

如果对比剂注入人体后不仅分布于血管内,也分布于细胞外间隙,即为细胞外对比剂(extracellular space agents,ECSA)。其中,以钆(Gd)为主要成分的 MRI 对比剂是临床最常用的顺磁性对比剂。游离的三价钆离子毒性很强,必须将它螯合才能去除其毒性并在临床使用。钆剂的弛豫效应是由分子内的 7 个不成对的电子引起的,它可以造成组织内邻近质子弛豫时间的改变。在我国,被国家食品药品监督管理总局(CFDA)批准临床使用的 ECSAs 有 6 种:钆特酸葡胺、钆双胺、钆喷酸葡胺、钆特醇、钆弗塞胺和钆布醇,详见 7.3 钆对比剂章节。

7.2.2 口服对比剂

口服对比剂主要运用于评估胃肠道情况。该

类对比剂包括钆或锰的螯合物和铁的复合物,主要利用其 T_1 增强效应。超顺磁性氧化铁(superparamagnetic iron oxide,SPIO)和硫酸钡被用于降低胃肠道的 T_2 信号。含锰浓度较高的食品如绿茶、蓝莓也可利用其 T_1 增强效应用于胃肠道成像。全氟溴烷则被用于儿科的 MR 胃肠道成像。

7.2.3 器官特异度对比剂

该类对比剂主要应用于体部成像。比如肝特异度对比剂,分为 2 种:一种是靶向肝细胞的肝特异度对比剂(hepatocyte-specific contrast agent,HSCA),比如钆塞酸二钠;另一种为靶向肝、脾内库普弗细胞的网状内皮系统对比剂,比如氧化铁颗粒,后者通过吞噬作用进入网状内皮细胞中,分布在肝脏、脾脏、淋巴结和骨髓。锰福地吡曾被用作胰腺 MRI 特异度对比剂。超微超顺磁性氧化铁颗粒(ultrasmall superparamagnetic iron oxide,USPIO)也被研发用于磁共振血管成像(MR angiography,MRA)。此外,USPIO 被血液中的吞噬细胞吞噬后会积聚于正常淋巴结中,但不会聚集于转移性淋巴结,因此可提高头颈部、肺或骨盆恶性肿瘤(癌)淋巴结分期的诊断准确性。有关钆对比剂和氧化铁相关对比剂详见 7.3 和 7.4。

7.2.4 血池性对比剂

与细胞外对比剂(如钆喷酸葡胺,分子量 590 D)不同,血池性对比剂因其分子量大于 70 000 D,始终位于血管内。钆磷维塞三钠(gadofosveset trisodium)或 ABLAVAR(以前曾被称作 MS -325、MS 32520、ZK 236018、AngioMARK 和 Vasovist),是美国 FDA 批准的首个也是目前唯一一种用于临床磁共振血管成像的血池性对比剂(blood pool agent,BPA)。它能够可逆地结合白蛋白,导致其在血液中滞留时间延长和血液 T_1 缩短。与传统对比剂的 MRA 相比,该类对比剂能够在一段较长时间范围内使动脉以及静脉显像,而与推注对比剂后的扫描时间无关。这样就无需重复注射对比剂行血管成像,也有助于扩大体部 MRI 的扫描范围。

7.3 钆螯合相关对比剂

钆是一种镧系稀土金属,其游离离子形式具有高毒性。目前临床使用的钆对比剂(gadolinium based contrast agent,GBCA)是与有机配体结合的钆螯合物,通过防止其细胞内摄取来最小化游离钆离子的毒性。减少细胞外间隙对比剂的浓度、加速肾脏内对比剂的排泄能够进一步降低 GBCA 毒性。根据 GBCA 的分子结构,可将它们分成大环类对比剂和线性对比剂(表 7 - 1),前者中的大环分子通过环形结构与钆结合牢固,后者中的线性分子是开链结构,与钆的结合较弱。在人体内,大环类对比剂较线性对比剂更稳定。GBCA 又分为离子型或非离子型。在线性 GBCA 中,离子型比非离子 GBCA 具有更高稳定性。综上,离子型大环类对比剂是最稳定的 GBCA,而线性非离子型对比剂稳定性最差。GBCA 的结构与对比剂的安全性密切相关。对比剂安全性详见 7.5 对比剂安全性章节。

7.3.1 细胞外对比剂

钆特酸葡胺、钆双胺、钆喷酸葡胺、钆特醇、钆弗塞胺和钆布醇为钆螯合 ECSA。钆贝葡胺属于 HSCA,但因其肝脏摄取率低(4%～5%)、弛豫效能高[1.5 T:6～6.6(s^{-1} · $mmol^{-1}$ · L)],往往在临床上被用作 ECSA。

(1)钆螯合 ECSA 的作用机制

人体注射 ECSA 后,对比剂会快速分布到细胞外间隙,即血管内和间质内。在细胞外间隙滞留一段时间之后,通过肾脏 100% 排泄。又因其注射后在组织内的分布不同,需要进行多期评估,包括动脉期、静脉期(血池)和延迟期(细胞外)(图 7 - 1)。

(2)使用指征

1)ECSA 的使用指征:腹部和/或盆腔病变或肿块,心脏成像,肝硬化-肝细胞癌的筛查/评估,纵隔成像,磁共振胰胆管造影以及肿瘤分期和随访等。

表 7-1　用于体部成像的钆螯合相关对比剂及其特性

分类	化学名	国外商品名	国内对应中文名	结构	1.5 T 场强 T_1 弛豫效能 ($s^{-1} \cdot mmol^{-1} \cdot L$)	肝肾排泄	浓度 (mmol/mL)	推荐剂量 (mmol/kg)
细胞外对比剂	钆特酸葡胺	Dotarem	多它灵	大环离子型	3.4~3.8	肾脏	0.5	0.1
	钆布醇	Gadovist	加乐显	大环非离子型	4.9~5.5	肾脏	1	0.1
	钆喷酸葡胺	Magnevist	马根维显	线性离子型	3.9~4.3	肾脏	0.5	0.1
	钆双胺	Omniscan	欧乃影	线性非离子型	4~4.6	肾脏	0.5	0.1
	钆弗塞胺	Optimark	安磁力	线性非离子型	4.4~5	肾脏	0.5	0.1
	钆特醇	ProHance	普海司	大环离子型	3.9~4.3	肾脏	0.5	0.1
肝脏特异性对比剂	钆塞酸二钠	Primovist	普美显 显爱	线性离子型	6.5~7.3	50% 肾脏, 50%胆道	0.25	0.025
	钆贝葡胺	MultiHance	莫迪司	线性离子型	6~6.6	93% 肾脏, 4~5%胆道	0.5	0.1
血池性	钆磷维塞三钠	ABLAVAR/ Vasovist	无	线性离子型	18~20	91%肾脏, 9%胆道	0.25	0.03

引自:GUGLIELMO F F, MITCHELL D G, GUPTA S. Gadolinium contrast agent selection and optimal use for body MR imaging [J]. Radiol Clin North Am, 2014,52(4):637-656.
CZEYDA-POMMERSHEIM F, MARTIN D R, COSTELLO J R, et al. Contrast agents for MR imaging [J]. Magn Res Imaging Clin N Am, 2017,25(4):705-711.

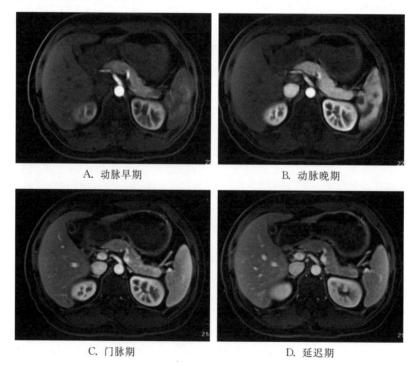

A. 动脉早期　　　　　　　B. 动脉晚期

C. 门脉期　　　　　　　D. 延迟期

图 7-1　正常人钆喷酸葡胺增强肝脏 MRI 扫描图像

2) 高弛豫 ECSA 的使用指征:联合腹部/盆腔 MRI,MRA, MR 肠道成像,MR 尿路成像,MR 静脉血管成像(MR venography, MRV)和盆腔瘘管 MRI 等。

7.3.2 肝脏特异度对比剂

HSCA 兼具肝胆特异和细胞外间隙分布的特征。目前在我国临床使用的主要有 2 种,一种是钆塞酸二钠(普美显,显爱),另一种是钆贝葡胺(莫迪司)。HSCA 同时由胆道和肾脏排泄。

(1) HSCA 的作用机制

HSCA 首先具有细胞外对比剂的功能,即能够行肝动脉和门静脉期成像。之后,通过有机阴离子转运蛋白(organic anion transporting protein, OATP)-1,钆塞酸二钠和钆贝葡胺被肝细胞摄取(摄取率分别约为 50% 和 5%),然后再通过特异度有机阴离子转运蛋白排泄到胆小管中。肝细胞摄取和胆汁排泄的时相被称作肝胆特异期。该期在静脉注射钆塞酸二钠后约 20 min 发生。钆贝葡胺由于其被肝细胞摄取率较低,肝胆特异期出现的时间较长,通常在注射后 45 min～3 h。需要注意的是,胆红素与钆塞酸二钠竞争 OATP-1 摄取,因此高胆红素血症患者行此检查成像效果不佳。

(2) 使用指征

1) 美国 FDA 批准的 HSCA 使用指征:局灶性结节增生(focal nodular hyperplasia, FNH)(图 7-2),或 FNH 与腺瘤的鉴别诊断,肝硬化患者肝细胞癌(hepatocellular carcinoma, HCC)筛查/评估(作为 ECSA 的替代方案)(图 7-3),排除肝脏转移性病变或重新评估已知肝脏转移性疾病。

2) HSCA 其他使用指征:胆道成像(图 7-4),包括术前或术后评估、胆囊及胆囊管梗阻。

(3) 钆塞酸二钠的附加说明和限制性

1) 由于钆塞酸二钠的剂量较低,其动脉期和静脉期的强化效果较弱,尤其在肝功能受损的时候更弱。又由于注射量较小,可能错误判断注射后动脉期、静脉期等时相,并且造成截断伪影。可以采取下列措施来弥补:使用双倍剂量(0.05 mmol/kg);动脉期多期相扫描(目前最新磁共振设备可以进行至少动脉 5 期至 8 期扫描);将注射速率从标准的 2 mL/s 降至 1 mL/s;将对比剂用生理盐水稀释至总体积为 20 mL,以获得更优的 2 mL/s 注射速率。

2) 由于注射对比剂后的急性短暂性呼吸困难,运动伪影可能发生于部分患者的动脉期采集时相,从而影响动脉期肝脏病变的评估(图 7-5),此缺点可通过使用不同的对比剂(比如 ECSA)进行重复或后续检查来避免,或者可通过动脉期多期相扫描来减少。

3) 动脉期明显强化是 LI-RADS 5 级(诊断

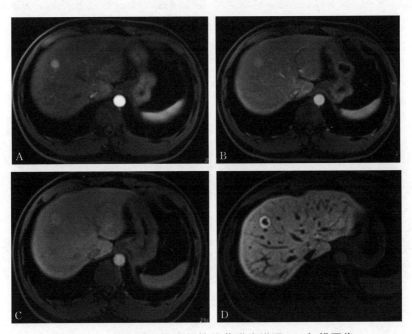

图 7-2 钆塞酸二钠局灶性结节增生增强 MR 扫描图像

注:肝右前叶上段见一枚结节。A. 动脉期明显强化;B 和 C. 门脉期和过渡期持续强化;D. 肝胆特异期病灶见对比剂摄取,呈"甜甜圈征"。

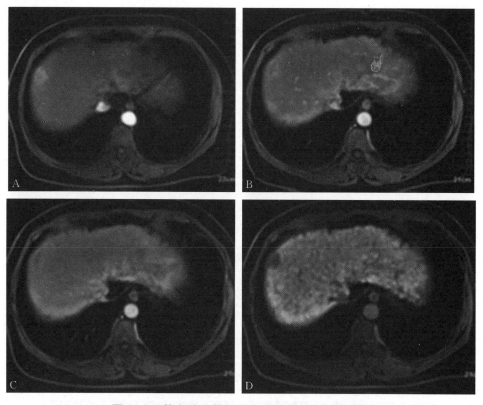

图 7-3 钆塞酸二钠肝细胞癌增强 MR 扫描图像

注:肝右前叶上段见一枚结节。A. 动脉期明显强化;B 和 C. 门脉期和过渡期对比剂廓清;D. 肝胆特异期病灶无对比剂摄取呈低信号。

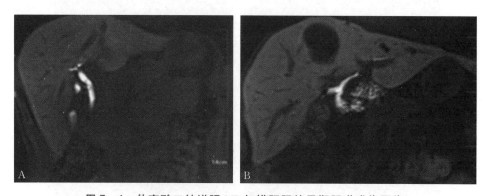

图 7-4 钆塞酸二钠增强 MR 扫描肝胆特异期胆道成像图像

注:A. 正常人胆总管、左右肝管和胆囊显示为高信号;B. 胆总管空肠 Roux-en-Y 吻合术后患者,残余胆总管、左右肝管呈高信号,并见对比剂排入空肠。

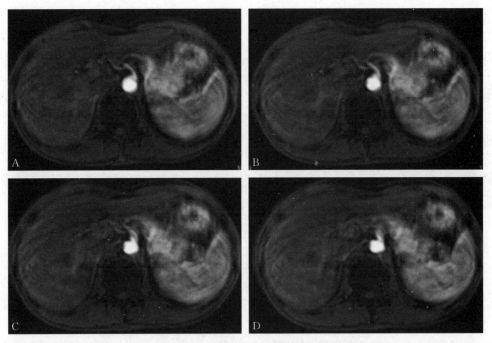

图 7-5 钆塞酸二钠增强 MR 动脉期多期相扫描图像

注：A、B、C、D. 动脉期内各期均有呼吸运动伪影。

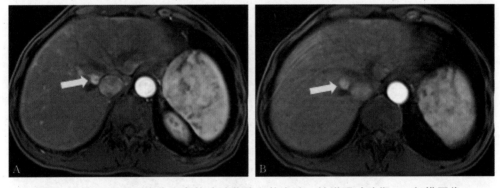

图 7-6 同一肝细胞癌患者钆喷酸葡胺和钆塞酸二钠增强动脉期 MR 扫描图像

注：A. 注射钆喷酸葡胺对比剂；B. 注射钆塞酸二钠对比剂。肿瘤位于肝脏肝中、肝右静脉和下腔静脉之间（黄色箭头所示），使用钆喷酸葡胺对比剂后肿瘤强化程度高于钆塞酸二钠。

HCC）最显著特征。然而，正因为剂量较低和动脉期的呼吸运动伪影，钆塞酸二钠上病灶动脉期的强化程度不及 ECSA 明显（图 7-6）。肝癌延迟期的对比剂廓清是 LI-RADS 分级中诊断为 HCC 的另一重要特征，但仅对 ECSA 有用。钆塞酸二钠经静脉注射后，病灶门脉期的廓清才具诊断效能，但该期较短，而肝胆特异期病灶的低信号仅起辅助诊断作用，不是判断病变性质的主要特征。因此，使用钆塞酸二钠可能会降低发现 LI-

RADS 5 级（诊断为 HCC）的灵敏度，这些病变可能被误诊为 LI-RADS 3 级或 LI-RADS 4 级。

4）也有研究显示，使用钆塞酸二钠可提高 HCC 诊断的灵敏度和特异度，但一些分化较好或中度分化的 HCC 也会摄取部分对比剂，这部分低级别病变可能被误诊为良性病变。

5）肝功能不全的患者，钆塞酸二钠的肝脏强化效果不好（图 7-7）。这种情况在直接胆红素大于 37.28 $\mu mol/L$ 的患者中尤为突出。

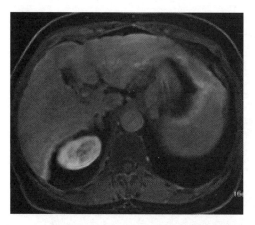

图7-7 肝硬化Child-Pugh C级钆塞酸二钠增强后1h MR扫描图像

注:胆道信号弱,胆囊内仍未见明显高信号对比剂。

6)ECSA能提供治疗后坏死灶和存活肿瘤的良好对比,后者注射ECSA后,组织具有更高的强化程度和更持久的强化持续时间,因此经过射频消融或化疗栓塞干预的肝癌用ECSA进行随访治疗区域的复发或存活更佳。然而,钆塞酸二钠发现远隔部位新病灶的能力可能更强。因此,对于临床使用哪种对比剂,应根据是否评估治疗后病变或检测新病灶来确定优先级。

7)钆塞酸二钠增强后期的间质(例如纤维化和水肿)强化程度很弱,因为对比剂早期即被从血管中清除并且很少积聚在间质内。因此,钆塞酸二钠诊断肝脏脓肿、炎症及纤维化的能力较弱,也不太用于肝脏和胆道外脏器的诊断。

8)对于某些肝脏病变,例如确认肝脏血管瘤,优选ECSA,主要是因为ECSA注射后血管瘤具有延迟期明显而又持续的强化特征(图7-8)。

9)通常钆塞酸二钠不用于腹盆联合MRI扫描。如果临床必须使用,则可能需要用到FDA推荐的4倍剂量(0.1 mmol/kg),该对比剂此时具有更高弛豫性。

7.3.3 血池性对比剂

钆磷维塞三钠是目前唯一商品化的BPA。

BPA的作用机制:钆磷维塞三钠通过可逆地

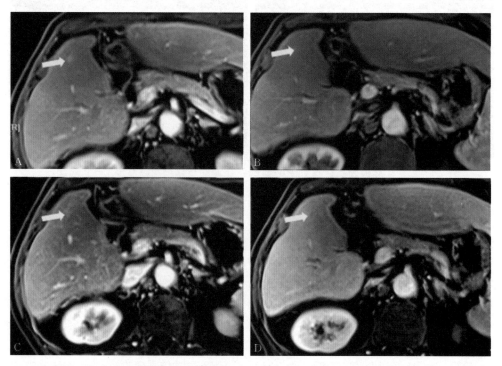

图7-8 同一肝硬化合并血管瘤患者钆喷酸葡胺和钆塞酸二钠增强后门脉期和延迟期MR扫描图像

注:血管瘤位于肝左内叶(箭)。门脉期:使用钆喷酸葡胺(A)后血管瘤的强化程度较钆塞酸二钠(B)为高。延迟期:C. 使用钆喷酸葡胺后血管瘤仍呈高信号;D. 使用钆塞酸二钠后血管瘤为稍低信号。

结合白蛋白起作用,从而增加 T_1 弛豫并导致血池相延长,也被称作稳态(平衡期)期,可长达 1 h,因而允许高分辨率三维 MRA 和 MRV。该对比剂具有约为 ECSA 5 倍的弛豫效能,尽管行 MRA 的标准剂量为 0.03 mmol/kg,其浓度(0.25 mmol/mL)也较低,但使用较低的注射量就能达到与 ECSA 相似的成像效果。为了获得与 ECSA 相同的团注曲线,需以比 ECSA 更慢的速率(ECSA 的三分之一到一半)注射钆磷维塞三钠。

美国 FDA 批准的 BPA 使用指征:腹主动脉与髂动脉闭塞性疾病,已知或疑似外周血管病。

BPA 的其他使用指征:腹主动脉瘤或夹层、肾动脉狭窄和纤维肌层发育不良、肾脏供体、肺栓塞、下肢深静脉 MRV、静脉血栓形成、动静脉畸形评估和下肢动脉闭塞性疾病。

7.3.4 钆对比剂的注射剂量、浓度和注射量

大多数情况下,ECSA 的推荐剂量为 0.1 mmol/kg,注射速率为 2 mL/s。较高剂量(0.2~0.3 mmol/kg)可用于 MRA 或脑转移瘤的检出。对于某些特殊应用,钆双胺和钆特醇的批准剂量可达 0.3 mmol/kg。需要注意的是,钆双胺是线性非离子型对比剂,其体内稳定性低于大多数其他对比剂。

当进行联合腹盆腔 MR 成像、MR 肠道造影和盆腔瘘管 MR 成像时,钆贝葡胺的标准剂量为 0.1 mmol/kg。当进行 MRA 或 MRV 时,钆贝葡胺可用到 0.15 mmol/kg 的剂量。对于 MR 尿路造影,与标准剂量相比,0.07 mmol/kg 的较低剂量可使肾脏充分强化的同时,尿液弱强化。

钆塞酸二钠的标准剂量为 0.025 mmol/kg,但也可以用到 0.05 mmol/kg 以增加增强效果。

需要注意的是,美国 FDA 批准的各种对比剂的适应证范围比较小,临床医师使用对比剂主要取决于临床实践并参考已经发表的医学文献。

GBCA 的注射量取决于钆的浓度、剂量和患者体重(表 7 - 1)。所需 GBCA 的用量可根据以下公式计算:

$$V = \frac{D \times W}{C} \qquad (7-5)$$

其中 V 为注射量(mL),D 为每千克剂量(mmol/kg),W 为体质量(kg),C 为浓度(mmol/mL)。

钆布醇(1.0 mmol/mL)在所有 ECSA 中浓度最高,因此所需注射量最低。钆塞酸二钠浓度很低(0.25 mmol/mL),在所有 HSCA 和 ECSA 中剂量也最低(0.025 vs 0.1 mmol/kg),因此所需注射量也低。钆磷维塞三钠与钆贝葡胺相比剂量很低(0.03 vs 0.1 mmol/kg),但由于其高弛豫率,尽管其浓度也低(0.25 mmol/mL),但所需注射量却不高。

7.4 氧化铁相关对比剂

早在 20 世纪 70 年代后期,就有学者发现顺磁性离子在 MRI 中会影响质子弛豫时间。在之后的 20 年间,SPIO 微粒作为 MRI 对比剂开始逐渐用于临床诊断,例如 MRA、组织灌注、硬化斑块和肿瘤成像。ferumoxytol(一种超顺磁性氧化铁纳米颗粒)在北美原本为用于治疗贫血的处方药,但此药物的主要成分是 USPIO,能增加弛豫率,缩短 T_1 和 T_2 弛豫时间,因而可用于 MRI 增强检查。同时在欧洲,另一种氧化铁微粒 ferumoxtran - 10 作为 MRI 对比剂也进入临床 3 期试验。

7.4.1 临床使用的氧化铁对比剂成像原理简介

SPIO 颗粒的平均直径通常大于 50 nm,因此经静脉注射后很容易被肝脏内的枯否细胞吞噬而清除。利用此特性,SPIO 往往被用于肝脏 MRI。但由于各种原因,大多数 SPIO 对比剂并未临床使用。目前仅有 Resovist 在日本用于肝脏 MRI 检查。一些公司致力于 USPIO 微粒研发。USPIO 颗粒的平均直径小于 50 nm,较 SPIO 具有更长的血液内半衰期,因此具有更广谱的临床应用范围,包括 MRA、肿瘤灌注成像、肝脏成像、淋巴结成像、骨髓成像、动脉粥样硬化斑块成像和各种炎性反应成像。目前或曾经用于临床 MRI 检查的氧化铁相关对比剂特性详见表 7 - 2。国内

使用的氧化铁对比剂有枸橼酸铁铵,但该对比剂为MRI胃肠道(胃、十二指肠和空肠)造影的口服对比剂;同时也可以通过使用此对比剂抑制胃肠道信号,从而有助于改善 MR 胰胆管成像的效果。

7.4.2 氧化铁微粒的组织分布

经静脉输注后的氧化铁微粒主要分布于网状内皮系统,包括肝脏库普弗细胞、脑小胶质细胞、肺泡、脾、骨髓、淋巴结、肠道组织中的巨噬细胞等。还能够被肾上腺、腹膜及关节滑膜内的巨噬细胞所吞噬。其他如树突状细胞等免疫细胞也能吞噬氧化铁。一般情况下,USPIO 不能通过健康人的血脑屏障,但对于多次输血或使用铁制品的患者,可发现 T_2 加权图像上脑内脉络丛呈低信号表现。

7.4.3 氧化铁微粒与钆螯合相关对比剂

(1)氧化铁与钆螯合相关对比剂无交互反应

经静脉注射氧化铁纳米微粒后,对比剂可滞留于血管内很长一段时间,强化可持续数天之久;组织强化则时间更长,通常为数周。因此,氧化铁和钆相关对比剂于短时间内的前后使用,是否具潜在的交互作用呢?超过 1 000 例患者的大样本双对比剂 MRI 临床试验研究显示在药代动力学方面两者之间不存在交互作用,于 MRI 成像特征和 T_1 增强模式方面也不具共性。

(2)USPIO 与钆螯合相关对比剂 T_1 增强模式不同

诸如 ferumoxytol 等氧化铁纳米微粒对比剂在 T_1 对比、强化持续时间、组织生物学分布、体内代谢和清除等方面与钆螯合相关对比剂都不尽相同。小分子钆螯合对比剂在血液和脑外组织中非特异度分布,MRI 扫描后得到的是一种强化程度较高的均一的 T_1 增强方式。氧化铁微粒与之不同,其 T_1 缩短主要通过水分子和氧化铁微粒的相互作用实现。由于其大尺寸,因此很少从正常组织血管内外渗。利用此特性,可行 MRA、长时间体部 MRI 血管、血管畸形和组织炎性反应的 MRI,另外也可以用于网状内皮系统(即肝、脾和骨髓等)成像及早期显示肿瘤组织内的坏死。在除网状内皮系统的大多数组织内,与钆螯合对比剂相比,因 ferumoxytol 不会外渗,成像组织 T_1 增强程度显著降低。因此,ferumoxytol 不太适合检测网状内皮系统外的体积较小的肿瘤。注射后 1～30 min 的相对较早的肿瘤灌注期,ferumoxytol 增强受到约仅有 5% 的平均肿瘤血液容积的限制,其强化程度亦较钆螯合物对比剂低得多。通常在静脉注射 ferumoxytol 24～48 h 后恶性肿瘤对比剂强化才会达到峰值。为了弥补氧化铁纳米颗粒的低灵敏度,通常需使用较高剂量(5～8 mg Fe/kg)的 ferumoxytol 进行人体肿瘤成像研究。由

表7-2 用于人体成像的氧化铁相关对比剂及其特性

分类	通用名和产品号	商品名	包被	直径(nm)	血液半衰期
超微超顺磁性氧化铁(USPIO)	Ferumoxtran-10 AMI-227	Sinerem* (Europe)	葡聚糖	20～50	>24 h
	Ferucarbotran SHU555C	Resovist S Supravist	羧基葡聚糖	20～25	6～8 h
	Feruglose NC100150	Clariscan	碳水化合物-聚乙二醇	11～15	2 h
	Ferumoxytol AMI-7228	Feraheme* (North America)	羧甲基葡聚糖	20～30	10～14 h
超顺磁性氧化铁(SPIO)	Ferumoxides AMI-24	Endorem Feridex	葡聚糖	50～100	10 min
	Ferucarbotran SHU555A	Resovist* (Japan)	羧基葡聚糖	60～80	12 min

注:AMI, advanced magnetic imaging; SHU, Schering; NC, Nycomed。* 至 2017 年,可以在"( )"内所列国家或地区中使用的铁相关对比剂。

引自:DALDRUP-LINK H E. Ten things you might not know about iron oxide nanoparticles [J]. Radiology, 2017,284(3):616-629.

于恶性肿瘤血管的不成熟,较良性肿瘤更容易对比剂外渗,因此恶性肿瘤 ferumoxytol 的强化程度较良性肿瘤明显。

7.5 对比剂安全性

7.5.1 钆对比剂的不良反应

(1) 肾源性系统纤维化

肾源性系统纤维化(nephrogenic systemic fibrosis, NSF)为类似硬皮病样表现的系统性纤维化疾病,主要累及皮肤、肌肉和内脏。NSF 仅发生于肾功能不全的患者,其自影像学检查至症状出现的时间略小于 3 个月。对比剂注射的剂量越大,相应的风险就越高。目前报道的所有病例均使用过线性结构钆对比剂。其中慢性肾病 5 期[肾小球滤过率<15 mL·min^{-1}·(1.73 m^2)$^{-1}$或透析]患者注射 GBCA 后 NSF 发生率可达 20%。

NSF 高危因素为:慢性肾病 4/5 期[肾小球滤过率<30 mL·min^{-1}·(1.73 m^2)$^{-1}$]、透析和急性肾功能不全。根据 NSF 的发生风险,2017 年欧洲泌尿生殖放射协会将钆对比剂分为 3 类:高度风险、中度风险和低度风险。对于高度风险钆对比剂,禁忌用于慢性肾病 4/5 期包括透析的患者、急性肾功能不全患者、妊娠妇女及婴儿。慢性肾病 3 期及 1 岁以内的儿童患者需谨慎使用。强制性用药前须评估患者肾小球滤过率,并且每次检查的剂量不可超过 0.1 mmol/kg。对于中度风险的钆对比剂在慢性肾病 4/5 期的患者中需谨慎使用;2 次注射用药至少间隔 7 d。低度风险的钆对比剂在慢性肾病 4/5 期的患者中同样应谨慎使用。

(2) 钆对比剂的急性不良反应

GBCA 的急性不良反应分为轻、中、重三度。

轻度:症状及体征轻、可自限。表现包括出汗、瘙痒、皮疹、荨麻疹、皮肤苍白或潮红、恶心、咳嗽、头痛、头晕、颜面部肿胀、发热、寒战和焦虑。

中度:症状和体征更显著。表现为全身或弥漫性红斑、心动过速或过缓、轻度低血压、高血压、支气管痉挛和喉头水肿。须立即治疗,密切监测生命体征。

重度:常危及生命。表现为严重低血压、严重心律失常、心脏骤停、意识丧失、喉头水肿和惊厥。须马上识别并立即积极抢救,密切监测生命体征,并开放静脉通道。

(3) 钆在体内的沉积

经静脉注射钆对比剂后,钆能够沉积在体内的多个器官,包括皮肤、脑组织、骨组织、心脏、肺、肝脏、肾脏和淋巴结。从 2014 年开始,脑内的钆沉积有一系列的临床报道,包括钆喷酸葡胺、钆贝葡胺等,均与线性对比剂有关,表现为 T$_1$ 加权图像上齿状核-苍白球等处的信号增高。

7.5.2 钆对比剂不良反应的应对策略

严格控制 GBCA 增强 MRI 检查的指征,可采用扩散加权成像等其他序列代替。如果必须使用 GBCA,须减少对比剂使用量,或使用大环类离子型对比剂。另外在使用对比剂前,应评估每种 GBCA 的特性,根据不同组织或器官成像选择最合适的对比剂。也可预先使用类固醇或抗组胺药,但其有效性尚有争议。

7.5.3 Ferumoxytol 的不良反应和应对策略

在过去数年间,有多例经静脉输注 ferumoxytol 后发生严重甚至危及生命的过敏反应报道,其中严重不良事件的发生率为 0%～1%,过敏反应的发生率约为 0.02%～0.2%。因此,美国食品药品监督管理局建议临床医生在行 ferumoxytol 增强 MRI 检查前,仔细评估给予 ferumoxytol 静脉输注的潜在风险和益处,尤须注意有不良事件风险的老年患者和有任何铁产品过敏反应史的患者。静脉输注 ferumoxytol 前,须将其用 0.9% 氯化钠溶液或葡萄糖稀释,在至少 15 min 时间内缓慢给药。然后,在至少 30 min 内,密切监测患者有无过敏反应的症状和体征。

USPIO 经静脉输注后亦可引起免疫应答,其主要途径是通过Ⅲ型葡聚糖抗体反应形成免疫复合物和补体激活。为降低此不良事件的发生率，临床采用了多种预防策略。比如，一些研究者在 USPIO 静脉给药之前使用阿司匹林，后者能够抑制补体激活。此外，使用 USPIO 之前静脉给予低分子量葡聚糖可阻断循环中的抗葡聚糖抗体（或与葡聚糖交叉反应的抗体）。

氧化铁相关对比剂的快速输注还可引起与补体激活明显相关的假过敏反应。Ferumoxytol 含有极小一部分游离铁（小于整体铁含量的 0.002%）。这部分游离铁能激活补体系统，引起大量细胞脱颗粒，从而造成过敏样反应并伴有严重的低血压。防止或减轻此不良反应的策略是缓慢输注经过稀释的氧化铁相关对比剂、同时严密监测患者血压。对于部分心脏病患者，因其心脏储备功能低下，临床使用时尤须警惕。一旦患者发生氧化铁对比剂导致的低血压，须立即采取静脉补液措施。由于临床上真过敏反应和假过敏反应的症状有时重叠，发生类似症状时需要静脉补液联合抗过敏药治疗。

氧化铁纳米颗粒的外渗还可导致患者输注部位周围皮肤变成褐色，通常持续数月，但随着时间的推移会缓慢消失。外渗的铁引起输注部位肉芽肿、皮炎或局部纤维化的不良反应则罕有报道。

7.6 配合磁共振对比剂的相关成像序列

行 MR 增强检查前，需要根据患者病史、病情，评估是否必须进行增强检查。如果增强检查不可避免，则需根据患者情况和病种选用合适的 MRI 对比剂，并对相应的 MRI 序列和扫描时间窗进行优化。

7.6.1 钆螯合相关对比剂的成像序列

（1）3D 梯度回波序列和注射后时间窗选择

3D 梯度回波序列注射后时间窗：增强前、后 T_1 加权成像脂肪抑制 3D 梯度回波序列（3D gradient recalled echo，3D GRE）是 MRI 诊断体部疾病最重要的序列。不同 GBCA 所对应的增强

模式各不相同，需要优化。此外，掌握每种 GBCA 各自的增强时间窗亦至关重要。

增强前 T_1 加权成像脂肪抑制 3D GRE 序列图像首先用于评估成像质量和扫描范围。其次，该图像用于比较所观察病灶增强后有无强化，从而有利于囊性、实性或其他成分的判断。

ECSA 增强后 3D GRE 序列时间窗的优化：在腹部成像中，动脉期早期图像有利于观察动脉血管，动脉晚期则有助于观察富血供的各种组织。动脉晚期强化较明显的腹部脏器有胰腺、脾脏和肾脏皮质，肝脏强化程度最弱。对于那些注射量少的对比剂（如钆布醇），延长对比剂团注时间可通过降低注射速率、经生理盐水稀释或缩短扫描时间来实现。血池期亦称作门脉期或静脉期，此期肝脏实质强化最明显。细胞外期也称作延迟期或平衡期，为注射对比剂后的 $3\sim5$ min，此时对比剂已扩散入间质中（图 7-1）。

钆塞酸二钠增强后 3D GRE 序列时间窗的优化：钆塞酸二钠增强后动脉期和门脉期的强化方式类似于 ECSA，但强化程度因剂量较小而不如 ECSA。又因在门静脉期肝细胞就开始摄取对比剂，从而影响对比剂廓清的判断。注射钆塞酸二钠 20 min 后为肝胆特异期。对肝功能正常的患者，对比剂注射 10 min 后就可显示肝脏病灶，但胆道显影仍需 20 min，尤其是胆漏患者，需延长扫描时间至对比剂排入十二指肠。肝胆特异期可持续 45 min~3 h。

BPA 增强后 3D GRE 序列时间窗的优化：对于首过 MRA 成像，BPA 的成像效果与细胞外对比剂类似。它的优势在于注射对比剂后 1 h 的高分辨率稳态血管成像。

脉冲序列与注射对比剂后时间窗的选择：因为没有电离辐射，MRI 在对比剂注射后可进行较 CT 次数更多的扫描成像。体部 MRI 中，可对注射对比剂后的整个动脉期进行动脉早期至动脉晚期的多期成像。当然，其多期成像的效果与使用的对比剂种类亦有关。

（2）经静脉注射钆剂后可能提高诊断质量的脉冲序列

经静脉注射钆剂后可能提高诊断质量的脉冲

序列包括 2D 或 3D 的 MR 胰胆管成像、T_2 加权成像脂肪抑制序列、2D 梯度回波序列和注射钆塞酸二钠后的短时间反转恢复序列（short tau inversion recovery，STIR）。对于 2D MR 胰胆管成像，使用钆剂的优势在于使用对比剂后肾脏及其集合系统的信号会降低，从而更有利于胆道和胰管显像（图 7-9）。由于钆塞酸二钠和钆贝葡胺都能分泌对比剂至胆道系统，如要行 2D MR 胰胆管成像的话，需将扫描序列安排在注射对比剂之前或注射对比剂后 5 min 以内。对于 3D MR 胰胆管成像，扫描则必须在注射对比剂之前进行。对于 T_2 加权成像脂肪抑制序列，将回波时间设定在 80 ms 至 100 ms 比较合适，这样操作能够降低肾脏和泌尿集合系统的信号。使用钆剂后进行此序列扫描，更有利于实性病灶和淋巴结显影。2D 梯度回波序列与钆相结合更有利于血管成像。STIR 序列能够翻转 T_1 加权的权重，降低脂肪信号，从而有利于长 T_1 组织的显影。对于 STIR 图像，有学者推荐回波时间采用 60 ms。STIR 序列与钆塞酸二钠相结合，增强后的肝脏组织因为 T_1 缩短而信号降低，因而能够发现更多肝实质内病灶。但对于 ECSA，必须在注射对比剂前行 STIR 序列扫描，因为强化组织的信号在使用 ECSA 后受到抑制反而降低。

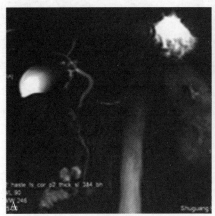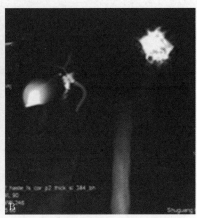

图 7-9　患者使用钆喷酸葡胺前、后行二维 MR 胰胆管成像的图像

注：A. 使用该对比剂前行二维 MR 胰胆管成像可见左侧肾脏和右下腹小肠显影；B. 使用该对比剂则左侧肾脏和右下腹小肠未见明显显影。

（3）注射钆对比剂前后都能扫描的序列

平衡稳态自由进动序列（True-FISP、FIESTA、BFFE）和扩散加权成像序列在注射 GBCA 前后都能使用。

（4）注射钆对比剂后不推荐扫描的序列

注射 GBCA 后不推荐扫描的序列包括双梯度回波 T_1 加权正反相位序列（图 7-10）、使用钆塞酸二钠的高分辨率 3D 胰胆管成像、ECSA 注射后的 STIR 序列和单次激发快速自旋回波重 T_2 加权序列。

（5）每种钆对比剂对应的 GRE 序列最优翻转角

最优翻转角的选择主要参考对比剂的种类。

软组织成像：当增强前 GRE 序列的重复时间 ≤5 ms 时，动脉期和门脉期翻转角推荐为 10～15°。因为注射钆剂后组织 T_1 时间缩短，延迟期的翻转角可增加至 20°。

MRA：30～40°的翻转角能够使得动脉和背景之间的差异最大。此翻转角对于 ECSA、钆塞酸二钠和 BPA 都适用。

钆塞酸二钠肝胆特异期：因为肝脏实质在肝胆特异期的 T_1 会显著缩短，翻转角可增加到 25～30°，有利于加强 T_1 对比。

钆磷维塞三钠（稳态/平衡期）：稳态期的翻转角小于首过 MRA，通常为 20°。

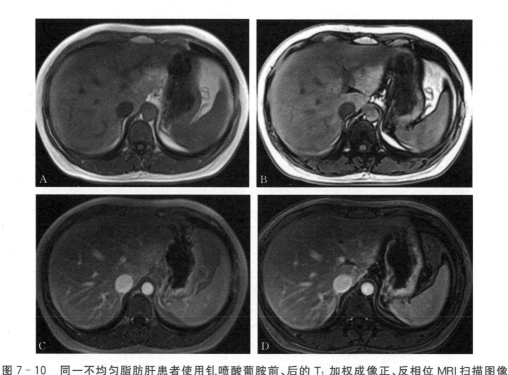

图 7-10　同一不均匀脂肪肝患者使用钆喷酸葡胺前、后的 T_1 加权成像正、反相位 MRI 扫描图像

注:A、B. 使用钆喷酸葡胺增强扫描前 T_1 加权正、反相位图像上可见肝实质不均匀的信号差异;C、D. 使用钆喷酸葡胺后 T_1 加权正、反相位图像上肝脏实质内未见明显信号差异。

7.6.2　氧化铁相关对比剂序列

（1）氧化铁相关对比剂的 T_1 增强

由于氧化铁微粒从血管内的渗出率较低以及血管和组织之间的药物浓度梯度较高,可以使用 1 mg 铁/kg 或更少的氧化铁剂量进行 T_1 加权稳态血管造影。较高浓度的氧化铁可导致大血管因磁化率效应而信号丢失,从而影响 MRI 的定量数据分析,并导致类似血栓类物质的伪影形成。网状内皮系统(即肝、脾和骨髓)则不同,ferumoxytol 纳米粒子通过不连续的微血管和/或血窦外渗,在氧化铁给药后的最初几小时内会引起强烈的 T_1 增强效应。一般采用 T_1 加权的 GRE 序列来成像。通过增加氧化铁对比剂的剂量、减小翻转角和最小化回波时间,能够改善 ferumoxytol 在 GRE 序列上的组织 T_1 增强程度。

（2）氧化铁相关对比剂的 T_2 和 T_2^* 增强

氧化铁微粒能够缩短靶组织的 T_2 和 T_2^* 弛豫时间。T_2 缩短效应是通过"外部球体(outer sphere)"效应(质子扩散依赖去相位和信号衰减)和/或"内部球体(inner sphere)"效应(结合铁和自由水质子之间的化学交换)而实现的。氧化铁微粒 T_2^* 效应则是由于静态去相位造成,并且其程度超过 T_2 效应。因此,T_2^* 加权更适合氧化铁微粒成像。此外,增加 T_2^* 效应还可通过加大对比剂的剂量(3~7 mg/kg ferumoxytol)、用梯度回波代替自旋回波序列和延长回波时间来实现。

氧化铁纳米微粒的 T_2^* 缩短效应已被用于组织灌注研究、检测网状内皮细胞系统器官(即肝脏、脾脏、骨髓和淋巴结)中的恶性肿瘤、发现恶性肿瘤内巨噬细胞、动脉粥样硬化斑块和炎症 MRI 以及体内细胞示踪等。当氧化铁纳米颗粒进入细胞后,其 T_1 效应明显减弱,T_2 效应下降幅度较小,而 T_2^* 效应在很大程度上几乎不受影响。综合观察 T_1、T_2 和 T_2^* 增强效应,可判断氧化铁纳米颗粒是位于细胞外还是细胞内。

（杨烁慧　林　江）

主要参考文献

［1］ BASHIR M R. Magnetic resonance contrast agents for liver imaging ［J］. Magn Res Imaging Clin N Am, 2014,22(3):283-293.

［2］ CHANDRA T, MOHAN S. Role of contrast in MR imaging ［J］. Top Magn Reson Imaging, 2016, 25 (4):151-156.

［3］ CZEYDA-POMMERSHEIM F, MARTIN D R, COSTELLO J R, et al. Contrast agents for MR imaging ［J］. Magn Res Imaging Clin N Am, 2017,25 (4):705-711.

［4］ DALDRUP-LINK H E. Ten things you might not know about iron oxide nanoparticles ［J］. Radiology, 2017,284(3):616-629.

［5］ ESTELRICH J, SÁNCHEZ-MARTÍN M J, BUSQUETS M A. Nanoparticles in magnetic resonance imaging: from simple to dual contrast agents ［J］. Int J Nanomed, 2015,10:1727-1741.

［6］ GUGLIELMO F F, MITCHELL D G, GUPTA S. Gadolinium contrast agent selection and optimal use for body MR imaging ［J］. Radiol Clin North Am, 2014,52(4):637-656.

8 磁共振血管成像

血管病变种类繁多,可累及全身各个部位。广义来讲,血管病变不仅可引起血管腔的狭窄或扩张,还会累及血管壁、并引起局部血流的改变。磁共振血管成像(magnetic resonance angiography,MRA)的不同技术可显示血管腔和局部血流,加之高分辨率 MRI 管壁成像能显示血管壁和斑块结构,故 MRI 能全面反映血管病变的影像学特征。因其无创伤性、无电离辐射、无需或仅需少量对比剂,MRA 在血管性病变的诊断中作用显著,尤其是 3 T 磁共振扫描仪普及之后,信噪比和扫描速度明显提高,图像质量大为提升。本章对MRA 和高分辨管壁成像技术做深入介绍。

8.1 对比剂增强磁共振血管成像

三维对比剂增强磁共振血管成像(three-dimensional contrast-enhanced MRA, 3D CE - MRA)由于无创、并发症少、肾毒性小,并能提供可以重建的高分辨率三维数据,近年来已广泛运用于临床。与非对比剂增强 MRA 相比,3D CE - MRA 利用顺磁性对比剂的短 T_1 效应,在对比剂到达靶血管区时,使用梯度回波序列在相应的时间窗快速采集数据,进行 T_1 加权成像,其后配合多种后处理技术,为临床及放射科医师提供形象直观的血管解剖图像。由于该技术不依赖血液的流动增强效应及相位改变效应,避免了湍流及慢血流等所致的磁共振信号改变,所以对各种流动伪影均不敏感,具有极高的稳定性。此外,所获MRA 图像分辨率好,信噪比极高,可以一次屏气完成一期甚至多期扫描,所得三维数据也能进行重建,已在多方面超越了早期的非对比剂增强MRA 技术,同时减少或避免了电离辐射风险、对比剂肾毒性及动脉置管并发症,其图像结果与传统金标准 DSA 技术相比,总体疾病诊断准确率可以达到 90％以上。

3D CE－MRA 主要使用顺磁性对比剂和快速扫描序列,采集靶血管区特定期相的信号,并与 k 空间数据采集相匹配,进行成像。下面将从介绍常用对比剂及注射方案开始,在简要解说扫描序列和常用 k 空间填充方式后,引入与 k 空间填充方式相匹配的各种扫描时间和方案、以及常用的数据后处理方式。

8.1.1　常用对比剂和注射方案

目前 MRA 使用的对比剂大多是钆的螯合物,最常见的是钆喷酸葡胺(Gd－DTPA),在 1.5 T 场强,血浆中其纵向弛豫效能约为 $4 \ s^{-1} \cdot mmol^{-1} \cdot L$。该对比剂在进入血管后,可以明显缩短血液 T_1 时间,有效提高血液与周围组织对比度。

首先,3D CE－MRA 血管和周围组织间要具有良好的信号对比,就需要在数据采集过程中保持一定的对比剂推注速度,以保证靶血管内稳定有效的对比剂浓度。一般情况下,动脉内的对比剂浓度与静脉注射速度成正比而与心搏出量成反比,由此更高的注射速度可以提高动脉内对比剂的峰值浓度,从而提高图像的信噪比。但需要注意的是,过高的对比剂浓度会导致局部磁场不均匀,并随之出现 T_2^* 效应,该效应会降低局部血管内信号,所以建议注射速率最好低于 5 ml/s。目前,最常用的速率为 2～3 ml/s,这样也可以避免在采集 k 空间中央区域的数据时,由于对比剂浓度变化过快造成血管内出现环形伪影;但如果注射速率过低,动脉内对比剂的峰值浓度会降低,同时到达动脉的时间会延迟,这样就会降低靶血管与周围组织之间的对比,并有可能在最终获得的图像中出现动静脉重叠的情况,从而影响图像的质量和评价。此外,在结束对比剂注射之后,可继续推注相同容积的生理盐水,以将留置管及静脉内残留的对比剂全部以一定速度推入循环系统。

其次,在考虑采集图像所需要的对比剂注射总量时,我们常需要对以下 2 个方面因素进行权衡:一方面是对比剂剂量安全范围;另一方面为对

比剂注射速度和注射持续时间。目前,允许使用的 Gd－DTPA 累积剂量不超过 0.3 mmol/kg,一般 CE－MRA 用量为 0.2～0.25 mmol/kg。有研究显示,在 1.5 T 中,当使用的对比剂剂量为 0.2 mmol/kg 时,获得的图像质量明显高于使用剂量为 0.1 mmol/kg,但 0.2 mmol/kg、0.3 mmol/kg 2 组间无明显统计学差异。对于第 2 个需要权衡的方面,注射速率的选择要点已在前文叙述,而注射持续时间至少达到整个扫描时间长度的一半。

再者,对于一些大范围、多段扫描的成像,常使用高压注射器行两相式注射方案,例如:在下肢动脉 3D CE－MRA 中,对比剂常被分为 2 个部分,分别以不同的速度连续注入血管,以使用 Gd－DTPA 为例:第 1 段对比剂一般占总剂量的 2/3,注射速度可设为 2 ml/s,其后剩下的第 2 段对比剂可以以 1 ml/s 的速度注入;并在全部对比剂注射完毕后继续用 20 ml 0.9％氯化钠溶液以 1 ml/s 的流速注入静脉,进行冲洗,以减少对比剂在外周静脉的残留。

最后,以往人们认为只要在允许的剂量范围内使用对比剂进行临床成像都十分安全,但近年来,基于对肾源性系统性纤维化疾病与使用钆剂间关系的认识,此类对比剂已经不再推荐在肾小球滤过率＜30 ml·min^{-1}·(1.73 m^2)$^{-1}$ 或其他急性肾损伤的患者中使用;如果必须使用,应安排血液透析,以尽快排出大部分对比剂。所以,在保证图像质量达到诊断要求的前提下,应使用各种技术方法尽可能减少对比剂的使用剂量,而研发更安全的新型对比剂,例如大环类对比剂,也是目前磁共振发展的一个重要方向。

8.1.2　扫描序列、参数及 k 空间填充

(1) 扫描序列

目前,CE－MRA 多采用快速扰相梯度回波序列,该序列收集数据快,可在数十秒内完成单期扫描,使用该序列进行动脉成像时,所获图像可以避免静脉结构的干扰。同时这一序列可以在扫描时同时对相位编码和层面选择方向进行相位编码,采集整个容积范围内的数据以填充单一 k 空

间,方便进行三维重建。

整个序列扫描时间可以通过以下公式计算得到:

$$扫描时间 = TR \times N_{PE} \times N_{SS} \times NEX$$

$$(8-1)$$

TR 代表脉冲序列重复时间,N_{PE} 为相位编码次数,N_{SS} 为选层方向相位编码次数,NEX 为激励次数。

该序列中一般 TR 在 4 ms 左右,回波时间(TE)一般为 1～2 ms,整个扫描时间可以控制在 10～30 s 范围内,可以满足大多数血管的成像时间窗要求。该序列所获图像本身近似 T_1 加权成像,而对横向磁化矢量的扰相可以增加图像的 T_1 加权,促进对比剂的 T_1 增强效应,并进一步抑制背景信号,使图像具有更良好的对比。同时,由于整个靶血管信号的强弱都基于纵向弛豫时间,所以与血液流动相关的信号改变不会影响图像质量。此外,该序列空间分辨率较高,扫描层厚较薄,可在任意一个方向上进行重建。

（2）扫描参数的调整

重复时间:TR 直接与扫描时间相关,缩短 TR 也就缩短了扫描时间,有利于进行多期扫描,在 3D CE－MRA 中,如果检查部位为胸腹部血管,多采用屏气检查,也要求扫描时间不能过长,但降低 TR 也会部分降低信噪比,因此在不影响图像质量的前提下,要尽可能用最短的 TR。

回波时间:降低 TE 可以进一步缩短 TR,且可以减少流动和磁化率伪影,这一特点在进行肺灌注成像时非常有意义;此外,在一定的 TE 时间,水脂相位相反,信号可以相互抵消,如进行图像采集,靶血管背景组织信号较低,可以提高图像信噪比。

频带宽度:这也是 3D CE－MRA 扫描的一项重要参数,在实际操作中多为 16～32 kHz,调整接收器的频带宽度是改变 TR 和 TE 的主要方法之一,固定矩阵大小、增加频带宽度可缩短 TR 及 TE,但也增加了噪声,降低了信噪比。如要避免降低信噪比,频带宽度应尽可能减低,但此时又需要平衡对扫描时间造成的影响。

翻转角:3D CE－MRA 所使用序列本身对翻转角并不是特别敏感,一般 20～60°都属可接受范围,对于静脉期或平衡期扫描来说,此时对比剂已进入细胞外间隙,靶血管内对比剂浓度已降低,血液的 T_1 时间较动脉期增加,翻转角可以降到 30°左右,对靶血管内已被稀释的对比剂浓度产生的信号给予补偿。

在优化扫描序列时,常需要根据扫描部位,综合考虑上述参数,以获得符合临床诊断要求的图像。例如:进行胸腹部扫描时,想缩短扫描时间,可使用较短的 TR,设置更宽的频带宽度,这样虽然会降低信噪比,但较短的扫描时间可以帮助患者顺利完成屏气扫描。此外,也可降低扫描空间分辨率或减小扫描范围来缩短扫描时间。首先可沿任一或全部 3 个空间方向缩小矩阵大小,例如,沿层面方向减少扫描范围或降低分辨率,可以减少所需层面数;同样,在相位编码方向降低分辨率,可以减少相位编码次数;最后,频率编码方向的分辨率也可降低。通过降低空间分辨率来缩短扫描时间虽然有效,但为保证较高的图像质量,最好考虑保留一个或多个扫描方向的分辨率;而一味缩小扫描范围容易在扫描野周围出现折叠伪影,此时需注意伪影是否累及靶血管所在的扫描野中央区域,如未累及,图像仍可以用于疾病评估。

（3）k 空间填充

首先,需要强调 k 空间是以数据空间为变量的数学处理过程,它与图像的空间位置并不一一对应,k 空间的每一点都包含层面内的所有数据;其次,需要注意的是,一般在 k 空间中心数据零相位编码附近,所采集到的回波具有最大的信号幅度,决定了图像的对比度;而 k 空间的周边数据决定了图像的细节,如边缘的锐利程度。所以根据上述两点原理,在血管内对比剂浓度到达顶峰但对比剂还未循环至静脉时采集 k 空间的中心部分信号,此时所获 MRA 图像仅有动脉是高信号,并且具有较高的对比度。

由此设计出不同的 k 空间填充方案,主要有顺序式填充、中心填充及由中心填充技术衍生的椭圆中心填充技术、部分及不对称 k 空间填充技术、放射状或螺旋状k空间填充技术等。顺序式填充最好理解，即每次回波的采样结果依序从k空间的一侧填充至另一侧，故k空间的中心是在扫描中心点进行填充的，这种方式采集的信息完整，图像质量好，但是采集时间长，相位编码方向上容易出现运动伪影，并且容易出现静脉叠加。中心填充首先填充相位编码在0附近的k空间中心部分的数据，然后采集k空间的外周部分，k空间中心数据采集时间大约占整个采集时间的一半，这种采集方式有利于保证血管内对比剂浓度达到峰值的时间与k空间中心数据采集时间相互吻合，并且对静脉强化及屏气不佳的呼吸伪影较不敏感(图8-1)。目前，顺序及中心填充最为常见，常和各种对比剂注射方案相匹配运用于临床。而在3 T磁共振广泛使用的椭圆中心采集技术，主要原理是将k空间分为同一轴向的多个分区，对位于k空间中央的区域反复采集(过取样)，而降低周边区域的采集次数，最后将分开采集的中央与周边的k空间数据拼接起来，该技术能有效缩短采集时间，达到极高的时间和空间分辨率，甚至可以动态显示对比剂通过靶血管区域的各个阶段。

8.1.3 扫描时间设置和方案

扫描过程中更为重要的是如何将靶血管内对

比剂浓度最高时采集到的信号与k空间中央区域的数据填充相匹配，以获得最佳的图像质量，这对靶血管尤其是动脉的成像质量十分重要，所以在检查时应把控好对比剂到达靶血管区的时间，实时启动扫描序列进行数据采集，以将最佳对比剂浓度时采集的信号填充至k空间中央的区域。以下就介绍几种判断扫描延迟时间的方法。

（1）动脉期成像

对于动脉成像来说，靶血管内信号峰值上升和下降都非常迅速，如果启动扫描时间过早，图像血管边缘易出现条带状伪影，如果启动扫描时间过迟，不仅动脉信号强度减低，同时靶血管周围易出现静脉重叠，并且由于对比剂进入组织间隙，图像背景信号会随之升高，从而降低靶血管信噪比，影响图像质量。所以进行动脉成像，要尽可能准确掌握对比剂到达靶血管的达峰时间，并将其与k空间填充相匹配。以下是几种常用的推算扫描延迟时间的方法。

1）经验值法：也称推算法，是根据经验预估对比剂注入后到达靶血管的时间，并据此设定扫描延迟时间，但由于对比剂循环时间的个体差异极大，所以该方法要求对检查部位生理病理情况比较了解，同时要求检查技师能充分预估出注射部位、年龄、心功能及血管解剖结构等因素对对比

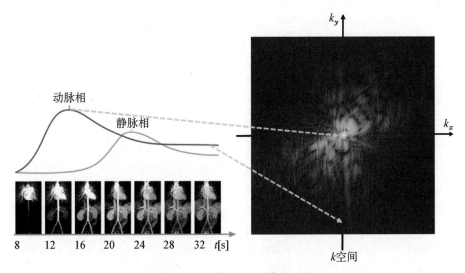

图8-1 k空间中心填充方案

注：注入对比剂后，在动脉内对比剂浓度达到峰值、而静脉还未显影时采集信号，并将采集到的信号优先填充至k空间中心部分，其后再填充k空间的其余部分。

剂循环时间的影响。一般而言,对比剂从外周静脉注入后,在正常成年人体内需要15 s左右才能到达腹主动脉;但如果是高血压患者或运动员,这个时间会更长,在大于70岁的人群中,对比剂到达时间可为20～25 s;而在有心脏病或主动脉瘤的患者中,一般为25～35 s;在主动脉病变合并严重心衰的患者中,对比剂到达时间甚至可以上升至40～50 s。此外,如果靶血管与心脏的距离较远,对比剂到达时间预估值的可靠性会进一步降低,如对腘动脉以下的下肢血管成像时,常使用其他方法计算扫描延迟时间。

根据前面所讲的k空间的数据填充特点,如果采用顺序式k空间填充法,整体成像时间较长,对比剂循环时间预估值可能产生的误差影响较小,所以在推测法中多使用顺序k空间填充法来保证图像质量的稳定性,此外,可以使用一些公式来对这种k空间填充方法的扫描延迟时间进行估算。

扫描延迟时间 ＝（对比剂循环时间）
＋（注射时间/2）－（成像时间/2）
(8-2)

在这里,扫描延迟时间即为从启动对比剂注射到开始扫描的时间,这一公式可以保证在对比剂中段到达靶血管时,也就是靶血管对比剂浓度最高的时候进行k空间中央区的数据填充。

由于对比剂循环时间比较难以控制,所以在没有太大把握的情况下,扫描延迟时间可选择相对晚一点,这样即使靶血管区略有静脉重叠,仍可以联合利用多种后处理技术判读,对图像解读影响不会太大。

2）对比剂团注测试法:团注测试法,顾名思义,在正式扫描前,先用小剂量对比剂,一般在2 ml左右,进行团注,随后用20 ml 0.9％氯化钠溶液以相同速度推注冲洗,以测试对比剂到达靶血管时间。在测试对比剂开始注入时,应同时启动靶血管区的监测序列,该序列一般为快速梯度回波序列,每间隔1～2 s就扫描靶血管区,一般持续时间为1 min左右,可以完整观测从对比剂到达至扩散入血管外组织间隙的对比剂循环期

相。由于该测试序列一般选择为二维序列,为避免血流流动带来的管腔内信号改变,可采用冠状位或矢状位扫描,将扫描野放置在感兴趣区,或者,如果使用轴位扫描的,一般选用较厚的层厚,并在其上方和下方放置预饱和带或非选择性预备反转脉冲来消除血流信号,以避免血流信号对靶血管区对比剂信号的干扰。

团注测试对比剂的到达时间可以通过肉眼观察或测量测试序列采集的图像中的靶血管区血管信号强度获得。正式注入大剂量对比剂后的峰值时间一般比测试序列要晚几秒。这种方法可更准确判定对比剂峰值时间,以将k空间中央数据的填充与对比剂峰值时间相匹配。

3）触发法:触发法是目前临床运用最广泛的方法,又可分为自动触发和透视触发。

自动触发法使用智能软件,自动测出对比剂到达靶血管时间,然后转换至正式扫描序列。以主动脉扫描为例,操作者选择主动脉感兴趣区后,以20 ms的时间间隔取样。当对比剂到主动脉时,血管内的信号强度快速增加,以信号增加20％为触发阈值,测出团注的对比剂前缘,自动切换至正式扫描序列,这样既能使患者有充足的时间在靶血管对比剂到达峰值前完成屏气准备,又能在k空间中心开始填充时进行正式扫描。

透视触发与自动触发一样,需要在注入对比剂的同时使用快速二维序列短间隔实时监测靶血管区信号,不同的是,透视触发需要操作者观察对比剂到达靶血管区时间,然后手动切换到预先定位好的正式血管成像序列进行扫描。这种方法要求操作者有相对丰富的经验,能实时判断靶血管区的信号变化,并及时切换序列,更适合k空间中心优先采集的填充技术。透视触发法由于可以实时监控靶血管区,尤其适用于有不对称血管病变或腹主动脉瘤、局部靶血管充盈较慢的患者。通过动态监测序列,可以观察对比剂经上腔静脉、进入右心、肺循环、左心至主动脉整个过程,这样操作者可以有更充裕的时间观测、评判靶血管区信号变化,实时转换扫描序列。

（2）静脉及其他期成像
静脉及其他期图像可以用来帮助评判一些特

殊的血管病变：如主动脉夹层动脉瘤，或展示门脉系统及其他静脉结构。

在采集动脉期图像后，就可多次重复扫描、采集静脉期及平衡期图像，静脉期扫描往往在动脉峰值浓度出现后 35 s 开始，平衡期对扫描时间要求不高，可以评估血流缓慢的静脉系统，但此时由于对比剂重新分布，靶血管信号会明显降低。一般扫描过程如下：在完成定位像扫描后，先常规进行平扫来确保正确覆盖感兴趣区，并提供减影技术所需要的蒙片数据；正式图像采集一般在对比剂注入 15 s 后开始，且至少采集 2 次，进行胸腹部扫描时，2 次采集可以有 5～6 s 间隔，以方便患者呼吸，多数情况下 2 次采集就可以分别获得首过动脉期及静脉期图像，其后可按需要重复扫描获得延迟期图像。

前述静脉成像方法是待对比剂进入循环系统经稀释到达靶静脉后，再进行成像的间接静脉成像法，此外还有直接静脉成像法，该方法根据靶静脉范围，选择合适的静脉属支放置留置针，将稀释后的钆剂直接注入属支，对比剂沿着静脉回流路径充盈相应的血管后，进行数据采集，即可得到靶静脉图像。该方法需要注意控制局部静脉的对比剂浓度，以避免 T_2^* 伴随效应，所以使用的钆剂浓度一般为原对比剂浓度的 5%，注射速率一般为 3～5 ml/s。对比剂可以同时注入多条静脉，如同时注入左、右侧肘前静脉。在该方法中，由于稀释后的对比剂总量比较大，可以注入较长的时间，所以对扫描延迟时间要求不高，但当局部血管闭塞时，为更好充盈血管，仍需多期扫描。

（3）胸腹部靶血管成像的额外要求

为获得高质量的图像，对于胸腹部靶血管成像来说，首先要避免呼吸导致的运动伪影，所以检查前可以通过测定呼吸频率大致确定患者能坚持的屏气时间长度。一般认为对于呼吸频率＜20 次/分的人来说，可以较为轻松屏气 30～40 s；如果呼吸频率＞25 次/分，长时间屏气较为困难；如果呼吸频率＞30 次/分，基本不太可能完成整个检查。此外，可以在检查前与患者交谈并进行呼吸训练，使其熟悉整个检查流程，以提高屏气的成

功率。其次，虽然对于大多数人，在吸气末屏气比较容易，但如果在整个扫描中需要多次重复屏气，那么在呼气过程中屏气会相对更容易掌握，同时，如果要联合使用心电门控技术，那么在呼气过程中，心脏会更靠近胸壁，心电信号也会更强，所以，有时也可以根据扫描要求，选择在呼气相中进行屏气及图像采集。

8.1.4　后处理技术

在完成图像扫描后，需要在工作站上运用各种后处理技术对原始数据进行处理、解读。对于动脉血管成像，建议首先利用减影技术去除背景组织，突显动脉图像，然后，对于走行较扭曲的血管段以及有少许静脉重叠的图像，可以通过多平面投影重建后处理技术，对图像进行旋转，去除部分静脉重叠或改善走行扭曲血管段的显示，以便更好地解读血管病变，这也是 CE - MRA 技术与传统数字减影血管造影技术相比最大的优势。当然，在后处理过程中应十分谨慎，以防丢失有用的图像信息或突显错误的信息，造成误判。以下介绍的后处理技术中的一部分也用于非对比剂增强 MRA。

（1）多平面重建

由于扫描所获数据为三维数据，可以在任一方向重建靶血管获得图像，此外，多平面重建（multiplanar reconstruction，MPR）图像还可以同时得到标准的横断面、矢状面及冠状面图像（图 8 - 2）。使用这一方法，可以将原始图像中的靶血管从扫描范围内旋转分离出来，或者将一些走行扭曲的血管结构通过旋转展开，以减少漏诊。

（2）最大强度投影及部分容积最大强度投影

最大强度投影（maximum intensity projection，MIP）是将沿某一方向的最大信号强度的像素进行投影显示，以这种处理方法，三维数据能够投影为二维图像，简单来说，就是可以将三维数据处理为类似传统血管造影的图像，以方便临床医生解读。部分容积最大强度投影（subvolume multiple intensity projection，Sub MIP）是仅将感兴趣的解剖结构进行重建，例如，展示腹主动脉及肠系膜上

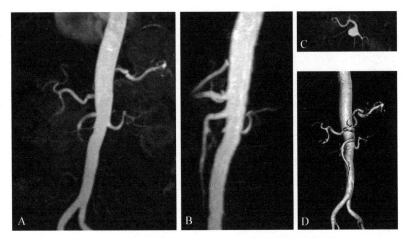

图 8-2 腹主动脉 3D CE-MRA 的各种重建技术

注：A. MIP 重建图像清晰显示腹主动脉及主要分支，见右肾动脉狭窄；B. 矢状位 MIP，正中矢状位重建图可以清晰显示肠系膜上动脉及主动脉、两者间的夹角；C. 横断位 MPR 显示双肾动脉；D. 容积重建显示腹主动脉和分支。

动脉时，可以先轴位上定位靶血管，然后在矢状位沿腹主动脉及肠系膜上动脉的长轴选取有限的容积，仅显示感兴趣区的血管特征，清晰展示腹主动脉和肠系膜上动脉间关系，并避免周围静脉结构重叠。

（3）减影技术

在 MRA 中常用减影技术。和传统数字减影血管造影技术一样，如果想使用这一技术，需要在注射对比剂前，使用完全相同的序列扫描同一区域，将所获的增强前图像作为蒙片，然后注入对比剂，完成扫描，利用工作站将新获得的增强后图像与蒙片进行减影，这样获得的减影后的图像可以去除大部分背景信号，有利于进行各种三维重建。

（4）容积重建和仿真内镜

容积重建（volume rendering）和仿真内镜（virtual intravascular endoscopy，VIE）技术在 MRA 中使用相对较少，前者主要用于显示血管外形和解剖关系，操作者从外部观察血管变化；后者可以自行设定阈值，对血管腔内病变进行显示。在进行病变评估时，这 2 种技术多需联合前述其他技术。

8.1.5 技术进展

近年来基于磁共振设备、序列及对比剂等方面的发展，MRA 在成像方式、图像质量及空间、时间分辨率上都得到明显改进。

（1）高场强磁共振的应用

随着高场磁共振的使用，磁共振硬件改善，磁场梯度切换速度更快，出现了多达 64 个的并行采集通道及精细的线圈系统。目前，梯度磁场场强已经达到甚至超过 80 mT/m，任一方向磁场切换率为 200 T/(m·s)。现有 3 T 磁共振行 MRA 扫描单段图像采集时间可控制在 20 s 内，并获得具有亚毫米级各向同性空间分辨率的图像。

1）信噪比：信噪比会随主磁场升高而上升。理论上，当主磁场场强为 3 T 时，沿主磁场方向和逆主磁场方向的质子数差是 1.5 T 的 2 倍，由此，组织产生的信号也为后者的 2 倍。但在实际情况中，由于组织弛豫时间改变等原因，其信噪比一般是 1.5 T 的 1.7～1.8 倍，所以可以采用部分牺牲信噪比的方法，来降低采集时间或增加空间分辨率。

2）化学位移：在 3 T 环境下，当 TE 为 2.3 ms、4.6 ms 时，图像水和脂肪信号会相互叠加，而在 1.15 ms、3.45 ms 时，两者信号相互抵消，因此，一般图像采集时如果 TE 选为 1～1.4 ms，靶血管边缘会出现更明显的化学位移伪影。但也可以利用这一化学位移伪影的特点，把 TE 设置在反相位附近，以降低脂肪组织的信号，从而提供更好的背景信号抑制，提高靶区的信噪比。

3）组织弛豫时间和对比剂性质的变化：随着磁场强度的上升，组织的弛豫时间也会随之改变，一般 T_1 时间会增加，T_2^* 时间减少，而 T_2 时间一般只轻微减少或基本一致。T_1 时间主要体现了质子与周围分子环境之间的能量交换，随着主磁场的升高，软组织的 T_1 时间会随之延长，所以如果 3 T 使用同样的参数，在相同回波时间内软组织纵向弛豫恢复较低场强少，故快速梯度回波序列在高场磁共振中会有更好的背景抑制表现。

因为高场强可以提高整个磁体成像范围内的信噪比，而且在高场设备中图像采集时间缩短，对比剂注射所需持续时间随之减少，所以如果在 3 T 中进行 3D CE-MRA，与 1.5 T 相比，可减少对比剂用量。以静脉系统成像为例，在 1.5 T 磁场中成像时，由于静脉期血管内对比剂浓度被血液稀释，且大部分 Gd-DTPA 再次分布进入周围组织或毛细血管床，所以静脉成像时经常需要提高对比剂用量，而在 3 T 使用常规剂量对比剂就可达到满意的静脉成像效果。

4）其他运用高场磁共振需要注意的问题：在高场磁共振中，射频脉冲导致的能量累积十分明显，特定吸收率（specific absorption rate，SAR）会成倍增加。此外，对于血管成像来说，使用较大翻转角时，SAR 值也会随之上升，所以翻转角需在一定范围内，同时不能一味缩短 TR 时间，以减少累积能量的传递。

在梯度回波序列中，由于磁场不均匀，可出现 T_2^* 伴随效应，导致磁化率伪影，致局部组织信号消失，这一伪影多发生在空气组织界面或金属植入物周围，影响局部解剖结构显示。由于该效应依赖于磁场强度的变化，所以在 3 T 较 1.5 T 会更加明显。此外，在血管成像过程中，当血管内对比剂处于较高的浓度时，也会出现明显的 T_2^* 伴随效应，影响相邻血管显示，如：当锁骨下静脉内有较高浓度对比剂存留时，相邻动脉常受影响显示不清。降低 TE、减小体素尺寸或进行匀场可部分减少磁化率伪影，但也会改变图像对比、耗费更多的采集时间。

（2）相控阵线圈、并行采集技术及压缩感知技术

缩短成像时间、提高空间/时间分辨率，一直是 3D CE-MRA 的发展方向。由于主磁场强度及梯度场切换速率必须控制在一定安全范围内，所以使用多通道相控阵线圈及并行采集技术成为近年来提高 MRI 速度的主要方法，此外，随着新 k 空间采集及重建理论的提出，在图像采集过程中联合使用压缩感知技术更成为新的热点，并已经在 3D CE-MRA 和心脏成像中显示了极大的优势，联合使用这些技术可在保持图像高信噪比的同时，将扫描时间缩短 60%～70% 以上。上述技术的基本原理已在第 6 章阐明，在此不再赘述。

（3）时间分辨率扫描技术

3D CE-MRA 没有电离辐射，侵入性小，使用的钆对比剂过敏反应相对较少，目前临床上已广泛应用。但扫描时间有时难以准确把握，此外，常规 3D CE-MRA 检查一般只能显示某一个时相的血管信息，无法获得连续多时相血管动态信息。使用时间分辨率扫描技术可以弥补上述缺点，其一般检查流程如下：注入对比剂后采用特殊技术进行动态血管成像，以一定时间间隔对于感兴趣血管多次扫描，扫描结束后每个时相的图像数据自动与对比剂未到达前采集的蒙片减影，得到不同时相的增强血管影像，然后在工作站利用 MIP 及 MPR 等技术对于图像资料进行处理，获得类似数字减影血管造影的一组动态血管图像。

时间分辨率 MRI 扫描技术主要分为时间分辨轨道随机技术（time-resolved imaging with stochastic trajectories，TWIST）和时间分辨对比剂动态显像技术（time-resolved imaging with contrast kinetics，TRICKS），分别应用于西门子和 GE 磁共振扫描仪，成像序列原理相似（图 8-3），可以迅速采集不同时相的三维数据，每组数据采集间隔时间可短至 1～10 s。既能获得高空间分辨率的血管影像，又能捕捉到血流动态变化的高时间分辨率信息。时间分辨 3D CE-MRA 多采用三维扰相梯度回波序列，极短的 TR（<5 ms）、TE（1～2 ms）及回波间隔、薄层扫描；同时采用并行采集及 k 空间填充新技术，以缩短扫描时间，并

维持或保证图像有较高的空间分辨率。由于时间分辨率高,多回合图像集中总有一个或多个回合图像可以用于评价目标血管,且无静脉重叠。使用该技术的操作者不需要测算扫描延迟时间,就可以获得多组不同时相的血管影像,有效地避免了动、静脉影像相互干扰,提高检查成功率(图8-4)。

另外,时间分辨磁共振扫描技术可以反映靶血管区血流情况,提供血流动力学资料。近年来,国外已有多篇文献报道将时间分辨 MRI 扫描技术用于肺血管疾病和心脏病患者,通过时间分辨序列,测算心肺血管循环时间、肺动脉主干及分支

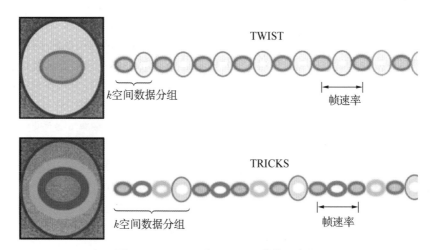

图 8-3　TWIST 和 TRICKS 成像原理图

注:TWIST 技术,k 空间被分为中央及外周 2 个部分,中央部分多次重复采样,外周部分每次稀疏采样。TRICKS 技术,k 空间由内向外被分为同心的四部分(A 粉色、B 蓝色、C 绿色、D 灰色),然后按照—A-B-A-C-A-D-A-B-A-C-A-D—的顺序采集。

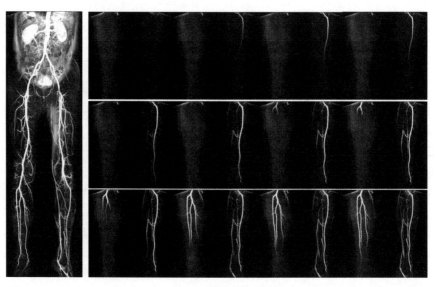

图 8-4　下肢动脉 MRA

注:糖尿病-下肢溃疡的患者,在行常规双下肢 CE-MRA 时,左下肢小腿段动脉近段显示可,远段由于局部静脉早显,导致动静脉重叠,小腿远段动脉无法评估。在使用时间分辨动态扫描后,各期相清晰显示,可发现左侧小腿胫腓干及胫后动脉、腓动脉近段闭塞,胫后动脉、腓动脉远段由胫前动脉侧支供血。

强化峰值时间及肺实质强化峰值时间等指标,评价其心肺功能。

与传统 3D CE-MRA 相比,时间分辨率磁共振血管成像在时间分辨率提高的同时,其空间分辨率有所降低。此外,由于多数时间分辨扫描所获得图像并非各向同性,所以,如果进行三维重建,图像在非轴位旋转时,会较模糊。另外,为了缩短检查时间,保障空间分辨率,多数时间分辨 3D CE-MRA 所采用扫描野都较小,不能进行大范围靶血管扫描。基于以上缺点,目前临床应用中多将时间分辨扫描作为传统 3D CE-MRA 的一项补充。但是,随着高场强 3 T 磁共振仪器的普及和诸多新技术的应用,上述问题可以得到很大程度的改善,例如:高场强 3 T 磁共振仪器和表面线圈技术可以提高基础信噪比,改善图像质量和空间分辨率;并行采集技术可以加快采集速度和扩大扫描范围;除此之外,各种新型高弛豫率对比剂也可以帮助提高该检查的血管显影质量。

8.1.6　特殊对比剂的运用

目前临床上常用的 Gd-DTPA 属于细胞外间隙非特异度对比剂。此类对比剂注入体内后,会在极短的时间内渗出毛细血管壁,进入细胞外间隙达到平衡状态,如果对比剂能在血管内停留更长的时间,并能具有更高的弛豫率,将十分有益于 MRA 检查。以下主要介绍两大类符合上述要求的对比剂:一类为可以与血液中白蛋白结合或有较高弛豫率的含钆的顺磁性大分子对比剂,另一类是以超微超顺磁性氧化铁(ultrasmall superparamagnetic iron oxide, USPIO)微粒为代表的超顺磁性氧化铁对比剂,后者开发较早,但前者各项性能可能更为理想。

（1）钆相关对比剂

钆贝葡胺(Gd-BOPTA)等新型对比剂由于可与血液中白蛋白相结合形成螯合物-白蛋白复合物,较难进入血管外间隙,同时单位浓度对比剂的增强效果更好。以 Gd-BOPTA 为例,作为一种高弛豫率的 T_1 对比剂,与白蛋白结合,在血管中停留时间长,约是 Gd-DTPA 的 2 倍。在先前的研究中,使用单倍剂量 Gd-BOPTA 进行单一扫描野血管成像时,可获得与高倍剂量组 Gd-DTPA 相同的强化效果,在进行多段的外周动脉血管成像时,与 Gd-DTPA 相比,使用相同剂量(0.1 mmol/kg),Gd-BOPTA 组的动脉具有更好的对噪比及信噪比,同时动脉的细小分支及侧枝血管显示更清晰;此外由于对噪比及信噪比明显改善,Gd-BOPTA 可更好显示患者的病变血管。钆布醇(Gadobutrol)血浆中纵向弛豫效能 $(5.5\ s^{-1}\cdot mmol^{-1}\cdot L,\ 37\ ℃,\ 1.5\ T)$ 比传统 Gd 对比剂高出约 20%,Goyen 等使用同等剂量的对比剂进行研究,发现钆布醇组的下肢动脉的信噪比和对噪比显著升高。

（2）氧化铁相关对比剂

超顺磁性氧化铁(superparamagnetic iron oxide, SPIO)、USPIO 和微小超顺磁氧化铁(very small superparamagnetic iron oxide, VSOP)微粒均属于超顺磁性对比剂。与 SPIO 相比,USPIO 颗粒直径更小,缩短 T_1 作用逐步增强,故除用于 T_2 加权成像扫描外,还可用于 T_1 加权成像。VSOP 包裹物为单体枸橼酸,所以在同类对比剂中,粒子直径最小,有效减低 T_2^* 伴随效应,提高 T_1 加权图像质量,更适合血管造影。

与 MRA 常用对比剂 Gd-DTPA 相比,USPIO 半衰期长,r_1/r_2 适当,故可行首过成像及平衡期高分辨扫描。作为补充成像,平衡期扫描能更全面显示畸形血管,所以对于咳血、消化道出血及血管支架内漏的患者,可根据对比剂的异常外渗发现出血部位。一次注射后,患者还可反复检查,跟踪病情进展。此外,使用 USPIO 后,可同时扫描多个感兴趣区,如全身外周血管及需呼吸或心电门控、成像时间长的肺动脉和冠脉的显像。由于增强效果良好及较长的扫描时间窗,SHU 555C(Ferucarbotran)还可用于介入操作,60 min 内信号仅下降 30%,最小可显示 2 mm 的血管。Ferumoxytol 目前已经通过 FDA 批准可用于肾源性系统性纤维化患者的 MRA 检查,但需要额外对序列进行调整,以避免磁化率伪影。

VSOP 亦可用于首过和平衡期 MRI 扫描。Taupitz 等以 0.075 mmol Fe/kg 团注 VSOP 后,

血管内 T_1 时间在 60 min 内均短于 100 ms；Schnorr 在实验动物主动脉和肾动脉成像研究中得到相似结论，但此类对比剂尚处于实验阶段。

8.2 非对比剂增强磁共振血管成像

目前因对比剂过敏、肾源性系统性纤维化、钆剂脑内沉积等风险，非对比剂增强磁共振血管成像（non-contrast enhanced MRA，NCE-MRA）越来越多地用于临床。它节省了对比剂成本，避免了对比剂增强可能产生的诸多副反应，而且得益于 MR 硬件和软件的技术进步，发展迅速。以下我们将按照其不同的血管成像原理分节阐述。

8.2.1 流入相关技术

基于流入效应的技术（图 8-5），是最早的 NCE-MRA 技术。此项技术依赖于血液的流入效应，也称为时间飞越（time of flight，TOF）技术。即使用一系列短 TR 的射频脉冲激励组织，静止组织受激励后纵向磁化无法及时恢复，因此信号很弱，而流动的血液不断进入成像层面并未受到相同的射频激励，故仍能产生信号。通过使用空间预饱和脉冲可分别显示动静脉。

流入效应取决于采集层面的回填率。在一个采集层面内刷新的血液百分比是血液流速、TR 和血管横截面积（与采集层面厚度有关）的函数。对于一个简单的塞流模型，如果血液流速＞层面厚度/TR，则射频激励间的层面内全部血流将被替换，信号强；如果血液流速较低，部分血液将经历多次射频激励，达到部分饱和，在这种部分饱和状态下，血液信号较弱，并依赖于翻转角和血液的 T_1 值。

基于流入效应的技术通常与流动补偿相结合，以减少由血液流动诱发的自旋去相位造成的信号损失。这些流动补偿梯度使用额外的梯度脉冲作用于静止组织和流动的血液使其梯度矩归零。流动补偿梯度可以应用于任何一个或所有的读出、相位编码或层面选择轴。因为平衡稳态自由进动梯度（balanced steady-state free precession，

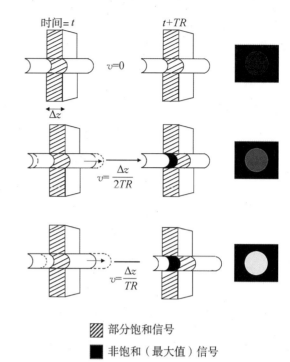

图 8-5 流入效应说明

注：第 1～3 行分别为流速为 0、$\frac{\Delta z}{2TR}$ 和 $\frac{\Delta z}{TR}$ 的情形。第 1 列：射频脉冲激发静止组织（长方体内）和血液（血管内）的自旋，受激发的自旋标记为斜线。第 2 列：在一个 TR 周期后，静止的自旋仍保留在成像层块内（第 1 行）；缓慢流动的自旋部分流出成像部分，部分被注入的新自旋所取代（第 2 行）；快速流动的自旋从成像部分流出，并通过流入的自旋完全刷新（第 3 行）。第 3 列：流入效果的图像，静止自旋反复饱和，并产生接近零的信号（第 1 行）；缓慢流动的自旋部分饱和，并产生低信号（第 2 行）；快速流动的自旋在每个激发态上都是不饱和的，并产生高信号（第 3 行）。

bSSFP）回波序列中的梯度矩平衡提供了固有的流动补偿，这一序列（商品序列名称：bSSFP、True-FISP、FIESTA 和 bFFE）也可以用于 NCE-MRA。

基于流入效应的技术，流入成像层面的新鲜血流，无论是静脉还是动脉均呈高信号。因此，该技术容易造成静脉污染。为了生成静脉污染最小的动脉图，常采用一种"行走"的预饱和射频脉冲带抑制静脉。

流入效应的强弱依赖于血流方向、层面厚度和血流速度。血管垂直于成像层面、血流速度快、层厚薄，则血管信号强。如 TOF 最适用于颈动脉

或下肢动脉;而对于与成像层面平行的血管、弯曲走行的血管,如远端外周动脉、肾动脉等,则信号较弱,使用受限。

（1）3D-TOF

1）技术:3D-TOF 的厚板块容积采集对血液流速要求非常高,因为远端血流容易饱和。3D-TOF 的空间分辨率和信噪比均提高,体素内失相位伪影较轻,但成像时间延长,对患者自主或不自主运动十分敏感,且慢血流容易饱和。多个薄板块重叠采集（multiple overlapping thin slab acquisition,MOTSA）将成像区分割成数个部分重叠的薄层块,进行容积式信号采集,同时采用可变的翻转角减轻远端分支的饱和现象。该方法结合了 2D/3D 采集的优势,大大减小了有效选择层厚,提高了流入增强效果。对特定部位,如脑部动脉,为了进一步抑制静止组织信号,可以采用非选择性磁化转移（magnetization transfer,MT）射频脉冲降低脑实质信号,更好显示脑动脉。有关MT 技术,可参见 14.2。

2）应用:3D-TOF 最常应用于颅内血管（图8-6）。高分辨率的三维采集可以良好地显示颅内小血管。由于头部的生理运动可以忽略不计,所以可以扫描较长时间（>5 min）,以获得高分辨率图像。

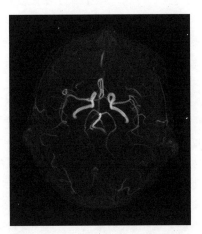

图 8-6　3D-TOF 颅内动脉成像

（2）2D-TOF

1）技术:相比 3D-TOF,2D-TOF 允许更快的血流的流入,而增加动脉信号。由于 2D-TOF 层厚（≥3 mm）通常比 3D-TOF 的层厚（≤1 mm）大,所以 2D-TOF 通常用于较粗血管的成像。通常,二维层面采集需通过部分重叠来完成,以减少层面边缘的不连续,因此在 MIP 重建中可能见到"阶梯状伪影"。这种二维重叠采集降低了该技术的覆盖效率,另外层面内血流容易饱和显示不佳,2D-TOF 的缺点还包括在血管分叉处,如颈动脉分叉处,容易产生信号丢失造成假性狭窄;以及高估血管狭窄程度。

2）应用:2D-TOF 技术通常用于垂直于成像层面和相对流速较快的血管成像,如外周血管和颈动脉（图 8-7）。在外围动脉成像中,2D-TOF 可与收缩期门控相结合,捕捉收缩期的最大血流速率的信号并填充于 k 空间中心,从而获得最强信号。

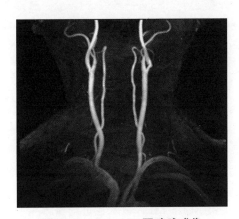

图 8-7　2D-TOF 颈动脉成像

（3）静止间隙单次激发

1）技术:静止间隙单次激发（quiescent interval single-shot,QISS）技术依赖于预饱和射频脉冲使成像层面中的信号饱和。预饱和后,在"静止间隙"（quiescent interval,QI）新鲜的血液流入饱和的层面。利用单次激发二维 bSSFP 序列快速获取信号。应用心电门控触发采集,使收缩期位于 QI,而在舒张期采集信号。通过调整使 QI与收缩期保持一致,就可以获得最大流入效应。2D 层面从足侧向头侧方向依次移动,这样层面可不断地获得新鲜的、不饱和的、不断流入的血流。足够长的 QI 可获取最大流入效应,而足够短的

QI可保持静止组织的饱和效应。通常在bSSFP读出之前立即应用脂肪饱和预脉冲抑制脂肪信号。

QISS在灵敏度和成像速度上与2D-TOF不同。与TOF相比,QISS的流入增强效应更好。QI时间($\approx$230 ms)与2D-TOF的TR($\approx$30 ms)相比,有相对较长的时间允许新鲜血流进入,从而使QISS能够对缓慢血流敏感。

2)应用:与2D-TOF相同,QISS切面方向应与血管走行方向垂直,以提高流入效应。因此,它最常用于外周动脉。由于使用bSSFP读出,QISS要求整个扫描区域具有良好的主磁场均匀性。因此,主磁场匀场的质量限制了视野和切面覆盖的范围。下肢动脉QISS通常是通过较小覆盖范围的多段采集来完成,每次采集都要重新匀场。一般使用QISS进行多段下肢动脉(髂部至小腿段)成像需要8~10 min,尚不包括重新定位或重新匀场的时间,但仍少于2D-TOF成像时间。

8.2.2　基于心动周期的技术

NCE-MRA技术中的心动周期相关技术依赖于收缩期和舒张期动脉血流速度的生理差异来成像。收缩期动脉血流较快,舒张期动脉血流较慢。与此相反,静脉流动是非搏动性的、相对缓慢(<5 cm/s)。

这类NCE-MRA技术通过调整脉冲序列对血流的灵敏度,在收缩期动脉呈黑血图像,而舒张期动脉呈亮血图像。将黑血图像从亮血图像中减去以产生动脉造影图。理想情况下,2组图像中来自静止组织的信号是相同的,因此在图像减影过程中静止组织信号最终可以被去除。

（1）心电门控三维快速自旋回波

1)技术:快速自旋回波(fast spin echo, FSE;或 turbo spin echo, TSE)序列,包括半傅里叶FSE或单次激励FSE序列,对运动敏感。自旋质子从成像层面流出时,不能通过射频重聚焦脉冲重复聚焦,出现信号缺失是薄层黑血2D FSE的成像前提。然而,由于采用了厚层3D FSE,因此血流相关信号丢失作用变小。在层面及读出方向中,通过使用回波链中翻转角<180°的重聚射频脉冲

(图8-8)来加强流动干扰效应,可增加血流信号丢失使之更黑。

FSE固有的流动干扰是心脏门控三维FSE NCE-MRA的基础。收缩期快速流动的动脉血流产生黑色信号(流空)图像,舒张期较慢的动脉血流产生高信号。由于收缩和舒张期2组图像中静脉血流速度相对恒定且较慢,所以均为高信号,而在最终的血管成像中通过减影可有效去除静脉影,避免了静脉污染。该方法的商用序列为FBI (flesh blood imaging)、NATIVE SPACE(sampling perfection with application of optimized contrasts using different flip angle evolution, SPACE)和3D Delta Flow等。

FSE使用单次激励缩短扫描时间,使用部分傅里叶采集缩短回波链长度以减少T_2模糊(T_2-blurring)效应。读出方向通常选择与血流方向平行,以加强FSE的血流干扰效果。扫描由心电或外周脉搏门控触发。理想的收缩压和舒张压触发扫描做到个体化。通常需要脂肪抑制,常用的抑脂方式有短时间反转恢复(short-tau inversion recovery, STIR)或频谱绝热反转恢复(spectrally adiabatic inversion recovery, SPAIR)。虽然减影本身能去除静止组织的信号,但是先通过抑脂可有效去除脂肪组织的高信号。

心电门控3D FSE对运动的灵敏度受重聚射频翻转角的影响。重聚射频翻转角的大小影响到大动脉中快速流动的血流与小分支动脉中缓慢流动的血流经减影后的相对显示情况。因此,可以根据感兴趣区的动脉选择合适的重聚射频翻转角。

3D FSE还可以通过在射频回波链中添加额外的流动去相位或部分流动补偿读出梯度来调整对血流的敏感度。通过增加额外的流动去相位,能够更好地显示缓慢流动的血液,通过使用部分流动补偿读出梯度来得到较强信号的大动脉影像。

该技术对FOV和层面厚度的选择并不敏感,对B_0不均匀也不敏感,故心电门控3D FSE可用于磁化率差异较大的部位如肺部或大FOV的MRA成像。

心电门控3D FSE对心律失常或触发错误很敏感;由于需要进行2次扫描和多次R波间隔采

集,通常成像时间长;FSE 有高估血管狭窄的倾向,需同时分析减影前后的图像作分析。

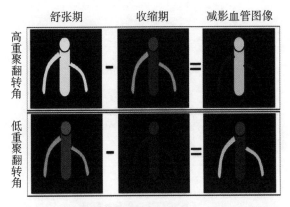

| | 舒张期 | 收缩期 | 减影血管图像 |

图 8-8　重聚焦翻转角度对舒张期(亮血扫描)和收缩期(黑血扫描)血管信号的影响

注:较大的中央动脉包含快速流动的血液,2 个较小的分支动脉包含缓慢流动的血液。高重聚翻转角时,小血管在收缩期和舒张期扫描中信号相对明亮,减影后,它们在血管造影中显得较暗。低重聚翻转角时,大的动脉信号在舒张期和收缩期扫描中都减低,导致减影后呈相对低信号。

2)应用:冠状面扫描范围广、受 B_0 不均匀性影响小、通过减影消除静脉重叠、对血管走行方向的不灵敏度使心脏门控 3D FSE NCE-MRA 得到广泛应用,已应用于胸、腹主动脉和肺血管的成像。该技术结合可变翻转角也非常适合于外周动脉的 MRA(图 8-9)。

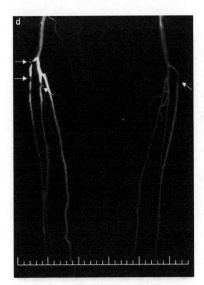

图 8-9　小腿段 3D FSE MRA 显示分支动脉狭窄(箭)

8.2.3　流动编码技术

磁场梯度可以用来编码自旋质子的空间位置,也可以用来编码自旋质子的运动或流动。横向平面上的自旋质子沿梯度场的矢量方向运动,其累积相位与运动速度成正比。这样,血流速度(方向和速率)就被编码在自旋质子的相位中。我们可以用 2 个幅度相等但方向相反的双极梯度对用于流动编码。在双极梯度对作用下,静止组织相位改变为零,而流动的血流则产生相位改变。

(1)传统的相位对比 MRA

1)技 术:传统的相位对比 MRA(phase contrast MRA, PC-MRA)是利用流动血液在受激励共振过程中其相位变化与其速度的对应关系的原理而成像的(图 8-10)。PC-MRA 对血流的灵敏度依赖于流动编码梯度强度,即须设定被检靶血管的速率编码值(velocity-encoding value, VENC),理想的 VENC 值应略高于靶血管内血流最大速率。PC-MRA 也有 2D 和 3D 采集法。与 TOF 相比较,PC 对慢血流敏感,背景抑制好,一次成像能获模图(magnitude image)和相位图(phase image)。根据相位改变同血流速率成比例的关系,在相位图上,PC 可定量分析血流速率和流量。它的缺点是 VENC 的选择有一定人为因素,检查时间长,对湍流、血管搏动和患者运动敏感。

2)应用:由于其扫描时间长,PC-MRA 一般不用于常规 MRA。一般作为一个低分辨率的定位序列,以确定靶血管的位置。PC-MRA 曾用于显示肾动脉和颈动脉的狭窄。目前主要是作为功能成像方法观察血管内血流方向(图 8-11),通过测定流量反映血管狭窄程度。

(2)四维血流图

1)技术:PC-MRA 的一个新兴应用是用 4D 血流图(4D flow)测量血流动力学各项指标。这个应用程序中的第四维度就是时间,它结合心电门控和电影技术产生高时间分辨率的 3D PC 血流图,即流动敏感四维 PC 技术(flow-sensitive 4D PC),它能够可视化显示和测定血管内部复杂的血流状况。缺点是成像和后处理时间长。

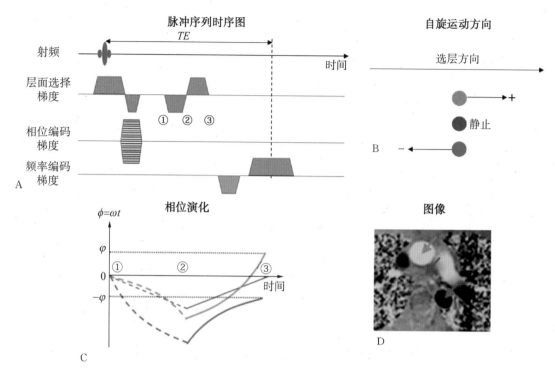

图 8-10　PC-MRA 技术说明图

注：A. 成像脉冲序列，在射频激发和数据读出之间额外施加了一个双极梯度对（浅蓝色），双极梯度影响血液自旋的相位，具体取决于流动方向和速度；B. 3 种不同自旋说明，绿色表示血流方向与双极梯度方向相同，紫色表示静止自旋，红色表示血流方向与双极梯度方向相反；C. 不同血液的自旋在双极梯度持续期间的相位积累，从时间点 1 开始到时间点 3 结束，虚线和实线分别代表双极梯度为负向和正向时累积的相位。绿色、紫色和红色的自旋分别积累正、零和负相；D. 流动相位编码为头脚反向的一个图像实例，升主动脉中血液自旋相位为正，用白色表示（绿色箭头），降主动脉内血液自旋相位为负，用黑色表示（红色箭头），静止自旋相位为零，用灰色表示（紫色箭头）。

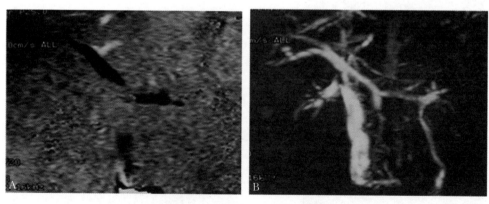

图 8-11　门脉 PC-MRA 图像

注：A. 相位图，显示门脉内向肝血流呈黑色；B. 模图。

2）应用：应用 4D 血流动力学可视化技术对血管局部血流特征进行综合评价，包括测定主动脉脉搏波传导速率和壁面剪切力、斑块表面的血流参数等（图 8-12）。

（3）流动敏感相位离散技术

1）技术：流动敏感相位离散（flow-sensitive dephasing，FSD）模块由 $90°(x)-180°(y)-90°(-x)$ 自旋回波穿插流动编码双极梯度（施加在读出与相位编码方向）组成（图 8-13），其中双极梯度用于血流相位离散。FSD 对血流的灵敏度可以由双极梯度的幅度和持续时间来控制和调整。

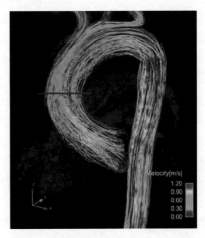

图 8-12　4D PC flow 主动脉内血流图

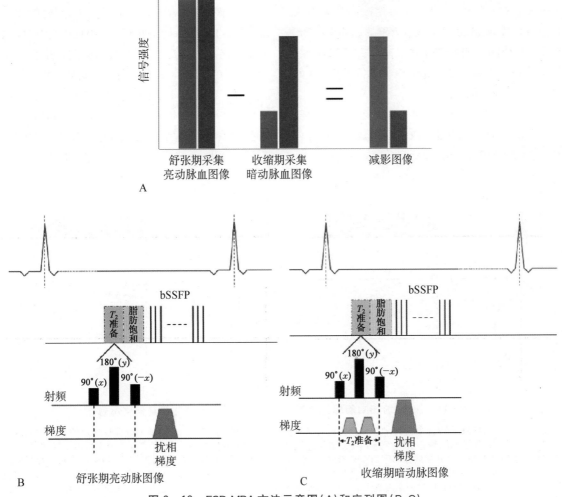

图 8-13　FSD MRA 方法示意图（A）和序列图（B、C）

FSD技术需配合心电或外周脉搏门控,即在收缩期和舒张期分别采集图像。在收缩期,动脉血流快、静脉血流慢,施以FSD预备脉冲使动脉血流相位离散,而静脉血流和静止组织则不受影响;在舒张期,动脉血流明显减缓,加之T_2准备脉冲,动静脉均为高信号。2次采集的幅度图作减影可获得动脉的图像。FSD模块通常附加到像bSSFP这样的流动补偿序列中,并通常使用3D采集,通过冠状位扫描可获得良好的空间分辨率。

由于bSSFP读出的流动补偿作用,FSD舒张期血管信号很强,相比之下,前述的3D FSE NCE-MRA中的FSE读出由于流动干扰效应,动脉信号可能丢失,尤其是在血流速度较快的血管中。与FSE相比,由于没有T_2模糊效应,基于FSD的bSSFP读出能获得很高的信噪比和图像分辨率。这一特性使FSD能够生成高分辨率的血管造影图,特别适用于显示手足的远端小动脉。但bSSFP对B_0的均匀性要求高,与QISS相似,可能会在大范围扫描或邻近磁化率高的部位(如肺)时成像较困难。

2)应用:FSD技术应用于外周远端动脉的显示,一般40 cm的范围成像时间为3~4 min,与FSE NCE-MRA相仿。

8.2.4 自旋标记技术

动脉自旋标记(arterial spin labeling,ASL)技术一般是使用某种形式的选择性反转脉冲来示踪或"标记"流入血液的纵向磁化矢量。这种标记可以应用于许多方面,但其基本目的是使流动血液的纵向磁化矢量不同于静止组织。在标记之后,反转恢复延迟时间(TI)允许血液流入成像层块,然后用常规序列读取。自旋标记可以使用3种方法:流入(图8-14A)、流出(图8-14B)和交替标记。"流入"和"流出"是指相对于选择性标记位置的血流方向。

(1)流入自旋标记法

1)技术:在流入法中,标记脉冲应用于整个成像层块,使感兴趣区域中血流和静止组织的自旋反转(图8-14A)。在TI时间内,新鲜的流入血液进入成像区,而静止组织中的自旋和成像区中预先存在的血流经T_1恢复返回到零磁化矢量点。然后使用任何常规序列读出成像层面内的血流信号。新鲜流入血液由于其纵向磁化矢量幅度未受影响而呈现出高信号,而背景信号则为黑色。这些技术的商品名是time-SLIP、NATIVE True-FISP、Inflow-IR和b-TRANCE。

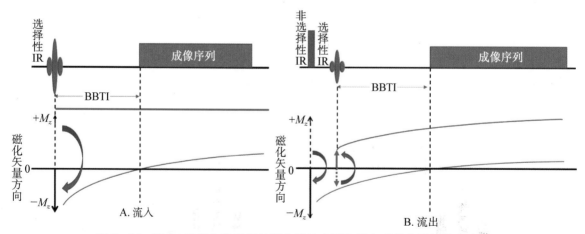

图8-14 流入、流出自旋标记的基本脉冲序列和纵向磁化矢量演化示意图

注:A. 流入自旋标记基本脉冲序列和纵向磁化矢量演化:在施加选择性反转脉冲(通常选择反转成像容积空间区域的组织)后的BBTI期间,当静止组织经历T_1恢复时(蓝色线),新鲜血液流入成像容积,其磁化矢量保持恒定(红线);在静止组织恢复到零点附近时施加成像序列;B. 流出自旋标记基本脉冲序列和纵向磁化矢量演化:初始的非选择性反转脉冲可反转所有组织的磁化矢量;紧接着,一个选择性反转脉冲应用到一个单独的血管标记区,只有在标记区内的血液磁化矢量被恢复;在BBTI期间,恢复的血液流入成像容积,而静止组织经历T_1恢复;在静止组织恢复到零点附近时施加成像用序列。

2）应用：动脉自旋标记 NCE - MRA 结合具有多方向血流补偿作用的 bSSFP 和呼吸同步技术常应用于肾动脉成像（图 8 - 15），其显示段级肾动脉的效果优于增强 MRA。

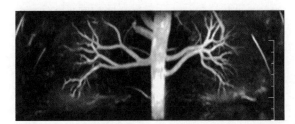

图 8 - 15 横断面动脉自旋标记 MRA 显示双侧正常肾动脉

（2）流出自旋标记法

1）技术：流出法在感兴趣的血管上游应用标记脉冲。选择标记脉冲之前使用一个非选择反转脉冲（图 8 - 14B）。非选择性反转脉冲首先反转所有纵向磁化矢量，包括成像层块中的静止组织和预先存在的血流。标记脉冲选择性地将上游标记的血流的磁化恢复为正向纵向磁化（$M_z \approx 1$），同时让静止组织中的纵向磁化保持倒置。接下来的过程很像流入自旋标记，即在 TI 过程中，完全磁化的标记血流流出标记区域并进入成像区，而静止组织的磁化通过 T_1 恢复向零回归。与流入法一样，背景信号依赖于所选择的 TI 和静止组织 T_1，一般将被有效抑制。

2）应用：流出自旋标记已被用于显示肝动脉、肝静脉和门静脉系统。为了显示肝静脉，使用双标记脉冲，一个标记位于肝上抑制来自主动脉的信号；另一个标记位于肝下方抑制来自门静脉的信号。如显示门脉系统，则其中一个标记同时覆盖肝脏和胸部，以抑制来自肝脏和心肌的背景信号及来自肝动脉系统的血液流入；另一个标记位于肝脏下方，抑制下腔静脉上升的静脉血信号，避免与门静脉信号重叠（图 8 - 16）。

（3）交替标记自旋标记

1）技术：交替标记法是自旋标记的最标准形式，一般是以交替的方式获取 2 种扫描：带有动脉

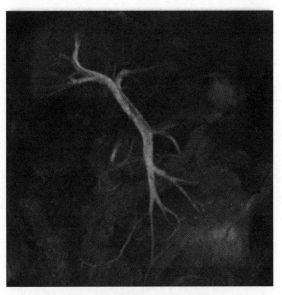

图 8 - 16 流出自旋标记技术显示门脉

血流上游标记的标记图像和没有标记的对照图像，2 组图像减影将静止组织去除信号，只留下标记自旋的动脉信号。应用这一技术的序列有 time - SLIP、STAR、STARFIRE 和 EPISTAR 等。

2）应用：交替标记自旋标记可用于肺血管造影，使用矢状面选择性标记置于心脏。在 TI 过程中，血液从标记流出并进入肺部，然后使用 2D FSE 或 3D 梯度回波序列读出。采用交替标记法可显示门静脉系统，在一次屏气中同时获取了标记和未标记的图像。将标记置于心脏，该法可应用于颈动脉血管造影。

（4）自旋标记技术的注意事项

在流入法中，只有流入标记区域（即成像层块）的血流是可见的，这些血流可以来自任何方向，例如标记成像门静脉时，它同时接收来自脾静脉和肠系膜上静脉的血流，因此，流入法最适用于血管成像的解剖显示。在流出法中，只有通过有限标记区域的血流是可见的，即它是选择性的，因此，它可用于单独显示某支血管，甚至允许分析单支血管的供血能力。在交替标记法中，由于使用了选择性标记方法，因此其血流选择特性与流出法相同。

由于流入法可显示来自任何方向的血流，所以静脉信号也可以出现在图像上。为了抑制静脉

流入,可以在静脉流入方向施加空间预饱和脉冲。例如,在肾动脉流入自旋标记中,为了抑制下腔静脉信号,通常将预饱和层面置于成像层块下方。虽然这 3 种自旋标记方法可以用于任何传统的数据采集序列,但它们通常作为 3D bSSFP 或 3D FSE 采集方法的预备序列使用。3D 采集可获得良好的空间分辨率。一般来说,bSSFP 的高分辨率和流动补偿使其成为大多数血管成像的主要成像序列。另外自旋标记技术不一定需要选择使用心脏门控触发扫描。

流入和流出技术需要参考血管内的血流速度和静止组织的 T_1 的基础上选择合适的 TI 值。理想情况下,选择的 TI 对应于静止组织的零点。然而,如果流速较慢,则需要较长的 TI,以增加背景信号为代价来实现良好的血管显示。因此,流入和流出技术最适合应用于血液流速相对于 TI 较快的血管。而交替标记法是通过减影去除静止组织信号,故避免了对 TI 的依赖。因此,即使是血液流动缓慢的动脉,如远端动脉分支,也可采用交替标记法显示。由于自旋标记方法使用的 TI 范围宽泛,因此它可以用来获取高时间分辨率的所谓动态 NCE-MRA 数据,即通过逐步调整 TI 值动态显示靶血管内血流动力学。

8.2.5 弛豫相关技术

利用动脉、静脉和邻近的静止组织弛豫的不同,可以用于血管成像。静脉血 T_2 和 T_2^* 由于血红蛋白氧合减少而比动脉血短。一般来说,相邻的静止组织(无论是肌肉还是其他器官)的 T_1 都比血液的 T_1 短,因为血液中游离水的比例更高。采用基于 T_2/T_1、T_2、T_2^* 或 T_1 加权对比的一种或多种方法,可以选择性地显示动脉,抑制静脉和静止组织的信号,而不用像其他 NCE-MRA 方法那样,使用饱和、减影或反转恢复去除静止组织信号。由于血管显影与血流速度、方向或心脏周期无关,这些技术通常被称为与血流无关(flow-independent)的技术。

这种以弛豫为基础的方法基本上依赖于静脉和周围静止组织信号的衰减速度快于动脉信号。因而,这些方法会导致一些侧支小动脉信号丢失。

因此,基于弛豫的 NCE-MRA 必须在小动脉信号丢失和背景信号抑制之间进行权衡。在实际应用中,来自静止组织和静脉的信号并非为零。但是如果感兴趣的靶血管有足够的信号,即便背景抑制并不完全也不会影响临床诊断。

bSSFP 具有 T_2/T_1 加权对比和固有的流动补偿作用。在 bSSFP 上,静止组织信号较暗,而血管信号较亮,所以 bSSFP 可以作为 NCE-MRA 方法使用。bSSFP 序列可显示成像层块中的所有血流,无论其来源或流速如何。因此,静脉与动脉会一起出现在 bSSFP 图像中。为了增强对动脉的显影,需采用反转恢复脉冲与 T_2 准备脉冲相结合来抑制邻近的组织和静脉,同时保持动脉信号基本完好。通常,脂肪在 bSSFP 图像中显示为高信号,因此,通常采用某种形式的脂肪抑制序列来增加血管与背景的对比度。

bSSFP 结合呼吸触发或屏气可显示肾动脉。由于心脏周围血管的血流速度快,脂肪组织、静脉血管较少,bSSFP 特别适用于心脏周围血管的非增强成像,bSSFP 常用于冠状动脉 NCE-MRA,自由呼吸导航、全心 NCE-MRA 已成功用于容积冠脉图像采集。另外 bSSFP NCE-MRA 也应用于胸主动脉和肺动脉成像,其固有的血流补偿能够捕捉到主、肺动脉内快速的动脉血流,显影清晰(图 8-17)。

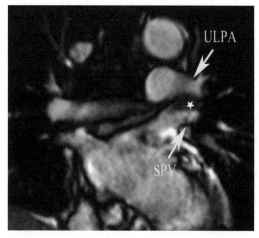

图 8-17 bSSFP 显示左上肺动静脉(箭头所示)和肺癌(☆)的关系

8.2.6 最新进展

（1）辐射状填充技术

CE-MRA 和 NEC MRA 一般使用常规笛卡尔 k 空间轨迹采集获取。与笛卡尔 k 空间轨迹相比，辐射状 k 空间轨迹过采样 k 空间的中心，具有减小流动和运动伪影的优点。相对笛卡尔 k 空间轨迹而言，当减少相位编码数以加快扫描速度时，辐射状 k 空间轨迹在很大程度上可以保持空间分辨率，而笛卡尔 k 空间轨迹则降低空间分辨率，而且辐射状 k 空间轨迹可以提高时间分辨率。例如，使用具有伪随机采样 k 空间视角增量的辐射状采集，可以对数据进行回顾性排序以创建一系列具有几乎任意时间分辨率的欠采样图像，例如时间分辨率的 MRA、灌注或电影成像。

辐射状 k 空间轨迹成像也有潜在的缺点。辐射状欠采样程度越高，条纹伪影越明显，信噪比越低。辐射状扫描对偏共振（off resonance）效应更敏感，需要磁场均匀度高。微小的梯度定时延迟和涡流可能会导致图像模糊，这可能需要使用 k 空间轨迹校正。有关辐射状采集的原理请参见 5.9。

单次激发辐射状 QISS 屏气扫描可用于主动脉和肺血管成像。通过多次激发来提高时间分辨率，辐射状 QISS 可用于冠状动脉成像。此外，用一个快速小角度激发（fast-low angle shot，FLASH）读出的多次激发 QISS 序列，可用于外周及颈动脉 MRA。对于外周 MRA，FLASH 读出实质上减少了来自含气肠袢或髋关节假体的失共振伪影，而多次激发辐射状 k 空间轨迹采集不受由自由呼吸所引起的呼吸伪影影响。用多次激发辐射状 QISS FLASH 技术在颈动脉的 MRA 中，辐射状 k 空间轨迹采集降低了对呼吸和吞咽运动的灵敏度，并且不易产生血流伪影，因此无需进行心电门控。通过使用导航技术纠正吞咽和其他类型的运动伪影可以进一步改善颈动脉图像质量。

（2）快速间断稳态脉冲序列

快速间断稳态脉冲序列（fast interrupted steady-state，FISS）是一种新型辐射状 bSSFP 脉冲序列。FISS 与 bSSFP 的不同之处在于，当选择合适的回波间隔时，它抑制脂肪信号的作用很强。

该技术还抑制了层间和层面外血流产生的伪影以及因偏共振效应而产生的伪影。Cine FISS 比 Cine bSSFP 对心脏血流伪影有更好的抑制作用，这在薄层采集中尤为明显，可大大降低皮下和心包脂肪的信号强度。

FISS 可用于沿血管长轴成像，而不会产生类似于 TOF 扫描相关的饱和伪影。此外，由于脂肪和肌肉在这个序列均表现为低信号，故可提供优质的背景抑制。该技术用于颅外颈动脉分叉部成像时间小于 30 s，而屏气扫描可用于肾动脉和其他腹部血管的成像。

FISS 的另一个新兴应用是血流评估，其提供了一种潜在的替代 PC 技术的方法。此时，FISS 可以作为高时间分辨率电影 ASL 扫描的读出梯度，一次屏气扫描可获得胸部或腹部血管成像。用电影模式观察图像可获得血流的动态特征，并测量血流速度。

基于以下原因，电影 FISS ASL 在评估层面内流动时可能特别有益：①由于使用 FISS 而不是 FLASH 读出梯度，流动饱和作用很小；②标记的血流在整个心脏周期内都可显示；③即使层块明显大于动脉直径，标记的血流信号仍可很强。相比之下，当层块厚度大于动脉直径时，二维 Cine PC 无法测量层面内血流。

（3）超短回波时间 MRA 及静音扫描

使用逐点编码辐射状采集（pointwise encoding time reduction with radial acquisition，PETRA）技术可以实现超短回波时间（ultra-short TE，UTE）（$TE<100\ \mu s$）的 NCE-MRA 成像。以三维辐射状 MRA 为例，采用短持续时间和空间非选择性的硬脉冲射频激励、梯度脉冲上升沿也进行数据采集、半辐射状投影采样（从 k 空间中心开始采集回波信号）等方法获得 UTE。UTE MRA 潜在的优势包括减少快速湍流相关的流动伪影与金属植入物引起的偏共振伪影。像 PETRA 这样的 UTE MRA 技术的另一个优点是可以降低噪声，实现"静音"扫描。

（4）压缩感知

压缩感知是一种从高度欠采样数据中重建图像的方法。研究表明，它可以使大脑的 3D-TOF

MRA 扫描时间减少 8 倍；还可以与并行采集技术相结合，以获得更高的加速度因子。有关压缩感知方面的原理，参见 6.5。

（5）同步多层采集

利用该技术可以同时对多个层面进行扫描，从而减少扫描时间。这项技术在脑、脊柱和骨骼肌肉的应用方面已经取得了相当大的进展。从理论上讲，它可以在不降低信噪比的情况下，使 2D-TOF 或 QISS 等 NCE-MRA 技术的扫描时间减少 2 倍或更多。然而，仍存在技术上的问题。例如，在外周血管 NCE-MRA 中，使用跟踪饱和射频脉冲对静脉进行抑制的常规方法，在多层采集中就会变得复杂，因为该跟踪饱和脉冲可能会抑制同时被激发的下游层面里的动脉信号。有关同步多层采集，参见 6.4。

总之，NCE-MRA 技术发展很快，较 CE-MRA 而言，有其独特优势，包括消除了对比剂风险和降低检查成本，可以多次重复扫描等，目前已广泛用于大脑、心脏、肺、肝脏、肾脏、上下肢等各个部位血管，其合理选择和应用取决于感兴趣血管的解剖和血流特征。当然，相对 CE-MRA 而言，NCE-MRA 有其局限性，包括一些技术依赖于血流的方向、对磁场不均匀较敏感和扫描时间长等，而且，NCE-MRA 技术比较复杂，还没有在各扫描平台间标准化和与 CE-MRA 做广泛对比和验证。值得一提的是，PC MRA 和电影 ASL 技术能提供血流动力学信息，是重要的功能 MR 成像方式。

8.3　血管壁和斑块成像

动脉粥样硬化是导致缺血性心脑血管疾病的主要原因。动脉粥样硬化由于动脉内皮功能障碍及炎症反应，最终导致血管壁斑块形成。MRI 血管壁成像可以评价动脉粥样硬化斑块的形态、体积及成分，评估斑块稳定性及发生心脑血管事件的风险，目前已广泛应用于颈动脉、颅内动脉、主动脉及下肢动脉等全身动脉。相较于体表超声及 CT 血管成像，MRI 血管壁成像能准确识别斑块内出血、不完整纤维帽、大的脂质

核等不稳定斑块的主要特征，同时也有助于血管炎、动脉夹层以及其他原因导致的血管狭窄的诊断及鉴别诊断。MRI 血管壁及斑块成像技术包括以下几个方面。

8.3.1　黑血成像

为了清晰显示血管壁，MRI 血管壁成像常需要对管腔内流动血液的信号进行抑制，从而产生"黑血"图像。随着 MRI 技术的发展，已有多种 MRI 血流抑制序列应用，以下分二维和三维成像进行介绍。

（1）二维成像技术

二维 T_2 加权自旋回波序列因为长回波时间而产生流出效应，从而具有固有的血流抑制效果，但是这种机制不适用于短回波时间的 T_1 加权序列。双反转恢复技术（double-inversion recovery，DIR）通过施加一对非选择性的和层面选择性的 180° 反转射频脉冲达到血流抑制的效果，该技术具有较好的图像信噪比及稳定性，常用于二维 T_1 加权成像序列。此外，目前还有四反转恢复技术（quadruple inversion recovery，QIR）应用，其通过施加 2 组双反转脉冲实现血流抑制，该技术对于血液 T_1 值的波动不敏感，可以用于增强磁共振血管壁成像。不过，由于以上技术都基于血流流动方向与成像平面垂直这一假设，因此它们均依赖于流出效应来达到血流抑制的效果，只用于二维成像，且 TI 时间较长并只能单层采集，采集效率很低。

（2）三维成像技术

三维黑血序列发展迅速，不仅成像范围更大，且具有高信噪比及分辨率，各向同性的特性可以任意角度重建图像，从而更清楚地显示血管壁病变的空间分布。同时，三维黑血序列由于血流抑制不依赖于流出效应，所以对于慢血流的血管同样显示良好。

三维快速自旋回波序列本身具有较强的黑血特性，当采用可变翻转角的重聚射频脉冲时，可以维持长回波链的信号稳定，提高采集效率，防止血管壁模糊。选层激发脉冲的使用使得该序列能精确选层，并应用于身体各部位。这些可变翻转角

三维序列技术可以获得 T_1 加权像、T_2 加权像及质子密度像的图像对比，已广泛应用于临床各 MRI 平台，分别为 VISTA（Philips 公司）、SPACE（Siemens 公司）和 Cube（GE Healthcare 公司），如图 8-18 所示。

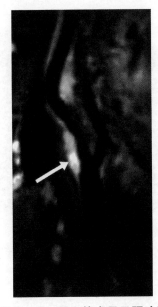

图 8-18　黑血技术显示颈动脉

注：T_2 加权成像 SPACE 序列显示颈总动脉分叉至颈内动脉起始处的高信号斑块（箭头所示），并同时显示局部管腔狭窄。

另一类黑血序列通过使用黑血准备模块来实现不依赖于采集方案的血流抑制效果。其中一种方法是运动敏感驱动平衡（motion-sensitized driven equilibrium，MSDE）技术，该技术动态调整梯度矩，使移动的血流失相位，达到血流抑制的目的，而静止的物体相位不会发生变化。MSDE 技术对于流动速度快或流动模式复杂的血液抑制效果很好。将 MSDE 技术结合扰相梯度回波采集方式，可得到具有三维各向同性的图像，该技术被称为 3D-MERGE 技术。MSDE 序列的另一个优势是可以短时间内大范围抑制血流信号，因而亦可以用于下肢血管成像。另一种方法是章动交替延迟定制激发（delay alternating with nutation for tailored excitation，DANTE）技术，该技术通过连续施加非选择性的小角度激发脉冲，并结合扰相

梯度，使得血流和静脉组织达到不同的稳态，从而达到血流抑制的目的。DANTE 的缺点为施加血流抑制的准备模块的时间较长。DANTE 技术对于流动缓慢的血液也具有良好的抑制效果，在颅内管壁成像中有良好应用前景。

T_2 准备反转恢复序列（T_2-prepared inversion recovery，T_2IR）是另一类三维黑血序列，其依赖横向弛豫时间 T_2 选择性抑制血流。T_2IR 结合稳态自由进动（steady state free precession，SSFP）序列及相位敏感技术，可用于下肢动脉及主动脉这样的大范围动脉成像。T_2IR 技术由于需要较长的 T_2 准备脉冲时间，当血流较慢或极快时对血流抑制的效果会受到影响。

（3）二维及三维技术的对比

准确评价血管壁病变需要沿血管断面及长轴 2 个方向进行扫描成像得以实现。各向同性三维血管壁成像因其扫描范围大、可任意方向后处理重建、总扫描时间短等特点在临床得到了广泛应用，尤其对于走行弯曲的颅内动脉成像来说更是不可或缺。不过三维血管壁成像也存在缺点，就是其图像质量略逊于采用同样分辨率的二维血管壁成像序列。因此，无论是目前颈动脉或是颅内动脉血管壁 MRI 指南均列举了三维序列及二维序列相结合的扫描方案。例如对于颅内动脉成像来说，可首先采用三维序列进行整个颅内动脉区的扫描，了解整体病变的分布及严重程度，对于三维序列发现的血管重要病变或可疑病变（如严重狭窄、可疑夹层）可进一步行沿血管断面的二维序列扫描以了解病变细节以明确诊断（图 8-19）。

8.3.2　多对比加权序列

临床上，MRI 血管壁成像已被用于包括颈动脉、颅内动脉、主动脉等许多部位，从而帮助诊断动脉粥样硬化、血管炎以及其他原因导致的血管狭窄。由于颈动脉位置较为表浅，且颈动脉尺寸与磁共振分辨率匹配，目前对于颈动脉的 MRI 血管壁研究最为成熟，并且已建立起较为成熟的 MRI 斑块评价体系。MRI 斑块评价也能用于颅内动脉中管径相对较粗的大脑中动脉及基底

动脉。

MRI对每种斑块成分的识别主要是基于多个对比序列上斑块相对周围肌肉的信号强度进行综合评价。传统的平扫MRI管壁成像序列包括TOF、T_1加权成像和T_2加权成像。传统的序列虽然对于斑块可进行初步分析,但由于斑块内成分的复杂性以及部分成分之间信号值存在重叠的原因,导致单纯通过传统的序列准确区分斑块内主要成分还存在局限性。不过随着近年来新序列的不断开发,MRI对于斑块内出血、脂质核、纤维帽、钙化等斑块主要成分的识别准确性不断提高。

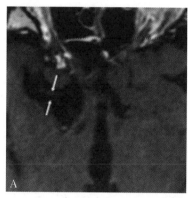
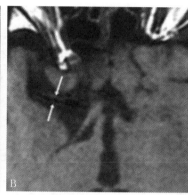
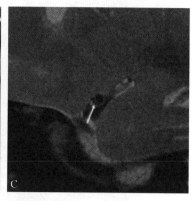

图8-19 三维序列及二维序列相结合扫描显示颅内血管管壁

注:三维T_1加权成像平扫(A)和三维T_1加权成像增强序列(B)显示右侧大脑中动脉M1段管壁不均匀增厚及轻度强化(箭头所示);短轴位二维T_2加权成像序列(C)更清晰地显示斑块位置及信号(箭头所示)。

斑块内出血为不稳定斑块的一个重要特征,并且相对易于识别。由于出血灶内正铁血红蛋白可以缩短T_1时间,因此急性及亚急性出血灶在T_1加权成像表现为高信号,并且这种高信号在重T_1加权成像表现的更明显。磁化准备快速梯度回波序列(magnetization prepared rapid gradient echo,MP-RAGE)是目前应用最广泛的重T_1加权成像序列。MP-RAGE通过非选择性的反转序列及选择性的水激励技术分别抑制血液信号及脂肪信号,并且利用反转恢复预备技术抑制包括脂质核及纤维组织在内的相对长T_1斑块成分,从而使斑块内出血表现为明显高信号。同时非增强血管造影和斑块内出血成像序列(simultaneous noncontrast angiography and intraplaque hemorrhage,SNAP)采用了相位敏感成像及反转恢复梯度回波序列,可以同时产生显示血管腔的负信号图像及显示血管壁的正信号,进一步增加了斑块内出血与血管壁的对比,因为有望能检测出细小的斑块内出血。此外,用于识别斑块内出血的序列还包括单次扫描多组织对比序列(multicontrast atherosclerosis characterization,MATCH)。MATCH序列采用小角度梯度回波和特殊的磁化准备脉冲,在长短不同的TR时间收集多重回波图像,从而在单次扫描中获得三组不同对比的图像,避免图像配准不良。三组序列包括重T_1加权成像、灰血及T_2加权成像序列,从而通过单次扫描即可完成对斑块内出血、钙化及脂质核的识别,从而大大节省了扫描时间(图8-20)。

斑块内脂质核和薄的纤维帽为不稳定斑块另外的重要特征,传统上识别上述成分主要依靠T_2加权成像序列。近年来采用对比剂增强T_1加权成像使斑块内脂质核的评价更准确,也有利于识别纤维帽,其原理是脂质核内缺乏细胞成分、增强后无明显强化,但纤维帽富于成纤维细胞及新生血管因而增强后呈中等程度至较明显强化。对比剂增强T_1加权成像(动态增强扫描)亦能根据斑块强化特征评估斑块内部的新生血管和炎症。

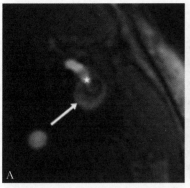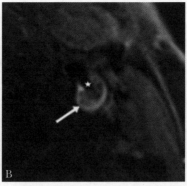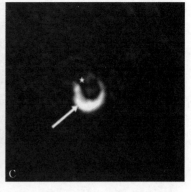

图 8 - 20　MATCH 序列

注：TOF(A)和 T_1 加权成像(B)显示高信号的斑块内出血(箭头所示)及明显狭窄的管腔(星号所示)；重 T_1 加权成像(C)对斑块内出血显示更加清晰。

8.3.3　高分辨率

血管壁较人体其他脏器尺寸小得多，例如大脑中动脉管壁正常厚度仅为 0.2～0.3 mm，因此高图像质量对于 MRI 管壁成像尤其重要，是进行管壁评价的基础。高信噪比、高分辨率、少伪影是高图像质量的主要方面。在同等条件下，3 T 比 1.5 T MRI 具有更高的信噪比，因此有条件的情况下推荐采用 3 T 磁共振成像仪进行血管壁成像。图像分辨率同样受到信噪比影响，层面内分辨率 0.5～0.6 mm 是目前全身绝大部分血管磁共振管壁成像的推荐标准。线圈的选择同样对 MRI 图像质量产生重要影响，颈动脉专用的表面线圈或一体化的颈动脉颅内动脉线圈可大大提高血管壁成像的信噪比。此外通过各种技术缩短采集时间、减少血管搏动、吞咽、脑脊液流动带来的伪影也有助于保持图像质量的稳定。

（李　丹　单　艳　吕　鹏　林　江）

主要参考文献

[1] BLACKHAM K A, PASSALACQUA M A, SANDHU G S, et al. Applications of time-resolved MR angiography [J]. Am J Roentgenol, 2011, 196(5): 613 - 620.

[2] DAI Y, LV P, LIN J, et al. Comparison study between multicontrast atherosclerosis characterization (MATCH) and conventional multicontrast MRI of carotid plaque with histology validation [J]. J Magn Reson Imaging, 2017, 45(3): 764 - 770.

[3] EDELMAN R R, KOKTZOGLOU I. Noncontrast MR angiography: an update [J]. J Magn Reson Imaging, 2019, 49(2): 355 - 373.

[4] EDELMAN R R, SHEEHAN J J, DUNKLE E, et al. Quiescent-interval single-shot unenhanced magnetic resonance angiography of peripheral vascular disease: technical considerations and clinical feasibility [J]. Magn Reson Med, 2010, 63: 951 - 958.

[5] HERBORN C U, GOYEN M, QUICK H H, et al. Whole-body 3D MR angiography of patients with peripheral arterial occlusive disease [J]. Am J Roentgenol, 2004, 182(6): 1427 - 1434.

[6] HERBORN C, WATKINS D, RUNGE V, et al. Renal arteries: comparison of steady-state free precession MR angiography and contrast-enhanced MR angiography [J]. Radiology, 2006, 239: 263 - 268.

[7] LI L, MILLER K L, JEZZARD P. DANTE - prepared pulse trains: a novel approach to motion-sensitized and motion-suppressed quantitative magnetic resonance imaging [J]. Magn Reson Med, 2012, 68(5): 1423 - 1438.

[8] LIM R P, SHAPIRO M, WANG E Y, et al. 3D time-resolved MR angiography (MRA) of the carotid arteries with time-resolved imaging with stochastic trajectories: comparison with 3D contrast-enhanced bolus-chase MRA and 3D time-of-flight MRA [J]. AJNR, 2008, 29(10): 1847 - 1854.

[9] LV P, LIN J, GUO D Q, et al. Detection of carotid artery stenosis: a comparison between two unenhanced MRAs and dual - source CTA [J]. AJNR AmJ Neuroradiol, 2014,35(12):2360 - 2365.

[10] MANDELL D M, MOSSA-BASHA M, QIAO Y, et al. Intracranial vessel wall MRI: Principles and expert consensus recommendations of the American Society of Neuroradiology [J]. AJNR Am J Neuroradiol, 2017, 38(2):218 - 229.

[11] MARKL M, KILNER P J, EBBERS T. Comprehensive 4D velocity mapping of the heart and great vessels by cardiovascular magnetic resonance [J]. J Cardiovasc Magn Reson, 2011,13:7.

[12] MIYAZAKI M, LEE V S. Nonenhanced MR angiography [J]. Radiology, 2008,248:20 - 43.

[13] MIYAZAKI M, TAKAI H, SUGIURA S, et al. Peripheral MR angiography: separation of arteries from veins with flow-spoiled gradient pulses in electrocardiography triggered three-dimensional half-Fourier fast spin-echo imaging [J]. Radiology, 2003,227:890 - 896.

[14] MIZAYAKI M, ISODA H. Non-contrast-enhanced MR angiography of the abdomen [J]. Eur J Radiol, 2011,80:9 - 23.

[15] MORITA S, MASUKAWA A, SUZUKI K, et al. Unenhanced MR angiography: Techniques and clinical applications in patients with chronic kidney disease [J]. Radiographics, 2011,31:E13 - E33.

[16] NAKAMURA K, MIYAZAKI M, KUROKI K, et al. Non-contrast-enhanced peripheral MRA: Technical optimization of flow-spoiled fresh blood imaging for screening peripheral arterial diseases [J]. Magn Reson Med, 2011,65:595 - 602.

[17] NEUWELT E A, HAMILTON B E, VARALLYAY C G, et al. Ultrasmall superparamagnetic iron oxides (USPIOs): a future alternative magnetic resonance (MR) contrast agent for patients at risk for nephrogenic systemic fibrosis (NSF)? [J]. Kidney Int, 2009,75

(5):465 - 474.

[18] PRIEST A N, GRAVES M J, LOMAS D J. Non-contrast-enhanced vascular magnetic resonance imaging using flow-dependent preparation with subtraction [J]. Magn Reson Med, 2012,67:628 - 637.

[19] PRINCE M R. Gadolinium-enhanced MR aortography [J]. Radiology, 1994,191(1):155 - 164.

[20] RAPACCHI S, NATSUAKI Y, PLOTNIK A, et al. Reducing view-sharing using compressed sensing in time-resolved contrast-enhanced magnetic resonance angiography [J]. Magn Reson Med, 2015,74(2): 474 - 481.

[21] RAZEK A A, GABALLA G, MEGAHED A S, et al. Time resolved imaging of contrast kinetics (TRICKS) MR angiography of arteriovenous malformations of head and neck [J]. Eur J Radiol, 2013,82(11):1885 - 1891.

[22] SABA L, YUAN C, HATSUKAMI T S, et al. Carotid artery wall imaging: Perspective and guidelines from the ASNR vessel wall imaging study group and expert consensus recommendations of the American Society of Neuroradiology [J]. AJNR Am J Neuroradiol, 2018,39(2):E9 - E31.

[23] TAUPITZ M, SCHNORR J, WAGNER S, et al. Coronary MR angiography: Experimental results with a monomer-stabilized blood pool contrast medium [J]. Radiology, 2002,222(1):120 - 126.

[24] WANG Y X, HUSSAIN S M, KRESTIN G P. Super-paramagnetic iron oxide contrast agents: Physicochemical characteristics and applications in MR imaging [J]. Eur Radiol, 2001,11(11):2319 - 2331.

[25] WHEATON A J, MIYAZAKI M. Non-contrast enhanced MR angiography: Physical principles [J]. J Magn Reson Imaging, 2012,36(2):286 - 304.

[26] WYTTENBACH R, BRAGHETTI A, WYSS M, et al. Renal artery assessment with nonenhanced steady-state free precession versus contrast-enhanced MR angiography [J]. Radiology, 2007,245:186 - 195.

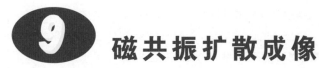

磁共振扩散成像

磁共振扩散加权成像（diffusion weighted imaging，DWI）是目前唯一能够无创测量活体组织中水分子扩散运动的方法。DWI反映了组织中水分子的微观运动，能够从细胞与分子水平研究组织的病理与生理状态，并已广泛应用于疾病的诊断。早期，DWI主要用于神经系统疾病诊断，如缺血性脑卒中、多发性脑动脉硬化及脑肿瘤等。随着MRI软、硬件技术的快速发展，DWI已成为全身多个部位临床检查的成像序列之一，如用于腹部、盆腔疾病的诊断及评估等。本章将详细介绍扩散的基本概念、DWI原理、成像技术、数学模型及图像后处理方法。

9.1 扩散的基本概念

9.1.1 布朗运动、费克定律和爱因斯坦方程

（1）布朗运动

悬浮微粒永不停息地进行无规则运动的现象被称为布朗运动，如显微镜下看到的悬浮在水中的花粉微粒、无风情况下空气中尘埃的运动等。人们通过对布朗运动现象的研究发现它反映的是分子的随机热运动。随着对分子热运动研究的不断深入，人们发现了扩散现象。扩散的本质是分子因热运动而连续地随机改变位置和运动方向的现象，是一种微观的随机平移运动。分子热运动的典型特征是分子扩散，在热能激发作用下，分子不断地移动并撞击悬浮微粒，从而产生布朗运动。温度越高，布朗运动现象和分子扩散越明显。

（2）费克第一扩散定律

扩散是由分子热运动产生的，是一种微观、随机的运动。在非平衡系统中，为了深入了解分子的扩散现象，可以通过扩散系数来描述分子扩散的快慢。

以水溶液为例，当薄膜两侧溶液存在浓度梯度时（图9-1），会发生粒子扩散运动而混合在一起，通过计算溶液浓度的变化，可得到扩散系数。这种扩散运动遵从费克第一扩散定律：

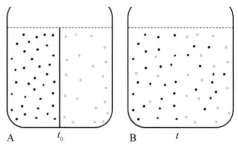

图9-1 费克第一扩散定律示意图

注：A. 容器被薄膜隔成两个部分，分别填充不同浓度的溶液；B. 在某一时间点 t_0 移去隔膜，再经过一段时间 t 后的状态。

$$J = -D \nabla C \qquad (9-1)$$

上式中，J 是扩散通量，D 是扩散系数，∇C 是三维浓度梯度。

（3）费克第二扩散定律

在生物组织中，由于细胞膜的屏障作用使得细胞内外的化学环境不同。细胞膜具有阻碍分子自由通过的功能，因此限制了一些分子的跨膜扩散运动。费克第二定律揭示不同浓度的两种溶液跨膜扩散的规律。如图9-2所示，C_1 和 C_2 分别为两种不同浓度的溶液，在距离为 Δx 和截面积为 S 的区间，则费克第二定律可用下式表示：

$$J = D_m S \frac{(C_1 - C_2)}{\Delta x} \qquad (9-2)$$

上式中，D_m 为隔膜的扩散系数。通常情况下，D_m 与分子的大小成反比，即分子越大，D_m 越小。大多数生物膜可视为一种半透膜，具有对分

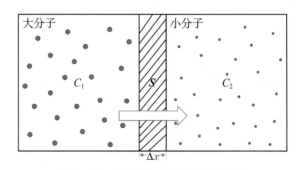

图9-2 费克第二扩散定律示意图

注：分子的跨膜扩散，浓度为 C_1 的大分子通过截面积为 S、距离为 Δx 扩散到浓度为 C_2 的小分子区域。

子选择性通过的能力,如通常允许自由水与小分子相对自由地通过,而对大分子几乎没有通透性。

（4）爱因斯坦方程

当系统达到平衡态后(粒子浓度均匀稳定分布),则无法观察到扩散的宏观演化,需采用其他方法来测量扩散系数。一种方法是在系统中引入标记物,通过化学或放射技术来观察介质中标记物的浓度,粒子微观运动可以通过标记物的运动而观察到,其测量值能达到毫米级级;该方法已成功运用于生物系统中,但是具有有创性。另一种方法是观察扩散过程本身,其基于单个分子或利用宏观统计方法。对于单个特定分子,随机运动过程最终产生一个净的移位;对于大量分子,净移位的方向和距离是随机分布的;单个分子在一段时间间隔 t 内扩散距离的概率可通过计算获得。如对于液体,其概率满足高斯分布(图9-3),即分子位移的平均值为零,且位移概率在各个方向上相同,分子扩散距离的方均值满足爱因斯坦方程：

$$\overline{r^2} = 2Dt（一维自由扩散方程）（9-3a）$$

$$\overline{r^2} = 4Dt（二维自由扩散方程）（9-3b）$$

$$\overline{r^2} = 6Dt（三维自由扩散方程）（9-3c）$$

上式中,r 为分子的扩散距离,与时间的平方根成正比;比例常数 D 为扩散系数,表征分子的流动性特点。该方程比费克定律更适合于对溶液中分子扩散的描述。但对于复杂的生物体系,分子运动会受到阻碍,因此分子移位的分布与高斯

模型不同。在正常人体温度下,自由水分子的扩散系数 D 约为 3×10^{-3} mm²/s,即自由水分子 100 ms 内在空间各方向运动的位移均方差约为 25 μm。

9.1.2　受限扩散

受限扩散(restricted diffusion)是指分子的随机运动受到细胞膜或大分子蛋白等限制的扩散类型。在一个有限空间的介质内,分子扩散将受到限制,当分子运动到达边界时,会被反射回介质内。随着扩散时间的增加,自由扩散的距离可以无限增加,但受限扩散则会在一定距离内出现饱和并偏离高斯分布(图9-4)。理论上,通过对比饱和的扩散值与自由扩散系数(当测量时间很短时,则分子扩散未受限制),可用来评估介质的尺寸。

受限扩散对 MRI 信号的影响取决于受限的类型(如隔膜的渗透性、受限空间的形状)及施加扩散梯度场的类型。因此,难以直接采用一个数学表达式描述受限扩散对 MRI 信号的影响。实际情况较为复杂,生物组织壁的限制也可能不完全,水分子在一定程度上可穿透细胞膜而出现渗透,因此扩散测量还能用来评估隔膜或屏障的通透性。为了降低受限扩散对研究结果的影响,需采用较短的扩散时间以确保该段时间内分子的扩散距离在受限空间内。与自由扩散系数相比,受限扩散系数降低。

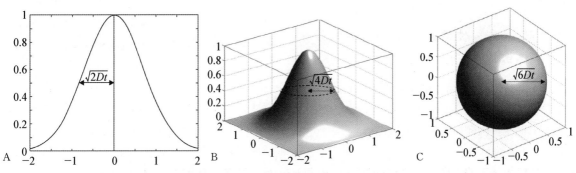

图9-3　水分子在一维、二维及三维空间自由扩散的高斯分布图

注:A. 一维自由扩散的高斯分布曲线;B. 在二维自由扩散中,若组织各向同性,则水分子的扩散分布是以原点为中心,半径为 $\sqrt{4Dt}$ 的圆横截面;C. 当扩展到三维自由扩散中,则水分子的扩散分布是以原点为中心,半径为 $\sqrt{6Dt}$ 的等概率面球体。

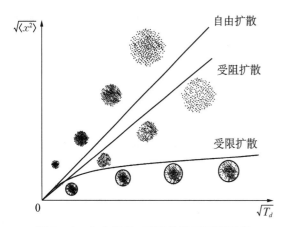

图 9-4　自由扩散、受阻扩散及受限扩散

注：对于自由扩散，扩散距离 $\sqrt{\langle x^2 \rangle}$ 随着扩散时间的平方根 $\sqrt{T_d}$ 线性增长；对于受阻扩散，分子的扩散运动受到阻碍，但能够运动到较远的空间位置，其扩散距离与扩散时间的平方根呈线性关系；对于受限扩散（分子被限制在封闭的空间内），当扩散时间较短时，与自由扩散相似，但当扩散距离增长到一定距离时，则出现饱和。

9.1.3　受阻扩散

受阻扩散（hindered diffusion）是指由于屏障或壁膜导致的水分子随机性运动降低但扩散距离不受限制的一种扩散。受阻扩散信号的衰减不受扩散时间的限制。由于细胞膜、纤维及大分子等障碍的存在，受阻扩散的水分子需要更长的路径和时间运动到特定的空间位置。与受限扩散相比，受阻扩散能够运动到较远的空间位置，其扩散距离与扩散时间的平方根也呈线性关系。

9.1.4　各向同性扩散、各向异性扩散及扩散张量

在人体组织内，由于组织结构的差异，水分子的扩散运动将受到多种因素的影响，扩散可以分为各向同性扩散和各向异性扩散两大类。

（1）各向同性扩散

如果水分子的扩散运动在各个方向上相同，即扩散系数大小在空间分布上恒定不变，与方向无关，则称之为各向同性扩散，如脑灰质、脑脊液中水分子的扩散近似于各向同性扩散。

（2）各向异性扩散

若水分子的扩散运动具有方向相关性，即不同方向的扩散系数存在不同，则称之为各向异性扩散。如脑白质纤维束，由于神经细胞膜和髓鞘沿着神经轴突的长轴分布，水分子扩散主要沿着白质纤维的走行扩散，在垂直于白质纤维方位上扩散受限。

对生物组织来说，导致各向异性扩散的主要因素包括：①细胞内水分子扩散受到限制；②细胞外的水分子在细胞间的扩散受到阻碍；③水分子通过细胞膜的渗透作用。因此，扩散具有各向异性和受限的双重特征。

（3）扩散张量

DWI 检测组织中水分子的扩散运动具有方向性，水分子扩散运动引起的相位离散与扩散敏感梯度场的施加方向有关，即只有在扩散敏感梯度场方向上的扩散运动才能被检测出来。

为了反映组织中水分子在各方向上的扩散情况和获取感兴趣区内每个体素的微观结构信息，通常采用在 6 个及以上的方向上分别施加扩散敏感梯度场以检测水分子的扩散运动，并用张量（tensor）来描述扩散：

$$\bar{D} = \begin{vmatrix} D_{xx} & D_{xy} & D_{xz} \\ D_{yx} & D_{yy} & D_{yz} \\ D_{zx} & D_{zy} & D_{zz} \end{vmatrix} \qquad (9-4)$$

上式中对角量 D_{xx}、D_{yy} 及 D_{zz} 代表 x、y、z 三个方向的分子扩散系数，而非对角量 D_{xy}、D_{xz}、D_{yz}、D_{yx}、D_{zx} 及 D_{zy} 则表示某一个方向的扩散与垂直方向分子移位的相关性。

1）本征向量与本征值：在扩散张量成像（diffusion tensor imaging，DTI）中，常用于描述单个体素中纤维束主要的走行方向（ν）与扩散幅度（λ）。一般采用本征向量 λ_1、λ_2 和 λ_3 分别表示单个体素内纤维束的主要走行方向、成角走行方向及交叉走行方向，$\lambda_1 \geqslant \lambda_2 \geqslant \lambda_3$。

2）平均扩散系数（mean diffusivity，MD）：采用平均扩散系数表示单个体素内水分子扩散的大小，可通过下述公式计算得到：

$$MD = \langle \lambda \rangle = \frac{\lambda_1 + \lambda_2 + \lambda_3}{3} \qquad (9-5)$$

3）各向异性分数（fractional anisotropy，FA）：描述扩散张量的各向异性成分与整个扩散张量的比值，其计算公式见（9-6），取值范围为 0～1。对于各项同性扩散，$FA = 0$；当扩散为圆柱状的各向异性扩散时，FA 接近 1。

$$FA = \frac{\sqrt{3\left[(\lambda_1 - \langle \lambda \rangle)^2 + (\lambda_2 - \langle \lambda \rangle)^2 + (\lambda_3 - \langle \lambda \rangle)^2\right]}}{\sqrt{2(\lambda_1^2 + \lambda_2^2 + \lambda_3^2)}}$$
$$(9-6)$$

4）相对各向异性（relative anisotropy，RA）：表示本征值相对于其平均值的变异值，计算公式见（9-7），取值范围为 0～$\sqrt{2}$。$RA = 0$ 表示各向同性扩散，$\sqrt{2}$ 为最大各向异性扩散。

$$RA = \frac{\sqrt{(\lambda_1 - \langle \lambda \rangle)^2 + (\lambda_2 - \langle \lambda \rangle)^2 + (\lambda_3 - \langle \lambda \rangle)^2}}{\sqrt{3}\langle \lambda \rangle}$$
$$(9-7)$$

5）容积比（volume ratio，VR）：表示椭球体积与半径为平均扩散率的球体体积之比，其计算公式见（9-8），取值范围为 0～1。$VR = 0$ 表示最大各向异性扩散，1 为各向同性扩散。

$$VR = \frac{\lambda_1 \lambda_2 \lambda_3}{\langle \lambda \rangle^3} \qquad (9-8)$$

9.2 扩散对磁共振成像信号的影响

9.2.1 磁场梯度、运动和磁共振成像信号

（1）磁场梯度

磁场梯度（简称梯度场）是在主磁场 B_0 上叠加一个方向与主磁场方向一致而大小随空间位置变化的磁场。因此，在空间不同位置质子受到的有效磁场强度不同，如在 z 轴上加了一个梯度场 G_z，则沿着 z 轴的不同位置的有效磁场为：

$$B = B_0 + G_z Z \qquad (9-9)$$

相应的拉莫尔角频率为：

$$\omega = \gamma B = \gamma(B_0 + G_z z) \qquad (9-10)$$

式中 γ 是旋磁比，梯度场单位为 Gauss/cm 或 mT/m。

如果在三个轴上都施加梯度场，则磁场梯度用矢量 G 表示，$G = (G_x, G_y, G_z)$。对于任意位置 r 处的横向磁化矢量在 t 时间间隔内进动角 Φ（相位）的大小为：

$$\Phi = \int_0^t \omega \, \mathrm{d}t = \int_0^t \gamma(B_0 + G \cdot r)\mathrm{d}t = \Phi_0 + \gamma \int_0^t G \cdot r \, \mathrm{d}t$$
$$(9-11)$$

Φ_0 是指 $r = (0, 0, 0)$ 位置上的自旋相位。

（2）运动和 MRI 信号

当存在梯度场时，沿着梯度场不同位置的质子之间将产生相位差。自旋质子在梯度场方向上的平移运动使得其所受到的磁场强度不断改变，导致相应的共振频率也不断改变。假设 $r = r_0 + vt$，则质子相位累积为：

$$\Phi = \gamma \int_0^t G(t) \cdot v(t) t \, \mathrm{d}t \qquad (9-12)$$

如果 $v = 0$（无运动）或 $G = 0$（无梯度场）或运动方向与梯度场方向垂直，则相位改变量为 0（$\Delta \Phi = 0$）；反之，将产生相位差（$\Delta \Phi > 0$）且不能被 180°重聚射频脉冲恢复。对于实际体元，由于质子运动速率不同且方向不相关，情况会更加复杂。如果出现相移且分布相互干扰，将导致 MRI 信号无法重聚，从而使得信号强度在 T_1、T_2 效应的基础上进一步衰减。回波信号强度可以表示为：

$$S = S_0[N(H), T_1]\mathrm{e}^{-TE/T_2}\mathrm{e}^{-bD} \qquad (9-13)$$

式中 $N(H)$ 为自旋质子密度，T_1 和 T_2 分别为组织中质子的纵向弛豫时间和横向弛豫时间，TE 为回波时间，D 为扩散系数，b 为扩散敏感因子。

9.2.2 磁共振扩散测量技术

（1）扩散敏感因子 b 值的计算

由于在 MRI 脉冲序列中采用多个梯度脉冲，因此 b 值的表达必须重新计算，需要将成像序列

中所有的梯度脉冲都考虑进去。一般可通过下式计算：

$$b = \int_0^{TE} |\boldsymbol{k}(t)|^2 \mathrm{d}t \qquad (9-14a)$$

$$\boldsymbol{k}(t) = \frac{1}{2\pi} \int_0^t \gamma \boldsymbol{G}(t') \mathrm{d}t' \qquad (9-14b)$$

若采集两个梯度因子 b_1、b_0 的扩散加权图像 S_1 和 S_0，则扩散系数可通过下式计算得到：

$$D(x, y, z) = \frac{\ln[S_0(x, y, z)/S_1(x, y, z)]}{b_1 - b_0}$$
$$(9-15)$$

通过额外施加梯度脉冲得到扩散灵敏度，该梯度脉冲作用在频率编码方向上，也可以作用在其他编码轴或同时作用在多个编码轴上。通过改变扩散敏感梯度的幅度，能获得不同扩散加权的图像，并根据两个或两个以上的加权图像计算扩散系数图。

若采集多个 b 值的 DWI 图像，通过拟合扩散加权图像信号随 b 值的衰减可计算出较高精度的 D 值。除了扩散敏感梯度外，DWI 脉冲序列中还包含多个梯度脉冲（如自旋回波序列的空间定位编码梯度，如图 9-5 所示），但由于这些梯度脉冲幅度较小且作用时间较短，对 b 值影响很低（$<1\,\text{s/mm}^2$），因此其扩散效应可以忽略。

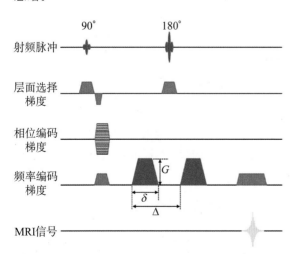

图 9-5　扩散加权自旋回波序列

（2）Stejskal-Tanner 脉冲序列

1965 年 Stejskal 和 Tanner 提出了基于单极扩散敏感梯度场的 DWI 脉冲序列（也称作 Stejskal-Tanner 脉冲序列），如图 9-5 所示，该方法采用时间较短与幅度较强的梯度脉冲（持续几毫秒，高达数十 mT/m）施加在自旋回波序列中 180°脉冲的两侧，进行扩散的测量。扩散敏感因子 b 值可通过下式计算：

$$b = \gamma^2 G^2 \delta^2 (\Delta - \delta/3) \qquad (9-16)$$

回波信号强度表示为：

$$S = S_0[N(H), T_1]\mathrm{e}^{-TE/T_2}\mathrm{e}^{-\gamma^2 G^2 \delta^2 (\Delta - \delta/3)D}$$
$$(9-17)$$

式中 δ 是指施加的扩散梯度脉冲的作用时间，Δ 指两个梯度脉冲之间的时间间隔，$N(H)$ 为自旋质子密度，T_1 和 T_2 分别为组织中质子的纵向弛豫时间和横向弛豫时间。扩散梯度脉冲时间的设置对于研究受限扩散十分重要。但当 MRI 系统提供的梯度功率有限时，为保证一定量的信号衰减，则 δ 最小值也将延长。Stejskal-Tanner 脉冲序列也能够准确测量较低的扩散系数。由于施加的扩散梯度脉冲对扩散运动很敏感，因此也称为扩散敏感梯度。扩散敏感梯度可以施加在层面选择方向、相位编码方向或频率编码方向；也可 3 个方向组合施加，则得到空间任何方向的扩散敏感梯度。

（3）各向异性

如果水分子的扩散是各向同性（isotropy），垂直轴上的梯度脉冲的交叉项就可以相互抵消，则 3 个方向 x、y、z 的贡献 b_x、b_y、b_z 可以相加，即 $b = b_x + b_y + b_z$。若水分子的扩散是各向异性（anisotropy），则必须分开处理不同方向的分量。若只考虑扩散张量的对角量，则信号衰减表示为：

$$S/S_0 = \mathrm{e}^{-(b_x D_{xx} + b_y D_{yy} + b_z D_{zz})} \qquad (9-18)$$

不同的扩散分量与相应的 b 因子匹配。但是当存在非对角量时，以上方程需要修正，需采用其他方法重新计算。

（4）交叉项

当成像梯度和扩散梯度轮换作用在相同轴上

时,则会产生交叉项。存在交叉项时,方程(9-16)不能准确表示 b 因子,导致扩散系数过度计算。这种交叉项的大小取决于梯度场的组合作用方式,不可忽略不计。需通过求解方程(9-14),即数字积分来精确得出 b 值,或者通过特殊设计脉冲序列以消除交叉项。

9.2.3 扩散加权成像信号强度衰减的主要影响因素

在 DWI 图上,组织信号强度的衰减主要包括以下几个因素:①组织内微结构对水分子扩散的影响,如细胞膜的阻碍、神经纤维的走行方向;②灌注效应:组织内微血管、微管道内液体灌注效应;③扩散序列参数的影响:如施加的扩散梯度场的幅度越大,DWI 信号衰减越明显;两个扩散梯度场的间隔时间越长,DWI 信号衰减越明显。

9.3 扩散加权成像原理

9.3.1 磁共振扩散加权图像

DWI 是一种无创测量活体组织中水分子扩散运动的影像技术。活体组织中水分子扩散指组织内(包括细胞内和细胞外)水分子的一种随机热运动,扩散方向和速率受到生物膜和组织中大分子的影响。当施加扩散敏感梯度时,水分子的扩散引起横向磁化矢量的相位离散,导致 MRI 信号降低。信号衰减的幅度与组织类型、结构、物理和生理状态及微观环境等相关。

DWI 能够测量水分子的扩散特性。为提高扩散的灵敏度,需施加扩散敏感梯度场。扩散敏感梯度场可集成到多种脉冲序列中用于采集扩散加权图像,如 GRE、SE、SE-EPI、TSE/FSE、受激回波(stimulated echo acquisition mode,STEAM)、稳态自由进动序列(steady state free precession,SSFP)、螺旋及梯度自旋回波(gradient and spin echo,GRASE)等脉冲序列。

采用 DWI 脉冲序列获得的原始图像称为扩散加权图像。扩散加权图像的主要特点是组织中水分

子扩散较快的区域因信号衰减过快表现为低信号;组织中水分子扩散较慢的区域因信号衰减较慢表现为高信号。临床上,肿瘤组织由于扩散受限在 DWI 图像上通常表现出高信号特征,其有利于疾病的诊断。然而,DWI 图像易受到水分子扩散之外的多个因素影响,如成像参数、主磁场强度、扩散敏感梯度场、质子密度及组织的弛豫时间,使得 DWI 信号的改变难以解释。如急性缺血脑卒中发生后,超急性期脑组织急性缺血缺氧、钠-钾泵功能失衡、水分子从细胞外进入细胞内产生细胞毒性水肿,导致水分子扩散受限,在 DWI 图像表现高信号。进入亚急性期后,血管源性水肿加重,组织外间隙水分增加,扩散速率加快,DWI 信号应降低,但由于 T_2 的增大,DWI 图像上则综合表现为高信号。

扩散系数(D):表示水分子单位时间内随机扩散运动的范围,单位 mm^2/s。水分子在不同组织中的扩散系数差异较大,取决于水分子所处的环境。室温下,正常脑组织的 D 值为 $(0.5 \sim 1.0) \times 10^{-3}\ mm^2/s$。

表观扩散系数(apparent diffusion coefficient,ADC)描述 DWI 中不同方向的水分子扩散运动的速率。由于 DWI 图像中包含多种影响因素,因此通常采用 ADC 值代替 D 值表征组织内水分子的扩散速率。ADC 图可采用两个及两个以上不同扩散敏感梯度的 DWI 图像计算获得。如对于任意两个不同扩散敏感因子 b_1 和 b_2,对应的 DWI 信号强度分别为 S_1 和 S_2,则 $ADC = \ln(S_1/S_2)/(b_2 - b_1)$。

9.3.2 扩散加权成像梯度脉冲类型与编码模式

(1)扩散梯度脉冲

多种技术能够提高 MRI 脉冲序列对扩散的灵敏度。对于自旋回波序列,可通过改变扩散敏感梯度场的强度与作用时间,或改变梯度场的方向来增强各向异性效应。在活体组织的扩散测量中,受限扩散是最受关注的现象之一。从物理学上来说,受限扩散的扩散系数依赖于分子的扩散时间。当进行扩散系数测量时,一般将扩散敏感梯度场的作用时间保持恒定不变,通过改变扩散敏感梯度场的幅度进行测定,这成为 ADC 测量

的有效方法。

（2）扩散敏感梯度场编码模式

如前所述，扩散敏感梯度场可集成到多种脉冲序列中实现 DWI 图像采集。目前临床上常用的扩散敏感梯度场的编码模式主要有单极扩散敏感梯度场和双极扩散敏感梯度场。以基于 SE-EPI 的 DWI 脉冲序列为例，接下来介绍这两种扩散敏感梯度场的编码模式在 DWI 中的应用。

1）单极扩散敏感梯度场编码模式：基于 SE-EPI 和单极扩散敏感梯度场编码模式的 DWI 脉冲序列（图 9-6），在重聚 180°射频脉冲两侧分别施加一个扩散敏感梯度场，这两个扩散敏感梯度场的幅度、持续时间和方向完全相同。在扩散敏感梯度场方向上，相对静止的自旋质子由于重聚射频脉冲的作用，经过这两个扩散敏感梯度场后的相位改变量为零，即扩散敏感梯度场的施加不影响这些质子的信号衰减；然而相对运动的自旋质子，经历这两个扩散敏感梯度场后的相位改变量非零，重聚射频脉冲不能回聚运动质子的相位离散，即单极扩散敏感梯度场的施加加速这些质子的信号衰减。

单极扩散敏感梯度场编码模式的主要优点是最小 TE 更短，图像信噪比较高；主要不足是受单极扩散敏感梯度场的施加所导致的涡流影响，图像形变较大。

2）双极扩散敏感梯度场编码模式：基于 SE-EPI 和双极扩散敏感梯度场编码模式的 DWI 脉冲序列（图 9-7），与单极扩散敏感梯度编码场不同点在于在激励脉冲之后施加两个 180°重聚射频脉冲和两对双极扩散敏感梯度场，而且双极扩散敏感梯度场的幅度、持续时间完全相同，但施加方向完全相反。与单极扩散敏感梯度编码场相同之处在于在扩散敏感梯度场方向上，经过这两对扩散敏感梯度场后，相对静止的自旋质子的相位改变量为零，即扩散敏感梯度场的施加不影响这些质子的信号衰减；但相对运动的自旋质子，经历这两对扩散敏感梯度场后的相位改变量非零，而且两个重聚焦脉冲也不能回聚运动质子的失相位，即双极扩散敏感梯度场的作用加快了这些质子的信号衰减。

双极扩散敏感梯度场编码模式的主要优点是双极扩散敏感梯度场的幅度、持续时间相同但施加方向相反，扩散敏感梯度场导致的涡流净效应为零，从而降低了图像形变。主要不足是两个重聚射频脉冲和两对双极扩散敏感梯度场的施加导致最小 TE 值增加，从而使图像信噪比降低。

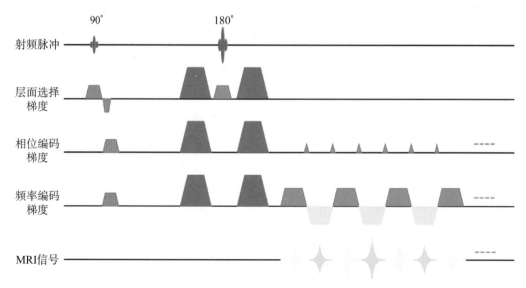

图 9-6 基于 SE-EPI 和单极扩散敏感梯度场编码模式的 DWI 脉冲序列

注：扩散敏感梯度场（图中黑灰色阴影部分）分别施加在 180°重聚射频脉冲两侧，其幅度、持续时间和方向完全相同。

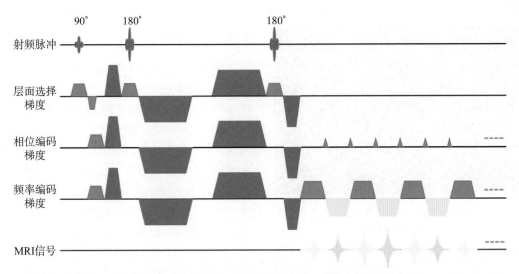

图 9-7　基于 SE-EPI 和双极扩散敏感梯度场编码模式的 DWI 脉冲序列

注：90°激励射频脉冲之后，施加两个180°重聚射频脉冲和两对双极扩散敏感梯度（图中黑色阴影部分），一对扩散敏感梯度分别位于第 1 个 180°射频脉冲前和第 2 个 180°射频脉冲后，另一对扩散敏梯度位于两个 180°射频脉冲之间。每对扩散敏感梯度场的幅度、持续时间相同，但方向相反。

9.4　扩散加权成像常用序列

　　DWI 脉冲序列通常分成扩散权重产生和信号采集两个部分。在产生扩散权重方面，普遍基于自旋回波的方法，如最常用的 Stejskal-Tanner 方法（或称为单极扩散敏感梯度场编码方法），以及可以降低涡流导致图像变形的双极扩散敏感梯度场编码方法。在信号采集方面，常采用 EPI 数据采集方法。选择 EPI 方法是因为其成像速度快，通过快速的数据采集可降低由于运动等对扩散信号的影响，从而获得仅受扩散运动影响的 MRI 信号。目前，基于快速 EPI 的 DWI 脉冲序列为临床与科研应用提供了更多选择性，如多 b 值、多方向的高级扩散模型的应用，这部分内容将在后续章节予以介绍。本节内容，我们将简要介绍一下 EPI 序列特点及伪影。

9.4.1　单激发回波平面成像特点

　　基于单激发回波平面成像（single-shot EPI，SS-EPI）的扩散序列在射频激发后将完整采集用于图像重建的所有回波的数据，可以显著降低图像采集时间。在 DWI 应用中，每幅图像的成像时间可短至 25～100 ms，回波链在 64～192。由于体部组织 T_2 较短，因此为了保证扩散成像的信噪比，通常会缩短回波时间，当回波链较长时，也可采用部分傅里叶采集和更高的并行成像因子来缩短回波时间。

9.4.2　单激发回波平面成像的伪影

　　组织磁化率不同导致局部磁场环境的改变，造成自旋相位离散，DWI 中在不同组织的交界面常常会出现明显的磁化率伪影。由于 SS-EPI 序列具有较长的回波链和 TE 时间，其对磁化率伪影更为敏感，这将导致被成像物体一些位置的图像发生形变，在 DWI 中较为常见，如图 9-8 所示的磁化率伪影。伪影在图像中呈现异常的高信号或低信号，异常信号不易与肿瘤和炎性信号区分。因此磁化率伪影是 SS-EPI 扩散成像应用的局限性之一，克服磁化率伪影也是 DWI 研究的一个重要方向。磁化率伪影一方面可采用局部匀场技术来改善 B_0 场的均匀性，另一方面可通过缩短回波时间间隔、增加层面内并行成像因子或采用多次激发序列来改善，多次激发的 DWI 序列方法将在下一节详细介绍。

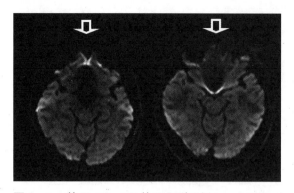

图9-8 基于SS-EPI的DWI序列($b = 1\,000$ s/mm²)磁化率伪影示例

注:SS-EPI序列设置不同相位编码方向,将会产生不同的磁化率伪影,如左图相位编码方向为由前向后,右图为由后向前,箭头所指位置图像产生不同的变形。

$N/2$鬼影是DWI中较为常见的一种伪影,出现在相位编码方向,主要是源于涡流、梯度场的快速切换、B_0场不均匀性、化学位移或者k空间奇偶回波之间的时间误差等因素,伪影表现为图像的相位编码方向上的1/2 FOV位置出现一个与原始信号形态相同但灰度值较低的一个信号(图9-9A)。可通过减小涡流与更好的B_0均匀性或采用图像后处理方法来降低$N/2$鬼影。

化学位移伪影是指由于化学位移现象导致的图像伪影(图9-9B)。与磁化率伪影类似,SS-EPI相位编码方向上的低采集带宽将产生较大相位误差,同时较长的回波链将使相位误差在相位编码方向上累积,因此SS-EPI脉冲序列的化学位移伪影比自旋回波、梯度回波序列更显著。化学位移伪影主要来自脂肪信号,可通过脂肪饱和技术降低伪影。

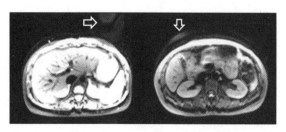

A. $N/2$鬼影 B. 化学位移伪影

图9-9 基于SS-EPI的DWI序列($b = 500$ s/mm²)$N/2$鬼影和化学位移伪影示例

9.4.3 硬件依赖

基于SS-EPI的DWI技术对硬件要求较高,特别是梯度系统。一方面,由于SS-EPI序列需要在一次激发中快速切换梯度实现整个k空间数据的填充,因此梯度切换率直接决定了成像的采集速度,切换率越高,采集速度越快。除了加快SS-EPI图像采集速度,高梯度切换率也可以降低图像的T_2模糊效应,提高DWI图像的空间分辨率。与快速自旋回波增加回波链会导致图像模糊的效应类似,SS-EPI多回波信号的回波时间各不相同,差异越大,模糊效应也越严重。此外,在序列产生扩散加权对比的过程中,当梯度场切换率一定时,扩散敏感梯度场越高,实现相同b值的TE越短,则成像速度也越快,图像信噪比也会更高。图9-10和图9-11展示了高性能梯度场优势。

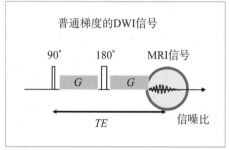

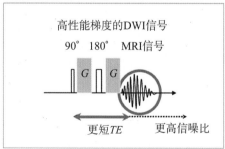

图9-10 梯度性能对DWI脉冲序列的影响

注:与普通梯度(上)相比,高性能梯度(下)在保持高梯度切换率的同时实现更高梯度场强度,可以显著减少扩散梯度的施加时间,从而缩短总体TE时间,提高DWI信号的信噪比。

基于SS-EPI的DWI脉冲序列对梯度场的要求非常高,要求同时具备高梯度场强度和高切换率。常规MRI设备的梯度性能梯度场强度和

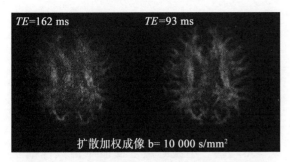

图 9-11 梯度性能对扩散图像信噪比的影响

注：与普通梯度（左）相比，高性能梯度（右）通过缩短扩散成像总体 TE 时间，提高了图像的信噪比。

切换率分别在 $20\sim50$ mT/m 和 $120\sim200$ T/(m·s)，为了实现更优异的 DWI 图像质量，更高性能的梯度场逐渐走向临床，目前商用 MRI 的梯度场强和切换率可达到 80 mT/m 和 200 T/(m·s)，甚至更高，如 100 mT/m 和 200 T/(m·s)。在美国脑连接组计划中，甚至还专门研发了一套 300 mT/m 和 200 T/(m·s) 的超高性能的梯度系统专门用于神经科学领域最前沿的科研。更高的梯度性能可以显著缩短 TE 以提高 DWI 图像的信噪比（TE 越短，T_2/T_2^* 衰减越慢），有利于进行更高 b 值的 DWI 及高级扩散模型的临床与科研应用，但其成本和功耗都较高。

9.5 扩散加权成像新技术

SS-EPI 的最大优点是图像采集速度快和对运动伪影不敏感，因此成为了目前 DWI 的首选技术，已广泛应用于全身各个部位的临床检查中。该技术的主要不足是易受磁化率伪影影响，造成图像变形，同时会产生化学位移伪影，实际应用中必须采用有效的脂肪抑制技术等。本节将介绍一些 DWI 新技术，尝试从不同的角度提高 DWI 的图像质量和图像的采集速度。

9.5.1 基于快速自旋回波的扩散加权成像技术

采用基于快速自旋回波序列的 DWI 技术，可通过重聚射频脉冲抑制磁化率导致的图像形变和化学位移伪影，显著改善 DWI 图像质量。在早期，该技术是 DWI 的一个重要发展方向，备受关注，其

中常见的技术有单激发方法 HASTE（half-Fourier-acquisition single-shot turbo spin-echo）和 BLADE/PROPELLER（periodically rotated overlapping parallel lines with enhanced reconstruction）。

HASTE 方法常用于运动部位，通过单次激发填充一半 k 空间信号，可以快速获得 DWI 图像，从而对运动伪影不敏感。由于该方法采用较长的回波链，因此 SAR 值过高，图像 T_2 模糊效应明显，且软组织对比度较差。BLADE/PROPELLER 方法采用基于多次激发快速自旋回波技术，通过较短的回波链降低 T_2 模糊效应，提高图像的空间分辨率，同时利用 k 空间径向填充（每次填充都通过 k 空间中心）能够降低潜在的运动伪影和实现不同激发之间的相位校正。但该技术采集时间较长，采集时间随着激发次数成倍增加。另外，基于快速自旋回波技术的扩散成像采用较长回波链虽然可以加快采集速度，但也会降低信噪比，这是因为扩散敏感梯度将导致快速自旋回波不再满足 CPMG（Carr-Purcell-Meiboom-Gill 序列）条件，部分信号无法在回波中重聚，需要被损毁，从而导致图像信噪比降低。由于该技术产生的 DWI 图像无形变和化学位移伪影，在人体特定部位的临床应用中具有重要意义，如图 9-12 所示。

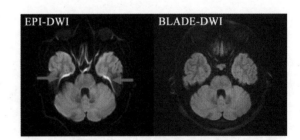

图 9-12 基于 EPI 和 BLADE 序列的扩散加权图像对比

9.5.2 基于多次激发回波平面成像的扩散加权成像技术

为了更加有效地改善 DWI 图像的变形问题和提高图像采集效率，多次激发 EPI（multi-shot EPI，MS-EPI）技术逐步走向临床。目前应用较

为广泛的是西门子公司开发的分段读出 EPI 技术（readout-segmented EPI，RS－EPI）。RS－EPI 技术在读出方向采用 EPI 技术进行分段采集，如图 9－13 所示。单次采集的时间较短，T_2^* 模糊效应较小，同时相位编码方向上回波间隔减小，因此相对的采集带宽增加，从而显著降低磁化率导致的图像形变（图 9－14）。与多次激发快速自旋回波技术相比，RS－EPI 技术的图像信噪比高，SAR 值更低，能够获得更高的图像分辨率，目前该技术已经应用于临床检查中。

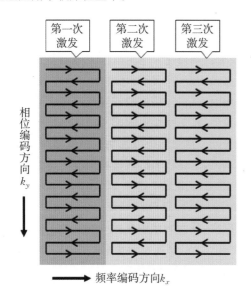

图 9－13　RS－EPI 分段采集模式

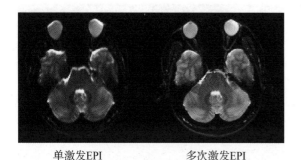

单激发EPI　　　　　　多次激发EPI

图 9－14　单激发 EPI 和多次激发 EPI（读出分段采集）图像对比

注：多次激发 EPI 序列可明显降低磁化率造成的图像变形，特别是颅底，如视神经和眼球。

此外，美国 Duke 大学研发的 MUSE（multiplexed sensitivity encoding）DWI 技术也是基于 MS－EPI 序列，但与 RS－EPI 技术不同。MUSE 技术同样是通过减小相位编码方向的回波间隔来降低磁化率伪影，与 RS－EPI 不同的是，其是通过采用较高的并行成像因子来实现的，而并没有在读出方向上进行分段，并行成像因子越高，回波间隔越小，磁化率伪影越小。

9.5.3　基于小视野激发回波平面成像的扩散加权成像技术

除了前面介绍的两种方法，还有一种方法是基于小视野激发技术。该方法通过缩小视野减少 EPI 的回波数，从而降低 EPI 长回波链导致的相位误差累积和 T_2^* 模糊效应。该技术的核心是射频脉冲小范围激发，GE 公司的 Focus 技术和西门子的 ZOOMit 技术都可以实现相似的效果，但实现方法不同。Focus 技术通过脉冲序列的编码实现选择性激发，而 ZOOMit 技术是通过双通道射频的调制来实现，尽管单射频通道也能够实现，但会显著延长射频激发时间，从而增加采集的 TE 时间。图 9－15 展示出常规 EPI 序列和 ZOOMit 序列获得的 DWI 图像比较。

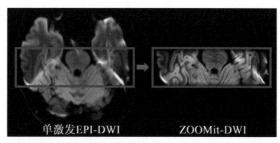

单激发EPI-DWI　　　　　ZOOMit-DWI

图 9－15　基于单激发 EPI 和 ZOOMit 技术的 DWI 图像对比

注：左图为常规 SS－EPI DWI 序列图；ZOOMit DWI（右图）序列可明显降低局部磁化率变形，获得较高的图像分辨率。

9.5.4　基于同时多层采集的扩散加权成像技术

为了进一步加快 DWI 的采集速度，近年来同时多层采集技术（simultaneous multi-slice，SMS）逐渐走进临床。该技术早期称为 Multi-Band，通过包含多个频带的射频同时激发多个 2D 层面,同时采集 MRI 信号,从而成倍加速图像采集速度。为了对同时被激发但混叠的多层信号进行准确重建,SMS 技术还包含了 Blipped CAIPIRINHA 和 GRAPPA 两项技术。SMS 技术同时激发的层面越多,其加速因子也就越高。与常规平面内的并行成像不同的是,SMS 技术在层面方向上的加速不会导致图像的信噪比降低。不过 SMS 的加速因子会受到线圈通道数的限制,与常规并行成像类似,通道数越高,SMS 最高的加速因子也越高,如图 9 - 16 所示。SMS 加速因子的设置还需要权衡 TR 时间,随着 SMS 的加速因子的提高,采集速度加快将会缩短 TR 时间,从而降低图像的信噪比,因为被激发的信号还未完全弛豫就被再一次激发。

9.6　单指数模型扩散加权成像技术要点和临床应用

组织内水分子的扩散运动可以通过梯度场检测出来,DWI 就是基于该原理进行组织中水分子扩散运动的无创测量方法。DWI 一方面能获得组织的解剖图像,另一方面通过利用不同数学模型得到多个量化的参数图,用于疾病的诊断、鉴别诊断及治疗效果评价。前面章节中我们详细介绍了 DWI 的原理、脉冲序列及影响 DWI 图像质量的因素,如 b 值的大小、数量和扩散梯度场方向

等。目前多种 DWI 数学模型被应用于临床及科研,如单指数模型、体素内非相干运动模型(双指数模型)、扩散张量模型、拉伸指数模型、扩散峰度模型、扩散谱模型等。不同数学模型获得的参数图像能够从不同角度表征疾病相关生理和病理特征。与其他模型相比,基于两个 b 值的单指数 DWI 是临床上最为常用的方法,其具有成像时间短、后处理简单及结果稳定等优点。本节内容主要介绍单指数 DWI 技术要点及临床应用。

9.6.1　扩散加权成像扫描方案

DWI 图像能反映出组织内微观结构信息,如 DWI 显示急性脑梗死且非常敏感,在患者发病较短时间内 DWI 图像即可表现出异常信号,DWI 对该疾病诊断的时间灵敏度超过 T_1 及 T_2 加权成像。除组织本身的特性外,DWI 信号受 b 值影响较大,当 b 值较低时($b < 200 \text{ s/mm}^2$),DWI 图像有明显的 T_2 透射效应(T_2 shine through effect),即对于 T_2 较长的组织在 DWI 图像上表现出与扩散受限组织类似的高信号特征。采用较高 b 值成像时,能够降低 T_2 透射效应及血流灌注的影响,更准确地反映组织内水分子的扩散,但 DWI 图像形变和伪影增大、信噪比降低。因此,临床 DWI 应用中,不同器官或组织需要选择合适的 b 值,从而保证将较高的 DWI 图像质量用于临床诊断。

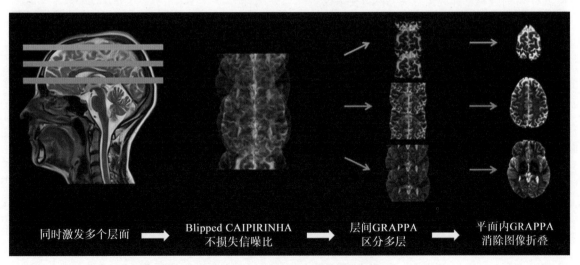

图 9 - 16　SMS - EPI 图像及重建

9.6.2　b 值的选择

临床 DWI 检查常选用的高 b 值范围为 500～1 500 s/mm²,DWI 序列中选择优化的 b 值对疾病的诊断具有重要意义。头颅 DWI 检查中,常用的高 b 值为 1 000 s/mm²;急性缺血性中风发病 30 min 左右 DWI 即可准确地作出诊断,临床及时干预可以挽救缺血脑组织;腹部成像中,常用的高 b 值 ≥ 600 s/mm²;乳腺成像中,高 b 值应 ≥ 800 s/mm²。

9.6.3　运动伪影的抑制

在头颅、盆腔等相对静止部位行 DWI 扫描时,可忽略呼吸运动对图像质量的影响;进行腹部 DWI 扫描时,为了降低呼吸运动伪影,可采用屏气或呼吸触发方法进行扫描。不同采集方法有各自的优缺点,如屏气方法的优点是成像时间短、可有效地减少呼吸运动伪影,但因受到患者屏气时间的限制,所获得的 DWI 的信噪比较低;呼吸触发方法包括基于腹带的呼吸监控、膈肌导航技术和肝内相位导航,均是通过监控被试者呼吸并在适当位置激发和接收信号,基于呼吸触发的 DWI 可通过增加累加次数提高 DWI 图像的信噪比,扫描时间较长。自由呼吸 DWI 可权衡扫描时间和图像信噪比,但受运动伪影影响较显著。从 DWI 图像质量与定量参数的可靠性考虑,目前对于行腹部 DWI 时选择哪种成像方法仍然存在争议。

9.6.4　扩散加权成像信号的定量分析

测量 DWI 图像信号强度(signal intensity, SI)可用于疾病诊断。有研究者报道 SI 能用来评价直肠癌化疗反应,研究发现 SI 比 ADC 具有更高的诊断效能。然而,为降低因成像设备、序列参数等不一致造成的 DWI 图像 SI 差异,可对 SI 进行标准化,即利用病变与正常组织的 SI 比值进行疾病诊断及评估研究。

9.6.5　表观扩散系数的临床价值

ADC 是假定组织内水分子扩散是均一的,利用 DWI 单指数模型计算而来。临床上常使用一个较低 b 值($b_1 < 100$ s/mm²)和一个较高 b 值($b_2 > 500$ s/mm²)采集 DWI 数据,利用公式 $ADC = \ln(S_{b1}/S_{b2})/(b_2 - b_1)$ 计算得到。

ADC 图上的低信号区域表示该组织内水分子扩散受限,在 DWI 图像上对应此区域的信号较高。肿瘤组织通常因细胞结构致密等导致其内部水分子扩散受限,在 DWI 图像上表现为高信号,在 ADC 图上表现为低信号。通过在 ADC 图上勾画感兴趣区(region of interest, ROI)测量 ADC 值,可用于疾病诊断、鉴别诊断和疗效评价,如肝癌、胰腺癌等肿瘤的 ADC 值小于正常肝脏或胰腺组织。ROI 勾画方法有“整体容积法”、“单一层面法”和“小样本法”。目前尚无规范的 ROI 方法,但多项 DWI 研究建议在肿瘤组织上尽量勾画较大 ROI 用于测量 ADC 均值,以减小因数据测量带来的误差。除了基于 ROI 测量 ADC 平均值外,也可利用 ROI 直方图分析或纹理分析方法评估肿瘤异质性,如在乳腺癌、肺部结节、胰腺肿瘤、卵巢癌等方面均有报道。

表 9 - 1　常见人体组织 ADC 值

人体组织	ADC 值($\times 10^{-3}$ mm²/s)
CSF	2.94
灰质	0.76
胼胝体	0.22
轴纤维	1.07
横纤维	0.64
肝脏	0.69～1.83
胰腺	1.61

引自:俎栋林,高家红. 核磁共振成像——物理原理和方法[M]. 北京:北京大学出版社,2014:310 - 414.
TAOULI B, KOH D M. Diffusion-weighted MR imaging of the liver. Radiology, 2010,254(1):47 - 66.
BARRAL M, TAOULI B, GUIU B, et al. Diffusion-weighted MR imaging of the pancreas: current status and recommenda-tions. Radiology, 2015,274(1):45 - 63.

ADC 在疾病诊断中已展示出重要的临床应用价值,但 ADC 的一致性及可重复性仍然存在挑战。不同医疗机构使用的 MRI 设备硬件配置、DWI 序列、参数设置、后处理方法及数据测量方法等都可能给 ADC 带来测量误差。因此,标准化与规范化的数据采集和图像后处理能提高

ADC 测量的稳定性,其也是 DWI 临床应用的发展方向之一。另外,有研究者报道归一化的 ADC 能获得更好的参数稳定性及临床价值,即利用病变与参考组织的 ADC 比值进行疾病诊断及评估研究。在体部应用时,肌肉或脾脏是常用的参考器官。

9.6.6 指数表观扩散系数

扩散受限组织在 ADC 图上常表现为低信号,当 b 值较低时,DWI 受 T_2 效应影响,计算出的 ADC 权重较低。有学者提出,指数 ADC(exponential ADC, $eADC$)方法一方面可消除 T_2 效应对 ADC 值的影响,另一方面可改变扩散受限区域的对比度。$eADC$ 通过公式(9-19)计算:

$$eADC = S_b/S_0 = \exp(-b \times ADC)$$

$$(9-19)$$

$eADC$ 图反映单纯的水分子扩散,该方法已应用于脑梗死、前列腺疾病、肾脏疾病等诊断中。

图 9-17 展示了腹部 DWI 图像、ADC 图和 $eADC$ 图。

9.6.7 计算的扩散加权成像

高 b 值 DWI 能显著降低 T_2 透射效应,提高图像的组织对比度。在实际临床应用中,需要兼顾图像质量与扫描时间,DWI 脉冲序列参数设置时 b 值不能无限高,临床检查中常用的高 b 值范围为 $500 \sim 1\,500$ s/mm²,与常规 T_1 和 T_2 加权图像相比,DWI 图像分辨率较低,同时具有一定的变形及伪影。计算的 DWI(computed DWI, cDWI)方法在一定程度上能够克服临床上无法采集超高 b 值 DWI 的难题(图 9-18)。cDWI 基本原理是:首先通过 DWI 数据计算出 ADC 图,其次假设 ADC 和 b_0 图为已知量,自定义 b 值,通过公式 $S_b = S_0 \cdot \exp(-b \times ADC)$ 计算出任意 b 值下的 DWI 图像,cDWI 能更清晰地显示出病灶。该方法在前列腺癌、卵巢肿瘤、肝脏转移瘤、宫颈癌等

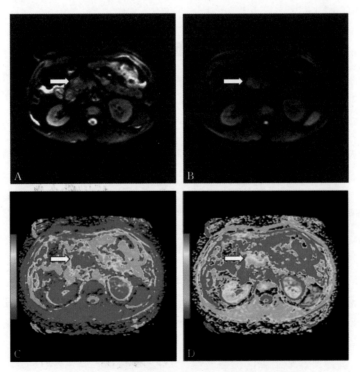

图 9-17 腹部 DWI 图像、ADC 图和 $eADC$ 图

注:A. b 值为 0 s/mm² 的横断位 DWI 图;B. b 值为 600 s/mm² 的 DWI 图;C. $eADC$ 图,其取值范围是 $-0.038\,4 \sim 0.268$;D. ADC 图,其取值范围是 $0.287 \sim 2.59 \times 10^{-3}$ mm²/s。胰腺头部导管腺癌在 DWI 图像上明显扩散受限,表现为高信号,在 $eADC$ 图上也是高信号,而 ADC 图上是相对低信号区域。

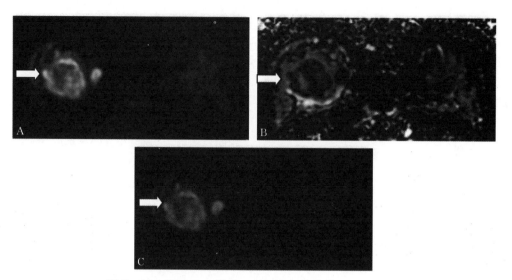

图 9-18　乳腺 DWI 图像、ADC 图和计算的 DWI 图示例

注：右侧乳腺癌患者的横断位乳腺 DWI 图像。A. b 值为 800 s/mm^2 的 DWI 图，肿瘤明显高信号特征；B. 相应的 ADC 图；C. 计算的 b 值为 1 200 s/mm^2 的 DWI 图。

诊断方面已显现出重要意义，但 cDWI 只能用于定性诊断，而不宜用于定量分析。

DWI 作为重要的 MRI 序列之一，已广泛用于人体各个部位的临床检查中，其提供的优异组织对比及定量信息在临床诊断中发挥着越来越重要的作用。

9.7　体素内非相干运动模型

单指数模型 DWI 计算的 ADC 假定组织内水分子扩散均匀，获得的 ADC 值表示组织内水分子扩散快慢是一种平均效应，反映了体素内扩散的整体情况。富含血管的组织中，不仅存在水分子扩散，还存在流动现象，如微血管、组织内管道（如胰管）中的流动的液体（称为灌注效应）也会引起 DWI 信号的变化。利用多个 b 值的 DWI 数据的体素内非相干运动模型（intravoxel incoherent motion，IVIM）能够区分组织内水分子扩散及液体灌注。IVIM 模型是 LiBihan 等于 1986 年提出，该技术无须对比剂即可获得组织的扩散及灌注双重信息。其原理是通过设置多个 b 值（5~16 个）DWI 脉冲序列进行图像采集，采用双 e 指数模型计算出 3 个参数，即灌注系数 D^*、扩散系数 D

及灌注比例分数 f，其公式如下：

$$S(b)/S_0 = (1-f) \cdot e^{(-bD)} + f \cdot e^{-b(D^*+D)}$$
$$(9-20)$$

目前 IVIM 参数拟合算法主要分 2 类：一类是利用多个 b 值下的信号直接用公式（9-20）进行多自由变量拟合；另一类则是根据不同 b 值下的灌注效应强度不同进行分段拟合，通常假设当 b 值大于 200 s/mm^2 时灌注效应可以忽略，则可以先利用高 b 值信号结合单指数模型计算出 D，再假定已知 D 的情况下利用低 b 值信号拟合出 D^* 和 f。图 9-19 为腹部 IVIM 参数图示例。

D^* 反映的是组织内灌注信息，D 对应的是常规扩散系数。在实际应用中，由于 D^* 衰减较快，通常需要采集 4 个以上较小 b 值（<200 s/mm^2）的 DWI 图像。在 IVIM 双指数模型分析时，有自由参数拟合和分段拟合等多种数据处理方法。IVIM 方法实际应用中存在一些困难，如双分量模型可能过于简单，图像信噪比太低和磁化率伪影会使得数据分析结果误差很大，IVIM 得出的血流量和血容量并不能完全代表灌注状态，进一步的分析需要建立更加复杂的理论模型等。但是

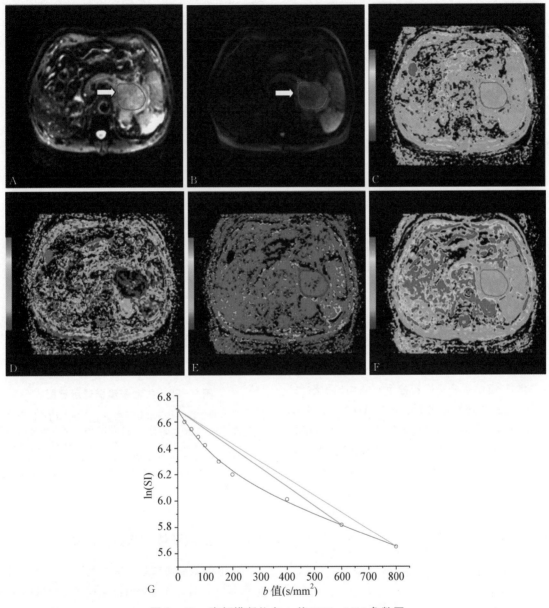

图 9 - 19　腹部横断位多 b 值 DWI - IVIM 参数图

注：自由呼吸的胰腺横断位多 b 值（0、25、50、75、100、150、200、400、600、800 s/mm²）DWI - IVIM 分析参数图，胰腺体部肿瘤为腺鳞癌。A. b 值为 0 s/mm² 的 DWI 图；B. b 值为 800 s/mm² 的 DWI 图，肿瘤扩散受限，表现为高信号特征；C～E. 分段拟合 IVIM 参数 D、D^* 和 f 图，图中感兴趣区测量的各参数均值分别为 0.98×10^{-3} mm²/s、13.8×10^{-3} mm²/s 和 0.868；F. 利用单指数模型拟合所有 b 值 DWI 数据计算的 ADC 图，图中感兴趣区测量的肿瘤 ADC 均值为 1.06×10^{-3} mm²/s，如利用 b 值为 0 和 600 s/mm² 单指数模型计算的 ADC 为 1.11×10^{-3} mm²/s，如利用 b 值为 0 和 800 s/mm² 单指数模型计算的 ADC 为 1.09×10^{-3} mm²/s；G. 双指数拟合结果示例，灰色圆圈所示为采集的数据点，红色曲线为自由变量双指数模型拟合曲线，绿色直线斜率的绝对值为 b 值 0 和 600 s/mm² 计算的 ADC，蓝色直线斜率的绝对值为 b 值 0 和 800 s/mm² 计算的 ADC。

IVIM 成像得出的参数可以带来微循环新的生理信息,例如可以确定是流速或者毛细血管容积导致生理和病理状态的血流改变,还有在理解正常和病变组织功能上能提供更多有价值的信息。

尽管 IVIM 定量参数结果因分析方法不同具有一定的不确定性,但近几年该方法在颅内与腹部器官等的应用研究非常广泛,如 IVIM 方法用于高低级别胶质瘤鉴别研究、参数 f 用于鉴别胰腺癌与神经内分泌肿瘤和肿块型慢性胰腺炎等具有价值。值得注意的是,如果对 IVIM 采集的 DWI 数据进行单指数分析,也可以得到 ADC。由于不同组织或器官灌注对 DWI 影响程度不同,所以是否选择 IVIM 模型应根据具体需要来确定。另外对于 IVIM 所获得的组织灌注信息,实际上难以区分的是微血管和微管道中的液体灌注,如肾脏、乳腺及胰腺等。

9.8 扩散张量成像

水分子扩散是一个三维过程。在均匀组织中,如脑灰质中水分子沿着各个方向均匀扩散,扩散表现为各向同性,DWI 测量的 ADC 与扩散梯度方向无关;但在一些非均匀的介质中,水分子扩散具有各向异性,如肌肉、脑白质等组织的 ADC 与施加的扩散敏感梯度方向有关,扩散敏感梯度和被测量组织内纤维束方向平行时得到的 ADC 最大。因此对于非均匀组织,利用传统 DWI 方法测量的 ADC 不能准确评估组织内水分子扩散的各向异性特征。于是人们提出了用于研究组织各向异性特征的扩散张量成像(diffusion tensor imaging,DTI)方法。

9.8.1 扩散张量成像数据采集

由于 DTI 具有对称性,要计算 DTI 参数至少需要采集 6 个不同扩散敏感梯度方向的 DWI 图像。对于脊柱具有轴对称特征组织来说,只需采集 4 个扩散敏感梯度方向 DWI 图像,就可以获得 DTI 信息,从而减少数据采集时间与数据分析时间。DTI 扫描可采用如下参数:TR 时间为 10 s,b 值为 0 和 1 000 s/mm^2,对于 6 个不同扩散敏感

梯度方向,设置采集次数为 2 的情况下,扫描时间约 140 s;而对于 4 个不同扩散敏感梯度方向,相同 TR、b 值及采集次数的情况下扫描时间约 100 s。减少扩散敏感梯度方向可以明显减小成像时间及需处理图像数。

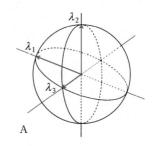

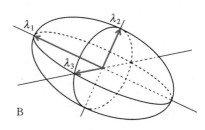

图 9-20 扩散张量椭球示意图

注:A. 均质介质中水分子在各个方向上的扩散强度大小一致,扩散张量 D 为球形,沿 MRI 的 3 个主坐标的特征值为 $\lambda_1 = \lambda_2 = \lambda_3$;B. 水分子的扩散具有较高的各向异性,此时的扩散张量 D 可表示为椭球形,其特征值 $\lambda_1 > \lambda_2 > \lambda_3$,最大特征值 λ_1 对应的方向与经过该体素的纤维束走向平行。

9.8.2 扩散张量成像参数计算

扩散的测量通常是在磁共振梯度系统决定的坐标系 (x, y, z) 中进行,此坐标系与组织中水分子扩散的方向往往不一致。可以把扩散张量形象地视为一个椭球体,如图 9-20 所示,其包含有 3 个主轴,为了简化 DTI 的数据分析,确定主扩散方向为坐标系 (x', y', z'),该过程是扩散张量的对角线化。其本征值代表了沿椭球不同轴向最大和最小轴的扩散系数 λ_1、λ_2 和 λ_3:λ_1 代表平行于组织中纤维方向的扩散系数,被称为轴向扩散系数(axial diffusivity,AD);λ_2 和 λ_3 分别代表径向扩散系数(radial diffusivity,RD)。在给定扩散时

间 T_d 内，本征扩散系数与主扩散坐标 x'、y'、z' 的关系为：

$$\frac{x'^2}{2\lambda_1 T_d}+\frac{y'^2}{2\lambda_2 T_d}+\frac{z'^2}{2\lambda_3 T_d}=1 \quad (9-21)$$

通过 DTI 我们可以获得平均扩散系数、分数各向异性等多个参数，计算公式见 9.1.4。DTI 扫描时间一般较长，图像需要经过复杂的数学处理。根据单高斯张量模型，采集至少 2 个不同 b 值、6 个非线性扩散梯度方向的扩散信号，可以按照最小二乘法原理计算出 3 个本征值 λ_1、λ_2、λ_3。

9.8.3　扩散张量成像数据分析

DTI 数据后处理可分为数据转换、涡流与运动校正、梯度方向校正、DTI 参数计算等步骤，对于大脑还需增加去除非脑组织步骤。目前可用于 DTI 数据后处理的软件有很多，常用的有 FMRIB Software Library (FSL)、DTI Studio、Diffusion Toolkit (DTK)等。本文选择 Linux 操作系统下的 FSL 来讲解大脑 DTI 参数的计算步骤。

(1) *数据转换*

DTI 的原始数据为 DICOM 格式，在数据处理之前需要把 DICOM 格式数据转化为 Analyze 格式或者 NIFTI 格式，常用的软件有 MRIconvert、MRIcro、Dcm2nii 等。由于采用 FSL 进行分析，故选择将 DICOM 数据转化为 NIFTI 格式。原始数据转化为 NIFTI 格式后，会输出后缀名为.nii.gz(.nii)、.bvec、.bval 等 3 个输出文件。其中，后缀名为.nii.gz (.nii)的文件是多个 b 值下的扩散加权数据，是 4D 文件；后缀名为.bvec 的文件是每个 b 值对应的扩散梯度的方向数据；后缀名为.bval 的文件是每个扩散梯度方向对应的 b 值数据。

(2) *涡流与头动校正*

梯度线圈的涡流常常引起图像形变，并且形变大小与梯度方向有关。此外，由于 DTI 图像采集时间长，患者的头动导致不同扩散敏感梯度场方向之间的图像数据空间位置不一致。因此，需要对数据进行涡流和头动校正。

(3) *梯度方向校正*

为了使扩散敏感梯度场方向与数据匹配，扩散敏感梯度场方向需要根据涡流和头动校正的变化进行一些调整。该步骤没有界面化操作，需要采用命令行来实现，具体操作指令为 fdt_rotate_bvecs bvecs rotate_bvecs data. ecclog。其中，fdt_rotate_bvecs 为所用命令，bvecs 为原梯度方向表，rotate_bvecs 为调整后的梯度方向表，data. ecclog 为记录涡流及头动校正的变化的日志文件。扩散敏感梯度场方向校正过后，后续数据处理均采用校正过后的扩散敏感梯度场方向表。

(4) *去除非脑组织*

去掉头皮等非脑组织结构不但能大大减少 DTI 拟合和追踪过程的运算量，还能提高配准过程的准确性。所用工具为 FSL→BET (brain extraction tool)，结果输出：去除非脑组织后的 b_0 像(nodif_brain. nii. gz)，用于配准和呈现等；去除非脑组织后 b_0 图像的二值化蒙片 mask (nodif_brain_mask. nii. gz)，用于之后去除各种指标图像的非脑组织。

(5) *DTI 参数计算*

DTI 参数计算所用工具为 FSL→FDT→DTIFIT，之前需要将经过涡流和头动校正后的 DTI 数据、b_0 图像的二值化蒙片 mask、扩散梯度向量表、扩散梯度 b 值表等按照标准文件名命名(data. nii. gz, nodif_brian_mask. nii. gz, bvecs, bvals)后放入预处理文件夹。然后直接输入预处理文件夹，输出为以 dti 为前缀的扩散参数图。

相对 DWI 来说，DTI 在纤维传导束跟踪等方面具有潜力和优势。DTI 能够进行纤维传导束跟踪成像的前提是组织中含有明显的纤维性组织，比如神经、肌肉、韧带等。如头颅 DTI 能够基于相邻体素的扩散椭球形状和方向的相似性计算出三维白质纤维束图，最大扩散率 λ_1 相对应的本征矢量 ε_1 对应着纤维束传导的方向，将大脑中神经纤维束的轨迹显示出来就是纤维传导束跟踪成像。具体方法是提取主要扩散方向场及 FA 大于设定阈值的体素，定义 ROI 后利用追踪算法进行纤维束显示。纤维传导束跟踪成像在心脏、脑白质、肌肉、乳腺及肾脏等部位都有相应的研究。DTI可用于大脑发育及功能、慢性疾病或肿瘤等的研究，也可用于辅助手术计划的制定及放疗路径的选择等，图9-21展示了头部肿瘤的DTI示例。

9.9 扩散峰度成像

通过 DWI 或 DTI 测量的扩散系数，其假定组织内水分子扩散呈高斯分布。而人体组织内结构复杂，实际上水分子扩散并不完全符合高斯分布（图9-22），扩散峰度成像（diffusional kurtosis imaging，DKI）在传统扩散张量成像的基础上引入了四阶张量，并以此量化组织中水分子扩散位移概率分布偏离高斯分布的程度，其获得的峰度等参数对组织的微观结构更敏感，可以反映组织的复杂结构。对腹部组织来说，可以认为是各向同性，常规 DWI 数据也可以进行 DKI 分析。

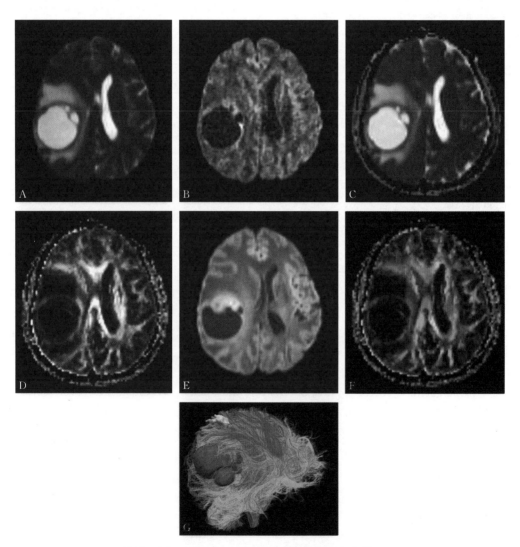

图9-21　大脑30个不同扩散敏感梯度方向的DTI

注：DTI扫描了6个$b=0$和30个$b=1\,000\,s/mm^2$，图像分辨率2 mm×2 mm×2 mm。A. $b=0$图；B. $b=1\,000\,s/mm^2$图；C. *ADC*图；D. *FA*图；E. TraceW图；F. ColFA图；G.神经纤维束追踪显示图，红色的团块为肿瘤，黄色团块为左手运动功能区。神经纤维束追踪显示，线条的颜色表示纤维束的走行方向，蓝色表示上下方向，绿色表示前后方向，红色表示左右方向。（图像由北京大学磁共振成像研究中心门卫伟博士提供。）

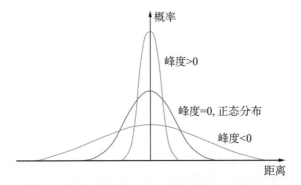

图 9-22　水分子扩散高斯分布及非高斯分布时的峰度值图示

9.9.1　扩散峰度成像的原理

2003 年,Jensen 等首次提出扩散峰度的概念,2005 年其介绍了 DKI 理论,DKI 理论公式为:

$$S = S_0 e^{\left[-bD + \frac{1}{6}K(bD)^2\right]} \qquad (9-22)$$

其中,D 表观扩散系数,K 为峰度系数,K 的意义是描述水分子真实扩散与理想的非受限高斯分布扩散的偏离大小。当 $K = 0$ 时,是我们熟知的单指数模型。当组织具有类似的平均 D 值时,由于微观结构不同,其平均 K 值可以显著不同。图 9-23 展示了腹部 DKI 图像,文献中报道了 K 值可以用于肝癌微血管浸润状态的预测。

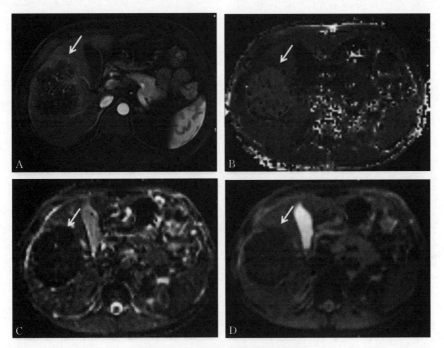

图 9-23　腹部肿瘤 DKI 参数图

注:自由呼吸的肝脏横断位多 b 值(0、200、500、1 000、1 500、2 000 s/mm^2)DKI 分析参数图,肝脏肿瘤为微血管浸润肝癌。A. 动脉期增强 T_1 加权图像显示肿瘤不均匀强化;B. DKI 分析得到的峰度值图,峰度图显示信号强度高于肝实质,肿瘤峰度值为 1.26;C. DKI 分析得到的扩散系数 D,显示肝实质信号较低,平均 D 值为 1.03×10^{-3} mm^2/s;D. ADC 图,肿瘤的 ADC 值为 0.647×10^{-3} mm^2/s。

引自:WANG W T, YANG L, YANG Z X, et al. Assessment of microvascular invasion of hepatocellular carcinoma with diffusion kurtosis imaging [J]. Radiology, 2018, 286(2):571-580.

DKI 除了能提供常规 DTI 参数 FA、MD 外，还能提供平均峰度（mean kurtosis，MK）、轴向峰度（axial kurtosis，AK）、径向峰度（radial kurtosis，RK）及峰度各向异性（kurtosis anisotropy，KA）参数。MK 是组织沿空间各个方向扩散峰度的平均值，其越大表示组织扩散受限越严重，成分越复杂；AK 是表示平行于椭球主轴方向的扩散峰度值，RK 表示垂直于主轴方向上的扩散峰度均值，二者大小反映了两个方向上水分子的扩散受限程度，由于扩散受限主要在径向，因此 RK 较 AK 更为重要；KA 与 FA 相似，可由峰度的标准偏差计算，其表示水分子的各向异性扩散程度，其值越大，代表水分子扩散趋于各向异性，预示着组织结构越紧密规则。

9.9.2　扩散峰度成像数据采集

DKI 与 DWI 采用同一类型的脉冲序列，神经系统数据采集时，需要 3 个及以上 b 值和不少于 15 个扩散敏感梯度方向进行 DWI 图像采集，以获得准确的 KA 值。其中 b 值在不同部位设置也不同，如头部 DKI 扫描时，最高 b 值可以设置在 2 000～3 000 s/mm^2；腹部 DKI 研究，为了保证较好的图像质量，最高 b 值往往设置在 1 500～2 000 s/mm^2，也能获得符合非高斯分布模型需求的结果。DKI 在颅内应用较多，其对诊断轻度脑损伤有一定意义，轻度脑损伤区域 MK 升高；DKI 的多种扩散参数（MK、RK、AK）可对胶质瘤进行分级并预测肿瘤增殖程度。DKI 除了用于颅内疾病研究，前列腺、胰腺、肾脏、肝脏等实性器官疾病也有研究报道。

9.9.3　扩散峰度成像数据分析

DKI 的后处理过程也包括数据转换、涡流与运动校正、梯度方向校正、去除非脑组织、DKI 指标解算等步骤，由于前面 4 个步骤都与 DTI 后处理部分一样，此处不再重复介绍，而 DKI 参数的计算可以采用 Diffusional Kurtosis Estimator 等软件。

9.10　扩散谱成像

DTI 在纤维束追踪方面应用较为成熟，可以显示纤维束的总体走行，并通过定量参数 FA、MD 等反映组织的微观结构。但是 DTI 主要对体素内单一方向的纤维束研究效果较好，对于复杂的神经网络结构，如纤维交叉、分叉、弯曲等复杂的纤维束走行显示能力较差，特别是对于交叉纤维和具有分支结构的纤维显示能力欠佳。研究表明，白质纤维体元内存在交叉纤维比例高达 90%。为了分析交叉纤维结构特点并准确判断纤维束轨迹，人们发展了多种方法，例如扩散谱成像（diffusion spectrum imaging，DSI），可精确显示神经纤维束交叉、缠绕、分段及终止，对神经系统的临床应用及科研有着重要意义。

在显示复杂纤维束走行的方法中，DSI 只是其中的一种，其他方法还包括 q 球成像（q-ball imaging，QBI）、高角分辨扩散加权磁共振成像（high angular resolution diffusion weighted MRI，HARDI）、一般 q 采样模型（generalized q-sampling，GQI）等。为了更清晰地了解 DSI，我们先介绍 DSI 所涉及的基本方法。

9.10.1　q 空间成像

对于高级扩散模型采集时的扩散权重和方向设置通常通过 q 空间（qSpace）来进行描述，DSI、QBI 和 GQI 等模型对应了不同 q 空间采样策略和后处理重建算法。q 空间成像是 Callaghan 于 1994 年提出，它类似于 MR 成像中的"k 空间"，k 空间内数据的编码是应用频率编码梯度或相位编码梯度来实现的，而 q 空间内的编码是由扩散编码梯度来实现的。k 空间内数据通过傅里叶变换与氢质子的空间位置进行关联，而 q 空间内的数据通过傅里叶变换可以得到一个称为"总体平均位移子（ensemble average propagator，EAP）"的数据［用 P(R) 表示］，则 q 空间成像的回波幅度为：

$$S(q) = \sqrt{2} \int P(R) e^{2\pi i q R} \mathrm{d}R \qquad (9-23)$$

位移子 P(R) 表示一个氢质子位移的三维概率密度函数，该因子评估的是氢质子的相对位移，它并不考虑氢质子的绝对位置。EAP 是指位移子只是对组织内氢质子扩散情况的平均评估，与组织均匀性无关。q 空间成像通过评估 EAP 与组织内氢质子的扩散运动情况的关联,用非参数的方法来研究扩散运动。q 的定义如下:$q = \gamma G \delta / 2\pi$,是位移的倒数,从中可以看出,高 q 带宽可以带来更高的位移检测灵敏度 R。

9.10.2　扩散采样方案

扩散加权图像可以应用一系列不同的扩散敏感编码梯度来实现,扩散数据采样方案依据梯度编码向量(G_x,G_y,G_z)的空间分布可以分为单壳数据(single-shell dataset)、多壳数据(multi-shell dataset)、栅格采样方案(grid sampling scheme)3 类(图 9 - 24)。不同的纤维束重建模型对采样数据的要求不一样,例如 QBI 模型要求数据的采样方案为壳数据(shell dataset),DSI 模型要求数据的采集方案为栅格数据采集,而 GQI 模型可以适用于上述 2 种数据采样方案。

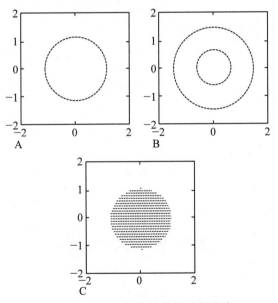

图 9 - 24　q 空间方法数据采样方案

A. 单壳数据(single-shell dataset)示意图;B. 多壳数据(multi-shell dataset)示意图;C. 栅格采样方案(grid sampling scheme)示意图

9.10.3　扩散方向分布函数

扩散方向分布函数(diffusion orientation distribution function,dODF)是 DSI 模型的重建基础,只有先计算出这个函数的函数值,才能进一步对复杂纤维束进行追踪分析,该函数也是分析 DSI 模型中 EAP 因子的一个方法。把 EAP 投影到一个单位球上,就可以来计算 dODF 值,它反映了扩散的氢质子在单位球内的概率分布。DSI 采用了 r 平方权重无上限的方法来计算 dODF,DSI 计算 dODF 的方法如下:

$$dODF(\hat{u}) = z \int_0^\infty P(r\hat{u}) r^2 \mathrm{d}r \quad (9 - 24)$$

其中 P 表示 EAP,r 为氢质子位移,$\hat{u}$ 为方向向量单位。

DSI 需要先进行反傅里叶变换得到 EAP,然后对 EAP 进行积分运算得到 dODF,但是通常 EAP 噪声较大,在重建的过程中常常需要采用 Hanning 滤波进行平滑。

前面我们介绍了在扩散成像中常见的数据采集方案,其中单壳数据对方向具有最大的灵敏度,而栅格数据包含了组织不同扩散权重和方向的信息。如果要反映水分子扩散最真实的概率分布特性,栅格数据采集方案是最好的选择,它综合考虑了扩散方向和速率信息,可以进行纤维束追踪,也可以做一些高级定量模型计算;如果研究仅关心扩散方向分布,如纤维追踪,在采集时间相同的情况下,单壳数据是最有效率的采集方案,其相当于栅格采集方案的简化版。DSI 就是使用三维栅格状 q 空间采集,在扩散加权成像序列中,假设与扩散时间 Δ 中分子位移相比扩散敏感梯度持续时间 δ 内分子位移可以忽略不计,即满足 $\Delta \gg \delta$ 条件,嵌入在序列中的扩散敏感梯度可以对扩散位移进行相位编码,从而形成新的采样空间,即 q 空间。图 9 - 25 展示了头部 DSI 获得的神经纤维束。

DSI 是一种可以同时采样 k 空间和 q 空间,产生位置和位移的 6D 成像技术,其 MR 信号模型见公式(9 - 23)。DSI 的后处理过程包括数据转换、涡流与头动校正、梯度方向校正、去除非脑组织、DSI 指标解算等步骤,由于前面 4 个步骤都与 DTI 后处理部分一样,因此不再重复,而 DSI 指标解算可以采用软件 Diffusion Toolkit 等实现。

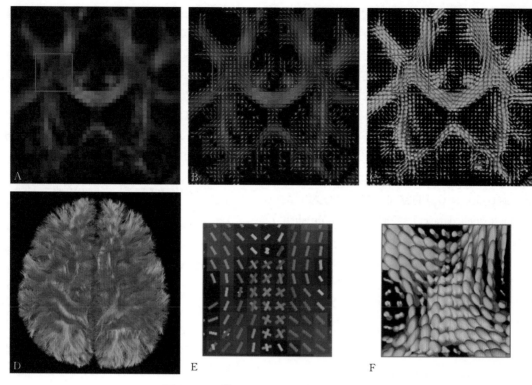

图9-25 基于SMS序列的头部DSI示例

注：扫描时使用4个shell，120个方向，b值顺序随机，10个$b=0$。主要参数$TR=3\ 100$ ms，$TE=86$ ms，$SMS=4$，体素1.8 mm×1.8 mm×1.8 mm，采集时间443 s。A. FA图；B. 纤维束方向图；C. 扩散方向分布函数（$dODF$）图；D. 全脑纤维束追踪结果。图E和F分别是图B和图C的局部放大图。（图像由北京大学磁共振成像研究中心门卫伟博士提供。）

9.11 全身扩散加权成像

DWI的显著优点是无需对比剂，尤其对肿瘤的诊断可以提供敏感的DWI图像及定量参数信息，提供有价值的临床诊断信息。临床MRI检查中，DWI除了作为单独的扫描序列用于人体各个部位的检查之外，其还可进行全身大范围成像，即全身扩散加权成像（whole body DWI，WB-DWI）。该方法于2004年首次被提出，是结合了扩散成像、脂肪抑制技术及回波平面成像方法采集全身大范围多段DWI薄层成像的方法，患者可以在自由呼吸状态下完成从颅脑到脚的成像。通过对扫描的数据进行数据拼接、最大信号强度投影（maximum intensity projection，MIP）及图像黑白反转处理等，得到的成像效果与PET类似，因

此，WB-DWI也被形象地称为"类PET"技术。临床应用中，WB-DWI对肿瘤的筛查、肿瘤的良恶性鉴别诊断、肿瘤分期、疗效评估等方面发挥着重要作用。如WB-DWI在前列腺癌远处骨转移的诊断等方面都凸显出重要价值。

9.11.1 全身扩散加权成像扫描序列

自由呼吸的短TI反转恢复（short TI inversion recovery，STIR）回波平面DWI序列是WB-DWI最常用序列。STIR对磁场的均匀性要求不高，在大范围的脂肪抑制效果优于频率选择化学位移（chemical shift selective，CHESS）等方法，适合于全身各部位成像。STIR技术的应用，除了抑制脂肪信号外，也可以更好地抑制肌肉、肝脏、肠道等正常组织产生的MRI信号，获得很好的WB-DWI背景抑制效果，突出病变的

对比度。

9.11.2　全身扩散加权成像扫描方案

WB-DWI在1.5 T和3 T设备上皆能实现，3 T MRI设备可以增加病变诊断的灵敏度，但由于场强较高也会有很多不利之处，如图像变形、扫描时间较长、运动伪影和磁化率伪影增加等。在WB-DWI线圈选择时，可以使用体部线圈进行信号采集，其显著优点是成像范围大、扫描全过程无需更换线圈，但使用体部线圈大范围扫描时对磁场不均匀性和梯度场非线性较为敏感，扫描时间较长。也可以联合使用TIM（total image matrix）技术和自动移床进行WB-DWI检查，如使用头颈联合线圈和2个腹部线圈，结合TIM和自动移床技术可以在不更换线圈的情况下完成WB-DWI检查。无论是体部线圈还是体表线圈，WB-DWI都需要无层间距分段扫描，常规扫描范围是从头顶部到膝关节处，分段4～6段扫描。

WB-DWI成像中 b 值是最为重要的参数之一，其对背景信号的抑制起到重要作用。b 值越高，序列对水分子扩散运动越敏感，但 b 值增高时，组织的DWI信号衰减越明显，图像信噪比降低显著，变形和伪影增大。在 b 值 > 400 s/mm^2 时可以大大降低组织中血流灌注对DWI信号的影响，常规WB-DWI成像时，高 b 值范围一般是 $500 \sim 1\,000$ s/mm^2。

9.11.3　全身扩散加权成像数据后处理

WB-DWI检查结束后，可以使用后处理软件进行图像后处理及数据分析，各大厂商都有自带后处理软件。对分段的横断位DWI图像进行拼接，然后再进行三维重建，以得到MIP图像，利用黑白反转技术对MIP图像进行处理即可得到类似PET的图像（图9-26），也可以通过横断位WB-DWI计算出 ADC 图，并测量出病灶或感兴趣区域组织的 ADC 值。

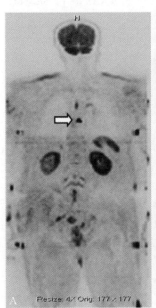
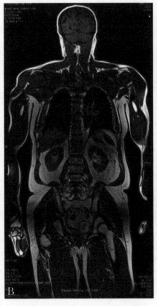
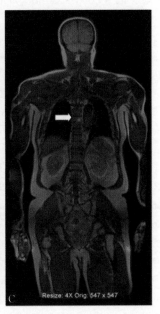

图9-26　全身DWI图例

注：前列腺癌骨转移全身磁共振评估. A. 全身扩散加权成像冠状位图清晰显示胸椎部前列腺癌转移病灶；B. T$_1$加权解剖图像；C. DWI图像融合到T$_1$加权解剖像上的图像。全身DWI利用高分辨多激发EPI序列，分4段扫描，b 值为0和800 s/mm^2，采集矩阵为142×176。

（马　超　陈录广　陈佳林　严　序　李建奇）

主要参考文献

[1] 杨正汉,冯逢,王霄英.磁共振成像技术指南——检查规范、临床策略及新技术(修订版)[M].北京:人民军医出版社,2010.

[2] 赵喜平.磁共振成像[M].北京:科学出版社,2004:674 - 700.

[3] 俎栋林,高家红.核磁共振成像-物理原理和方法[M].北京:北京大学出版社,2014:310 - 414.

[4] BARRAL M, TAOULI B, GUIU B, et al. Diffusion-weighted MR imaging of the pancreas: current status and recommendations [J]. Radiology, 2015,274(1):45 - 63.

[5] BEAUCHAMP N J, ULUG A M, PASSE T J, et al. MR diffusion imaging stroke: review and controversies [J]. Radiographics, 1998,18(5):1269 - 1283.

[6] BERNSTEIN M A, KING K F, ZHOU X J. Handbook of MRI pulse sequences [M]. Amsterdam: Elsevier Academic Press, 2004.

[7] BOURNE R, LIANG S S, PANAGIOTAKI E, et al. Measurement and modeling of diffusion time dependence of apparent diffusion coefficient and fractional anisotropy in prostate tissue ex vivo [J]. NMR Biomed, 2017,30(10):e3751.

[8] CHANDARANA H, LEE V S, HECHT E, et al. Comparison of ciexponential and monoexponential model of diffusion weighted imaging in evaluation of renal lesions preliminary experience [J]. Invest Radiol, 2011,46(5):285 - 291.

[9] DORAN S J, JAKOB P, DECORPS M. Rapid repetition of the "burst" sequence: the role of diffusion and consequences for imaging [J]. Magn Reson Med, 1996,35(4):547 - 553.

[10] GUDBJARTSSON H, MAIER S E, JOLESZ F A. Double line scan diffusion imaging [J]. Magn Reson Med, 1997,38(1):101 - 109.

[11] JENSEN J H, HELPERN J A. MRI quantification of non - Gaussian water diffusion by kurtosis analysis [J]. NMR Biomed, 2010,23(7):698 - 710.

[12] JENSEN J H, HELPERN J A, RAMANI A, et al. Diffusional kurtosis imaging: the quantification of non-gaussian water diffusion by means of magnetic resonance imaging [J]. Magn Reson Med, 2005,53(6):1432 - 1440.

[13] JOHANSEN-BERG H, BEHRENS T E J. Diffusion MRI from quantitative measurement to in-vivo neuroanatomy [M]. Amsterdam: Elsevier Academic Press, 2009.

[14] LE BIHAN D, LIMA M. Clinical intravoxel incoherent motion and diffusion MR imaging: past, present, and future [J]. Radiology, 2016,278(1):13 - 32.

[15] LIU G, VAN GELDEREN P, DUYN J, et al. Single-shot diffusion MRI of human brain on a conventional clinical instrument [J]. Magn Reson Med, 1996,35(5):671 - 677.

[16] MANNELLI L, NOUGARET S, VARGAS H A, et al. Advances in diffusion-weighted imaging [J]. Radiol Clin North Am, 2015,53(3):569 - 581.

[17] MAZAHERI Y, AFAQ A, ROWE D B, et al. Diffusion-weighted magnetic resonance imaging of the prostate: improved robustness with stretched exponential modeling [J]. J Comput Assist Tomo, 2012,36(6):695 - 703.

[18] MÜLLER M F, PRASAD P, SIEWERT B, et al. Abdominal diffusion mapping with use of a whole-body echo-planar system [J]. Radiology, 1994,190(2):475 - 478.

[19] PADHANI A R, LIU G, MU - KOH D, et al. Diffusion-weighted magnetic resonance imaging as a cancer biomarker: consensus and recommendations [J]. Neoplasia 2009,11(2):102 - 125.

[20] ROBSON M D, ANDERSON A W, GORE J C. Diffusion-weighted multiple shot echo planar imaging of humans with navigation [J]. Magn Reson Med, 1997,38(1):82 - 88.

[21] TABESH A, JENSEN J H, ARDEKANI B A, et al. Estimation of tensors and tensor-derived measures in diffusional kurtosis iImaging [J]. Magn Reson Med, 2011,65(3):823 - 836.

[22] TAOULI B, BEER A J, CHENEVERT T, et al. Diffusion-weighted imaging outside the brain: consensus statement from an ISMRM-sponsored workshop [J]. J Magn Reson Imaging, 2016, 44(3):521 - 540.

[23] TAOULI B, KOH D M. Diffusion-weighted MR imaging of the liver [J]. Radiology, 2010,254(1):47 - 66.

[24] VAN GELDEREN P, DE VLEESCHOUWER M H

M, DESPRES D, et al. Water diffusion and acute stroke [J]. Magn Reson Med, 1994, 31（2）：154 – 163.

[25] WANG R, BENNER T, SORENSEN A G, et al. Diffusion toolkit：a software package for diffusion imaging data processing and tractography. Meeting of ISMRM，2007.

[26] WANG W T, YANG L, YANG Z X, et al. Assessment of microvascular invasion of hepatocellular carcinoma with diffusion kurtosis imaging [J]. Radiology, 2018,286（2）：571 – 580.

[27] WEDEEN V J, HAGMANN P, TSENG W Y I, et al. Mapping complex tissue architecture with diffusion spectrum magnetic resonance imaging [J]. Magn Reson Med，2005,54（6）：1377 – 1386.

[28] WANG Y X J, WANG X, WU P, et al. Topics on quantitative liver magnetic resonance imaging [J]. Quant Imaging Med Surg, 2019,9（11）：1840 – 1890.

[29] ZHOU X J, TANG L. Diffusion MRI of cancer：from low to high b-values [J]. J Magn Reson Imaging, 2019,49（1）：23 – 40.

[30] ZUR Y, BOSAK E, KAPLAN N. A new diffusion SSFP imaging technique [J]. Magn Reson Med, 1997,37（5）：716 – 722.

10 磁共振灌注成像

灌注(perfusion)通常指血流通过毛细血管网将氧和营养物质输送到组织细胞的过程。灌注成像能够提供血流动力学信息,反映组织血供情况。在磁共振成像(MRI)领域,灌注可分为两大类:对比剂增强灌注和无对比剂灌注。

对比剂增强灌注包括 T_2^* 加权的动态磁化率对比成像(dynamic susceptibility contrast,DSC,国内学者习惯称之为"动态磁敏感对比成像")和 T_1 加权的动态对比增强成像(dynamic contrast enhanced,DCE)。目前这 2 种技术均采用顺磁性对比剂钆剂,对比剂经静脉注射后随血液循环流动,改变血液以及毛细血管周围组织的弛豫时间,包括:①缩短 T_2 和 T_2^* 时间,导致 T_2^* 加权成像信号显著降低(负增强),该效应是 DSC 成像技术的基础;②缩短 T_1 时间,使得 T_1 加权图像中对比剂流入的组织信号升高,这是 DCE 成像的基础。

虽然对比剂同时具备缩短 T_1 和 T_2^* 的效应,但两者对不同组织的增强效果有一定差异。对于血管内对比剂团注首过信号的改变,T_2^* 缩短的效应强于 T_1 缩短效应,因此 DSC 技术在血管类疾病的应用更广泛,特别是脑灌注成像。但当对比剂从血管渗入间质空间后,T_2^* 缩短效应显著减弱,而 T_1 缩短效应会维持更长时间,所以 DCE 技术可用于计算血管渗透率,常用于肿瘤的研究。

此外,MRI 还可以进行无对比剂灌注成像,常见方法有动脉自旋标记成像(arterial spin labeling,ASL)和体素内不相干运动成像(intra-voxel incoherent motion,IVIM)。ASL 通过反转脉冲对动脉血流进行标记,从而可以将血流和常规组织信号分离,获得灌注信息。IVIM 则是通过扩散成像的方式来获得灌注信息,将毛细血管网的微灌注近似成扩散过程。

下面的章节将会依次具体介绍对比剂增强的

DSC 和 DCE 方法、以及无对比剂的灌注成像 ASL 方法。有关 IVIM 方法参见本书 9.7。

10.1　动态磁化率对比成像

颅脑为了防止有害物质侵入和保持中枢系统环境的稳定性，在血液和脑组织之间存在特殊的、高度选择性渗透的结构，称为血脑屏障。如果血脑屏障完整，几乎可忽略从血管渗透到周围脑组织中的对比剂的剂量，因此一般只需采集对比剂的首过数据，也称为首过法灌注加权成像。DSC 技术具有很高的时间分辨率和灌注信号，是目前脑灌注成像的常用方法。

10.1.1　扫描方法

DSC 磁共振扫描常采用 GRE‐EPI 的 T_2^* 加权序列，成像参数一般为：$TR \leqslant 1500 \text{ ms}$，$TE = 30 \sim 60 \text{ ms}$，扫描 $10 \sim 15$ 层，层内分辨率约为 1.5 mm，层厚为 $5 \sim 6$ mm，对比剂注射剂量为 $0.1 \sim 0.2$ mmol/kg，注射速率为 $3 \sim 7$ ml/s，总的扫描时间为 $70 \sim 80$ s。

10.1.2　定量分析

当顺磁性对比剂进入血管，将在局部产生强大的磁化率梯度，引起周围组织磁场强度变化并破坏局部磁场的均匀性，从而缩短 T_2 和 T_2^* 弛豫时间。通过快速成像序列如 GRE‐EPI 采集 T_2^* 加权图像，当时间分辨率足够高时，可以准确测量对比剂通过血管造成的信号变化，并通过信号变化与对比剂浓度的关系，将信号强度‐时间曲线转化为组织对比剂浓度‐时间曲线。

DSC 中 MR 信号变化与对比剂浓度的关系如下：

$$C(t) = k \cdot \Delta R_2^*(t) = k \cdot [R_2^*(t) - R_2^*(0)]$$
$$= -\frac{k}{TE} \cdot \ln \frac{S(t)}{S(0)}$$
$$(10\text{-}1)$$

其中 $C(t)$ 为对比剂浓度；$S(t)$ 为 t 时间的信号强度；$S(0)$ 为灌注开始时间的信号强度；k 为常

数；R_2^* 为横向弛豫率，是横向弛豫时间 T_2^* 的倒数；$R_2^*(t)$ 为组织在 t 时间的横向弛豫率；$R_2^*(0)$ 为组织在灌注开始时的横向弛豫率；TE 为回波时间。

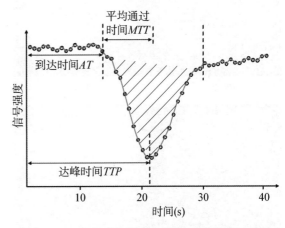

图 10‐1　动态磁化率对比成像定量参数示意图

通过对比剂浓度‐时间曲线进一步计算，可得到相应的血流动力学参数，反映组织的微血管分布和血管容积，时间参数的定义如图 10‐1 所示。DSC 主要的定量参数包括：

1）到达时间（arrive time，AT），对比剂到达组织开始出现增强效应的时间；

2）相对脑血流量（relative cerebral blood flow，rCBF），单位时间内通过单位体积脑组织的血流量；

3）相对脑血容量（relative cerebral blood volume，rCBV），单位体积脑组织中的血管腔的容积；

4）平均通过时间（mean transit time，MTT），血流通过脉管系统的平均时间；

5）达峰时间（time to peak，TTP），时间信号曲线上对比剂增强达到峰值的时间。

中心容积定律（central volume principle）可反映血流量、血容量和平均通过时间之间的关系：

$$rCBF = \frac{rCBV}{MTT} \qquad (10\text{-}2)$$

DSC 技术出现较早，现已经广泛应用于临床工作中，可针对颅内脑缺血性病变、血管畸形以及脑肿瘤等病变进行血流功能评估（图 10‐2）。对

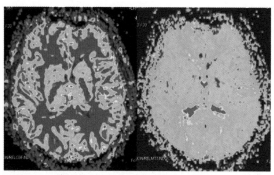

rCBF   MTT

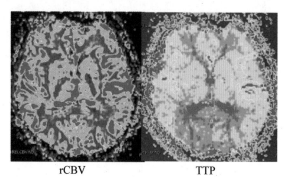

rCBV   TTP

图 10－2　大脑动态磁化率对比成像的定量参数图示例

于脑缺血性病变而言,常用的一个概念是缺血半暗带,指的是脑缺血但未完全梗塞的区域,也是临床最有意义的治疗区域。针对这一重要的区域,我们可以通过 DWI 高信号区与 DSC 灌注加权成像(perfusion weighted imaging, PWI)低灌注区的差异来计算评估。

10.2　动态对比增强成像

　　DCE 在静脉注射对比剂后采用磁共振快速序列连续采集组织的图像,并通过分析对比剂在毛细血管床的分布和清除过程,来获得组织的生理学特性。基于 DCE 采集的连续动态图像,通过特定的药代动力学模型分析,可获得一系列半定量或定量参数,能更客观地反映组织的血供和强化特征,从而反映靶组织的病理生理学细微改变。

10.2.1　扫描方法

　　DCE 扫描通常采用 T_1 加权序列成像,对时

间和空间分辨率均有较高要求。高空间分辨率有利于观察小病灶以及病灶周围组织的情况;而高时间分辨率有利于检出快进快出的小体积恶性肿瘤病灶,因为这样的病灶在增强上显影的时间窗可能仅仅几秒钟,容易被遗漏,同时高时间分辨率也可以提高药代动力学模型参数计算的准确性。所以,DCE 对 MRI 的扫描速度提出了很大的挑战。

　　二维梯度回波 T_1 加权序列虽然采集速度快,但由于容易受血流的流入效应、层间翻转角漂移以及主磁场不均匀性等影响,目前已较少使用。通常采用 3D 超快速梯度回波序列,可获得高的空间和时间分辨率以及高信噪比的 T_1 加权数据,例如 GE 公司的 FAME (fast acquisition with multiphase enhanced GRE) 和肝脏增强扫描序列 LAVA (liver acquisition fast acquisition with multiphase enhanced GRE)、西门子公司的 VIBE (volume interpolated breathhold examination) 和飞利浦公司的 THRIVE (T_1 high resolution isotropic volume excitation)。有关这方面序列的详细介绍参见本书 5.4.2。

　　快速采集方法是近年来 DCE 技术发展的一个重要方向,其要求能在保持高的空间分辨率的情况下显著提升时间分辨率,见图 10－3,目前已经应用于临床的技术包括:

　　1) 并行加速成像技术:如 SENSE、GRAPPA 和 CAIPIRINHA 等技术,可以成倍提高采集速度,通常加速 2～4 倍,特别是 CAIPIRINHA 技术,利用 k 空间特殊的采集方式和解缠绕算法,在高密度线圈的配合下序列采集速度甚至可以提高到 6 倍以上。

　　2) k 空间共享技术:可提高 1～2 倍采集速度,如西门子的 TWIST 技术、GE 的 DISCO 和飞利浦的 KeyHole。由于 k 空间的中心区域的信号反映了图像的总体对比,而周围区域反映了图像的细节,因此 k 空间共享技术的核心是对 k 空间中心区域保持一个较高的采样率,而周围区域可以用前后时间点的信息来替代。这样既可以最大限度地采集到高时间分辨率的灌注信息,又能保证每一期数据的适当的空间分辨率。

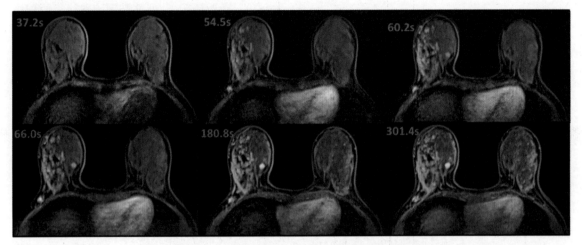

图 10-3　乳腺 DCE 高时空间分辨率数据案例

注:本数据为在西门子 MAGNETOM Skyra 3 T MRI 上通过 TWIST-VIBE 序列采集的 1 例乳腺癌病例,体素尺寸为 1.0 mm×1.0 mm×1.5 mm,5.8 s/期。图中显示了对比剂注入后不同时间点乳腺组织的增强效果,红色数字表示对比剂进入时间,可以看出对比剂进入肿瘤早期(54.5~66 s)图像上肿瘤与周围组织对比变化明显。因此通过高时间、高空间分辨率的 DCE 成像可以捕捉肿瘤组织增强的过程,从而更清晰显示病灶强化过程,并可进一步获得更准确的定量和半定量信息。(本案例由武汉同济医院艾涛博士提供。)

3) 压缩感知技术:这是近年来发展起来的快速成像技术,其利用影像数据本身的稀疏性,通过 k 空间随机采样和迭代重建实现较高的采集速度。压缩感知技术的加速倍数主要与成像数据本身的稀疏性相关,DCE 通常为 4D 成像,对比剂增强的过程具有很好的连续性,所以其稀疏性较高,加速的倍数也较高,甚至可以达 10 倍以上。k 空间填充的方式目前主要有两种,常规的逐行填充和径向填充。逐行填充采样效率高,可以同时实现非常高的空间和时间分辨率,适合静态组织,如乳腺、前列腺;而径向填充对运动不敏感,所以可在自由呼吸的情况下进行动态成像,适合动态组织,如肝脏、肺、胃肠道等以往 DCE 难以应用的区域。目前已经成熟产品化的压缩感知 DCE 序列是西门子的 GRASP 技术(golden-angle radial sparse parallel),是一种基于黄金角采集的径向填充技术。

由于不同部位的增强成像对空间和时间分辨率的要求不同,没有统一标准,但进行数据扫描的时候,需要考虑以下参数的设置:

1) 重复时间(TR):为了获得较高时间分辨率,通常将 TR 值设为最小值。

2) 回波时间 TE:为了减小 T_2^* 权重的影响,通常将 TE 设置为最小值。

3) 采集次数:虽然增加采集次数能提高信噪比,但同时会延长扫描时间,影响时间分辨率,所以通常设为 1。

如果需要对 DCE 数据进行药代动力学模型计算,需要额外扫描 T_1 定量序列,其计算原理将在后面一节介绍。T_1 定量序列的采集方法有多种,例如:反转恢复序列以及多翻转角 T_1 加权成像技术。原始的反转恢复序列,由于扫描时间相对较长,目前难以应用于临床。Look-Locker 技术可以大幅提高反转恢复序列的采集效率,但对于全肝这样部位的大范围高分辨率的采集仍然难度较大。而多翻转角技术序列通常由 2 个或者多个不同翻转角的快速 3D T_1 加权序列组成,扫描时间较短,可以通过屏气扫描完成,在目前 DCE 的临床应用中较为常见。但在体部,多翻转角 T_1 定量技术容易受到 B_1 场不均匀的影响,导致定量不准确,通过 B_1 场校正算法可以显著提高 T_1 定量的准确性。有关 T_1 定量方法,请参见本书 16.2。

10.2.2 半定量分析

DCE定量参数的计算主要分为半定量和定量模型。DCE常用的半定量参数与DSC方法既有相同,亦有不同,具体见图10-4,其定义如下:

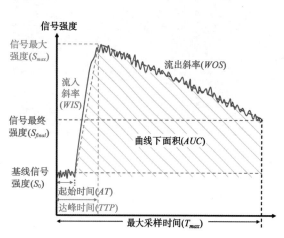

图 10-4 DCE 半定量模型参数图例

1)到达时间(arrive time,AT):与DSC参数相同,表示增强到达病变部位开始增强的时间。恶性肿瘤组织血管内皮受损,强化时间通常比正常组织或良性肿瘤短。

2)达峰时间(time to peak,TTP):同样表示对比剂达到峰值的时间。TTP反映了组织血供进出的速度。恶性肿瘤细胞通常增殖、代谢异常旺盛,伴有血管侵略性增加,血管内皮受损,达峰时间通常比正常组织或良性肿瘤要短。

3)最大流入斜率(maximum wash-in slope,MaxWIS):表示信号从开始强化到达峰这段时间中,增强曲线斜率的最大值,往往存在于增强早期。

4)流出斜率(wash-out slop,WOS):表示信号从最高峰到采集结束这段时间中的信号曲线斜率。

5)增强曲线下初始面积(initial area under concentration time curve,AUC):表示从开始强化到扫描结束这过程中增强曲线的线下面积。

半定量模型主要基于DCE组织信号强度-时间曲线的形状和结构,采用视觉评估直接进行定

性评价。一般情况下,恶性肿瘤的曲线下面积小于良性肿瘤。虽然恶性肿瘤血供丰富,灌注程度高,但因为细胞增值活跃,组织间隙较小,血管通透性高,增强曲线快速强化达到高峰后,对比剂随即快速廓清,常呈现流出型;而良性病变增强曲线多呈流入型和平台型,因此流入型、平台型和流出型依次反映病变恶性程度的增加。

半定量模型的优点主要是:①模型简单,对数据要求不高,不受扫描时间长短的限制,对不同组织都适用;②计算稳定、快速,不需要复杂的计算和测量动脉输入函数(AIF),参数稳定性较高。然而,由于半定量参数分析只依赖于信号强度,因此结果非定量值,可重复性会受到对比剂剂量、扫描参数等因素的影响。

10.2.3 Tofts 定量模型

DCE定量模型可通过计算对比剂在组织内的强化过程来反映组织毛细血管的完整性及通透性。为此需要将DCE图像中的T_1加权信号强度-时间曲线转化为对比剂浓度-时间曲线,从而进行真正的定量,这点与DSC定量相似。在实际操作中,需要先将T_1加权信号先转换成T_1定量值,然后再进行T_1定量与对比剂浓度转换,具体步骤如下:

(1)第1步:计算T_1定量值

由于DCE需要快速扫描,通常为T_1加权扫描,所以需要将T_1加权图像的相对灰度值转换为T_1定量值。常用的方法是在注射对比剂前扫描一组与DCE序列体素完全匹配的T_1定量的序列,从而确定T_1加权图像信号强度$S(t)$与$T_1(t)$定量值之间的关系。DCE序列通常使用T_1加权扰相梯度回波序列,其对比剂进入时间t时刻的信号强度$S(t)$与$T_1(t)$定量值有如下关系:

$$S(t) = M_0 \frac{(1 - e^{-TR/T_1(t)}) \sin \theta}{1 - e^{-TR/T_1(t)} \cos \theta} \quad (10-3)$$

其中M_0是纵向弛豫完全恢复的MR信号强度($TR \gg T_1, \theta = 90°$),θ是翻转角。M_0通常在注射对比剂前通过T_1定量成像计算获得。T_1定量的计算通常基于2个或者多个翻转角的T_1加

权数据,并基于公式(10-3)直接计算或者拟合获得。

通过公式(10-3)可以计算信号 $S(t)$ 对应的 $T_1(t)$:

$$R_1(t) = \frac{1}{T_1(t)} = \frac{1}{TR} \times \ln\left(\frac{M_0\sin\theta - S(t)\cos\theta}{M_0\sin\theta - S(t)}\right)$$

(10-4)

R_1 为弛豫率,是弛豫时间 T_1 的倒数。

(2) 第2步:计算对比剂浓度-时间曲线

接下来将 $T_1(t)$ 定量值转换为对比剂浓度 $C(t)$,两者之间的相关性的假设为:

$$\frac{1}{T_1(t)} = \frac{1}{T_1(0)} + r_1 C(t)$$ (10-5)

C 为对比剂浓度,t 为对比剂注入时间,$T_1(0)$ 和 $T_1(t)$ 分别代表对比剂注入前和注入后 t 时刻组织对应的 T_1 定量值,r_1 是对比剂弛豫效能(relaxvity)常数,通常在体外环境中为 $4.5\ \mathrm{s}^{-1} \cdot \mathrm{mmol}^{-1} \cdot \mathrm{L}$。由弛豫率 R_1 替换 T_1,公式(10-5)可写成下面线性形式:

$$R_1(t) = R_1(0) + r_1 C(t)$$ (10-6)

随着对比剂的注入和吸收,组织内对比剂浓度升高,T_1 值相应下降,因此对公式(10-6)进行推导可将 T_1 定量值转换为对比剂浓度值,获得对比剂浓度-时间曲线:

$$C(t) = (R_1(t) - R_1(0))/r_1$$ (10-7)

(3) 第3步:计算血管与组织间的交换的定量参数

获得了对比剂浓度-时间曲线后,血管与组织间对比剂交换的关系如图10-5所示。对比剂经静脉注射后进入血管,随后均匀分布在血浆(plasma)中,并通过血管内皮细胞渗透到血管外细胞外空间(extravascular extracellular space, EES)。对比剂从血浆渗透到 EES 的速率定义为 K^{trans}(volume transfer constant;单位:min^{-1}),而从 EES 反向回到血浆的速率定义为 K_{ep}。K^{trans} 值越大代表血管内皮细胞受损程度越高,肿瘤恶性的可能性越大,恶性程度越高。V_e 值越大,代表血管外-细胞外间隙越大,反映组织坏死程度越

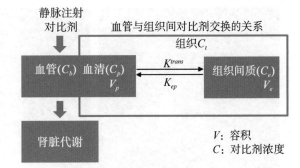

图 10-5 DCE-MRI 血管与组织间对比剂交换的关系示意图

注:对比剂在血管、血浆、EES 和组织内总浓度分别用 C_b、C_p、C_e 和 C_t 表示,而血浆、EES 对应的体积用 V_p 和 V_e 来表示。

细胞分化程度越低。定量参数示例见图10-6。

血管和血浆中的对比剂浓度与血细胞比容(Hct,数值通常为 42%)有关:

$$C_p = \frac{C_b}{1 - Hct}$$ (10-8)

C_p 是血管内对比剂浓度,也称为动脉输入函数,其获得方式将在下一节中详细介绍。对比剂穿过内皮细胞进入 EES 的过程可表达为:

$$V_e \frac{\mathrm{d}C_e(t)}{\mathrm{d}t} = K^{trans}(C_p(t) - C_e(t))$$

(10-9)

K^{trans} 取决于3个因素:血浆流量、血管通透性(P)和单位质量的毛细血管表面积(S)。在实际应用中,通透性和表面积分别的贡献不能清楚地分离出来,因此一般把它们放在一起考虑,表征血管通透性,即乘积 $P \cdot S$。K^{trans} 受到血流和通透性2个因素的影响,在参数解释时都需要考虑。

公式(10-9)求解可通过 C_p 和脉冲响应函数 $K^{trans}\exp(-K_{ep}t)$ 的卷积来实现,Tofts 模型是目前 DCE 分析中最常使用的模型,分为单室和双室模型。单室模型是目前最常用的模型,假设血浆内容积较小,可以忽略,即 $V_p \approx 0$,因此只需考虑 EES 这一室即可,因此其模型最为简单:

$$C_t(t) = K^{trans}\int_0^t C_p(\tau) \mathrm{e}^{-K_{ep}(t-\tau)}\mathrm{d}\tau$$

(10-10)

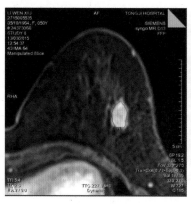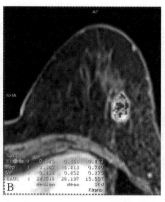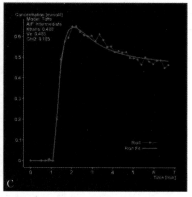

图 10-6 DCE 定量模型参数图案例

注:1 例乳腺癌患者的 DCE 数据。A. 注射对比剂后 T_1 加权图像;B. 应用 Tofts 模型计算获得病灶区域的定量参数 K^{trans}、K_{ep} 和 V_e 值,同时通过伪彩将 K^{trans} 叠加显示在增强图上;C. 该病灶对应的增强曲线(红色圆点和细线)以及使用 Tofts 单室模型的拟合结果(红色粗线)。(本案例由武汉同济医院艾涛博士提供。)

其中 $C_t(t)$ 代表 t 时刻组织中总对比剂密度。由于是单室模型,求解过程只包含 K^{trans} 和 K_{ep} 2 个变量,细胞外容积 V_e 可通过如下关系计算:

$$V_e = K^{trans}/K_{ep} \qquad (10-11)$$

单室 Tofts 模型由于变量少,模型简单,所以稳定性非常好。双室 Tofts 模型与单室相比增加了血浆内容积的变量 V_p,公式为:

$$C_t(t) = V_p C_p(t) + K^{trans}\int_0^t C_p(\tau)\mathrm{e}^{-K_{ep}(t-\tau)}\mathrm{d}\tau$$
$$(10-12)$$

具体求解过程通常使用非线性拟合算法计算。

从以上计算公式可以看出,药代动力学参数非常多,为了简化模型,将其中一些参数假设为已知常数,即固定参数(表 10-1)。根据参考值直接代入公式计算,自由参数则是我们需要求解得到的药代动力学相关参数。

表 10-1 计算 DCE 定量模型过程中需要使用的参数

参数名称	符号	单位	参数类型
翻转角	θ	度	固定参数
血细胞比容	Hct	%	固定参数(42%)
起始时间	t_onset	s	自由参数
速率常数	K_{ep}	$\min^{-1}$	自由参数
容积转移常量	K^{trans}	$\min^{-1}$	自由参数
T_1 弛豫效能	r_1	$\mathrm{s}^{-1}\mathrm{mM}^{-1}$	固定参数(4.5 $\mathrm{s}^{-1}\cdot\mathrm{mmol}^{-1}\cdot\mathrm{L}$)
血液 T_1 值(对比剂注入前)	T_{10}^{blood}	s	固定参数(3 T: 1.65 s; 1.5 T: 1.35 s)
组织 T_1 值(对比剂注入前)	T_{10}	s	固定参数
重复时间	TR	s	固定参数
血管外细胞外容积分数	V_e	$0 < V_e < 100\%$	自由参数
血浆内容积分数	V_p	$0 < V_p < 100\%$	自由参数

10.2.4 动脉输入函数

动脉输入函数(arterial input function,AIF)是灌注模型定量计算中另外一个重要输入参数,对定量结果有较大影响。通常会选择目标器官附近的大动脉,通过感兴趣区的方式提取,以提高

AIF的准确性和降低部分容积效应。

由于DCE是基于注射对比剂后组织的T_1缩短效应，信号变化与DSC相比较小，因此影响了其AIF的计算稳定性和DCE定量。所以，在实际应用中需要特别考虑AIF的计算方式。目前其有2种常用的方式：1) 个体AIF，即对每个人自身的动脉使用感兴趣区测量获得；2) 群体AIF，即对一组人的AIF进行平均，获得更稳定的AIF。一项前列腺肿瘤的研究显示，基于群体AIF的DCE定量参数在良恶性肿瘤鉴别方面的效果相似，或略优于个体AIF。

另外，由于DSC在计算AIF的准确性和稳定性均优于DCE，因此可将由DSC获得的AIF应用于DCE的定量模型计算，这样可以提高其定量参数K^{trans}、V_e等参数在鉴别高低级别脑星形细胞瘤的准确性和稳定性。目前，最新的工作也在尝试通过深度学习和DSC的AIF信息构建模型，更准确地计算DCE数据的AIF，从而提高其定量的准确性。

10.2.5　其他动态对比增强成像定量模型

目前临床中最广泛使用的仍是Tofts模型，主要原因是其适用范围广、模型简单、拟合结果比较稳定可靠。全身大部分部位都可应用Tofts的单室和双室模型，如乳腺、前列腺、直肠、子宫、胰腺等部位。而针对不同部位的特殊性，多种药代动力学分析模型应用而生。自Larsson、Tofts和Brix等人于20世纪90年代提出Tofts模型后，经过数十年的发展，针对不同的组织和不同的假设提出了许多不同的模型，如双血供模型、三室模型、Patlak模型和Exchange模型等。

肝脏为双血供器官，通常需要将Tofts模型改为双血供模型。而如果采用肝特异度对比剂，对比剂将进入细胞内，则需要采用三室模型，即血管内、细胞外间隙和细胞内。

Patlak模型，可视为对Tofts双室模型的简化。假设从细胞外间隙到毛细血管内的反流速率K_{ep}可以忽略，那么就可简化模型和提高计算稳定性。该模型主要适合应用于颅脑。由于颅脑内的血脑屏障（blood brain barrier，BBB），在正常情

况下对比剂无法进入脑组织。而一旦BBB被破坏，对比剂大量渗出后将形成较大的细胞外间隙V_e和较少的回流，所以回流可以忽略，从而简化模型。

Exchange模型比Tofts双室模型更为复杂和精确，在上一小节中提到对比剂从血管内向细胞间渗透过程与血流量和血管通透性2个因素有关，在Tofts模型仅用K^{trans}单个参数反映2个因素的总体变化，是一种简化，而Exchange模型则使用2个独立参数，并结合双室模型，从而更全面地反映灌注信息，使拟合更接近真实的时间-浓度曲线。但由于模型的复杂性，对于信噪比、时间分辨率不高的数据将导致拟合错误和不稳定，因此，Exchange模型也可以用于Tofts模型适用的部位，但需要高时间分辨率和高质量的数据。

10.2.6　动态对比增强成像方法的优、缺点

与半定量模型相比，定量模型将DCE信号强度转换成了对比剂浓度，同时利用了动脉输入函数，可以减小对比剂注射量、注入速率及扫描条件等外在条件对模型参数的影响，从而提高定量分析的可重复性，因而在定量诊断方面较半定量模型更具优势。然而，定量模型需要针对扫描部位选择合适的药代动力学模型，模型拟合本身也存在一定的计算误差。

目前DCE技术领域中的问题是测量和后处理技术缺乏标准化。特别是在模型的选择和解释参数方面存在很大的差异，这阻碍了对不同研究结果的比较和解释。将来，对这些模型的比较、分类和标准化将成为未来研究的一个重要的话题。

10.2.7　动态对比增强成像的临床应用

DCE-MRI目前在肿瘤病变的诊断、分期、疗效监测及预后估计中发挥重要的作用，常用于乳腺、肝脏、前列腺、颅内、宫颈及鼻咽等部位，可提高肿瘤组织的对比度，并可通过对病变形态、周围结构、强化的方式以及定量/半定量参数判断肿瘤的良恶性。在疗效评价方面，同样也可通过肿瘤体积和形态的变化、以及定量参数的变化评估疗效。由于肿瘤等病变的代谢异常通常早于解剖形

态的异常,因此,DCE技术可以更早期、更敏感地反映肿瘤的血供状态及治疗后的变化。

另一方面,DCE-MRI可以诊断和评估弥漫性病变,如肝脏纤维化、肝硬化。如肝脏处于早期肝硬化时期尚无明显的形态学改变,但微循环的改变可能已经出现,可以通过双输入单室模型进行定量评估和早期诊断。

10.3 动脉自旋标记灌注成像

10.3.1 动脉自旋标记灌注成像基本原理

ASL技术将动脉血液内水分子作为内在标记物,通过脉冲序列将成像区上游供血动脉中血液的质子进行翻转标记,并等待一段时间(post labeling delay,PLD)使标记过的血液到达成像区后,再对该成像区进行激发成像,得到标记数据

(labeling)。同时,还需要采集一个保持其他条件不变但不施加标记的数据,作为对照数据(control)。随后将对照图与标记图相减得到灌注图(图10-7)。一般灌注图的信号强度只有对照图信号强度的1%～2%,灌注信号强度取决于血液的流速、组织和血液的T_1衰减及血液从标记区到达成像区的时间。

10.3.2 动脉自旋标记灌注成像脉冲序列和相应后处理

ASL序列主要由2个部分组成:准备模块和采集模块。采集模块分成2D和3D采集,2D ASL通常通过2D EPI序列采集,3D ASL一般则使用分段式3D读出方法采集,如多回波多堆叠螺旋序列、3D梯度自旋回波(GRASE)序列。准备模块可以粗略地分为两大类:连续式和脉冲式动脉自旋标记法(图10-8、10-9)。

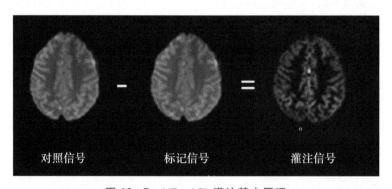

图10-7 MR-ASL灌注基本原理

对照信号　标记信号　灌注信号

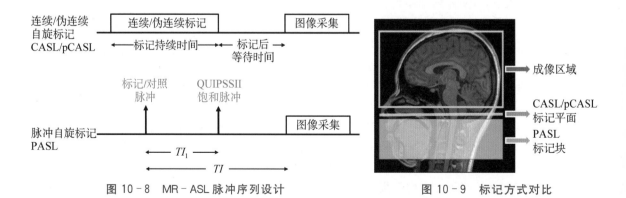

图10-8 MR-ASL脉冲序列设计　　图10-9 标记方式对比

（1）连续式 ASL

连续式 ASL（continuous ASL，CASL），通常称为 CASL，通过长时间持续的射频脉冲重复作用以标记血流，然后在短时间内采集信号。标记的方式可以是饱和或反转，由于反转可得到双倍效果，因此反转技术目前是标准方法。CASL 必须采用一系列技术来补偿灌注定量测量的不完善性，其中包括修正磁化传递对比效应、抑制宏观血管效应、正确估算动脉血反转的程度。除了上面讨论的问题外，CASL 还有一个缺点就是 SAR 值高。在实际临床应用中，连续式标记法使用较少。

（2）脉冲式 ASL

脉冲式 ASL（pulsed ASL，PASL），通常称为 PASL，其与连续式方法最大的区别就是在每次采集中仅做单次翻转标记，具体可有多种方法，包括将回波平面成像和交替射频标定信号法的结合技术（echo planar imaging and signal targeting with alternating radiofrequency，EPISTAR）、流动敏感交替反转恢复技术（flow-sensitive alternating inversion recovery，FAIR）、单次减影灌注定量成像（quantitative imaging of perfusion using a single subtraction，QUIPSS 或 QUIPSS II）以及其他变体（图 10-10）。脉冲式动脉自旋标记可以用来观察组织对于短暂反转动脉自旋的动态反应。虽然灌注标记效率略低于连续标记法，但是它们无需修正磁化传递对比效应。对于高场来讲，因为必须限制射频脉冲以减少组织的能量消耗，所以 PASL 这种方法更加有效。

基于 QUIPSS II 的 PASL 的脑血流速（cerebral blood flow，CBF）定量公式为：

$$CBF = \frac{6\,000 \cdot \lambda \cdot (SI_{control} - SI_{label}) \cdot e^{\frac{TI}{T_{1,\,blood}}}}{2 \cdot \alpha \cdot TI_1 \cdot SI_{PD}} [\text{ml}/(100\,\text{g} \cdot \text{min})]$$

$$(10-13)$$

其中 $SI_{control}$ 和 SI_{label} 分别为对照和标记数据，$T_{1,\,blood}$ 是血流的 T_1 值，α 为标记效率，SI_{PD} 是质子加权信号，λ 为大脑/血流分配系数（单位 mL/g），TI 和 TI_1 的定义见图 10-10。公式（10-13）中计算 CBF 的一些参数见表 10-2。

（3）伪连续式

伪连续式 ASL（pseudo-continuous ASL，pCASL），通常称为 pCASL，通过不连续但频率较高的标记来实现连续标记的效果和较低的 SAR 值。pCASL 的标记射频脉冲组一般是约每毫秒施加一个射频脉冲、连续施加 1 000 多个，其 SAR 值

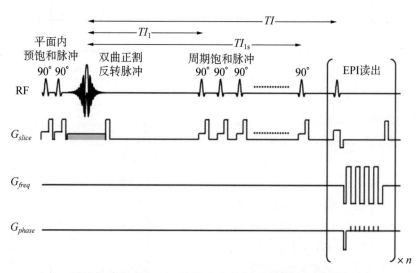

图 10-10 QUIPSS II 的脉冲序列时序图和标记方法

注：该方法包括 2 个平面内预饱和脉冲及双曲正割反转标记脉冲。图中用灰色方块表示梯度交替施加于标记状态和对照状态。TI_1 至 TI_{1s} 期间的周期性饱和脉冲由一系列的 90°激发脉冲及扰相梯度组成。单层或多层 EPI 采样在 TI 时间点开始进行。

表 10-2　ASL 数据定量计算和采集采用的参数值

参　数	数　值
大脑/血流分配系数 λ	0.9 mL/g
$T_{1, blood}$(3 T)	1 650 ms
$T_{1, blood}$(1.5 T)	1 350 ms
标记效率 α(pCASL)	0.85
标记效率 α(PASL)	0.98
标记模块厚度(PASL)	15～20 cm
标记持续时间(PASL/pCASL)	1 650/1 800 ms
标记后延迟时间(pCASL)	
按人群分类	
新生儿	2 000 ms
儿童	1 500 ms
健康成年人(<70 岁)	1 800 ms
健康成年人(>70 岁)	2 000 ms
成年临床患者	2 000 ms

介于 CASL 和 PASL 之间,而灌注信号的信噪比较高。

基于 pCASL 的脑血流量(CBF)定量公式为:

$$CBF = \frac{6\,000 \cdot \lambda \cdot (SI_{control} - SI_{label}) \cdot e^{\frac{PLD}{T_{1, blood}}}}{2 \cdot \alpha \cdot T_{1, blood} \cdot SI_{PD} \cdot (1 - e^{-\frac{\tau}{T_{1, blood}}})} [ml/(100\,g \cdot min)]$$

(10-14)

公式中固定参数及参考值请参照表 10-2。

PASL 和 pCASL 是目前临床上常用的 ASL 标记方法,相对来说 pCASL 信噪比略高,由于其标记时间更长,标记的血流量更多。在国际磁共振协会 ISMRM 出版的 ASL 技术白皮书中,推荐使用 pCASL 标记方法、3D 采集以及背景抑制技术。

（4）其他标记方法

另外,目前学术界还有提出 4D ASL 或者多 TI 的 ASL 的概念,主要是在常规 ASL 的基础上设置多个标记后延迟时间(PLD),从而可以研究不同延迟时间的 CBF 信号。同时,通过一些计算模型,可以得到 CBF 之外的定量参数,如血流到达时间(bolus arrival time, BAT),其可体现血流到达的速度。由于 PASL 的标记时间比 pCASL 短,在 4D ASL 研究中可以实现更短的 PLD 时间,从而获得更完整的血流曲线,并通过曲线拟合计算 BAT。而 pCASL 也可以通过建立物理模型计算 BAT。

（严　序　周敏雄）

主要参考文献

[1] 卢光明,动态对比增强磁共振成像[M].北京:人民卫生出版社,2018.

[2] ALSOP D C, DETRE J A, GOLAY X, et al. Recommended implementation of arterial spin-labeled perfusion MRI for clinical applications:a consensus of the ISMRM perfusion study group and the European consortium for ASL in dementia [J]. Magn Reson Med, 2015,73(1):102-116.

[3] AUMANN S, SCHOENBERG S O, JUST A, et al. Quantification of renal perfusion using an intravascular contrast agent (part 1):results in a canine model [J]. Magn Reson Med, 2003,49(2):276-287.

[4] BIHAN D L, BRETON E, LALLEMAND D, et al. Separation of diffusion and perfusion in intravoxel incoherent motion MR imaging [J]. Radiology, 1988, 168(2):497-505.

[5] DAI W, ROBSON P M, SHANKARANARAYANAN A, et al. Reduced resolution transit delay prescan for quantitative continuous arterial spin labeling perfusion imaging [J]. Magn Reson Med, 2012,67(5):1252-1265.

[6] FEDERAU C. Intravoxel incoherent motion MRI as a means to measure in vivo perfusion:a review of the evidence [J]. NMR Biomed, 2017,30(11):3780

[7] BREUER F, BLAIMER M, GRISWOLD M, et al. Controlled aliasing in parallel imaging results in higher acceleration (CAIPIRINHA) [J]. Magnetom Flash, 2012,(1):2-6.

[8] GALLICHAN D. Measuring Cerebral Blood Flow using Arterial Spin Labelling with Magnetic Resonance Imaging [J]. Methods Mol Biol, 2009, 489:277-295.

[9] KUHL C K, BIELING H, GIESEKE J, et al. Breast neoplasms: T_2^* susceptibility-contrast, first-pass

perfusion MR imaging [J]. Radiology，1997，202(1)：87－95.

[10] KYU S C, SUNG-HYE Y, YOSEOB H, et al. Improving the reliability of pharmacokinetic parameters at dynamic contrast-enhanced MRI in astrocytomas：a deep learning approach [J]. Radiology，2020，297 (1)：1－11.

[11] TOFTS P S. T_1-weighted DCE imaging concepts：modelling, acquisition and analysis [J]. Magnetom Flash，2010,(3)：30－39.

[12] ROSEN B R, BELLIVEAU J W, VEVEA J M, et al. Perfusion imaging with NMR contrast agents [J]. Magn Reson Med，1990,14(2)：249－265.

[13] SOURBRON S, HEILMANN M, BIFFAR A, et al. Bolus-tracking MRI with a simultaneous T_1- and T_2^*-measurement [J]. Magn Reson Med，2009,62 (3)：672－681.

[14] SUNG-HYE Y, SEUNG H C, TAE M K, et al. Differentiation of high-grade from low-grade astrocytoma：improvement in diagnostic accuracy and reliability of pharmacokinetic parameters from DCE MR imaging by using arterial input functions obtained from DSC MR imaging [J]. Radiology，2018,286(3)：981－991.

[15] TAYLOR A J, SALERNO M, DHARMAKUMAR R, et al. T_1 mapping：basic techniques and clinical applications [J]. JACC Cardiovasc Imaging，2016,9 (1)：67－81.

11 血氧水平依赖法功能成像

通常所说磁共振功能成像（functional magnetic resonance imaging，fMRI），狭义上是指基于血氧水平依赖效应（blood oxygenation level dependent，BOLD）的磁共振成像（MRI）对比机制。fMRI常常被用于脑的功能研究中，其以磁共振快速成像的方法来检测大脑功能区活动时内部血氧水平的变化，从而间接地研究大脑的功能。BOLD现象是20世纪90年代初 S. Ogawa 等首先观察到，随后基于 BOLD 的脑功能成像为功能性神经影像学带来一次革命，这种 BOLD 效应的发现和开发已经彻底改变了神经科学研究的许多领域。虽然这是一项相对年轻的技术，但现在它在医学、心理学、认知科学和神经科学的许多子领域中发挥着重要作用，它的应用甚至也在社会学和经济学等其他学科中逐渐兴起。

11.1 功能磁共振成像的原理

11.11.1 神经活动的生理基础

磁共振图像可以包含许多不同类型的对比度，如 T_1 加权、T_2 加权、磁化率、脑血流量等，而 fMRI 属于 MRI 另外一种成像方法，是一种基于 BOLD 对比的磁共振成像方法。脑内神经信号传导的过程需要消耗以三磷酸腺苷形式的能量，而核苷酸的产生是通过葡萄糖氧化和糖酵解来实现的。当大脑的某个区域执行认知任务上升（即激活）时，额外的神经放电和其他增加的信号过程会导致局部能量需求增加,进而导致局部脑氧代谢率(cerebral metabolic rate for oxygen,CMRO$_2$)上升。由于靠近毛细血管的组织中局部储存的氧气被糖酵解暂时消耗,废物积聚,各种化学物质(CO$_2$、NO、H$^+$)在毛细血管床上游的动脉括约肌中引起血管舒缩反应,导致这些血管扩张。血流量的增加可使局部氧气的浓度得到恢复,以克服短暂的不足;然而,供氧量比补偿 CMRO$_2$ 增加所需的供氧量还要多,即供大于求。因此在神经激活的最初导致脱氧血红蛋白的积聚、以及血管内和血管外空间中的氧合血红蛋白的减少,随后在一两秒钟内出现血管舒张反应,使情况逆转,导致的结果是,与静息状态相比,局部氧合血红蛋白浓度增加和脱氧血红蛋白浓度减少。这个过程被描述为对神经事件的血流动力学响应(图 11-1)。

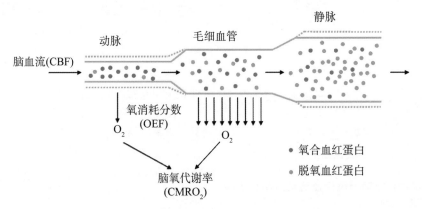

图 11-1　局部脑功能活动时血流动力学响应

11.1.2　血氧水平依赖效应

因此,神经活动增强有 2 个主要后果:局部脑血流量增加和血红蛋白氧合浓度变化(简称 BOLD 对比),这些都可以通过 MRI 检测到。脑血流量的变化可以通过注射对比剂和动脉自旋标记灌注加权 MRI 观察到。然而,与 BOLD 方法相比,动脉自旋标记灌注加权成像的灵敏度较低,采集时间更长,对运动更敏感,因此其应用往往仅集中于获得基线脑血流的定量测量或血管反应性研究,而不常用于脑功能的研究。神经活动增强第 2 种机制为 BOLD 对比,其最初在大鼠上观察到,随后在人类的相关研究中也被证实,BOLD 几乎是所有传统 fMRI 实验中使用的对比度。BOLD 对比的来源是红细胞周围磁场的变化,而红细胞周围的磁场取决于血红蛋白氧合的状态:当血红蛋白和氧气完全结合时,变成氧合血红蛋白,氧合血红蛋白是逆磁性的,并且其磁性和脑组织差异很小,不可区分。然而,血红蛋白完全脱氧时,脱氧血红蛋白有 4 个不成对的电子,并且是高度顺磁性的。这种顺磁性导致磁场中的局部梯度,造成局部场的不均匀。受该局部磁场不均匀性的影响,血管及周边组织中不同水分子的磁共振信号间会发生相位离散,造成所观测到的宏观磁共振信号强度的降低,且脱氧血红蛋白含量越高,信号强度降低的幅度就越大;相反,如果组织中脱氧血红蛋白的含量降低,组织的磁共振信号强度就会上升(图 11-2、11-3)。因此这些内源性梯度依次通过扩散和体素内相位离散分别调节血管内和血管外血液的 T_2 和 T_2^* 弛豫时间。如使用梯度重聚回波(GRE)类 MRI 脉冲序列,采集到的磁共振信号对 T_2^* 和 T_2 敏感。在 1.5 T 和 3 T 磁共振设备时,T_2^* 对比度占主导地位且在小静脉中最大;而在更高场强(>3 T)时,T_2 弛豫和扩散加权对比度变得更加重要,信号将优先在毛细血管和脑组织中产生,通过自旋回波序列采集可以提供了良好的空间特性。由于大多数 fMRI 目前在 3 T 或以下场强进行,为增加 T_2^* 对比度,BOLD-fMRI 主要采用 GRE 类方法。

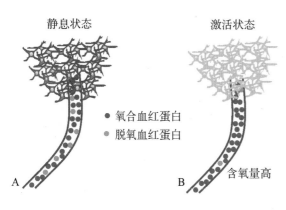

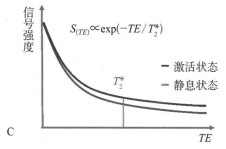

图 11-2　局部神经活动增强后血流动力学反应和BOLD 效应

注：A. 静息状态下血液中氧合血红蛋白和脱氧血红蛋白比例；B. 处于激活状态时，局部脑区血氧供大于求，导致局部血管中氧合血红蛋白比例升高；C. 静息状态下（蓝色）和激活状态下（红色）局部脑组织 MRI 信号随 TE 的衰减曲线，激活状态下由于氧合血红蛋白比例的升高导致局部磁场不均匀下降，T_2^* 值升高。

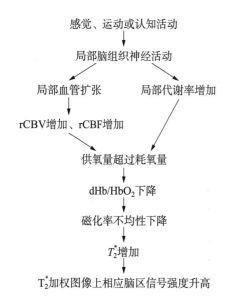

图 11-3　静息和激活状态的磁共振信号变化

11.2　功能磁共振成像的实验方法

11.2.1　任务态功能磁共振成像实验设计

典型的 fMRI 任务激活实验利用视觉、听觉或其他刺激来交替诱导受试者的 2 种或 2 种以上不同的认知状态，同时如上文所述连续采集 fMRI 数据。在刺激任务中有至少一个状态成为控制状态（基线），其他的状态称为实验状态，目的是检验不同状态之间脑功能存在信号不同的假设。在脑功能实验室中任务设计主要包括区块设计、事件相关设计以及混合设计。

在区块任务设计中（图 11-4A），区块是指由若干具有相同性质的实验任务所组成的一个刺激序列。由于具有相同性质的任务聚合在一起，因而可以引起相关脑区域的重复激活，从而诱发出很强的 BOLD 信号变化。一个区块的持续时间一般为 20～60 s。典型的区块设计往往包含了 2 种基本的任务即实验任务和控制任务，两者的区块交替出现。当然，研究者可以在一个扫描序列中安排多类实验任务及其各自的控制任务，从而方便对 2 个任务的直接比较。通过这种设计，可以在一个区块中直接比较多个认知任务的脑机制。

图 11-5 为情绪图片刺激区块设计的脑功能激活图示例。

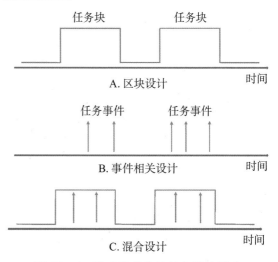

图 11-4　脑功能成像的任务设计模式

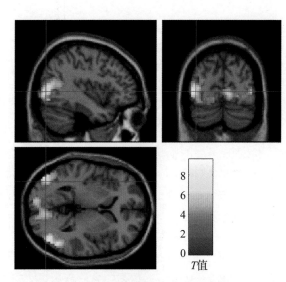

图 11-5　脑功能激活图示例（区块设计）

注：实验采用区块设计，受试者观看 6 个区块任务的图片，包括 3 个区块中性图片和 3 个区块的负性图片，每个区块持续 24 s，区块间休息 10 s。实验结果分析发现，相对中性图片，观看负性图片任务时激活增加的脑区（伪彩部分）包括视觉区、额中回、梭状回以及小脑。统计阈值体素水平 $P > 0.001$，基于团块水平 FWE 校正 > 0.05，其中彩色部分显示在此统计阈值下脑激活的区域，T 值越大对应的统计的 P 值越小。

　　事件相关设计也称单事件设计，其设计中可以控制的最小单元是单个刺激。由于 fMRI 研究主要采用 BOLD 技术，而单个事件诱发的 BOLD 信号往往较弱，并且还容易受到其他因素的干扰。因此，实际运用中往往采用多个事件诱发的 BOLD 信号进行叠加的方法（图 11-4B）。最初的事件相关设计多采用长刺激间隔（stimulus onset asynchrony，SOA）的慢速呈现设计方式，SOA 超过 12 s，以避免前后刺激引发的信号相互叠加带来的影响。随着研究者对 BOLD 信号特点认识的深入以及新的统计分析方法的出现，现在研究者普遍采用快速的事件相关实验设计。通过这种技术，实验的刺激间隔可以降低为 2~3 s，甚至达到 500 ms。目前事件相关设计有了很多发展：在刺激类型上有单类和多类刺激实验设计；在刺激呈现顺序上有固定顺序（fixed）、伪随机（pseudorandomised）和完全随机（stochastic）；在刺激间隔上有固定（constant）间隔和变化（variable）间隔等。这些特征的组合可产生多种事件相关设

计模式。目前变化的间隔模式用得比较多，但当需要描述血流动力学响应的振幅或时间时，加入随机变化的时间间隔（jitter）的事件相关（event-related，ER）设计更为优越。在事件相关设计中，任务事件相对较短，并且在非恒定的实验间隔内发生，控制条件的周期较长，这使得血流动力学反应更充分地回到基线。jitter 时间可用于在整个刺激任务中对时间频率较高的血流动力学反应进行采样，但也可用于诱导期望的认知策略，例如，避免预期反应或保持注意力等。

　　随着脑功能成像的发展和广泛应用研究，人们发展出区块设计和事件相关设计的混合任务设计（图 11-4C）。混合设计能够充分发挥区块设计和事件相关设计的优势，能够捕捉瞬时的 BOLD 信号变化，也能观测实验相关持续的 BOLD 信号。虽然混合设计具有双重优势，但是任务设计复杂，需要考虑的因素非常多，在使用时必须非常小心。

　　从测量的时间序列数据中得出有效结论在很大程度上取决于任务的设计。研究者必须注意，在实验条件和控制条件之间，只有感兴趣的任务的影响，而注意力和唤醒度等混杂影响保持不变或不相关。在一些研究中，这是很简单的，例如使用感觉任务进行术前定位，目的只是定位激活，以便在手术后维持重要的大脑功能。在这种情况下，只要信号强度足以描述手术干预期间要保留的功能性区域，信号强度就无关紧要。然而，在许多其他情况下，需要比较推理，例如任务难度对认知过程影响的参数研究，因此必须考虑对学习、适应和显著性等因素的控制。

11.2.2　扫描方法

　　任务态 fMRI 研究试图在扫描过程中给予视觉、听觉或其他刺激，从而诱导大脑中的不同神经状态，并通过比较不同状态下记录的信号获得激活图。因此，必须以快速扫描模式采集每幅图像，以避免引入与脑功能活动无关的噪声信号，如呼吸、心血管噪声以及头动。一般来说，大多数 fMRI 是使用单激发梯度回波类回波平面成像（GRE-EPI）方法进行的，该方法可以在典型分辨率

（3.4 mm×3.4 mm×4 mm 体素大小）下，在大约 60 ms 内收集到一层二维图像的数据。通常，用 30 余层二维切片进行全脑扫描，重复时间（TR）为 2 s，则 fMRI 的时间分辨率为 2 秒/帧。将扫描图像中的每个体素生成一个信号强度-时间序列，随后就可根据任务设计进行数据分析。

自旋回波类回波平面成像（SE‑EPI）序列也可以用于 BOLD 信号的采集，其采用了 180°重聚射频脉冲，可以减轻磁化率相位离散效应，但 SE‑EPI 对 BOLD 效应的灵敏度明显不如 GRE‑EPI 序列。当然多激发 GRE‑EPI 序列也可以用于 BOLD 信号采集，相比单激发 GRE‑EPI，它可以减轻图像的变形和信号丢失，但影响图像采集时间分辨率。梯度回波螺旋成像（GRE‑Spiral）序列也可以用于脑功能成像，同样也可以获得较高的时间分辨率，且对运动不敏感；但是相比 GRE‑EPI，其图像重建复杂，计算量大。

脑功能成像的图像质量取决于不同参数的优化组合，如序列、TR、回波时间（TE）、翻转角（FA）、空间分辨率等，各成像参数之间一般存在着相互制约的关系，理想的成像序列应在这些相互矛盾的因素之间寻求平衡，其中 TE 的优化选择对图像质量的影响十分重要，因为 TE 是决定磁灵敏度的重要参数并影响着激活信号的对比度。TE 越长，磁化率效应对信号的对比度影响就越大，但是 TE 越长图像整体信噪比下降，同时 TE 还决定着相位编码的获取速度。因此需要在信噪比和 BOLD 权重之间取一个合适的平衡，例如在 3 T 磁共振系统上，GRE‑EPI 序列常用的 TE 为 30 ms；而在 1.5 T 系统上，当 TE 为 50 ms 左右时，可获得较好的成像质量。

近年来，并行成像和同时多层采集（simultaneous multi-slices，SMS）技术的发展使得全脑 fMRI 能够以亚秒采样间隔采集，而不会显著降低空间覆盖范围和空间分辨率。将 SMS 应用于 fMRI 研究，可以提高脑功能成像的速度，或者在 TR 不变的情况下，提高脑功能成像的空间分辨率。除了在更精细的时间尺度上探测大脑功能外，更快的采样可能会导致功能灵敏度的增强，这可能是由于更清晰的神经表征（由于较少的混淆

生理噪声）和额外的统计效益（由于给定的扫描持续时间有更多的自由度）。关于快速脉冲序列，请参见本书第 5 章；关于加速采集方法，请参见本书第 6 章。

11.2.3　静息态脑功能成像

除了任务态的脑功能成像，还有一类的研究方法叫静息态（resting-state）脑功能成像。这里的静息是指被试在扫描时不要执行特定的任务，始终保持安静和休息的状态，所以静息态也被称作无特定任务的状态。静息态功能磁共振受试者不需要参与执行任务，扫描方法同任务态，但是需连续重复采集 5～10 min 的数据。静息态脑功能成像不需要设计特定的任务，数据的采集比较容易，因此深受研究者欢迎。

11.3　功能磁共振成像的数据分析方法

11.3.1　数据预处理

一旦采集到图像，就必须对时间序列数据进行处理，以获得大脑激活图。在进行统计分析之前，先要进行数据的预处理。预处理的步骤可以包括以下全部或部分（图 11‑6）：时间校正、头动校正、场图校正、配准和空间平滑。

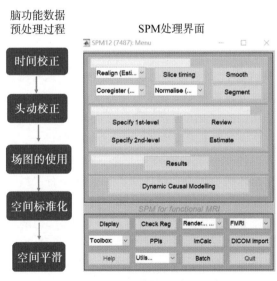

图 11‑6　脑功能数据的预处理流程

（1）时间校正

预处理需要进行时间校正，是因为在功能像数据分析时，我们需假设三维的全脑 MRI 数据是在同一时间内采集得到的。然而在实际采集过程中，MRI 数据是通过隔层、升序或降序扫描得到，每一层扫描的时间点都不一致。因此，需要选定某一时间点采集的层面作为标准层，然后通过插值的方法把其他层面校正到与标准层的采集时间一致。

（2）头动校正

通常功能像扫描时需要受试者保持头部不动，实际上受试者的头动很难完全避免。如果受试者头动大于一个体素，数据通常会被舍弃；而头动小于一个体素时，可以通过头动校正减少影响。其处理过程如下：选择一帧脑图像（某个时间点的全脑图像）作为参考图像，然后通过刚体变换（平移或旋转）将其他时间点的全脑图像对齐到参考图像。头动校正在 fMRI 数据分析中只能用以校正微小的头动（小于一个体素），但对于较大的头动带来的严重而复杂的伪影则无能为力。通常文献中受试者头动大于 3 mm 或 3°的数据将会被舍弃，严格的时候，头动需要控制在 1 mm 或 1°以内。

（3）场图的使用

在功能成像数据扫描时建议同时扫描场图（field map），用于功能数据的处理。在实际采集 EPI 图像的过程中，由于磁场不均匀的存在，会不可避免地引入伪影，主要表现为 EPI 图像的几何畸变和信号丢失。几何畸变表现为图像上的像素点（对应实际数据的体素点）偏离本来的位置、被压缩或被拉伸。EPI 图像的几何畸变使功能磁共振图像难以准确配准到结构像上，可能造成脑激活区域的定位错误。在功能像的数据后处理中，利用场图能够简单有效地对功能磁共振图像的几何畸变伪影进行校正，提高 fMRI 应用于治疗和研究的准确性。

（4）空间标准化

每个受试者大脑的形状和沟回特征都具有特异度。若要进行组水平的分析，所有受试者的每个体素需要处于相同的解剖位置。因此，我们需要通过标准化过程将每个被试功能像标准化到具有统一坐标空间的标准模板。功能像配准是先配

准到高分辨的结构像，再配准到标准脑模板上。fMRI 图像空间分辨率较低以至于所提供的大脑的解剖结构细节有限，将功能像映射到高分辨的三维结构像可以弥补这一不足。通过相互信息最大化的方法估计平均功能像和结构像并得到参数变换矩阵，利用 6 个参数的刚体变换或 12 个参数的仿射变换来完成结构像对齐到平均功能像的配准过程。

（5）空间平滑

在空间标准化后一般需要进行空间平滑，主要有以下原因：提高受试者内配准的准确性并去除受试者间存在的特异度；确保空间信号的变化是连续的并服从正态分布；此外也能提高信噪比。研究表明，平滑核设置为体素大小的 2～3 倍比较合适。

11.3.2　任务态脑功能成像分析

因为 BOLD 信号很小（在许多关于更高认知过程的研究中小于 1%），简单地在实验和控制条件下通过平均图像然后相减的方法不足以可靠地确定差异，因为噪声会对信号产生干扰并造成错误的激活位置。MRI 的图像噪声源于受试者本身和电子设备的热源、头部的整体运动、心脏和呼吸诱发的噪声以及基线神经代谢的变化等。由于噪声有时可能大于感兴趣的信号，fMRI 分析使用统计方法比较不同状态之间的信号差异。这些分析产生了一个激活图，它是大脑状态不同概率的函数。激活的统计分析可以使用通用线性模型（general linear model，GLM）、与模型回归量的互相关，或基于数据驱动方法中的独立成分分析（independent component analysis，ICA）。分析所获得数据的模型包括感兴趣的实验设计以及不感兴趣的"干扰的回归信号"，例如信号漂移、运动和反映在全局或白质信号中的噪声等。

（1）个体分析

以 GLM 为例，平滑后的功能图像进入相应的软件（如 SPM），执行个体分析。首先，按照不同刺激任务的起始时间点和持续时间建立 GLM 模型，这些起始点任务函数与血流动力学响应函数（hemodynamic response function，HRF）进行卷积运算（图 11 - 7）。然后，通过高通滤波去除 1/128 Hz

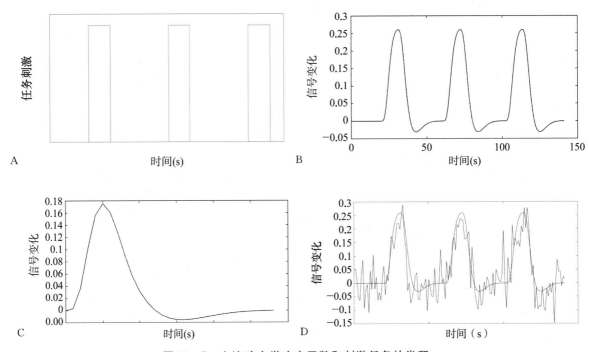

图 11-7　血流动力学响应函数和刺激任务的卷积

注：A. 任务刺激示意图；B. 任务刺激后理想的血流动力学响应函数，由任务刺激和单个刺激的血流动力学函数卷积后得到；C. 单个刺激的血流动力学函数；D. 实际检测到激活区域的磁共振信号。

以下频率的信号，用以校正扫描仪的低频漂移。最后，在个体分析中再用不同实验条件分别减去基线条件，得到每一个受试者所有对比度图像，用于后期的组分析。

一般线性模型认为，每一个像素上的观测值是由一些未知参数 β 的线性叠加而成：

$$Y = \beta_0 + \beta_1 X_1 + \beta_2 X_2 \beta_3 X_3 + \beta_4 X_4 + \cdots + \varepsilon$$

$$(11-1)$$

其中 Y 对应的是数据组成的列向量；而 X 对应的是设计矩阵，β 是未知参数组成的列向量；ε 是误差项组成的列向量。拟合出 β 后，得到了许多不同对比度的图像，然后再对它们进行统计分析，脑功能激活图实际上就是根据对参数的统计推断而得到的（图 11-8）。实际 GLM 和血流动力学响应函数进行卷积可以得到大脑随任务变化的理想响应模型，通过统计和检验来判断每个体素在一定的阈值下是否符合理想响应模型，符合的即为激活的脑区，不符合的即为非激活的脑区。一般线性模型主要用来解决 2 个问题：一是对模型的未知参数进行估计；二是对估计得到的参数作假设检验，以此来判断回归量的显著性。

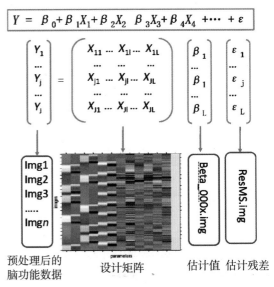

图 11-8　基于一般线性模型的脑功能数据分析

注：其中 Y 对应的是磁共振数据，而 X 对应的是设计矩阵，β 是计算值，而 ε 是误差。

（2）组分析

为了检验假设，需要进一步进行组分析，即利用个体分析生成的对比图像（contrast 文件）进行组分析。组分析中单组和 2 组分析可以采用 t 检验，多组分析的可以采用 F 检验、方差分析等。在组分析时，年龄、性别以及头动参数都可以作为协变量纳入组分析。组分析结果通常需要多重比较校正，如总体误差（family wise error，FWE）校正和错误发现率（false discovery rate，FDR）校正。

11.3.3   静息态数据分析

在统计分析之前，静息态 fMRI 数据也需要进行一系列的预处理过程去除数据采集带来的影响、生理噪声和受试者大脑的个体化差异以保证组水平分析的可信性和灵敏度。静息态 fMRI 数

据主要的预处理流程与任务态类似，也包括时间校正、头动校正、空间标准化和空间平滑等过程。除了上述的预处理步骤，还需要根据选取的分析方法剔除噪声的影响，如使用带通滤波（0.01～0.08 Hz）以减少低频漂移和高频噪声（如呼吸和心跳等）信号。此外，头动参数、全脑平均信号、脑白质和脑脊液的信号可以利用线性回归的方式作为协变量以减少影响。

静息态的数据的后处理有很多种方法（图 11-9），分析局部脑功能的方法包括局部一致性（regional homogeneity，ReHo）和低频振幅（amplitudes of low-frequency fluctuation，ALFF），分析功能连接的方法有种子点分析、主成分分析、独立成分分析和图论分析等。静息态的数据也需要先计算得到个体的脑功能成像数据，然后再进行组分析。

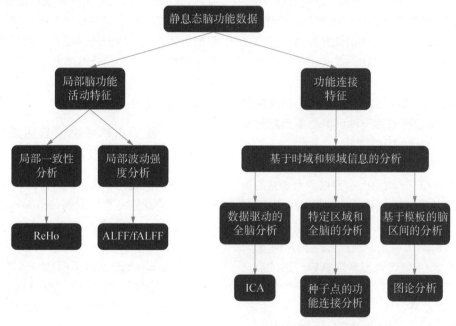

图 11-9   静息态脑功能成像分析方法

11.4   脑功能磁共振成像的临床应用

11.4.1   术前计划

在一些医疗机构中，fMRI 通常用于手术前计

划侵入性神经外科手术，该技术已成为手术前感觉运动区和语言区定位的常用工具。fMRI 改变了许多患者的手术选择，其应用于术前规划有许多益处，包括减少手术时间、降低大部分患者术中语言测试的需求。尽管在手术前计划中使用 fMRI 有积极的用处，但它还没有被广泛采用。最

大的原因是目前还没有严格的证明其有效性。前人在对肿瘤切除术前计划的回顾性分析中指出，随机试验或结果研究明确显示在术前应用 fMRI 成像时对患者最终结果有好处，但是临床尚未充分使用。尽管越来越多的神经外科医生在手术前使用 fMRI，由于条件限制目前它还没有成为一种常规的术前扫描方案。

11.4.2 治疗评价和康复评价

　　fMRI 作为一种无损伤的影像方法可以用于药物治疗后的观测和评价，该技术有助于阐明复杂神经和精神疾病的潜在机制。疾病过程往往涉及复杂的大规模网络互动，超出疾病假定的主要脑区。fMRI 可以用来探讨药物在中枢作用部位、以及引起的功能变化，有助于确定早期治疗反应、药物疗效机制和不良反应，有可能促进中枢神经系统药物的发展。实际上 fMRI 已经广泛应用于精神疾病和神经疾病的药物对脑网络的影响，如情感障碍和情绪处理回路中的选择性血清素和去甲肾上腺素能再摄取抑制剂；癫痫和认知网络中的抗癫痫药物；注意缺陷/多动障碍和注意控制网络中的兴奋剂。fMRI 还常用于患者的康复检测和评价，该技术已经成为一种记录与中风恢复相关的神经活动变化的有效工具。

　　fMRI 在医学实践中发挥了越来越重要的作用，但大部分仅限于实验研究，目前只有少量的患者由于医疗目的接受该检查。要求对患者进行 fMRI 检查的医生也很少，在神经外科也只有少数的医生有该检查的需求。因此，尽管 fMRI 仍有继续增长的潜力，但是该技术到临床广泛的应用还有很长的路要走。

11.5　功能磁共振成像的体部应用

11.5.1 基于血氧水平依赖的磁共振成像
在脊髓中的应用研究

　　BOLD - MRI 被神经影像学界广泛应用于大脑研究，但在脊髓研究中仍然存在挑战，尽管其技术可行性得到了证实。迄今为止，脊髓 BOLD 的

研究主要包括运动相关的研究，如手部和腿部运动；痛觉研究如疼痛和非疼痛的热刺激；感觉研究如毛刷刺激和电刺激等。腿部运动对应脊髓 BOLD 响应特征对于脊髓损伤研究和运动康复特别有意义。在人类身上观察到了有害的激光加热和无害的手背毛刷刺激在脊柱引起的 BOLD 反应有显著区别。目前脊髓功能磁共振成像仍在发展中，尽管越来越多的脊髓 BOLD 研究成果发表在高影响力的出版刊物上，证明了其潜在的价值，然而这些研究面临着许多挑战，包括脊髓解剖位置和功能位置的定位、磁场不均匀性、被试的运动、接收线圈灵敏度降低（相对于脑部的 BOLD 研究）、以及缺乏专用于后处理的软件包和相应分析工具。克服这些障碍已成为该领域的一个主要研究方向，为解决脊髓 BOLD 研究中的问题，研究工作者开发出适用于脊髓 BOLD 研究的序列设计、改进相应的线圈设计以及开发出用于脊髓 BOLD 研究的图像配准和生理噪声降低的工具。目前脊髓功能磁共振的灵敏度和再现性差，仍需要使用类似的采集和分析技术通过更多的实验研究验证其结果的可重复性、其标准化的准确性以及结果的可靠性。

11.5.2 基于血氧水平依赖的磁共振成像
在肾脏中应用研究

　　肾脏疾病是全球健康负担，发病率稳步上升。估计每年全球因急性肾损伤（acute kidney injury，AKI）的死亡人数是 200 万人。肾组织灌注不足和缺氧被认为是急性肾损伤到慢性肾脏疾病（chronic kidney diseases，CKD）的病理生理学和进展的关键因素。BOLD - MRI 被认为是一种探测肾组织氧合的替代检测方法。肾 BOLD - MRI 已经成熟，并有较多的临床前和临床应用报道。其临床意义涉及生理学、肾脏学、放射学和其他相关领域的基础科学和临床研究。BOLD - MRI 易受顺磁性脱氧血红蛋白诱导的血管周围的大量微观磁场干扰，这些微观磁场的不均匀性影响有效的横向磁共振弛豫时间 T_2^*。因此 T_2^* 测量被广泛认为是肾组织氧合的替代测量方法，T_2^* 的变化可以反映血液氧合的变化。肾组织灌注不足和缺

氧通常被认为是 AKI 向 CKD 发展的重要机制。

在过去的 20 多年中，BOLD–MRI 被广泛用于评估各种肾脏疾病条件下肾组织氧合水平的变化，例如缺血性、高血压、糖尿病和肾病综合征、狼疮性肾炎、急性肾损伤和肾移植排斥反应。BOLD–MRI 是检测血流动力学、药物或饮食因素改变对肾氧合的影响的有力工具。总之 MRI 是一种无侵入、无损伤评价肾氧合令人兴奋的技术。未来需要增加对影响 BOLD 信号的因素的了解，从而使其标准化更好，并改进分析技术以获得高度可重复的结果。在不久的将来可以利用 BOLD–MRI（单独或与其他 MRI 方式结合）区分能够从肾血管重建中受益的肾动脉狭窄患者和/或早期识别肾功能下降的高危 CKD 患者。

11.5.3　基于血氧水平依赖的磁共振成像在体部肿瘤研究中的应用

肿瘤微循环和氧合在肿瘤生长、影响药物传递、转移扩散以及对细胞毒性化疗和放疗的反应中起着关键作用。低氧被认为是几乎所有实体瘤的一个不良预后指标，也是放射治疗、化疗、手术和靶向治疗失败的预测指标。因此肿瘤氧合测定似乎越来越与临床决策相关。组织切片微电极系统为人类乳腺肿瘤缺氧提供了确凿的证据，并显示肿瘤与正常组织的氧合模式明显不同。前人发现不同肿瘤的 T_2^* 值有显著差异，肝胆 BOLD–MRI 有预测肝肿瘤血管形态的潜力。BOLD–MRI 对血管氧合敏感，因为脱氧血红蛋白是顺磁性物质，可以作为内源性对比剂，会导致 T_2^* 加权图像信号丢失。BOLD–MRI 可以在治疗前识别肿瘤、了解肿瘤的空间分布和

量化肿瘤缺氧的程度，并在跟踪治疗过程中监测肿瘤的缺氧变化。

（杜小霞）

主要参考文献

［1］BUXTON R B, FRANK L R. A model for the coupling between cerebral blood flow and oxygen metabolism during neural stimulation ［J］. J Cereb Blood Flow Metab, 1997,17(1):64–72.

［2］FARO S H, MOHAMED F B. Functional MRI: basic principles and clinical applications ［M］. Philadelphia: Springer Press, 2006.

［3］ROBINSON S P, HOWE F A, RODRIGUES L M, et al. Magnetic resonance imaging techniques for monitoring changes in tumor oxygenation and blood flow ［J］. Semin Radiat Oncol, 1998,8(3):197–207.

［4］SEIF M, EISENBERGER U, BINSER T, et al. Renal blood oxygenation level-dependent imaging in longitudinal follow-up of donated and remaining kidneys ［J］. Radiology, 2016,279(3):795–804.

［5］SUMMERS P E, IANNETTI G D, PORRO C A. Functional exploration of the human spinal cord during voluntary movement and somatosensory stimulation ［J］. Magn Reson Imaging, 2010,28(8):1216–1224.

［6］SUNAERT S. Presurgical planning for tumor resectioning ［J］. J Magn Reson Imaging, 2006,23(6):887–905.

［7］WORSLEY K J, LIAO C H, ASTON J, et al. A general statistical analysis for fMRI data ［J］. Neuro Image, 2002,15(1):1–15.

12 活体磁共振波谱学

活体磁共振波谱学（magnetic resonance spectroscopy，MRS）可通过非侵入性方式检测和定量活体组织代谢及生物化合物的变化。在临床上，MRS 得到的被测化合物组成成分及其定量特征可用于研究疾病发病机制、以及纵向监测患者和控制治疗进程等。目前，MRS 为评价脑的代谢

和功能提供了一个强大的工具。此外，其在乳腺和前列腺等部位肿瘤的鉴别诊断也具有重要价值。

虽然 MRI 和 MRS 基于相同的基本原理，但是两者之间还是存在许多差别。对于临床医生来说，最大的差别就是，MRI 得到的是解剖图像，

MRS 提供的则是以数值或图谱来表达的定量化学信息。磁共振波谱成像（MR spectroscopic imaging，MRSI）则以图像形式提供代谢信息。

12.1 磁共振波谱基本概念

12.1.1 化学位移

（1）共振频率和化学环境

基于拉莫尔共振条件，原子核的共振频率是由其旋磁比及其所感受到的磁场强度所决定，可表示成如下公式：

$$f_0 = \gamma B_n \qquad (12-1)$$

公式中 f_0 是原子核的拉莫尔共振频率（简称拉莫尔频率），γ 是旋磁比，B_n 为原子核感受到的磁场强度。特定的原子核有特定的旋磁比，如氢原子核（^1H，质子）的旋磁比为 42.57 MHz/T，其他的原子核的旋磁比参见第 2 章中表 2-1。

如果原子核不是自由的而是化合物的一部分，则可观察到外加磁场 B_0 被原子核周围电子屏蔽的现象。因此，对于给定的外磁场，由于不同核所处的化学环境不一样，则产生共振频率的微小差别，从而导致磁共振峰的差别。这种屏蔽效应所导致的原子核共振频率的变化称为化学位移，这是 MRS 的一个主要概念（图 12-1）。

图 12-1A 显示了一个假想的处于外磁场 B_0 中的单个质子，原子核所受的磁场 B_n 与外磁场 B_0 完全相同，其共振频率为 γB_0（图 12-1B）。假设单个质子通常被电子云所包围（图 12-1C），则根据经典物理学理论，电子云可以看作是围绕原子核旋转的电流，其在原子核上也产生一个磁场 B_e，B_e 与外部磁场 B_0 方向相反。这时原子核感受到的磁场 B_n 是 B_0 和 B_e 之和，其小于 B_0，因此共振频率也会降低（图 12-1D）。一般来说，图 12-1C 中的质子是大分子的一部分，直接与碳或其他原子结合。有机化合物中的大多数原子，如碳、氮和氧，比氢原子核有更强的电负性，这意味着它们倾向于把电子云密度从氢原子核那里拉走。随着质子周围电子云密度的减小，电子

云导致的磁场也随之减小。此时氢原子核感受的总磁场 B_n 将大于图 12-1C 中的磁场（图 12-1E），这样导致更高的质子共振频率（图 12-1F）。化学位移效应可以包含在拉莫尔方程［公式（12-1）］中，此时氢原子核处的磁场 B_n，除了主磁场 B_0 外，还包括屏蔽效应。

基于对图 12-1A～F 内容的讨论，可以定性地理解乳酸的 ^1H-NMR 谱。乳酸有四种类型的质子（图 12-1G），分布在甲基（-CH_3）、次甲基（-CH）、羟基（-OH）和羧基（-COOH）。当乳酸溶解在水中时，羟基和羧基质子与水质子发生快速交换，使它们在正常的 ^1H-NMR 谱中几乎看不见。甲基和次甲基质子分别在较低和较高的拉莫尔频率处产生共振线。

对于甲基，由于紧邻原子中缺乏诸如氧一样高电负性的原子，所以甲基中质子有一个相对较高的电子云密度，而高的电子云屏蔽导致原子核感受到较低的磁场，因此拉莫尔频率较低。而对于次甲基，其紧邻的化学键中有 3 个氧原子，所以次甲基中质子周围的电子密度要低得多，因此，原子核感受到的磁场和拉莫尔频率较高。这种理论可以通过高频和低频信号的相对信号面积是 1：3 来证实，2 个信号分别对应于一个次甲基质子和 3 个甲基质子。

（2）化学位移的定义

到目前为止，拉莫尔频率都是以赫兹（Hz）为单位表示的。而电子屏蔽效应依赖于磁场强度，因此其引起的频移也依赖于磁场强度。这种依赖于外部磁场 B_0 的拉莫尔频率的表示方式对于不同场强下化学物质鉴定和对比不太方便。当化学位移以相对于参考化合物的拉莫尔频率的比例来表示时，则变得与磁场强度无关。^1H 化学位移大约为百万分之一量级（parts per million，ppm），所以以 ppm 表示：

$$\delta = \frac{f - f_{ref}}{f_{ref}} \times 10^6 \qquad (12-2)$$

其中 δ 表示化学位移（ppm），f 和 f_{ref} 分别表示所研究化合物和参考化合物的拉莫尔频率（Hz）。

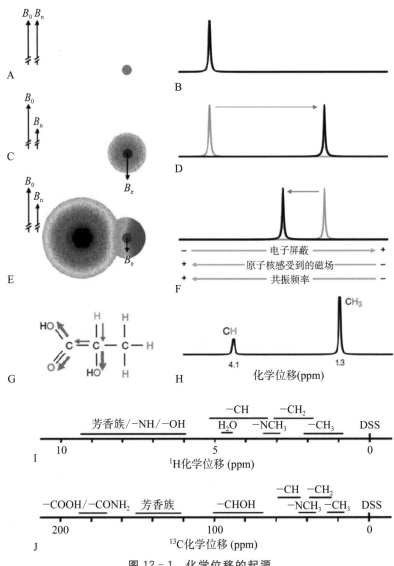

图 12-1 化学位移的起源

注:A. 单个质子的原子核感受到的磁场 B_n 等于外磁场 B_0;B. 单个质子的原子核得到共振频率为 γB_0 的波谱;C. 氢原子核外的电子云可以被看作是围绕原子核旋转的电流,其在原子上产生一个与外部磁场 B_0 方向相反的磁场 B_e,因此核感受到的磁场 B_n 就会下降,故而共振频率也下降(D);E、F. 较大分子中氢的电子密度取决于邻近原子的电负性,因此精确的共振频率对化学环境变得非常敏感;G、H. 乳酸中的电负性氧原子使电子密度远离质子,从而降低了电子屏蔽,由于单个次甲基质子(蓝色)比 3 个甲基质子(绿色)更接近电负性氧原子,因此次甲基质子的拉莫尔频率和化学位移都较高;I、J. ^1H - NMR 和 ^{13}C - NMR 探测到的各种化学基团的化学位移范围。2-二甲基-2-硅戊烷-5-磺酸盐(DSS)中甲基质子的化学位移 $\delta = 0$。

(3)化学位移参考物

理想的参考化合物应该是化学惰性的,它的化学位移应该与外部变量(温度、离子强度、位移试剂)无关,并且能与其他共振信号很好分离,是强的单重态谱线。一种被 ^1H 核磁共振(nuclear magnetic resonance,NMR)和 ^{13}C - NMR 广泛接

受的参考化合物是四甲基硅烷(tetramethylsilane, TMS),它的 $\delta = 0$。然而,TMS 的应用仅限于有机溶剂中化合物的 NMR 研究。对于水溶液,典型的参考物是 3 -(三甲基硅基)丙酸酯(3 - trimethylsilyl propionate,TSP)或 2,2 -二甲基-2 -硅戊烷-5 -磺酸盐(2,2 - dimethyl - 2 -

silapentane - 5 - sulfonate，DSS)，其中 DSS 更理想，因为其化学位移与温度和 pH 无关。然而这些化合物在人体内组织中不存在，因此不能作为内参。

在活体 MRS 应用中，则采用其他共振峰作为内部参考。脑部^{1}H - MRS 常用的内部参考是的 N -乙酰天冬氨酸(N - acetyl aspartate，NAA)的甲基单峰(2.01 ppm)，而脑和肌肉的^{31}P - MRS 则可采用磷酸肌酸(phosphocreatine)共振峰 (0.00 ppm)。

（4）化学位移范围

图 12 - 1I 和 J 显示了常规^{1}H - NMR 和^{13}C - NMR 谱观察到的一些化学基团的化学位移的总体情况。总体模式可以定性地用邻近的负电性原子的屏蔽效应来解释。有些文献还会采用术语"下场区"(downfield)和"上场区"(upfield)来定义化学位移的分布。这些术语的起源是，在 NMR 的早期采用固定频率的射频照射，进而通过改变磁场来获得波谱。具有高拉莫尔频率的信号具有高的化学位移，需要较低的主磁场才能与固定频率的射频产生共振，因此具有较高化学位移的谱线会出现在下场区，具有较低化学位移的谱线出现在上场区。可以这样去理解：下场区的原子核电子屏蔽磁场降低，上场区的原子核电子屏蔽磁场增加。

在图 12 - 1 的 I 和 J 图中，电负性基团(如羧基和羟基)或其附近的共振谱线出现在波谱的下场区，而高度屏蔽的甲基出现在上场区。临床中^{1}H - MRS 在很大程度上涵盖了 1~4 ppm 范围内的上场区共振谱线。^{13}C - MRS 和^{31}P - MRS 的化学位移覆盖范围大得多，分别约为 200 ppm 和 30 ppm。

12.1.2　标量耦合

拉莫尔频率或者化学位移，可给出原子核化学环境的直接信息，从而极大地帮助化合物的明确检测和指认。理论上，谱线下积分面积与化合物的浓度成正比，从而使磁共振波谱成为一种定量技术。例如，乙醇在低分辨磁共振波谱中出现 3 个峰，面积分别为 3:2:1，它们依次为- CH₃、- CH₂、- OH 基团中的质子峰(图 12 - 2A)。当 NMR 谱分辨率提高后，还可以观察到的另一个特征是共振峰分裂成几条较小的谱线(图 12 - 2B)，这种现象通常被称为标量耦合、J 耦合或自旋-自旋耦合。

具有磁矩的原子核之间是相互影响的，除了直接通过空间耦合即偶极-偶极耦合外，还会通过化学键中的电子来耦合即标量耦合。虽然偶极相

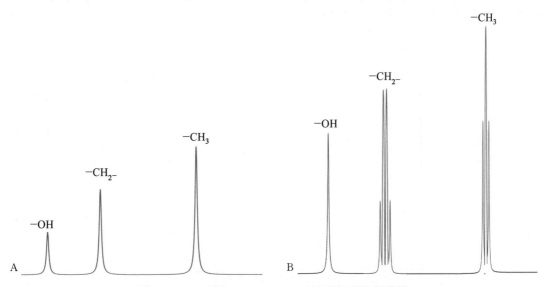

图 12 - 2　乙醇(CH₃ - CH₂ - OH)的质子磁共振波谱

注：A. 低分辨率谱，3 个^{1}H 共振峰分别表示羟基(- OH)、亚甲基(- CH₂)和甲基(- CH₃)，其在共振谱线下面积的比例为 1:2:3，因此与 3 种原子基团的比例对应。B. 高分辨率谱，谱线分辨率提高，能够观察到共振峰的分裂(自旋-自旋耦合)；亚甲基基团能够分为四部分，信号强度的比例为 1:3:3:1；甲基基团分为三部分，信号强度的比例为 1:2:1。

互作用是液体中弛豫的主要机制,但由于分子的快速翻转使平均偶极相互作用为零,所以原子核之间不存在净相互作用。然而,由于化学键的平均相互作用并不为零,进而引起标量耦合现象。标量耦合是一种量子效应,仅用经典的磁化矢量模型是无法理解的。由于这方面的原理相对而言比较复杂,这里不加叙述。

标量耦合的基本原理是基于自旋-自旋配对,所以标量耦合常数与外加磁场无关,其值采用 Hz 表示。典型的标量耦合常数是:$^1H-^1H$ $(1\sim15\ Hz)$,$^1H-^{13}C$ $(100\sim200\ Hz)$,$^1H-^{15}N$ $(70\sim110\ Hz)$,$^1H-^{31}P$ $(10\sim20\ Hz)$,$^{13}C-^{13}C$ $(30\sim80\ Hz)$,$^{31}P-O-^{31}P(15\sim20\ Hz)$。

如果一种化合物的化学位移差值大于其标量耦合常数,则谱线被认为是一阶的。对于标量耦合和化学移差值为相同数量级者,谱线被认为是二阶的。脑代谢物中的许多氢核表现为标量耦合,并且随着信噪比的提高,高的主磁场强度有利于改善其谱线分辨率并可通过减少二阶耦合效应来简化谱型。

使用标量耦合可进行波谱编辑。如 γ-氨基丁酸在人体大脑中含量很低,它有一个亚甲基的质子是三重峰,化学位移为 3.00 ppm,其与肌酸中化学位移为 3.02 ppm 的峰重合,并与胆碱中化学位移为 3.20 ppm 的峰靠得也很近,因此常规 MRS 中难以检测到 γ-氨基丁酸中 3.00 ppm 的峰。利用标量耦合并采用谱编辑技术,就可将肌酸中化学位移为 3.02 ppm 的峰和胆碱中化学位移

为 3.20 ppm 的峰消除掉,从而检测到 γ-氨基丁酸 3.00 ppm 的信号。

12.1.3 磁共振波谱特性

活体 MRS 的目的是无创性定量分析活体组织中的化合物。MRS 共振信号(对应于谱峰面积)与共振原子核丰度成正比,因此可对其主体化合物进行定量分析。如果化合物具有一个以上的共振原子核,则可在谱线上观察到一个以上的波峰,同时所伴随的冗余信息可用来提高物质定量分析的精确度。代谢物特异度的化学位移和标量耦合组合产生了类似于人类指纹的独特谱型。但是,从活体人脑中采集的 ^1H-MRS 谱线包含有来自所有被观察代谢物的综合信息,是多个代谢物波谱的总和,这就需要将各个代谢物浓度进行分离。^1H-MRS 谱线分散有限(即所观察共振峰展得不是太开),而且活体所获得的谱线宽度一般较宽,所以谱线之间会出现严重重叠。在临床实践中,尽管各个代谢物谱型具有基本特征,但很难对各个代谢物进行可靠识别。通过对谱峰的简单数值积分算出谱线下面积通常是不准确的,而需要用到复杂的后处理方法对波谱数据进行优化,并用数学模型对谱峰进行拟合,从而得到更可靠的定量结果。

图 12-3A 显示了波谱谱峰示意图,其具有如下特性:

(1)横坐标(谱线共振频率)

谱的横轴(横坐标)代表化学位移,一般以 ppm

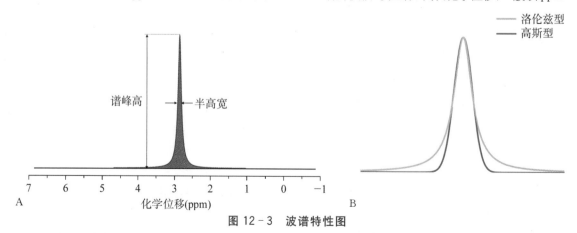

图 12-3 波谱特性图

注:A. 该波形为洛伦兹型,图中灰色部分表示峰下面积;B. 浅蓝色波形为洛伦兹型,红色为高斯型。

来标定横坐标。

横坐标向左是正。横坐标的左边,代表高频(下场);横坐标的右边,代表低频(上场)。

横轴的零点(参考点)是某一特定化合物的化学位移。一种被广泛接受的^{1}H - NMR和^{13}C - NMR参考化合物是四甲基硅烷(TMS)。^{31}P谱一般采用磷酸肌酸作为标定物。

水的质子化学位移相对于TMS为4.65 ppm。

（2）纵坐标（谱峰高）

纵坐标是化合物的信号强度(峰高)。

（3）半高宽

半高宽(full width at half maximum, FWHM),用来表示谱峰的锐利度,主要由以下几个因素决定:

1)外磁场的均匀度。磁场均匀度越差,MR谱线越宽,因此优化组织MRS容积内的场均匀度即匀场非常必要。

2)样品内在的因素。磁化率的不均匀会破坏场均匀度。

3)横向弛豫时间T_2。T_2越长,谱线越窄。有许多因素可导致T_2的缩短,如与大分子的作用、环境的黏滞性和顺磁性物质的存在等。

（4）谱面积

如果TR足够长和TE足够短,则谱面积正比于物质量。谱峰下面积也被称为谱强度。

（5）谱线形状

谱线形状包括吸收线型和色散线型,或者是两者结合。吸收线型代表谱线是对称的,而色散线型表示谱线是反对称的。而吸收线型包括洛伦兹(Lorentzian)型和高斯(Gaussian)型(图12 - 3B)。

（6）谱线分裂

谱线分裂,代表标量耦合。

（7）信噪比

一般来讲,MRS探测到的信号要比质子MRI探测到的信号弱得多,因此MRS实验要求多次重复,然后在计算机内存内相加,以得到MRS所要求的信噪比。收集一个MRS谱至少要几分钟,得到的数据是整个采样时间段的信号平均。每个射频脉冲的作用都会干扰核自旋系统,因此每次激发后,都必须有一定的时间来让自旋恢复到平衡态。恢复到平衡态的过程是一个e指数变化过程,取决于T_1常数,从几百毫秒到几秒不等。如果射频间隔非常小,则会出现部分饱和现象,降低信号强度。

12.2　一些基本的生化物质

图12 - 4显示了7 T系统上获得的正常人脑组织^{1}H - MRS谱线,其由大脑中神经化学物质所有成分的谱信号组成。接下来我们对人体中常见的代谢产物的核磁共振特征以及病理生理意义进

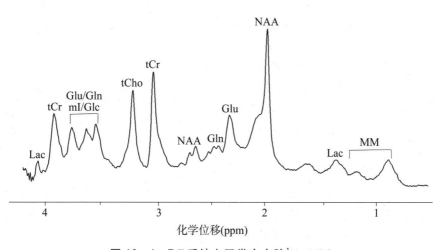

图12 - 4　7 T系统上正常人大脑^{1}H - MRS

注:Lac,乳酸;tCr,肌酸;Glu,谷氨酸;Gln,谷氨酰胺;mI,肌醇;tCho,胆碱化合物;NAA,N-乙酰天冬门氨酸;MM,大分子物质。(本图由复旦大学王前锋提供。)

行简单介绍。

（1）N-乙酰天冬氨酸

在正常脑组织的^1H-MRS谱中，最显著的共振峰来源于 N-乙酰天冬氨酸（N-acetyl aspartate，NAA）（图12-5）的甲基，其化学位移为 2.01 ppm。NAA 在大脑内的浓度是不均匀的，灰质区域的浓度为 8～11 mmol/L，白质区域的浓度约为 6～9 mmol/L。NAA 是正常神经元的标志物，只有功能性的神经细胞包含这种物质，其确切生理作用尚不明确。NAA 具有调节渗透的功能，并且是神经递质 N-乙酰基-谷胱甘肽-谷氨酸（N-acetyl aspartyl glutamate，NAAG）的前体。NAA 含量的升高目前仅见于 Canavan 病；而其含量的降低（有时伴随 Cho 提高）与非特异度神经元损失或功能异常有关，包括缺血、创伤、炎症、感染、肿瘤、痴呆、胶质增生等。

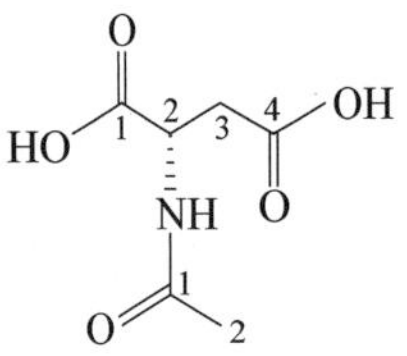

图 12-5　NAA 分子结构

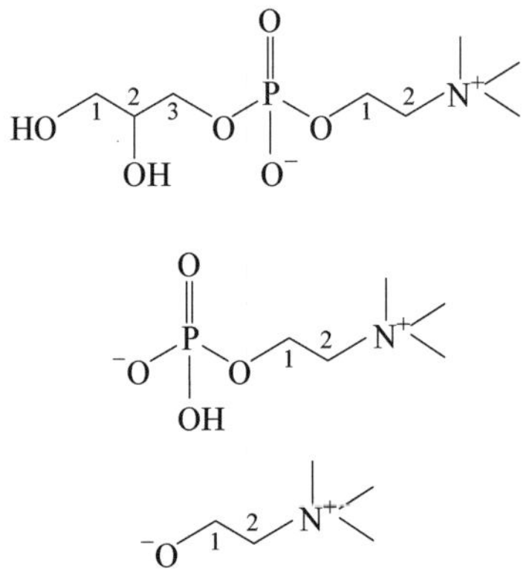

（2）胆碱化合物

胆碱化合物（choline-containing compounds，tCho）是由胆碱（choline，Cho）、磷酸胆碱（phosphorylcholine，PC）和甘油磷酰胆碱（glycero-phosphorylcholine，GPC）组成的化合物（图12-6），是反映细胞膜转换的标志物，化学位移为 3.20 ppm。tCho 在人脑中的浓度约为 1～2 mmol/L，且其含量在白质中高于灰质。tCho 含量升高与细胞分裂增殖活跃及细胞代谢异常增高有关，常见于肿瘤、炎症、慢性缺氧；而其含量的降低主要发生于卒中、肝性脑病等。在乳腺、肝脏等部位的肿瘤中，tCho 浓度也有增高。此外，在前列腺癌和前列腺增生（benign prostatic hyperplasia，BPH）中，由于细胞的增值速率加快，tCho 浓度均有升高。

（3）肌酸和磷酸肌酸

总肌酸（total creatine，tCr）是肌酸（creatine，

图 12-6　Cho、PC 和 GPC 的分子结构

Cr）及其磷酸化结构磷酸肌酸（phosphocreatine，pCr）的总数（图12-7），其化学位移为 3.03 和 3.93 ppm。Cr 在 3.027 ppm 处的共振峰与 pCr 在 3.029 ppm 处的共振峰无法进行可靠分离，而 Cr 在 3.913 ppm 处的共振峰与 pCr 在 3.930 ppm 处的共振峰在 7 T 或更高场强下可得到有效分离。人脑中 Cr 和 pCr 的浓度分别为 4.5～6.0 mmol/L 和 4.0～5.5 mmol/L，在灰质中的浓度（6.4～9.7 mmol/L）高于白质（5.2～5.7 mmol/L）。tCr 浓度相对恒定，不随年龄或疾病改变，因此 tCr 常被用作内部代谢物浓度参考物质。

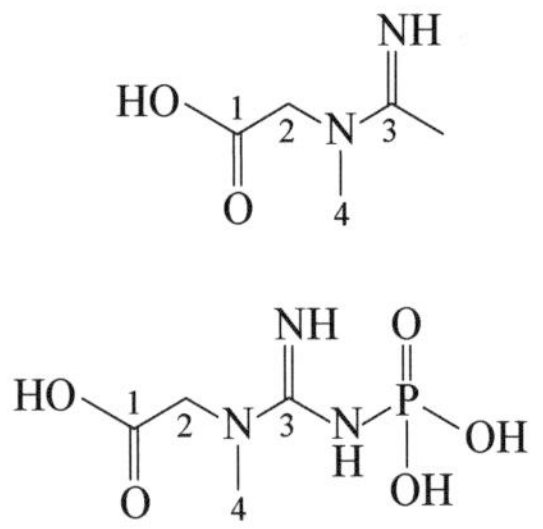

图 12-7　Cr 和 pCr 分子结构

tCr 是能量利用和存储的重要化合物，其标志着细胞的能量状态。Cr 在肝脏、胰腺和肾脏中合成，经血液转运到骨骼肌、心肌和大脑等组织，经磷酸化作用生成 pCr。Cr 含量升高常见于新生儿、阿尔茨海默病、糖尿病、脑病恢复期、低分级胶质瘤和高渗状态；而其含量的降低主要见于恶性肿瘤、慢性肝性脑病、卒中等。tCr 的浓度在前

列腺癌、BPH 和正常前列腺组织中无显著差异。

（4）谷氨酸类化合物

谷氨酸（glutamate，Glu）和谷氨酰胺（glutamine，Gln）（图 12-8）存在复合重叠的标量耦合（J 耦合），共振峰常难以分开，是复杂的多重峰模式，2 种代谢物的组合常被称为谷氨酸类化合物（glutamic acid compounds，Glx）。β，γ-Glx 位于 2.1～2.4 ppm，α-Glx 位于 3.65～3.8 ppm。有研究认为，在 3 T 及以上的磁场强度下，使用短回波时间的波谱拟合可以将约在 2.3 ppm 处的 Glu 和 Gln 的重叠峰分离开。Glu 在脑内的平均浓度为 8～12 mmol/L，且其在灰质与白质区域差异显著。Gln 主要位于星形胶质细胞中，浓度为 2～4 mmol/L。

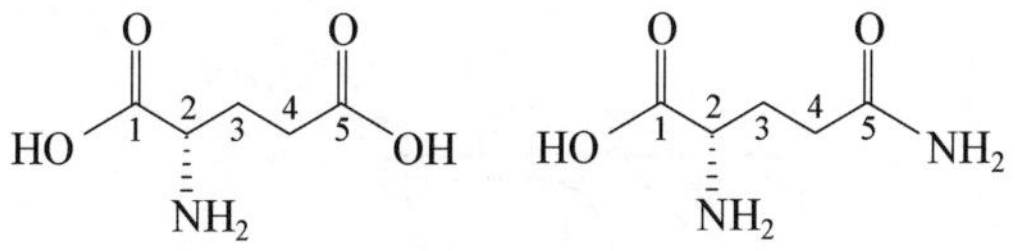

图 12-8　Glu 和 Gln 分子结构

Gln 是嘌呤和嘧啶合成过程中的氮原料物质，Glu 是 γ-氨基丁酸（γ-aminobutyric acid，GABA）的前体物质。Gln 可以转化成 Glu，后者与神经传送的调节有关，是兴奋性神经递质。Glx 含量的升高常见于肝性脑病、严重缺氧等。

（5）γ-氨基丁酸

γ-氨基丁酸（γ-aminobutyric acid，GABA）（图 12-9）有 6 个氢质子分布在 3 个亚甲基上，GABA-H2 在 2.28 ppm 处的三重共振峰与谷氨酸-H4 的共振峰（2.34 ppm）和大分子 M6 的共振峰（2.29 ppm）非常接近；GABA-H4 的近似三重峰出现在 3.00 ppm 处，与来自肌酸和磷酸肌酸的强信号以及来自大分子和谷胱甘肽的较小信号重叠。GABA-H3 的近似五重峰以 1.89 ppm 为中心。由于 GABA 的 3 种共振峰与其他代谢物有着很强的共振峰重叠现象，所以 GABA 的检测通常依赖于谱编辑技术。

GABA 是一种抑制性神经递质，脑内正常浓度大约为 1 mmol/L，其含量的降低与神经和精神疾病有关，包括癫痫、抑郁症和惊恐障碍等。

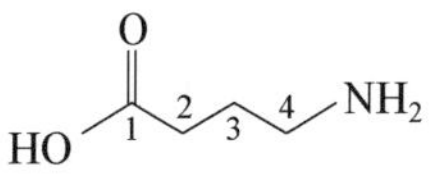

图 12-9　GABA 分子结构

（6）乳酸

乳酸（lactate，Lac）（图 12-10）包含 2 种质子信号，一种来自次甲基，另一种来自甲基。来自次甲基的四重峰位于 4.10 ppm 处，与水峰（4.7 ppm）很接近；来自甲基的双峰位于约 1.31 ppm 处。乳酸在正常脑组织中浓度低至 0.5 mmol/L，为无氧呼吸的最终产物，其含量的升高常见于缺血、先天性代谢异常（特别是呼吸链异常）、各级别的肿瘤、炎症等。在肿瘤、中风或体素定位不理想（包含有皮下脂肪）时，乳酸可能与大的脂质共振峰重叠。在这些情况下，乳酸峰可使用谱编辑技术得到。

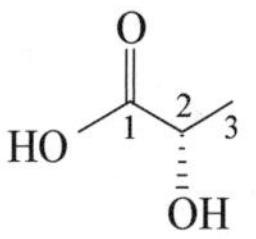

图 12-10　Lac 分子结构

（7）脂质

脂质（lipids，Lip）信号来自活动油脂、脂肪酸和甘油三酯。这些几乎均为脂质前体或脂质分解产物。脂质的谱峰信号主要源于脂肪酸链的亚甲基（1.3 ppm）和甲基（0.9 ppm）。脂质信号常见于短 TE 序列，它的出现可能早于组织学可能观察到的坏死，其含量的升高与高分级的肿瘤、脓肿、急性炎症、急性卒中有关。

（8）肌-肌醇

肌-肌醇（myo-inositol，mI）（图 12-11）主要位于 3.56 ppm，正常浓度为 4～8 mmol/L。肌-肌醇被认为是胶质细胞的标志物，能反映渗透压的异常。肌-肌醇含量的升高常见于新生儿（肌-肌醇在婴儿时期含量较高）、阿尔茨海默病、糖尿病、脑病恢复期、低级别胶质细胞瘤和高渗透状态等；其含量的降低与恶性肿瘤、慢性肝性脑病和卒中等有关。

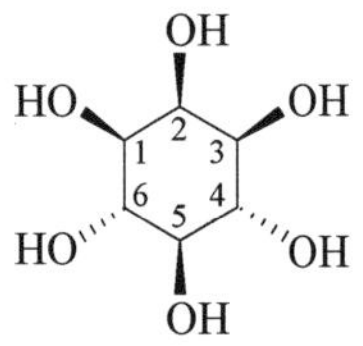

图 12-11　ml 分子结构

（9）枸橼酸盐

枸橼酸盐（citrate，Cit）（图 12-12）是细胞线粒体内三羧酸重要代谢产物，是精液的组成成分。Cit 峰位于 2.6～2.7 ppm 处。正常和增生前列腺组织内其浓度约为 1.2 mmol/L，而癌变前列腺组织内 Cit 浓度很低，切片标本显示正常前列腺外周带的 Cit 绝对浓度是前列腺癌的 10 倍。正常前列腺外周带 Cit 水平显著高于中央腺体。临床上诊断病变时，常测量 Cit 与相关代谢物（胆碱＋肌酸）的比率。

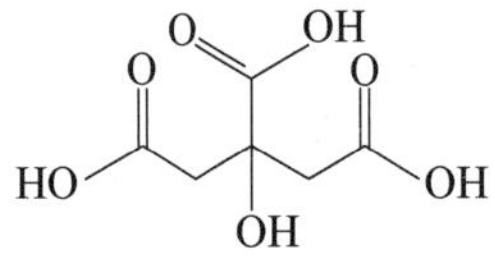

图 12-12　Cit 分子结构

12.3　定域单体素磁共振波谱

在定域 MRS 中，MR 信号来自人体器官中指定的感兴趣容积。在 MRI 中，空间定位是通过层面选择、频率编码和相位编码来完成的；而定域单体素磁共振波谱学中，所需容积的形状和位置是通过一定频率和带宽的选择性射频脉冲与磁场梯度的结合来定义，被激发的感兴趣容积通常呈长方体形状。

12.3.1　单体素磁共振波谱的定位原理

定域 ^{1}H-MRS 可以采用 3 类不同的定位技术。

第 1 类定位技术是使用层面选择性脉冲（特定频率和带宽的选择性脉冲与梯度磁场的结合）来激发选定感兴趣容积中的质子或使其横向磁化矢量重聚（图 12-13）。感兴趣容积外的质子不被激发，或者施加扰相梯度磁场将感兴趣容积外组织被层面选择性脉冲激发产生的横向磁化矢量产生相位离散。使用这样的技术，可在一次扫描中获得定域谱。

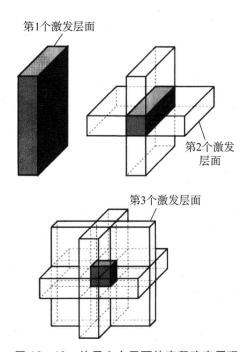

图 12-13　使用 3 个层面的容积确定原理

注：由层面选择性射频脉冲依次激发 3 个相互垂直的层面，通过 3 个层面的交叉来确定出感兴趣容积。

第 2 类定位技术是基于对感兴趣容积内纵向磁化矢量的层面选择性反转和整个容积的非选择性激发。交替施加层面选择性反转射频脉冲（一次施加，一次不施加），然后对未采用反转射频脉冲和采用反转射频脉冲的扫描采集得到的信号相减，这样只有来自感兴趣容积内的 MR 信号被累加，而感兴趣区域外的 MR 信号相减后为零。但是，采用这种理念实现一维定位至少需要 2 次扫描，而实现三维定位得到单体素则至少需要 8 次扫描。

第 3 类定位技术被称为外部容积饱和（outer volume saturation，OVS）。感兴趣容积外的磁化矢量被层面选择性激发脉冲作用，并被随后的扰相梯度磁场作用导致相位离散,从而产生饱和效应;然后激发留在感兴趣容积中的纵向磁化矢量并采集相应的 MR 信号。

上述 3 种理念均可用于质子 MRS 的空间定位。根据其结合的方式,所产生的脉冲序列具有不同的性能优势,包括回波时间长度、化学位移错位(chemical shift displacement,CSD)误差、采集期间可用信号的总量、来自周围组织信号的污染等。为了使定域质子谱的感兴趣容积外的污染最小化,通常使用选择性激发与外部容积饱和结合的方法。

12.3.2 点分解波谱法定位

图 12-14 为点分解波谱法定位(point resolved spectroscopy,PRESS)脉冲序列示意图。90°射频脉冲和第 1 个 180°射频脉冲的作用形成第 1 个自旋回波,第 1 个自旋回波及紧随其后的第 2 个 180°射频脉冲作用则会生成另一个回波。第 1 个自旋回波和第 2 个 180°射频脉冲之间的间隔时间完全等于第 2 个 180°射频脉冲和数据采集之间的延迟时间,即所谓双自旋回波。单体素定位则可以通过在一个平面上的层面选择性 90°射频脉冲以及紧随其后的在其余 2 个正交平面上的 2 个层面选择性 180°射频脉冲来完成。对于理想的射频脉冲,只有经受所有 3 个射频脉冲的自旋在采集时才形成所需的回波。

PRESS 序列可以一次扫描对整个磁化矢量来完成单体素定位,而且其对运动和系统不稳定相对不太敏感。但是,2 个层面选择性 180°射频脉冲会产生大量横向磁化矢量和假回波,因此,必须采用强的扰相梯度磁场将不需要的信号破坏掉,如图 12-14 黑色阴影区所示。通过缩短射频脉冲和梯度脉冲的长度,TE 可缩短到最小,但是缩短射频和梯度长度需要考虑到特定吸收率(SAR)和最大梯度强度的限制。与其他单体素定位序列相比,PRESS 所实现的最小 TE 相对较长。

图 12-15B 为颅脑背外侧前额叶采用单体素 PRESS 序列得到的 MRS 谱。

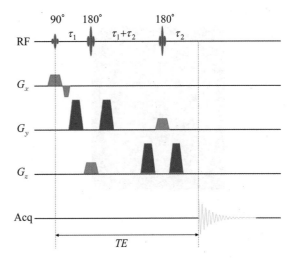

图 12-14 PRESS 脉冲序列示意图

注:在 x 方向梯度(G_x)存在时施加一个 90°激发射频脉冲,随后沿 y 方向(G_y)和 z 方向(G_z)施加 2 个层面选择性 180°射频脉冲。为了满足双自旋回波方案,射频脉冲与采集之间的时间延迟 τ_1 和 τ_2 应符合如图所示的要求。除了在 2 个 180°射频脉冲上施加层面选择性梯度之外,也应施加扰相梯度(黑色阴影区)。在第 1 个 90°激发射频脉冲后的时间延迟(TE)开始采集定域信号。施加层面选择性脉冲的顺序可以是任意的。

12.3.3 受激回波采集模式法

受激回波采集模式法(stimulated echo acquisition mode,STEAM)使用 3 个 90°射频脉冲,当最后一个 90°脉冲之后延迟时间等于前 2 个 90°脉冲之间的间隔时间时会生成一个受激回波(图 12-16)。由于在施加射频脉冲的同时还施加了梯度磁场,只有经历 3 个层面选择性脉冲的信号才被重聚以产生来自感兴趣容积的受激回波。通常,层面选择前或后的相位重聚梯度和信号破坏梯度分开施加。为了缩短回波时间,梯度可予以重新排列。例如,一个层面选择相位重聚梯度与后面的破坏梯度相组合形成另一个任意梯度。

STEAM 序列只使用 90°射频脉冲,这样当射频功率给定时,射频脉冲的时间可以缩短(相对于 180°射频脉冲),带宽就可增加,这可有效减少化学位移错位误差。STEAM 方法的另一个优点是混合时间(mixing time,TM)并不对整个回波时间有所贡献(图 12-16),因此 TM 这段时间可用

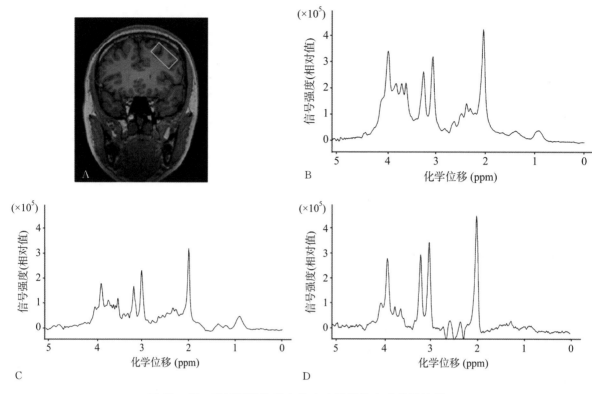

图 12 - 15　采用不同体素定位方法的单体素磁共振波谱

注：A. 颅脑背外侧前额叶的单体素定位图；B. 采用 PRESS 方法得到的波谱（$TR = 2\,000$ ms，$TE = 35$ ms）；C. 采用 STEAM 方法得到的波谱（$TR = 2\,000$ ms，$TM = 10$ ms，$TE = 35$ ms）；D. 采用 semi - LASER 方法得到的波谱（$TR = 2\,000$ ms，$TE = 68$ ms）。

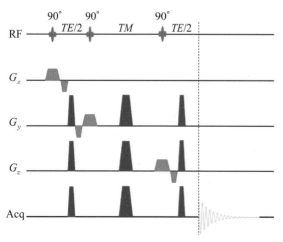

图 12 - 16　标准 STEAM 序列

注：当 TE 足够长时，可使所有层面选择性梯度（正的蓝色阴影梯形）和破坏梯度（黑色阴影梯形）无重叠地进行编排。层面选择相位重聚梯度（负的蓝色阴影梯形）也可置于另一个位置，即第 2 个回波形成前的时间点。

于施加强的破坏梯度和额外的水抑制，但不影响 TE 长度。当采用非对称性脉冲取代常规对称性射频脉冲时，TE 可得到进一步缩短。

受激回波的信号强度只有相应自旋回波的 50%。这是因为第 2 个 90°脉冲只使被激发自旋的一半从横断面向纵轴旋转，而另一半则在混合时间内被扰相梯度作用导致相位离散。当使用非对称性脉冲时，其层面激发轮廓会变差，因此此时强烈推荐使用外部容积饱和。

图 12 - 15C 为颅脑背外侧前额叶采用单体素 STEAM 序列得到的 MRS 谱。

12.3.4　图像选择性活体波谱法

图像选择性活体波谱法（image-selected in vivo spectroscopy，ISIS）利用 MRI 技术的层面选择原理对来自特定容积的质子 MR 信号进行定位。这项技术是在自旋激发和信号采集之前对自旋进行层面选择性反转。为了理解单体素 ISIS 的原理我们先解释 1D‐ISIS(图 12‐17A)。为了获得只来自某个特定层面的 MR 信号，必须进行 2 次扫描。在第 1 次扫描时，未施加层面选择性反转射频脉冲，采集得到的自由感应衰减信号是容积中的所有自旋具有相同相位时获得的(图 12‐17A，♯1)；而在第 2 次扫描中，先施加层面选择性 180°反转射频脉冲使靶向层面中的自旋被反转，这样靶向层面的磁化矢量和层面外的磁化矢量相位相反，然后再采集自由感应衰减信号(图 12‐17A，♯2)。当 2 个自由感应衰减信号进行相减后，只剩余来自靶向层面的信号(图 12‐17A 中 S)。

3D 容积定位(单体素)可使用三对这种扫描的线性组合来进行定位(图 12‐17B 及 C)，这就消除了来自靶容积之外的无用信号。这种方法的优点是不存在任何 T_2 加权和 J‐演化，因为在这种脉冲序列中没有回波时间。因此，ISIS 技术非常适用于 ^{31}P 等具有短 T_2 的原子核的波谱采集。但是，ISIS 得到的谱信号强度依赖于感兴趣区中的被反转的原子核信号，这样 T_1 弛豫会导致其信号丢失，使具有短弛豫时间的代谢物的层面激发轮廓不理想。此外，对于容积定位需要至少 8 次扫描。另外，信号加减方案会使得定位对运动和射频脉冲缺陷等非常敏感，这些因素会导致定位的不准确。

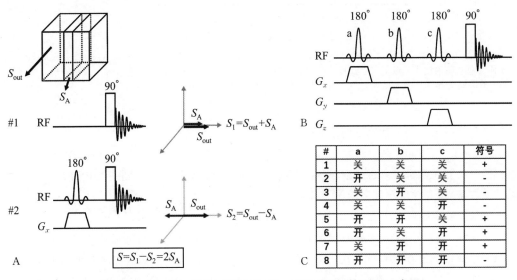

图 12‐17　1D‐ISIS(左列)和 3D‐ISIS(右列)的原理示意图

注：A. 1D‐ISIS 原理示意图；B. 3D‐ISIS 脉冲序列时序图；C. 3D‐ISIS 加减方案。1D‐ISIS 原理是：S_A 表示来自磁化矢量被反转的层面信号，S_{out} 表示来自周围容积的信号，G_x、G_y、G_z 表示特定的层面选择性梯度，♯1 和 ♯2 分别为未施加和施加有层面选择性反转射频脉冲的扫描序列，扫描得到的信号分别为 S_1 和 S_2；S_1 和 S_2 的相减就得到靶层面的信号 S。将 3 个层面选择性反转模块(a、b、c)相结合则可完成 3D‐ISIS 中所需容积的定位。

12.3.5　通过绝热选择性重聚进行定位

通过绝热选择性重聚进行定位(localization by adiabatic selective refocusing，LASER)序列采用绝热多回波自旋回波方案(CPMG 序列)来完成单体素定位。其不是在 3 个方向上使用 3 个 180°层面选择性脉冲，而是通过一个 90°绝热

BIR‐4 脉冲得到非选择性激发后再使用 3 对绝热全通道(adiabatic full passage，AFP)脉冲(如 Sech 脉冲)来获得域 MR 信号，该信号不依赖于射频幅度并且具有较小化学位移错位误差。

当使用一个非选择性绝热激发脉冲(BIR‐4)时，此序列完全绝热(图 12‐18)。与其他反转脉冲(如 sinc 脉冲)不同，绝热脉冲产生一个横穿层面的非线性相位波动，必须成对地施加才能获得

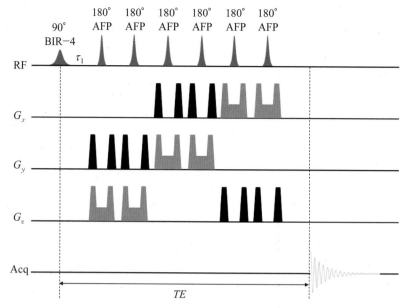

图 12 - 18　LASER 脉冲序列示意图

注：使用一个绝热脉冲即 BIR-4 施加一个非选择性激发。每对绝热全通道脉冲（AFP）以及相应的梯度使一个层面内磁化矢量重聚。这样，一对沿 z 轴的层面选择性重聚脉冲后紧接着施加 2 对分别沿 y 轴和 x 轴的层面选择性脉冲。三对绝热全通道脉冲（6 个 AFP 射频脉冲）定义出单体素容积。

层面选择性自旋回波。因为使用三对绝热全通道脉冲，所以有必要使用强的扰相梯度让所有无用相干性信号产生相位离散。考虑到射频脉冲和梯度的数量比较多，最小 TE 本身会增加。

半绝热选择性重聚进行定位（semi localization by adiabatic selective refocusing，semi-LASER）序列采用层面选择性激发模块替代 LASER 序列中的 BIR-4 型 90°射频脉冲。因此，单体素定位方案的完成只需要 2 对频率选择性绝热全通道重聚脉冲而不是 LASER 序列中的 3 对脉冲。为了更好地抑制无用的磁化矢量，2 对频率选择性绝热脉冲对可以交替方式施加，扰相梯度也应仔细调整以消除无用的自由感应衰减或回波。

由于 LASER 和 semi-LASER 采用绝热脉冲，所以该类序列对 B_1 不均匀不太敏感。而且所施加的绝热全通道脉冲宽带比较大，激发轮廓边界比较锐利，因此化学位移错位误差较小，这有助于提高定位精度。另外，由于采用 CPMG 重聚脉冲序列，所以会有更长的表观 T_2 并抑制部分 J 耦合演化，这有利于探测具有复杂多重峰的代谢

物，如谷氨酸等。

图 12-15D 为颅脑背外侧前额叶采用单体素 semi-LASER 序列得到的 MRS 谱。

12.3.6　不同定位方案的利弊

最佳定位序列的选择取决于研究对象、硬件性能以及研究的具体目标和要求。正如前面所提到的，3D-ISIS 和使用外部容积饱和的定位法通常并不足以有效地获得高质量的短 TE 质子谱。由于 PRESS 具有相对较大的化学位移错位误差以及在消除在短回波时间下使信号被污染的伪自由感应衰减信号和伪回波中的复杂性，一般很少用于短 TE 研究。

由于人体 MRI 系统对最大磁场梯度幅度和达到此幅度的最小时间延迟（上升时间），以及射频脉冲的最大数量及其长度和功率具有严格限制。因此，减小化学位移错位误差的方法（STEAM、LASER 和 semi-LASER）更适合于短 TE 的人体研究。STEAM 在本质上提供较低的信号强度；LASER 法能提供全部信号强度，但最

小 TE 较长,这可能引入了更多的信号强度 T_2 加权。所有这些技术也对射频磁场(B_1)的不均匀性不太敏感。在短 TE 的研究中,STEAM 对于较大的感兴趣容积和射频线圈的高灵敏度是有益的。

12.4　磁共振波谱成像

在单体素 MRS 中,通过 MRI 图像的引导定位,可从指定的感兴趣位置中采集代谢物信息。但是,如果成像技术不能够清楚地显示病变,则很难精确定义感兴趣区,那么单体素 MRS 有可能遗漏掉重要的感兴趣区域。此外,研究代谢产物的空间异质性也很有意义。磁共振波谱成像(MR spectroscopic imaging,MRSI)可从同一次采集获取多个体素的代谢产物信息,因此具有明显的优势。MRSI 方法可将来自一个大体素的信号细分为更小的体素以获取代谢信息的空间分布,目前广泛采用的方法是基于梯度场的空间编码法。MRSI 也被称为化学位移成像(chemical shift imaging,CSI)。

但是,与单个小体素采集相比,MRSI 需要对更大感兴趣区优化序列,这也就对 B_0 匀场质量、翻转角的空间均匀性、以及水峰抑制和脂质抑制

提出了新的要求,而且 MRSI 扫描时间较长,数据处理更加复杂。

12.4.1　常规磁共振波谱成像法

与单体素中选择较小的体素相比,MRSI 会选择激发较大的容积,并将该容积进一步分割成 2D 或 3D 网格的多个小体素。激发大容积所采用的序列与单体素中采用的 PRESS、STEAM 或 semi-LASER 类似。在这些序列基础上,施加 2 个或者 3 个方向上的相位编码梯度实现 2D 或 3D 空间编码,以将波谱信号定位到特定的网格位置。

图 12-19 显示了基于 PRESS 采集的二维 MRSI 脉冲序列。3 个选片射频脉冲与 3 个方向的梯度场相结合能够激发 3 个相交的正交层面,应用 G_x 和 G_y 梯度可以激发一个大的感兴趣容积,而沿 G_z 的梯度则定义了 PRESS 感兴趣容积的切片厚度。在第 2 个 180° 后延迟 τ_2 后对第 2 个回波的后半部分进行采样。该序列中,沿 x 和 y 方向还施加了相位编码梯度,其对回波信号进行空间编码,可产生三维数据矩阵(k_x、k_y、t)。然后对其进行空间和时间维度傅里叶变换,则可产生不同位置的波谱。

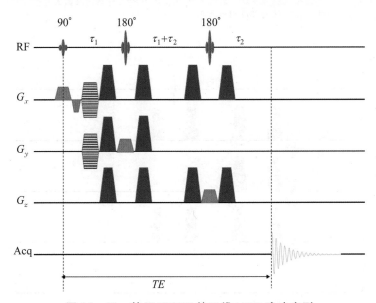

图 12-19　基于 PRESS 的二维 MRSI 脉冲序列

注:蓝色标记梯度为层面选择性梯度,黑色标记梯度为扰相梯度。与 PRESS 单体素 MRS 序列不同的是,2D MRSI 沿 x 和 y 方向还施加了相位编码梯度(以水平线条纹梯度脉冲表示),对回波信号进行空间编码。最后在第 2 个 180°射频脉冲后延迟 τ_2 时间点开始采样,采集了第 2 个回波的后半部分。

在二维 MRSI 中,在 z 方向上的一个层的总采集时间是 $N_x \times N_y \times N_{avg} \times TR$,其中 N_x 和 N_y 分别是沿 x 和 y 方向的相位编码的数目,N_{avg} 是信号平均值的数目,TR 为重复时间。

图 12-20 显示了一名健康志愿者在 3 T 设备上采用 semi-LASER 获得的二维 MRSI。

图 12-21 显示了基于 PRESS 方式的三维 MRSI 脉冲序列。该序列与基于 PRESS 的二维 MRSI 一样的是,也是通过 PRESS 方式激发了一个三维立方体。与上述基于 PRESS 方法的二维 MRSI 不同的是,除了沿 x 和 y 方向施加了相位编码梯度,在 z 方向也施加了相位编码梯度,这样对 3 个方向的回波信号均进行了空间编码,可产生四维数据矩阵(k_x、k_y、k_z、t)。然后对其进行空间和时间维度傅里叶变换,可产生作为位置函数的波谱。

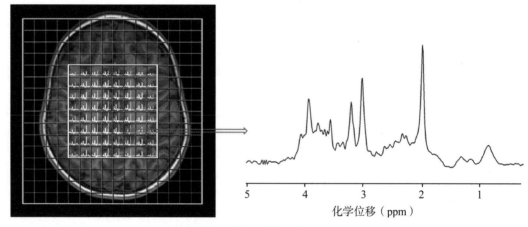

图 12-20　颅脑二维 MRSI

注:数据采集参数:$TR = 2\,000$ ms,$TE = 70$ ms,从 16×16 的 k 空间网格中进行椭圆采样,体素大小为 6 mm×6 mm×6 mm。白色方框为激发 FOV,黄色方框为采集 FOV。右图的波谱为左图定位图上深蓝色方框对应体素的波谱,白色方框内的每个体素都能得到类似的波谱。

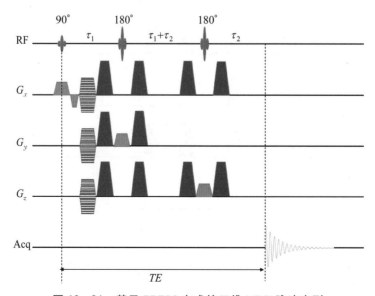

图 12-21　基于 PRESS 方式的三维 MRSI 脉冲序列

在三维 MRSI 中,总采集时间是 $N_x \times N_y \times N_z \times N_{avg} \times TR$,其中 N_x、N_y 和 N_z 分别是沿 x、y 和 z 方向的相位编码的数目,N_{avg} 是信号平均值的数目,TR 为重复时间。

12.4.2 常规磁共振波谱成像法技术要点

(1)点扩散函数和信号污染

波谱信息的准确空间表征对于 MRSI 至关重要。在单体素波谱中,可以合理地假设大部分或几乎所有的信号来自指定的体素位置。而 MRSI 数据重建是基于空间傅里叶变换,所以体素内的重建信号会被来自所有位置的信号所污染。其原因是,有限的空间分辨率导致 k 空间的截断,从而导致来自一个位置的信号泄漏入邻近体素中的效应。点扩散函数(point spread function, PSF)可精确描述 MRSI 网格上某个位置的信号如何对周围区域的信号产生贡献(图 12-22A、B)。对于相位编码 MRSI,PSF 是一个复数 sinc 函数;因此,一个体素内的信号包含其他体素正的和负的贡献,这些贡献随着离体素中心的距离而减小。

头皮脂肪特别容易在 MRSI 网格内产生信号,虽然其离 MRSI 网格有一定距离。这些伪影往往会引起明显的频谱失真,也影响对脑组织代谢物和脂质水平的准确估计。使用合适的滤波函数可减少这种信号污染(图 12-22C、D),但 PSF 的中心瓣会加宽,从而导致有效体素尺寸增大,因此谱的信噪比会增加,而有效空间分辨率会降低。

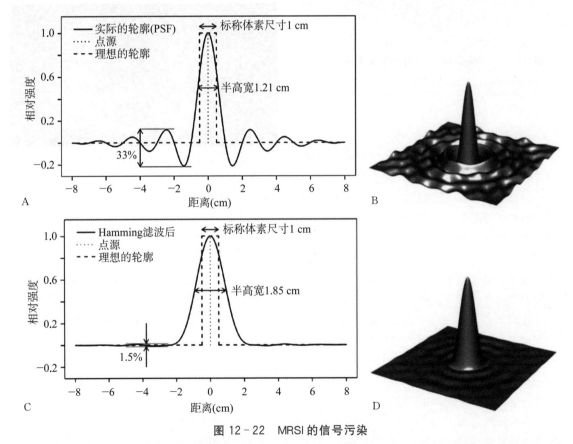

图 12-22 MRSI 的信号污染

注:A. 16 次相位编码的一维点扩散函数(PSF);B. 常用的 16×16 采集二维相位编码方案的二维点扩散函数;C. Hamming 函数对 k 空间数据滤波器后的一维点扩散函数,空间信号扩散减少,但 PSF 的中心瓣会加宽,因此空间分辨率会减小;D. Hamming 函数对 k 空间数据滤波器后的二维点扩散函数,空间信号扩散和分辨率都减小。其中相位编码方向上的标称体素尺寸由视野除以相位编码步数确定,所有的位置都采用了标称分辨率为 1 cm 和 16 cm 的 FOV。由于点扩散函数及其滤波,有效体素尺寸比标称体素尺寸大得多。

（2）k 空间加权采集

另外一种降低信号污染的方法是将滤波函数形状整合进数据采集中，通过对所采样 k 空间的加权采集来实现（图 12-23），即在 k 空间中心采样的重复次数多于边缘采样。

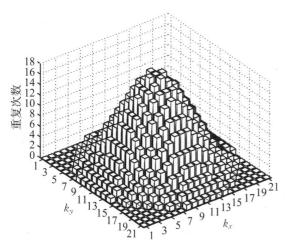

图 12-23　MRSI 中 k 空间加权采集分布

注：k 空间中心位置集中更多数据采样次数，而 k 空间边缘位置采用较少数据采样次数。

（3）k 空间椭圆型采集

正如 MRI 一样，k 空间的低空间频率部分主要对整体信号强度产生贡献，但关于物体形状和边界的信息很少；而 k 空间的高空间频率部分包含了物体的细节信息，如边界等，但对整体信号的贡献很小。由于灵敏度的限制，MRSI 本质上是一种低到中等空间分辨率的技术，因此 MRSI 更侧重 k 空间低空间频率部分的信号，以便选择更高的灵敏度而非细节和分辨率。

通过圆形（针对 2D-MRSI）或球体（针对 3D-MRSI）采样取代完整的 k 空间编码方案，可以有效减少填充 k 空间所需的相位编码步骤的数量，从而使扫描时间缩短，二维和三维 MRSI 的测量时间分别减少了大约 21.5% 和 47.6%。在采集后的数据处理过程中，通常将未采集的 k 空间数据部分替换为零，这样就可以使用标准的傅里叶变换来处理 MRSI 数据。有关 k 空间椭圆型采集可参见本书 6.1 节。

然而，忽略较高空间频率部分的 k 空间数据

将对 PSF 会产生影响。正如预期的那样，圆形采样的 k 空间网格的主 PSF 波瓣比传统矩形采样的 PSF 波瓣宽，导致有效体积比标称体积大约大 55%（与标准全采样得到的体积相比，大约大 29%）。除了主瓣变宽外，圆形 k 空间采样显著地增加了对其他体素的污染。

（4）外部容积抑制

外部容积抑制在 MRS 感兴趣区的定位中非常关键，可与常规 PRESS、STEAM 或 semi LASER 定位方法结合使用，以减少感兴趣区以外的信号和头皮脂质信号对感兴趣区内部信号的污染。外部容积抑制也被用来创建一个更好地符合器官形状和相关组织区域的目标感兴趣容积（图 12-24）。这在前列腺 MRS 也非常有用，详见 12.7.3 节。

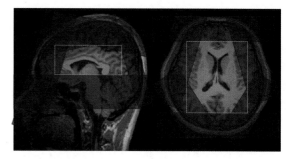

图 12-24　三维 MRSI 的外部容积抑制

注：黄色方框为 PRESS 激发体积，紫色阴影带为 8 个选择性饱和带。

12.4.3　快速磁共振波谱成像方法

上述通过梯度空间编码的常规 MRSI 是广泛使用的方法，已在大多数临床 MR 系统中实施。但是，以 2D 或 3D 方式对整个 k 空间进行编码需要花费很长时间，因为每个 TR 周期（1 秒至数秒）只对 k 空间中一个点进行采集。例如，采集 16×16×16 矩阵的三维波谱数据需要 4 096 个 TR，如果 TR = 1 s，则总扫描时间将约 68 min。就实用性、患者舒适性、成本和患者流量而言，这么长的数据采集时间对于临床应用来说是难以接受的。尽管采用上述圆形或球形 k 空间填充方式，数据采集时间得到一定程度的降低，但总体时间还是太长。

与 MRI 快速成像一样，MRSI 加速数据采集也有 2 种主要方法：（1）以更有效的方式采集全 k 空间数据，也就是每个 TR 的数据采集有效地覆盖更多的 k 空间；（2）只采集部分 k 空间数据，然后通过重建算法计算出未采集的 k 空间数据。加速技术可以组合应用以进一步缩短扫描时间，同时也可避免单一加速技术使用的局限性。

（1）**快速梯度编码法**

对于常规 MRS 或 MRSI，为了能观察代谢化合物的不同共振频率，在信号读出期间并不施加梯度磁场。但是，为了加速采集，在信号采集期间也可施加读出梯度，这就使得来自化学位移和空间位置的频率信息混合在一起。通过采集多个不同演化时间的回波信号，就可重建出化学位移和空间位置的信息。

图 12-25 是基于回波平面成像技术（EPI）的 3D-MRSI，其采用类似于回波平面成像的读出梯度切换来对一个方向上的空间信息进行编码，另外 2 个方向仍采用常规相位编码方式。使用基于 EPI 的 3D-MRSI 采集，采集一个空间矩阵为 $16 \times 16 \times 16$ 的波谱所需时间仅为 16×16 s（假设 $TR = 1$ s 和 1 次平均），扫描时间从 68 min 减少到大约 256 s。回波间隔时间就是波谱的采样间隔。当另外 2 个方向不施加相位编码梯度时，每个 TR

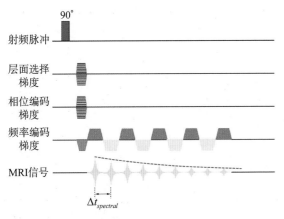

图 12-25　基于回波平面采集的波谱成像序列

注：在振荡梯形磁场梯度存在时获得多个回波信号，能同时对化学位移和空间位置进行编码。此时回波间隔时间就是波谱信号的采样间隔（图中表示为 $\Delta t_{spectral}$）。图中蓝色虚线所示曲线就相当于在没有梯度磁场的情况下的波谱信号。

时间得到回波信号幅度的衰减曲线，就相当于没有读出梯度磁场的情况下的波谱信号。

上述 EPSI 会受到一些技术限制。首先快速振荡读出梯度的使用对梯度系统硬件提出了很高的要求，而波谱带宽受到梯度强度和切换率的限制。与传统的 MRSI 相比，基于 EPI 的 MRSI 采样间隔时间短，导致带宽和噪声增加，因此信噪比下降。

MRSI 也可以与其他快速成像方法结合，如快速自旋回波、螺旋成像等。

（2）**并行成像**

并行成像已广泛应用于高场 MRI，其利用多个接收线圈，允许 k 空间欠采样以加速数据采集。并行成像的图像重建可以在图像域中进行，如敏感度编码方法（SENSE）；或在 k 空间中执行，例如空间谐波的同时采集方法（SMASH）和广义自动校准部分并行采集方法（GRAPPA）。此方面的原理的详细介绍可参见本书 6.3 节。

并行成像策略也可用来加速 MRSI 的采集。在二维并行采集 MRSI 中，每个 k 空间方向都可以被欠采样 R_x 或 R_y 倍，从而得到最终的加速因子 $R_x \times R_y$，原始数据采集矩阵则从 $N_x \times N_y$ 下降为 $N_x \times N_y/(R_x \times R_y)$，因此成像时间得到有效降低。并行成像也可和其他加速采集方法一起应用于 MRSI。

但是，随着 SENSE 的加速，点扩散函数表现为更加复杂的形状，而且来自其他区域的信号污染可能是一个并发性因素。

（3）**压缩感知**

压缩感知（CS）是一种新颖的成像方法，它利用了医学图像在适当的变换域内的稀疏性来进行欠采样，然后结合迭代重建算法得到理想的图像。CS 可减少 MRI 重建所需的采样点数，从而缩短成像时间。此方面的原理的详细介绍可参见 6.5。

CS 理论认为，如果所采集的信号在某些变换域（不仅仅是时域或频域）是稀疏的，那么即使采样速率远低于既定的奈奎斯特频率，信号也能被精确地恢复。波谱数据在小波变换域中空间和频率的多个维度上趋于稀疏，从而使得 CS 特别适合于 MRSI。

（4）**基于先验知识**

许多情况下，关于物体的一些先验知识，如空间位置、方向和间隔，可以用来提高 k 空间采样的效率。结合各类层次的先验知识,可以提高 MRSI 的灵敏度、时间或空间分辨率。

近年来最引人注目的一种将先验知识和 EPI 结合在一起的波谱成像技术是利用空间频谱相关性的波谱成像技术(spectroscopic imaging by exploiting spatiospectral correlation,SPICE),其将低分辨率、高灵敏度 MRSI 与高分辨率、低灵敏度 MRSI 相结合,生成具有两者最佳特征的图像。SPICE 能够在临床可接受的扫描时间内得到高分辨率、高信噪比的全脑波谱数据。然而,任何依赖于先验知识的方法都依赖于这些知识的准确性,不正确的先验知识将导致信号泄漏和隔间污染。

12.5 波谱后处理和定量分析

MRS 是一种可活体测量代谢物浓度的强大工具,有多种多样的方法可用于 MRS 数据的定量分析。代谢物定量的流程一般分为数据预处理与定量分析 2 个步骤。在对数据进行定量分析之前,要将获得的 FID 信号进行预处理,随后对预处理后的数据进行定量分析,以获得代谢物的相对定量值。

12.5.1 数据预处理

在获得数据之后,通常需要对其进行预处理,以得到适用于准确定量分析各种代谢物的波谱数据。数据预处理主要包括添零、消除残留水峰、截趾操作、傅里叶变换、相位校正以及排除其他不可接受的数据等步骤。预处理操作大多数步骤在时间域运算,少部分步骤在频率域中运算。

(1)添零

添零是指为波谱扫描获取到的信号添加一定数量的零,通常在时间域内对数据点末端进行零填充,这相当于在频率域进行数据插值。经过添零,信号的波谱包含更多的点,其表观数字分辨率增加,显示效果更好。当 FID 信号已经衰减到噪声水平,添加零使信号长度加倍,但并不会增加额外信号(如图 12-26),所以添零不会改变数据,

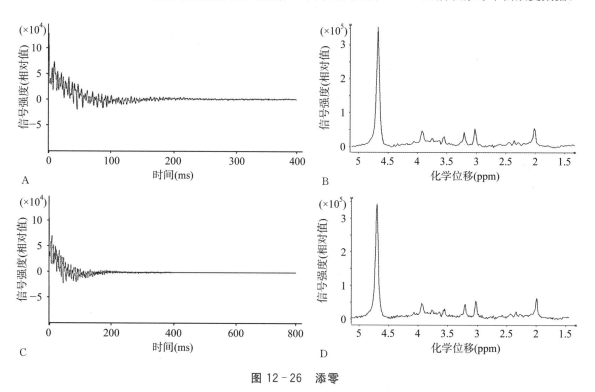

图 12-26 添零

注:A. 采集得到的原始 FID 信号;B. 原始 FID 经过 FT 变换到频率域的波谱;C. 零填充后的 FID 信号;D. 零填充后的 FID 经过 FT 变换到频域的谱图。

也不会影响定量结果。此外,添零可将信号增加到一定长度,从而满足定量过程中可能涉及的多个谱的加减运算。

（2）去水峰

在任何活体 MRS 中,水峰都是强度最大的共振峰。虽然大多数 MRS 采集技术使用水抑制技术来尽可能减少其对波谱的影响,但是通常依然存在明显的残余水信号,如图 12-27A 所示。有时残余水信号会扰乱波谱的整个基线,引起代谢物共振峰失真,甚至频率远离水信号的共振峰亦会受到影响,从而导致高估或低估感兴趣代谢物信号强度。因此,残余水共振峰的处理对于准确

的波谱定量至关重要。

在预处理时就去除水共振峰是一种常用的方法。理论上来说,可通过建立模型将水峰拟合成合适形状的函数（如高斯型、洛伦兹型或佛克脱型）,然后从波谱上减去拟合的水峰曲线。在实际操作中,残余水峰通常被建模为多个洛伦兹峰的总和,进而将其从波谱图上去除。水峰去除可采用 Hankel-Lanczos 奇异值分解（Hankel-Lanczos singular value decomposition, HLSVD）的算法。采用这个算法时,使用者只需要估计水峰的组分数目和指定水峰的频率范围,这样水峰即可被拟合并从波谱中减去,如图 12-27B 所示。

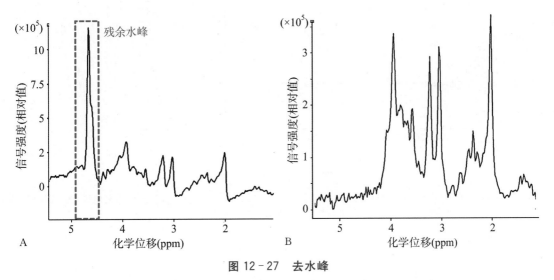

图 12-27　去水峰

注：A. 包含显著残留水峰（4.7 ppm 处）的波谱；B. 去除水峰后的波谱。

（3）截趾处理

在傅里叶变换之前一般会对 FID 信号进行截趾处理。截趾处理是将采集到的 FID 乘以一个平滑的窗函数,如指数衰减函数或高斯函数（图 12-28C）。截趾处理可以抑制 FID 信号尾端噪声水平,从而提高波谱信噪比（图 12-28D）。当然截趾处理会略微增宽共振峰。

（4）相位校正

经过傅里叶变换后,谱峰需要进行相位校正。零阶相位校正可补偿接收通道和激发通道之间可能的相位不匹配,从而产生纯吸收波谱（图 12-29）。相位校正有助于后续的谱拟合算法的收

敛。虽然大多数谱拟合算法可以适配波谱零阶和一阶相位变化,但相位校正后的谱拟合通常更快、更可靠。相位校正的实现可以最大限度地提高波谱在实部分量上的积分值。

（5）预处理数据的质量评估

对预处理后的谱线质量进行评估是 MRS 数据分析的一个重要工作,因为质量差的谱线数据会直接导致错误的结果。一般将代谢物共振峰信噪比和谱峰半高宽作为数据质量的客观衡量指标。为了确定某个化学位移位置是否存在一个特定的单峰,建议代谢物共振峰信噪比大于 3。如果要精确定量或检测到耦合的多峰,则要求代谢

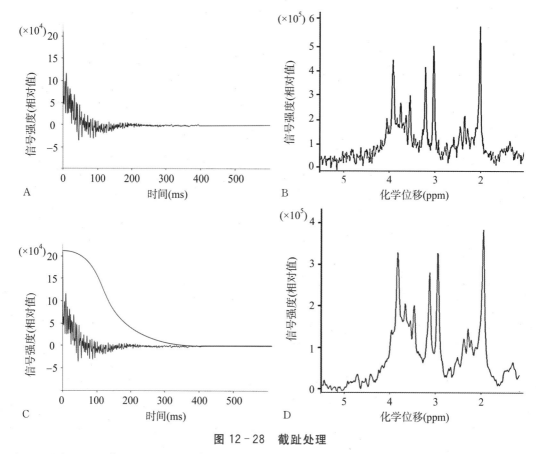

图 12-28 截趾处理

注:A. 添零后的 FID 信号;B. 添零后的 FID 经过 FT 变换到频率域的谱图;C. FID 信号(黑色曲线)乘以窗函数(红色曲线);D. 截趾处理后的 FID 信号经过 FT 变换到频率域的谱图。

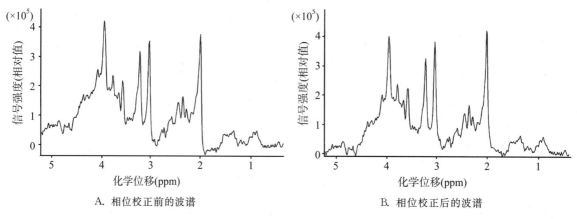

A. 相位校正前的波谱

B. 相位校正后的波谱

图 12-29 相位校正

物信噪比更加大。一般来讲,如要对颅脑代谢物进行精确定量,则谱线的半高宽需要小于 0.1 ppm。而具体到不同的场强和扫描部位,则要求可有所不同。对于 1.5 T 系统,头部单体素水峰半高宽为 13 Hz 以下,多体素水峰半高宽为 15 Hz 以下;前列腺多体素为 20 Hz 以下,乳腺单体素为 25 Hz 以下。对于 3 T 系统,头部单体素水峰半高宽为 20 Hz 以下;多体素水峰半高宽为

25 Hz 以下;前列腺多体素为 30 Hz 以下,乳腺单体素为 30 Hz 以下。

12.5.2　数据定量分析

经过以上步骤的数据预处理后,就可以对波谱数据进行定量分析。波谱定量分析通常涉及一个或一组谱峰强度的测量。谱峰强度与代谢物自旋数成正比,因此其与代谢物浓度也成正比。我们需要将测量得到的谱峰强度转换为代谢物浓度估算值。利用已有的代谢物谱线先验知识,使用模型函数对波谱信号进行拟合、谱峰校正等步骤可得到目标代谢物相对浓度,然后最终计算得到目标代谢物的绝对浓度。

活体 MRS 的定量分析从 30 多年前简单的谱峰积分和谱峰拟合,已发展到现在的融合先验知识的基谱拟合算法。谱峰积分通过计算每个谱峰下的面积来测定谱峰强度,其优点在于操作简单、易于实现,但它不能有效地分离重叠或部分重叠的谱峰,这对于活体 MRS 是一个严重的限制因素。谱峰拟合是一种改进的处理重叠信号的方法,它采用函数模型拟合谱峰,常用的 3 种函数模型为洛仑兹型、高斯型和佛克脱型,谱线拟合质量可通过数据和拟合曲线之间的残差来评定。

基谱拟合法的基本原理是,如果已知每一种代谢物信号的波形(或基谱),那么 MR 波谱即可建模为各个代谢物基谱的线性组合。基谱拟合法与谱峰拟合的不同之处是,基谱拟合是将整个波谱拟合成一系列的基础函数,而谱峰拟合法则是对每个一个感兴趣单峰进行拟合。图 12 - 30 显示了基谱拟合法拟合的谱线,图例中列举了用于拟合的基谱组成单元。

目前有 2 种方法可用来确定一种代谢物的基谱。一种方法是通过实验测量简单地确定基谱;另一种方法是通过量子力学模拟代谢物波谱(基谱)并纳入拟合算法,这是目前最广泛使用的方法。需要特别注意的是,无论是由实验法得到还是模拟法生成的基谱,其都是针对特定脉冲序列和扫描参数。例如,如分析 2 个都由 PRESS 序列采集、但来自不同回波时间的数据,则需要使用 2 个独立的基谱。同样地,如分析 2 个分别由

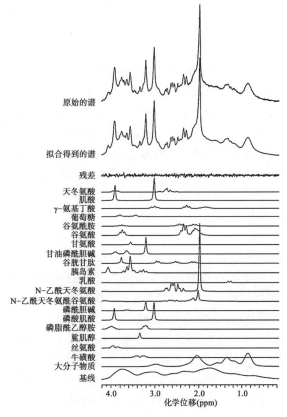

图 12 - 30　基谱拟合及其组成单元

注:整个谱线被拟合成多个模型谱或基谱的线性组合。每一个基谱对应着一种代谢物,基础谱的幅值对应着代谢物浓度。残差是评价拟合质量优劣的一个指标。

PRESS 和 STEAM 采集的相互独立的数据集,无论 2 种采集方法的回波时间是否相同,都需要相互独立的基谱。

一旦我们已经正确地生成了基谱,波谱数据即可拟合成基谱的线性组合,相应的代谢物浓度可通过最佳拟合的线性组合幅度加权来估算出。通过对线形(包括涡流产生的线形扭曲)进行精确建模可以大幅度改善谱线拟合质量,尤其对于信噪比低的谱峰。

12.5.3　常用的波谱定量分析软件包

MRS 数据处理和定量分析均可以通过软件程序来实现,相关软件包有 LCModel、jMRUI、AQSES、TARQUIN、MIDAS、SIVIC、VeSPA 等。上述软件包均可有效地分析 MRS 数据。下

面我们简单介绍一下常用的 2 款软件包。

（1）LCModel 软件包

这个软件被称为 LCModel 的原因是它以波谱模型或基谱模型的线性组合法（linear combination of model，LCModel）分析活体 MRS 数据。LCModel 于 20 世纪 90 年代初期研发出来，目前是活体 MRS 分析中最常用的基谱拟合工具。这个软件自动化程度很高，几乎无需用户输入参数并且可兼容大多数临床 MRS 数据格式，这是它在进行大型 MRS 研究或多中心研究时所具有的优势。

LCModel 软件包带有一个图形化用户界面，它的主要优点之一是可根据命令行控制运算分析，这样用户很容易编写脚本以便高通量地分析 MRS 数据。相比其他 MRS 拟合软件包，LCModel 在谱线拟合和定量代谢物方面具有如下特点：

1）大多数的其他拟合软件在时域上进行拟合，而 LCModel 却是在频域上进行拟合。

2）在解释匀场相关的谱线增宽方面，LCModel 既不是采用洛伦兹型函数也不是用高斯型函数，而是使用一个近似无模型的函数。它使用数据本身来估算此函数形状，这个特点可解决谱线线形特征依赖于实验条件这一问题。

3）为了避免对基线的拟合不足或拟合过度，LCModel 使用一个无模型的近似基线，试图找到与数据一致的最平滑函数。在数据分析前无需去除残余水信号；残余水信号的尾部被列为无模型基线的一部分，即使大的残余水信号也可被处理。

LCModel 拟合输出的示例如图 12－31 所示。一般来说，如果拟合中包含大分子基组而且存在高信噪比的参照信号，如未抑制的水或 NAA 等，使用 LCModel 可获得最佳结果。

（2）jMRUI 软件包

jMRUI 的全称是基于 JAVA 的磁共振图形用户界面软件（java-based magnetic resonance user interface），可用于处理和分析高分辨率 NMR 数据和活体 MRS 数据。jMRUI 是一种通用性强的多功能软件包，包括一整套预处理和分析工具，如谱峰拟合、基谱拟合、波谱模拟以及批处理工具，并且支持单体素 MRS 和 MRSI 数据分析。它支持大多数 MRI 厂商的临床 MRS 数据格式。如果 MRS 数据存在缺陷，如信号截断、回波时间误差和波谱基线等，则在频域上建模存在难度，所以 jMRUI 在时域上进行谱线拟合，这样即可使用更少的假设和近似来处理这些问题。jMRUI 中的谱峰拟合则是使用一种被称为精确、稳健、高效的前沿波谱拟合法（advanced method for accurate, robust, and efficient spectral fitting, AMARES）的算法来完成的，它类似于变量投影法，jMRUI 可合并更大范围的先验知识约束。图 12－32 显示了使用 jMRUI 中的 AMARES 软件包进行谱峰拟合的一个示例。

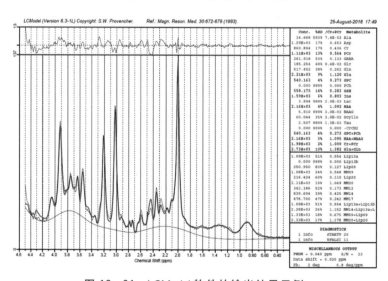

图 12－31　LCModel 软件的输出结果示例

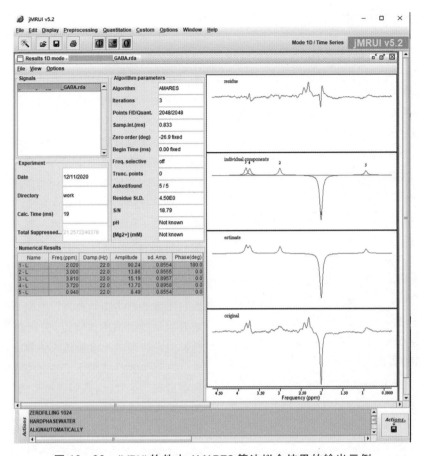

图 12-32　jMRUI 软件中 AMARES 算法拟合结果的输出示例

注：拟合结果输出的面板左上侧为操作过程的基本信息；左下侧为各个代谢物拟合的数值结果，其中 Amplitude 为对应代谢物的幅值。右侧谱线从上到下依次为残差、各个代谢物谱线、拟合结果谱线、原始谱线。其中残差为原始谱线与拟合结果谱线之差。

12.5.4　信号参照与绝对定量

当一个体系处于热平衡状态时，磁化矢量强度与自旋数成正比，可表示成如下公式：

$$M_0 = \frac{N\gamma^2 h^2 B_0}{16\pi^2 kT} \qquad (12-3)$$

公式中 M_0 为磁化矢量强度，N 是总的自旋数；k 为 Boltzmann 常数，为 1.38×10^{-23} J·K^{-1}；T 为温度。而总自旋数 N 又与物质的摩尔浓度成正比，因此理论上来说可以通过 MRS 所获得的波谱数据计算得到人体体内组织的物质浓度（单位为 mmol·L^{-1}）。

然而，在 NMR 测试中，磁化矢量强度 M_0 并不能直接检测得到，而是通过横向磁化矢量产生的感应电流测量值得到。根据特定的 NMR 序列，代谢产物 $[M]$ 在接收线圈中产生的信号可以表示为：

$$S_M = NA \times RG \times \nu_0 \times [M] \times V \times f_{seq} \times f_{coil} \qquad (12-4)$$

式中 NA 与 RG 分别为自旋数 N 的平均值和接收机增益设置，ν_0 为拉莫尔频率，$[M]$ 是摩尔浓度，V 是容积大小，f_{seq} 与 f_{coil} 分别是描述由 NMR 脉冲序列和 RF 线圈引起的信号调制的函数。由于 f_{coil} 函数中与线圈相关的几个因素并不容易获得，因此从检测到的信号 S_M 中直接计算目标代谢物浓度 $[M]$ 是困难的。

在实际应用中，可通过一个已知浓度 $[R]$ 的参考代谢物的峰值 S_R，将目标代谢物的谱峰强度转化为有数值意义的量化指标：

$$[M] = [R] \frac{S_M}{S_R} C_{MR} \qquad (12-5)$$

其中，C_{MR} 是一个校正因子，它诠释了参考代谢物与目标代谢物在弛豫时间 T_1、T_2 和扩散率等的差异。由于测量一个可靠的校正因子 C_{MR} 非常耗时，因此常使用代谢物总自旋数的比值作为替代。

如上所述，代谢物定量是通过对代谢物和参照化合物信号强度的比较来完成的。如果参照化合物浓度是已知的，那么感兴趣代谢物的绝对浓度就可由式（12-5）所示根据相对谱峰强度计算出来。代谢物浓度可确定为体积摩尔单位（单位体积中摩尔数）或质量摩尔单位（单位质量组织中摩尔数）。这2种单位是相关的，如果已知脑组织质子密度即可互换。有许多参照法可供实验者使用，包括（代谢物或水）内部参照法（internal referencing）、外部参照法（external referencing）、体模替换法（phantom replacement method）和电信号参照法（electrical reference method）。这里将简单介绍最常使用的内部参照法。

（1）内部代谢物参照法

内部代谢物参照法是选择特定的一种代谢物作为参照化合物，然后所有其他代谢物强度表示为以感兴趣代谢物信号强度为分子、以参照代谢物信号强度为分母的比率。鉴于上述计算方式，内部代谢物参照法被认为是一种相对定量技术。颅脑 MRS 最常用的参照信号是总肌酸（肌酸＋磷酸肌酸），它是位于 3.02 ppm 处突出显示的单峰，其浓度相对稳定在 8 mmol/L 左右。颅脑 MRS 其他常用的内部参照物包括 NAA 和总胆碱（游离胆碱＋磷酸胆碱＋甘油磷酸胆碱）。

内部代谢物参照法因其简单方便而得到广泛使用。这种方法无需任何额外的扫描，因为参照峰和感兴趣代谢物峰存在于同一次采集的波谱中，因此节省了宝贵的扫描时间。此外，因为参照信号和感兴趣代谢物信号是从同一个感兴趣区采集的，所以无需进行射频磁场校正。

内部代谢物参照法的一个明显缺点是代谢物比率容易受到参照化合物变化的影响。当代谢物比率发生改变时，很难确定是何种信号发生了改变。已有研究表明可能在病理条件下肌酸并不稳定，因此使用肌酸作为内部参照物有时是不合适的。而 NAA 和总胆碱这些化合物的稳定性在某些病理条件下也可能降低。

（2）内部水参照法

内部水参照要求水信号强度测量值与代谢物信号测量值来自同一个感兴趣容积。采集参照水信号 MRS 时，其序列和定位与采集代谢物波谱完全相同，只是将水抑制脉冲关闭。内部水参照法被认为是一种绝对定量技术。当水作为参照化合物时，它在感兴趣容积中的浓度必须是已知的。脑内任何感兴趣容积中的水浓度取决于此容积中的组织构成，而确定组织构成的方法包括采集合适对比度的结构图像并进行组织分割。一旦感兴趣容积中的组织构成确定，即可使用文献报道的各种组织类型中水含量值来估算出水浓度。

内部水参照法由于选取的参照物是水峰，其具有很高的信噪比，只需要极少的信号平均次数，因此采集未被抑制的水信号所增加的扫描时间通常少于 1 min，属于临床可接受范围。

但是，在一些病理条件下，脑组织的水含量可发生重大变化，因此内部水参照不是一个合适的准确性高的定量方法。

12.5.5　数据拟合质量评估

本节讨论一些用于评价 MRS 数据的准确性以及可重复性的基本工具和指标。其中包括数据质量、拟合残差、代谢物相关系数、蒙特卡洛模拟法等。

（1）数据质量

谱线信噪比和半高宽可用于谱线质量的基本评估，然而这些数值并不能可靠地检测出最终数据拟合的质量问题。例如在谱峰拟合过程中，如果数据本身受到感兴趣区域外的脂质信号污染，则基线估值会不准确，这时对最终呈现的拟合结果进行检查就至关重要。为了对数据进行回顾性视觉评估，我们建议不仅要分析结果中的基线和残差，而且要分析与之相对应的拟合谱。对于单体素波谱数据拟合结果，研究者只要对 MRS 以及常见伪影有一定了解，就可以高效快速进行可视化评估，所以上述方法也适合于临床场景。

（2）拟合残差

数据与经拟合后的结果之间的差值称为拟合残差，它是判断拟合过程是否成功的一个可视化指标。拟合残差的示例可参见图 12－32 中右列第一行。如果拟合非常理想，拟合残差则应是平滑且尽可能接近于零的直线（尽管还应包括噪声）。拟合结果存在的问题，可以通过残差中峰的幅度和正负方向来识别。如残差存在谱峰，则表示一个或多个谱峰被高估或低估，或者拟合选择了不合适的模型函数（高斯线型函数、洛伦兹线型函数等）。需要特别注意的是，尽管残差存在谱峰表示拟合不佳，但是残差中峰较低且整体平坦也并不意味着拟合良好。例如，如果 2 个或多个代谢物信号高度相关（具有很多重叠峰），那么使用错误的基谱组合亦有可能产生良好的拟合效果。综上所述，拟合残差对于发现拟合结果所存在的问题是有益的，但是其本身并不能检验定量分析的准确性。

12.6　影响波谱质量的因素

活体 MRS 面临诸多挑战：如活体 MRS 灵敏度较差，需要多次累加来提高信噪比；定位序列的性能从来都不是很理想，定域谱会被来自感兴趣容积外的信号所污染；化学位移错位会导致测量到的代谢物强度有一部分来自其他空间位置的贡献；水和脂质的浓度远远高于其他感兴趣代谢物的浓度。因此仪器方面和方法学方面的因素都会影响所测量波谱的质量，包括信噪比、分辨率、伪峰和基线的平坦度等。

12.6.1　灵敏度

波谱质量最主要的影响因素之一是感兴趣原子核即氢原子核（质子）的灵敏度，而影响磁共振信号灵敏度的关键因素包括主磁场强度和射频线圈性能。

（1）主磁场强度

灵敏度随着主磁场强度的增加而增加，考虑

到电子元器件、射频线圈和样品等一些噪声的因素，即信噪比近似与主磁场强度 B_0 成正比。

（2）射频线圈性能

现代医用 MRI 系统一般通过固定大体线圈提供均匀的射频磁场，而信号接收通过各种为扫描部位特殊设计的高灵敏度相控阵线圈来完成。由于代谢产物的低浓度，因此选择高灵敏度的接收线圈尤其重要。

12.6.2　磁场均匀度和匀场

大多数代谢物的质子波谱谱峰离散很小，化学位移范围为 0 到 5 ppm。而自旋-自旋耦合（J－耦合）等效应会导致谱峰呈多重峰，因此大多质子共振谱线通常是重叠的。根据拉莫尔方程，共振频率与外磁场 B_0 呈线性关系。如果磁场在感兴趣容积（如 MRS 体素）内是变化的，则可观察到拉莫尔频率有一定分布而非单一频率，这样谱峰会在自然线宽之上出现进一步加宽。在 MRS 中，谱线加宽会导致灵敏度和波谱分辨率下降，而且场不均匀也会导致水信号的化学位移选择性饱和不充分。因此在整个目标容积范围内良好的磁场空间均匀性对于波谱定量测量至关重要。图 12－33 显示了不同场均匀性下的磁共振波谱。

基于磁场不均匀性的谱线增宽并不能通过后处理来校正，因此必须在 MRS 实验前或整个过程中通过实验方法使之最小化。在活体的选定感兴趣容积中 B_0 磁场均匀度主要受感兴趣容积附近存在的顺磁性物质的影响，其主要来源是组织-空气界面上空气中的氧。因此，对远离器官表面的深部位置组织的感兴趣容积进行匀场比对靠近器官表面匀场要容易些。

当采集器官深部的单体素波谱时，只需对相对较小的容积进行匀场，这时 B_0 磁场不均匀性的空间分布并不是太复杂，一般通过一阶（线性）和二阶（二次型）匀场线圈的电流就能达到要求。对于位于器官表面的容积（如颅底附近的海马区域）或较大的感兴趣容积（如波谱成像）时，就必须使用高阶匀场线圈。一般有源匀场方法是，先通过快速梯度回波序列测量 B_0 磁场空间分布，然后再通过一定的拟合算法估算出匀场线圈需要

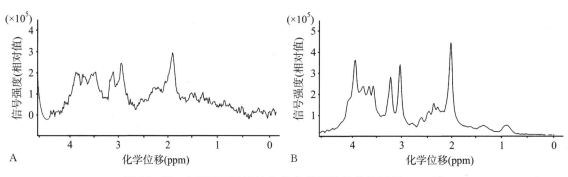

图 12-33　3 T 下不同场均匀性条件下的单体素质子 MRS 谱

注：A. 场均匀性较差时，谱线变宽，水抑制不理想；B. 场均匀性理想时，谱线变窄，水抑制理想。

的电流。

　　在单体素定域谱中，局域 B_0 匀场可提高整个感兴趣容积的磁场均匀度。同时，局域匀场导致感兴趣容积外的 B_0 变异性增加。因此，水信号的化学位移选择性饱和可能就不充分，结合外部容积饱和可提高波谱质量。

12.6.3　水抑制技术

　　水是人体最大的组成部分，在脂肪和骨骼以外的所有类型组织中的水含量至少占 2/3。软组织中水的浓度是几十 mol/L 的量级，而代谢物的浓度是 mmol/L 的量级甚至更低，因此代谢物的浓度大约比水的浓度低 1 000～10 000 倍。活体软组织中的水质子在 4.65 ppm 处发生共振。在质子 MRS 中，水因其在活体中的高浓度而呈高耸主峰。在未被抑制时，巨大的水峰几乎与所有的代谢物峰相重叠并使波谱基线扭曲变形。另外，由于梯度系统的机械振动使水信号的底部并不平滑并含有许多伪峰。这些伪峰与真峰重叠并使代谢物谱线的定量分析无法进行（图 12-34）。水信号的抑制可消除基线失真和杂散信号，从而能可靠检测代谢物波谱。

　　一般来说，某一种分子（例如水）产生的谱峰可利用该分子特定的物理性质来抑制。目前的水峰抑制可分为四大类：①基于频率选择性饱和或重聚，或者两者均采用；②采用特定弛豫特性；③波谱编辑；④其他方法，包括基于软件的水抑制方法。

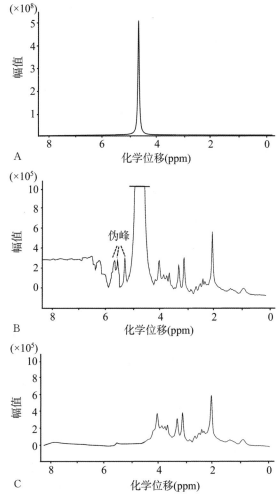

图 12-34　活体磁共振波谱中水抑制的必要性

注：大脑采用 PRESS 采集得到的波谱。A. 水峰未被抑制时，整个波谱被水峰主导；B. 放大 400 倍后，可见水信号的底部不平滑并含有许多伪峰；C. 去除水共振（以及相关的杂散信号）后，得到没有伪影的 ^{1}H-MRS 谱，从而可以可靠检测和定量代谢物。

水具有不同于大多数代谢物谱峰的独特化学位移。因此,短回波 ${}^1H-MRS$ 中最常见的水抑制依赖于频率选择性脉冲。

（1）采用频率选择性（频带选择性）脉冲激发法饱和

水抑制可利用水与代谢物化学位移之间的差异来实现。一种常用的水抑制技术是先使用一个 $90°$（或稍大的）窄频带频率选择性射频脉冲来激发水信号,随后再使用一个扰相梯度磁场使水的横向磁化矢量相位离散（图 12-35A）,这种方法被称为化学位移选择法（chemical shift-selective, CHESS）水抑制。CHESS 水抑制可让水的纵向磁化矢量为零而感兴趣代谢物纵向磁化矢量受到的扰动最小,因此 CHESS 单元常常用在任何定域序列前施加。为了避免水的纵向磁化矢量因 T_1 弛豫而恢复,CHESS 脉冲与激发脉冲之间的延迟应保持很短。

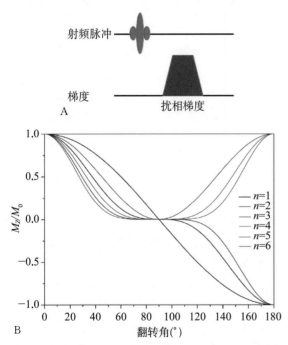

图 12-35　化学位移选择性水抑制脉冲序列和激发轮廓

注:A. CHESS 水抑制脉冲序列:基本的 CHESS 单元由一个射频选择激发脉冲（即三瓣 sinc 脉冲）和紧接着的一个扰相梯度磁场组成;B. 激发轮廓:随着 CHESS 单元数量的不断增加（$n=1\sim6$）,水抑制的效率对射频选择性脉冲的翻转角变化变得不太敏感。

如果 B_0 和 B_1 磁场都非常均匀,则使用一个 CHESS 单元就可有效地实现水抑制。但实际上这种理想的情况难以达到,B_0 和 B_1 磁场不均匀性会导致水激发不完美,结果水的残余纵向磁化矢量仍然存在,则水抑制就不完全。因此,使用多个 CHESS 单元可实现更大范围翻转角、更宽的激发轮廓（图 12-35B）,但在使用多个 CHESS 单元时,水抑制射频脉冲可产生多余回波。为了消除这些多余信号,应仔细调整扰相梯度以避免相位已离散的水横向磁化矢量被定位序列中的梯度重聚。

（2）基于 T_1 弛豫时间的水抑制法

另一种水抑制技术是利用水和代谢物 T_1 弛豫时间之间的差异。一个典型方法是水消除傅里叶变换法（water-eliminated Fourier transfer, WEFT）,它使用一个非选择性 $180°$ 射频脉冲再紧随着一个延迟 $d=0.69\times T_{1水}$ 以实现水的纵向磁化矢量为零。但由于水的纵向磁化矢量演变为零需要等待时间,这种方法通常比 CHESS 更耗费时间。而且由于水和代谢物的 T_1 差异较小,WEFT 会导致代谢物被部分抑制。因此,使用水共振频率下的选择性反转脉冲可避免部分代谢物峰被抑制。此外,WEFT 只能为一个 T_1 弛豫时间进行优化,活体（白质、灰质和脑脊液）中水的 T_1 异质性会导致这些组织的水信号抑制不完全。

为了在不均匀射频场（B_1）下并且在水的 T_1 存在异质性时实现高效率的水抑制,应优化组合 T_1 弛豫恢复时间和 CHESS 单元的翻转角,这样的水抑制方法有"通过 T_1 效应增强水抑制"（water suppression enhanced through T_1 effects, WET）和"可变脉冲功率与优化弛豫延迟"（variable pulse power and optimized relaxation delays, VAPOR）。其中,VAPOR 方法采用 7 个 CHESS 脉冲,脉冲间延迟时间采用最佳组合,能提供良好的水抑制（图 12-36）。与 3 个 CHESS 脉冲方法相比,VAPOR 对翻转角和 T_1 变化都不敏感,当翻转角在 $55°$ 到 $125°$ 之间变动、T_1 处于 $1\,000\sim2\,000$ ms 时,残余的水纵向磁化矢量低于 2%。

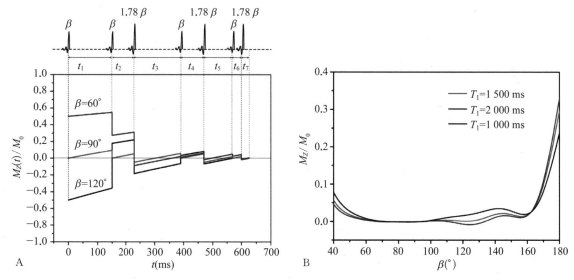

图 12 - 36　VAPOR 的脉冲序列示意图和模拟的纵向磁化矢量演化过程

注：A. VAPOR 的脉冲序列示意图和采用 3 个不同翻转角（$\beta = 60°$、$90°$ 和 $120°$）的 VAPOR 模块施加后水纵向磁化矢量随时间的演化过程。假设水的 T_1 为 1 500 ms，使用最佳时间延迟（$t_1 \sim t_7$ 值分别为 150 ms、80 ms、160 ms、80 ms、100 ms、30 ms、26 ms）后，残余纵向磁化矢量（M_z）在最后的 t_7 时为零。B. 在水的 $T_1 = 1\,000 \sim 2\,000$ ms 时，水残余纵向磁化矢量 M_z 对翻转角 β 的依赖性表明，VAPOR 序列对翻转角和水 T_1 大范围的变化不敏感。

引自：CHARLOTTE C J, ROTHMAN D L. 脑磁振波谱学：神经科学的研究工具和最新临床应用. 李龙, 李建奇, 译. 北京：科学出版社, 2015.

12.6.4　外部容积饱和

施加层面选择性脉冲可以消除感兴趣容积外的信号，即所谓外部容积饱和（outer volume saturation，OVS）。因为外部容积饱和能产生足够厚度的层面抑制而不超出射频限制，所以它对较大感兴趣容积非常有用，已被广泛应用于单体素波谱和波谱成像。这项技术可消除来自目标器官外水和脂质信号所致波谱污染，特别是可应用于使用非对称脉冲时的超短回波时间波谱。

许多射频脉冲可用于外部容积饱和。其中，使用比较多的是 Sech 脉冲和其他改良的绝热脉冲，因为它们可提供具有锐利边界的大激发频带，而且并不随脉冲功率的变化而改变。因此，这些脉冲非常适合于外部容积饱和。

12.6.5　回波时间

活体定域 MRS 的终极目标是确定尽可能多的代谢物的绝对或相对浓度。为此，定域 MRS 应在定量条件下予以测量，也就要求信号强度不要受 T_1 和 T_2 的影响。因此，有必要使用足够长的重复时间并保持回波时间尽可能短。

当采用短回波时间时（对于人体 MRS，$TE = 6 \sim 20$ ms），单峰和耦合共振峰均在纯吸收模式下，因此由于横向弛豫导致的信号强度损失最小，而且耦合自旋体系统多重峰共振的 J-耦合导致的信号调制也最小。随着 TE 增加，信号强度会因横向弛豫而衰减。但是，单峰的线形，如 NAA 的甲基基团（$-CH_3$）中的质子、tCr 位于 3.03 ppm 处的 $-CH_3$ 中的质子或位于 3.92 ppm 处的 $-CH_2$ 中质子，会保持不变。而对于 J-耦合的共振峰，如谷氨酸的 J-耦合多重峰，横向弛豫和 J-调制的综合效应使信号强度和多重峰形状随 TE 而改变。因此，在短 TE 下进行的 MRS 可使 J-调制和信号损失最小，这反过来又可得到比长 TE 更高的定量精度。

另一方面，在短 TE 的 MR 波谱中，宽的大分子共振峰的存在是定量分析的一个不利因素，应予以考虑。大分子共振信号 T_2 弛豫时间较短，在 $TE = 60 \sim 80$ ms 后几乎完全衰减。因此，如果只是需要对 NAA、tCr、总胆碱和乳酸进行定量分析，则¹H - MRS 研究可在长 *TE* 下进行，这样可避免大分子在代谢物定量分析中的混杂作用。大多数¹H - MRS 的编辑技术通常在中到长 *TE* 下进行以利用感兴趣多峰的特定 J - 演化。对于长 *TE* 下 MRS 谱定量分析，则必须知道特定 *TE* 下准确的代谢物波谱模式和 T_2 弛豫时间。

12.6.6　化学位移错位

拉莫尔频率对化学位移和 J - 耦合的依赖性

是 MRS 的基础，利用这一原理和谱峰形状可鉴别代谢物。MRS 和 MRSI 的空间定位是通过施加磁场梯度后产生共振频率对空间的依赖性来实现的。MRS 和 MRSI 无法分清频率是源于化学位移还是空间编码，因此会导致一种称为"化学位移错位"（chemical shift displacement，CSD）的伪影，即基于特定代谢物化学位移的空间错位。对于单体素 MRS，化学位移错位导致测量到的代谢物来自不同的空间位置（图 12 - 37）；而在 MRSI 中，不同化学位移的代谢物图相互存

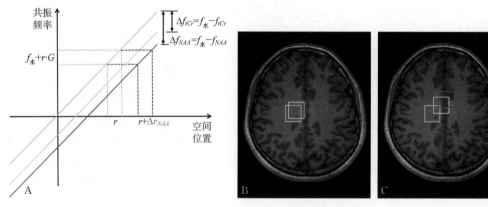

图 12 - 37　单体素 MRS 化学位移错位

注：A. 射频频率与激发代谢产物空间位置的关系示意图，频率为（$f_{水} + r \cdot G$）的射频脉冲选择激发中心为 r 位置的水信号（灰色线所示），而 NAA 与水的共振频率有化学位移，所以同一个射频脉冲则选择以 $r + \Delta r$ 为中心的切片（红色线所示），其中 Δr 是根据公式（12-6）计算所得的位置偏移；B. 激发带宽较大时不同代谢产物的激发位置（灰色：水；橙色：总肌酸；红色：NAA）；C. 激发带宽较小时不同代谢产物的激发位置，化学位移导致的错位更加大。三维空间中的位移没有显示出来。

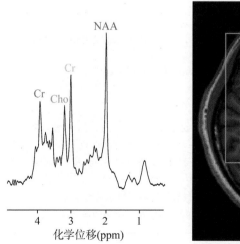
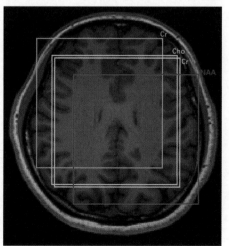

图 12 - 38　MRSI 的化学位移错位

在错位(图 12-38)。这种效应是使用磁场梯度进行空间编码所固有的特性,无法完全避免。

MRSI 的相位编码是由梯度磁场产生的空间线性变化的频率来实现。但是,基于梯度磁场的空间编码将化学位移或 J-耦合所致的波谱频率差异误解为空间偏移。在 MRSI 中,化学位移错位会导致测量到的某一体素的代谢物浓度中有一部分来自邻近的空间体素,这样不同共振频率的代谢物图相互存在错位。

化学位移导致的错位 Δr 可用下述公式表示:

$$\Delta r = \frac{L \times \Delta f}{BW} \qquad (12-6)$$

公式中 L 为梯度方向上感兴趣容积的大小,Δf 为频率差,BW 为射频脉冲的激发带宽。一种有效的减少化学位移错位的方法是优化射频脉冲选择,即增加射频脉冲的激发带宽。

12.7　人体磁共振波谱采集方案

不同部位的磁共振波谱采集方案的选取取决于研究的具体目标和要求、使用的系统硬件性能等多种因素,本节将简单总结颅脑、乳腺和前列腺

3 个部位的 MRS 采集方案,有关肝脏脂肪定量的 MRS 方案可参见本书 13.11。

12.7.1　颅脑

氢核 MRS 可提供无创、定量的组织代谢产物,已证明其有助于多种脑疾病的临床管理。2019 年国际医学磁共振协会(International Society for Magnetic Resonance in Medicine, ISMRM) MRS 学组发表了《颅脑临床用质子 MRS 方法学专家共识》,表 12-1~12-3 分别总结了专家组就颅脑单体素 MRS 数据采集、二维 MRSI 数据采集和预处理、数据分析和解释方法等方面推荐的方法或参数。

12.7.2　乳腺

肿瘤组织中的代谢物状态可通过总胆碱(tCho)浓度来获得。在健康乳腺组织中的 tCho 浓度通常很低,而 tCho 信号增高通常与活检阳性结果相关。乳腺 MRS 有助于肿瘤之间的鉴别诊断(图 12-39)、监测治疗过程、化疗术后及术前干预重要残留病灶的识别。

(1)技术要点

乳腺 MRS 检查时需要注意如下几点:

表 12-1　单体素 MRS 数据采集方法专家共识

项　目	专　家　共　识
定位方法	化学位移错位<4% 每 ppm; semi-LASER(首选)或 PRESS,并采用外部容积饱和 (采用 PRESS 序列时,应调整参数保证 PRESS 和外部容积饱和的激发轮廓边界尽可能锐利)
TE	尽可能短(典型值:30 ms); 长 TE 可用于探测乳酸(144 ms 或 288 ms)和抑制脂肪信号
TR	1 500 ms(1.5 T);2 000 ms(3 T)
谱采样参数	1 024 复数数据点,谱宽 2 000 Hz
体素尺寸和平均次数	3 T:$15 \times 15 \times 15$ mm^3,128 次平均;或者 $20 \times 20 \times 20$ mm^3,64 次平均 1.5 T:$15 \times 15 \times 15$ mm^3,256 次平均;或者 $20 \times 20 \times 20$ mm^3,128 次平均
水参考采集	推荐采集。采集时关闭水抑制,并将发射频率设置为水共振频率,其他序列参数与水抑制时一致。每一次平均的数据采集前的延迟时间至少 9 s,以避免 T_1 加权效应
B_0 匀场硬件	对于 3 T,推荐采用二阶匀场线圈和具有足够功率的匀场电流放大器
B_0 匀场算法	首选整合有匀场强度限制和不稳定对策的方法,其优于无约束方法

表 12-2 二维 MRSI 数据采集和预处理方法专家共识

方法或参数	专 家 共 识
定位方法	化学位移错位<2%每 ppm； semi-LASER(首选)或 PRESS,并采用外部容积饱和 (采用 PRESS 序列时,应调整参数保证 PRESS 和外部容积饱和的激发轮廓边界尽可能锐利。)
TE	尽可能短(典型值:30 ms);长 TE 可用于探测乳酸(144 ms 或 288 ms)和抑制脂肪信号
TR	1 500 ms(1.5 T);2 000 ms(3 T)
谱采样参数	1 024 复数数据点,谱宽 2 000 Hz
采样矩阵	16×16,每个相位编码步径的平均次数为 1
标称体素尺寸	层内分辨率 10 mm,层厚 15 mm
k 空间采样和预处理	二维相位编码采用笛卡尔采样(椭圆或圆形 k 空间),k 空间数据 2 倍填零(插值),Hamming 滤波,减少头皮脂肪污染(如 Papoulis-Gerchberg 算法)
水参考采集	应该尽可能采集。采集时关闭水抑制,其他序列参数与水抑制时一致。为了减少扫描时间,可采用低分辨率扫描,采集数据后插值至代谢物的分辨率
B_0 匀场硬件	二阶匀场线圈,并具有足够功率的匀场电流放大器
B_0 匀场算法	首选整合有匀场强度限制和不稳定对策的方法,优于无约束方法

表 12-3 数据分析和解释专家共识

项 目	专 家 共 识
数据预处理	在谱线拟合前不要对时域信号进行截趾处理和零填充操作； 谱线拟合前应进行基于水参考的涡流校正(如果软件中有该功能)
分析方法	建议采用完全自动化的方法进行相位校正、化学位移校正以及代谢物幅值估算,用户不要对上述操作过程进行干预； 可采用时域或频域的方法拟合,要保证对典型基线以及线宽变化建模时有足够的灵活度
基谱组	推荐优先采用整合有先验知识的基谱组方法,该方法优于谱线积分或对单个峰进行简单拟合； 建议分析时采用的代谢物基谱组由与采集方案相匹配的已知 J 耦合和化学位移值仿真得到； 肿瘤分析时的基谱组应整合有脂质信号,短 TE(<80 ms)分析时的基谱组应整合有大分子信号
质量评价	作为自动化分析流程的一部分,应测量代谢物单峰和水峰(如果有)的半高宽； 需要精确分析的情况下,代谢物和水峰的线宽应小于 0.1 ppm； 代谢物信噪比大于 3 是确定单峰存在的最低标准； 通过对相位校正的谱线、拟合的谱线、估计得到的基线和拟合残差的组合显示,对谱线及其拟合质量进行视觉评估

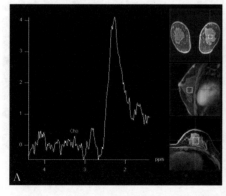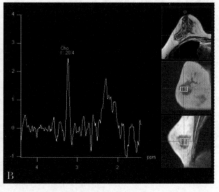

图 12-39 3T-MRI 系统上采集的乳腺波谱

注:A. 正常腺体组织,胆碱信号非常低,由于压脂不完美,剩余脂肪信号非常高;B. 恶性肿瘤,胆碱信号升高,该谱显示较好的压脂效果。波谱信号来源于 MRI 图像上白色方框所示体素。(本病例由复旦大学附属肿瘤医院放射科提供。)

1）一般采用乳腺相控阵线圈采集数据。

2）一般采用单体素 MRS 居多。为了减少脂肪的影响，一般需要进行脂肪抑制。

3）小心设置感兴趣区的位置和区域饱和带。感兴趣区只包含肿瘤组织，尽可能不要包含脂肪组织（图 12-40）。

4）为了最大限度地减少由患者呼吸引起的伪影，一般需进行频率校正。

（2）参考定量方法

为了将总胆碱作为代谢标志物，代谢物必须定量。可有 2 种定量方式：

1）外部参照定量。在乳腺线圈中放置一种参考溶液（如已知胆碱磷酸浓度的溶液）的水模，用于定量总胆碱的信号。

2）内参照定量。总胆碱的信号也可以通过内参照测量来定量，即感兴趣容积内的水。为了达到这个目的，可以另外快速采集一个非水抑制的波谱，其体素的位置和大小与抑制水时的波谱测量一致。

这 2 种方法各有优缺点。内标法易于操作，而且由于水抑制胆碱信号也是从相同的体素中获得的，因此该方法不会出现体素位置不一致、大小不同和 B_0 不均匀性等问题。这种方法的局限性是，如果水的浓度由于治疗而发生变化，这种方法可能在定量估计中引入误差。外标法可得到胆碱的一定程度的准确定量。其局限性是需要一个已知浓度的外部水模放置在乳腺线圈内的某处，并且需要另外采集该水模的波谱作为参考。由于病灶的位置和体素大小与参考波谱位置和大小不同，因此在波谱定量时需要进行 B_1 校正。

12.7.3 前列腺

磁共振波谱成像已被证明在前列腺癌的诊断、定位和定性方面有一定价值。正常的前列腺波谱包括 Cho、Cr 和 Cit。当出现癌变时，Cho 水平上升，Cit 水平下降，因此代谢物的比例（Cho＋Cr）/Cit 可用以病变的鉴别诊断（图 12-41）。需要注意的是，Cit 峰具有复杂的 J 耦合，所以谱峰形状随着 TE 而变化。

前列腺 MRS 检查时需要注意如下几点：

1）强烈建议使用前列腺线圈。采用前列腺专用线圈可大大提高波谱质量。

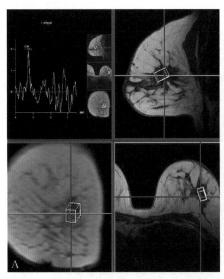
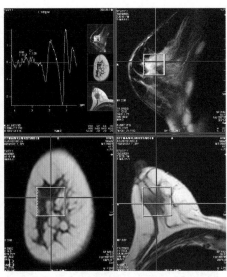

图 12-40　乳腺单体素 ^{1}H-MRS 定位示例

注：A. 恰当的体素尺寸和位置（白色立体方块），胆碱信号非常明显；B. 过大的体素尺寸（白色方框），包含了不需要的脂肪组织，使谱线受脂肪信号污染。（本图来自西门子医疗磁共振系统手册。）

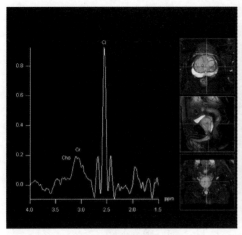

A. 正常腺体组织

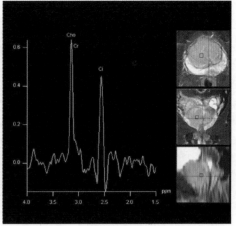

B. 恶性肿瘤

图 12-41 3T-MRI 系统上采集的前列腺波谱

注:波谱来源于 MRI 图像上蓝色方框所示体素。

2)为了覆盖整个前列腺,测量方案一般基于三维波谱成像序列。

3)小心定位空间预饱和的位置,以抑制前列腺附近不需要的信号(特别是脂肪信号和膀胱里的尿液信号,图 12-42)。

4)匀场的好坏对波谱测量尤为重要。前列腺附近的直肠空气腔的磁化率效应导致磁场不均匀,因此在定位感兴趣容积时,应避开直肠空气腔。对于匀场困难的区域(例如,血流、血管、磁化率的跃变),建议采用半自动匀场方法。在进行波谱测量之前,因仔细检查匀场效果,并在必要时对其进行重新匀场。

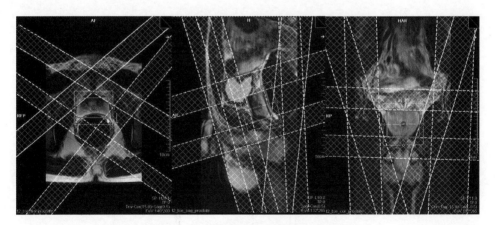

图 12-42 前列腺波谱定位方式示例

注:绿色方框为激发 FOV,黄色方框为采集 FOV,白色网格区域为空间饱和带。(本图来自西门子医疗磁共振系统手册。)

(李建奇 赵玮玮 傅彩霞)

主要参考文献

[1] CHARLOTTE C J, ROTHMAN D L. 脑磁共振波谱学:神经科学的研究工具和最新临床应用[M]. 李龙,李建奇,译. 北京:科学出版社,2015.

[2] 李建奇,杨岳松,周康荣. 磁共振波谱学[M]//周康

荣,陈祖望.体部磁共振成像.上海:上海医科大学出版社;1999:78-82.

［3］ FARDANESH R, MARINO M A, AVENDANO D, et al. Proton MR spectroscopy in the breast: technical innovations and clinical applications［J］. J Magn Reson Imaging, 2019,50(4):1033-1046.

［4］ LAM F, MA C, CLIFFORD B, et al. High-resolution ^{1}H-MRSI of the brain using SPICE: data acquisition and image reconstruction［J］. Magn Reson Med, 2016,76(4):1059-1070.

［5］ MA C, LAM F, NING Q, et al. High-resolution ^{1}H-MRSI of the brain using short-TE SPICE［J］. Magn Reson Med, 2017,77(2):467-479.

［6］ MCROBBIE D W, MOORE E A, GRAVES M J, et al. MRI: from picture to proton［M］. Cambridge: Cambridge University Press, 2017.

［7］ NARESSI A, COUTURIER C, DEVOS J M, et al. Java-based graphical user interface for the MRUI quantitation package［J］. Magn Reson Mater Phy, 2001,12(2-3):141-152.

［8］ PINEDA N, SHARMA P, XU Q, et al. Measurement of hepatic lipid: high-speed T_2-corrected multi-echo acquisition at ^{1}H MR spectroscopy — a rapid and accurate technique［J］. Radiology, 2009,252(2):568-576.

［9］ PROVENCHER S W. Estimation of metabolite concentrations from localized in vivo proton NMR spectra［J］. Magn Reson Med, 1994,30(6):672-679.

［10］ TAYARI N, HEERSCHAP A, SCHEENEN T W J, et al. In vivo MR spectroscopic imaging of the prostate, from application to interpretation［J］. Anal Biochem, 2017,529:158-170.

［11］ VIDYASHANKAR R, CHANG J C, HU H H, et al. Fast data acquisition techniques in magnetic resonance spectroscopic imaging［J］. NMR Biomed, 2019,32(3):e4046.

［12］ WILSON M, ANDRONESI O, BARKER P B, et al. Methodological consensus on clinical proton MRS of the brain: review and recommendations［J］. Magn Reson Med, 2019,82(2):527-550.

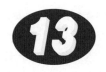 脂肪抑制技术和脂肪定量成像

脂肪组织的质子密度较高、T_1 值很短、T_2 值较长，因此在常规 T_1 加权成像呈现很高信号，在 T_2 加权成像呈现较高信号。在磁共振成像（MRI）检查尤其在肌肉骨骼成像中，脂肪抑制技术可以提高病变的检出率，也可减少化学位移伪影和运动伪影。另一方面，临床有时需要定量组织中的脂肪含量，如肝脏脂肪定量可以提高非酒精性脂肪肝诊断和治疗水平。

本章主要介绍脂肪的磁共振物理特性、各类脂肪抑制技术和脂肪定量技术。

13.1 脂肪抑制和脂肪定量技术物理基础

水和脂肪分子中的氢核（质子）是人体 MRI 信号的主要贡献者。体内其他组织（非水或脂肪）中的氢核，要么衰减得太快（例如，大分子中的氢核），要么相对浓度很小（例如，代谢物），因此对 MRI 信号贡献很小。为了得到脂肪贡献最小而水的贡献基本不受影响的 MRI 信号，可以利用脂肪和水之间的有差异的 2 个 MRI 特性：化学位移和 T_1 弛豫时间。

13.1.1 化学位移

组织中氢核的共振频率不仅依赖于主磁场强度，还受到氢核所处的化学环境的影响，一般采用化学位移来表征化学环境引起的共振频率的偏移。有关化学位移的详细阐述，请参见 12.1。

水的磁共振波谱很简单。每个水分子中的 2 个氢核具有相同的化学环境，其处于相同的磁场并在同一频率下共振，因此水的磁共振波谱由一个共振峰组成。按照惯例，峰的中心频率（或化学位移）用 ppm 来描述，一般采用四甲基硅烷中心频率为基准，即四甲基硅烷的化学位移被指定为 0 ppm，在 37 ℃时水质子的化学位移为 4.70 ppm。

相比之下，脂肪的磁共振氢谱则比较复杂。脂肪中的多个氢核处于不同的化学环境，因此所处的磁场也就不完全相同。一个典型的脂肪分子有 9 种甚至更多不同化学环境的氢核（图 13 - 1A），每一个都有一个特定的共振频率（图 13 - 1B

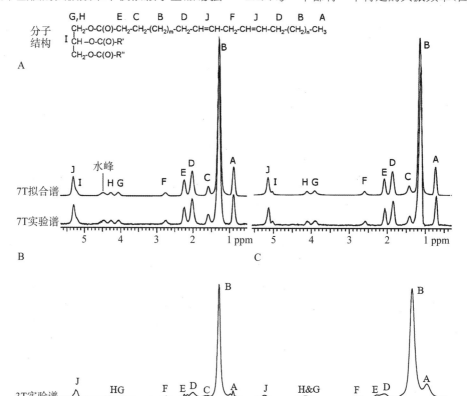

图 13 - 1 脂肪分子结构、以及皮下脂肪和胫骨骨髓在 7 T 和 3 T 下的磁共振波谱

注：A. 脂肪的分子结构；B. 7 T 下拟合和采集得到的皮下脂肪磁共振波谱；C. 7 T 下拟合和采集得到的胫骨骨髓磁共振波谱；D. 3 T 下采集得到的皮下脂肪磁共振波谱；E. 3 T 下采集得到的胫骨骨髓磁共振波谱。7 T 下脂肪的磁共振波谱可分解出 10 个共振峰；3 T 下脂肪的磁共振波谱只能看到 7 个共振峰。

图 B、C 引自：REN J, DIMITROV I, SHERRY A D, et al. Composition of adipose tissue and marrow fat in humans by ^{1}H NMR at 7 Tesla [J]. J Lipid Res, 2008, 49: 2055 - 2062.

和 C）。但是在一般临床用 3 T 或更低主磁场强度的 MRI 上，由于谱分辨率的原因，部分共振峰靠得太近，重叠在一起无法分开，因此可以分辨出来的只有 6 个峰或 7 个峰（图 13-1D 和 E）。

在一般讨论脂肪抑制技术时，我们仅需要考虑主要的亚甲基峰的贡献，即图 13-1 中的峰 B 和图 13-2 中的 5 号峰，其化学位移为 1.3 ppm。在 3 T 时，主脂肪峰的共振频率比水峰的共振频率低 435 Hz，在 1.5 T 时比水峰的共振频率低 217 Hz，在 1.0 T 时比水峰的共振频率低 145 Hz。

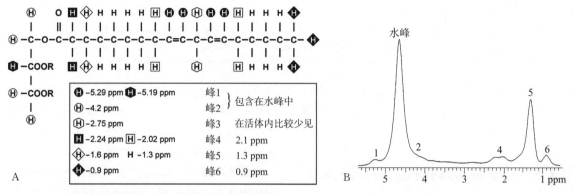

图 13-2　典型甘油三酯的化学位移和 3 T 下肝脏磁共振波波谱

注：A. 典型甘油三酯的化学结构和不同氢核的化学位移；B. 3 T 下肝脏磁共振波谱。在临床用 3 T 或更低磁场下，由于谱分辨率的原因，活体磁共振波谱中有几个共振峰（5.29 和 5.19 ppm；2.20 和 2.02 ppm；1.6 和 1.3 ppm）无法分开，其表现为单一的峰。

13.1.2　T_1 弛豫时间

T_1 弛豫时间，也称为纵向弛豫时间和自旋-晶格弛豫，是在射频脉冲激发后，质子的纵向磁化矢量从非平衡态恢复到平衡态的时间常数。T_1 弛豫时间是每个组织的特征，磁场越强，T_1 弛豫时间越长。脂肪的 T_1 弛豫时间比水短，在 1.5 T 时约为 288 ms，在 3T 时约为 340 ms。T_1 弛豫时间是基于反转恢复法的脂肪抑制技术的基础。

13.2　脂肪抑制和脂肪定量方法概述

为了抑制脂肪信号对 MRI 图像的贡献，通常需在成像序列中插入脂肪抑制模块。脂肪抑制模块的位置可以在成像激励脉冲开始前或替代成像激发脉冲，而 Dixon 技术则是在信号采集完成后通过图像处理来抑制脂肪或定量脂肪含量。脂肪抑制技术可以利用脂肪的 MRI 特性，最大限度地减少脂肪信号的影响。

脂肪抑制脉冲序列的主要类别（家族）包括化学位移选择性脂肪抑制技术（chemical shift selective，CHESS）、水激发技术、短反转时间反转恢复（short inversion time inversion recovery，STIR）、混合技术和 Dixon 技术等，具体如图 13-3。表 13-1 简单对比了不同脂肪抑制技术的优点和缺点。

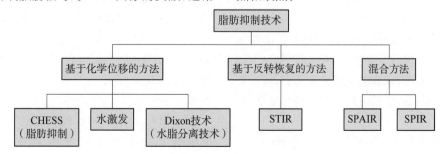

图 13-3　脂肪抑制技术分类

注：CHESS，化学位移选择性脂肪抑制技术；STIR，短反转时间反转恢复；SPIR，反转恢复结合频率选择预饱和技术；SPAIR，绝热频率选择反转恢复序列。

表 13 - 1　不同脂肪抑制技术的优、缺点

技术	成像时间	信噪比	金属效应	B_0 灵敏度	B_1 灵敏度	适用场强	其他
CHESS	短	高	强	敏感	敏感	高场	
STIR	长	低	弱	不敏感	不敏感	无关	
SPIR	长	高	强	敏感	敏感	高场	
SPAIR	长	高	强	敏感	不敏感	高场	
水激发	短	高	强	敏感	不敏感	高低场各有优缺点	
Dixon	长	高	弱	不敏感(3 点或以上)	不敏感	高低场各有优缺点	可定量脂肪

　　与脂肪抑制技术对应的是组织脂肪定量技术,主要利用脂肪和水的化学位移差别,包括成像方法和波谱方法。

13.3　化学位移选择性脂肪抑制技术

　　化学位移选择性技术是一种最常用的脂肪抑制方法,其在无梯度磁场时采用窄带射频脉冲选择性激发脂肪,然后再加上梯度磁场使其相位离散(将脂肪饱和掉),紧接着再采用成像序列。如果只考虑脂肪中主要峰-亚甲基峰,其共振频率比水共振频率低 3.4 ppm,因此采用窄带宽射频有选择地激发亚甲基峰信号,然后将其抑制掉(图 13 - 4)。

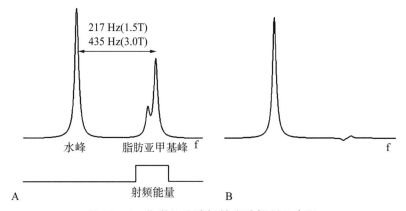

图 13 - 4　化学位移选择性脂肪抑制示意图

注:A. 在 1.5 T 或 3 T 磁场下,脂肪的主要峰(亚甲基峰)与水峰分别差 217 Hz 或 435 Hz;B. 当施加一个以脂肪主峰共振频率为中心、特定带宽、频率域为矩形函数的射频脉冲(脂肪抑制脉冲)后,则脂肪峰受到抑制。

　　化学位移选择性技术的磁化矢量演化如图 13 - 5 所示。采用这种技术,一个频率选择预饱和射频脉冲在成像激发脉冲之前作用于脂肪。脂肪信号被抑制掉后,成像激发脉冲施加后,则脂肪没有横向磁化矢量,因此采集不到脂肪的信号(图 13 - 6B)。

　　化学位移选择性脂肪抑制法的优点有:

　　1) 可以与多种图像加权类型的序列结合。

例如,与自旋回波(SE)或快速自旋回波(FSE)序列的短 TR、短 TE 结合则得到 T_1 加权图像,与长 TR、短 TE 的序列结合则得到质子密度(PD)图像,与长 TR、长 TE 的序列结合则得到 T_2 加权图像。

　　2) 只抑制脂肪,不影响其他组织。与脂肪具有相同 T_1 的组织也能分开,顺磁性组织不受抑制。

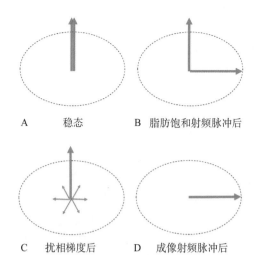

A　稳态　　　　B　脂肪饱和射频脉冲后

C　扰相梯度后　　D　成像射频脉冲后

图 13-5　化学位移选择性脂肪抑制方法磁化矢量演化图

注:黄色表示水;蓝色表示脂肪。A. 最开始,水和脂肪的磁化矢量均处于纵向;B. 当利用射频脉冲选择性地激发脂肪亚甲基峰后,脂肪的纵向磁化矢量翻转到横平面,而水的纵向磁化矢量不受影响,仍处于纵向;C. 利用扰相梯度磁场将横平面的脂肪横向磁化矢量相位离散,信号相互抵消,而水的纵向磁化矢量不受影响;D. 成像激发脉冲施加后,则脂肪没有横向磁化矢量,因此采集不到脂肪的信号。

频率选择脂肪抑制法的缺点有:①受试者射频照射量高;②需预处理脉冲,每个 TR 内能扫描的层数减少;③要求主磁场和射频磁场空间均匀性高,否则脂肪抑制不均匀(图 13-6B);④低场 MRI 无法采用该方法,因为低场下水峰和脂肪峰谱线无法分开;⑤只能抑制脂肪中亚甲基主峰,其他峰会有残留。

13.4　基于弛豫时间的脂肪抑制技术

STIR 法是最简单的脂肪抑制技术,它的原理是利用脂肪短 T_1 特性而非化学位移特性。图 13-7 为该序列的磁化矢量演化的示意图。反转恢复序列是采用一个 180°射频脉冲将纵向磁化矢量从 $+z$ 方向反转到 $-z$ 方向;当激发脉冲去除后,磁化矢量就从 $-z$ 轴方向往平衡态($+z$ 方向)恢复。在某一特定时间点,即磁化矢量正好从 $-z$ 方向转到 $+z$ 方向,纵向磁化矢量为零,这

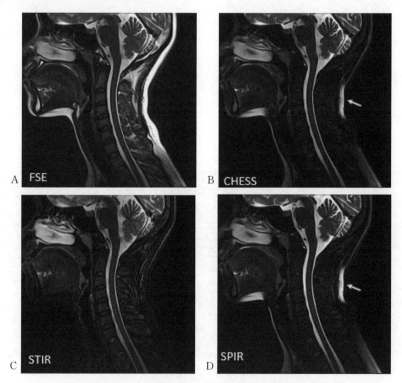

图 13-6　不同脂肪抑制技术得到的图像效果

注:A. 颈椎矢状面 FSE-T$_2$ 加权图像,未加脂肪抑制;B. 颈椎矢状面 FSE-T$_2$ 加权图像,采用化学位移选择性(CHESS)脂肪抑制技术,部分皮下脂肪未得到抑制(白色箭头所示);C. STIR 图像脂肪抑制非常均匀;D. 颈椎矢状面 FSE-T$_2$ 加权图像,采用 SPIR 脂肪抑制技术,部分皮下脂肪未得到抑制(白色箭头所示)。

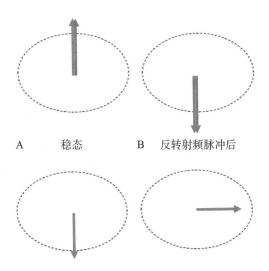

A 稳态   B 反转射频脉冲后

C 反转时间(*TI*)后   D 成像射频脉冲后

图 13 - 7　STIR方法磁化矢量演化图

注:黄色表示水;蓝色表示脂肪。A. 最开始,水和脂肪的磁化矢量均处于纵向,为+z方向;B. 当180°反转射频脉冲作用后,水和脂肪的磁化矢量均反转180°,处于-z方向;C. 等待反转时间(*TI*)后,脂肪的纵向磁化矢量恢复到零点,而水的纵向磁化矢量恢复很少,仍处于-z方向;D. 成像激发脉冲施加后,则脂肪没有横向磁化矢量,因此采集不到脂肪的信号。

一临界时间点往往被称为零点时间。不同的组织有不同的零点时间,如果反转时间(*TI*)的选择正好是脂肪组织的零点时间时,则脂肪在图像上的信号强度为零,因为对于其后的 90°射频脉冲就

没有脂肪的纵向磁化矢量翻转到横向平面,没有脂肪的横向磁化矢量则采集不到脂肪信号(图13 - 6C)。需要注意的是,采用 STIR 方法时水信号也受到一定程度的抑制。

TI 的选择主要依赖于组织的 T_1 值和脉冲序列的 *TR* 值。当 *TR* 足够长时($TR > 5 \times T_1$)时,*TI* 与组织的 T_1 有如下的关系:$TI = T_1 \times \ln 2 = T_1 \times 0.69$。 脂肪组织有非常短的 T_1 时间,在3 T 时约为 340 ms,则脂肪达到零点时 *TI* 约为235 ms(340 ms×0.69),因此要抑制脂肪,则 *TI* 应为 235 ms。因为 *TI* 相对比较短,所以被称为短 *TI* 反转恢复法。而 T_1 则依赖于主磁场强度,当场强增加时,T_1 也增加,因此 STIR 脂肪抑制技术中的 *TI* 设置也依赖于主磁场强度。有关STIR 序列的详细介绍可参见 4.3 和 5.3。

STIR 脂肪抑制技术的优点:①不同磁场强度该技术均可使用;②对场均匀度要求不高,脂肪抑制比较均匀(图 13 - 6C)。

STIR 脂肪抑制技术的缺点:①要求 *TR* 时间比较长;②无法与其他技术匹配使用;③会同时抑制其他短 T_1 的组织,如血肿、顺磁性组织;④*TR* 相同时,可扫描的层数比常规 SE 少;⑤不同患者、不同部位 T_1 不一样,这对 *TI* 的选择带来困难,选择不好,有可能抑制不完全(图 13 -8)。

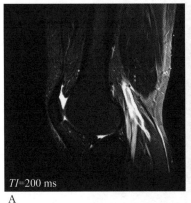

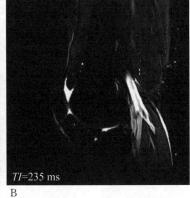

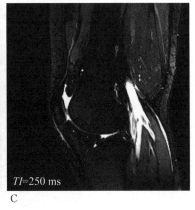

A　　　　　　　　　B　　　　　　　　　C

图 13 - 8　*TI* 对膝关节 STIR 脂肪抑制效果的影响

注:图像均在 3 T 场强下采用 IR - FSE 序列采集。A. *TI* = 200 ms; B. *TI* = 235 ms; C. *TI* = 250 ms。*TI* = 200 ms(A)和 *TI* = 250 ms(C)时骨髓脂肪和皮下脂肪抑制效果弱;*TI* = 235 ms(B)时骨髓脂肪和皮下脂肪抑制效果强。

13.5　混杂技术

　　反转恢复结合频率选择预饱和技术(spectral presaturation with inversion recovery，SPIR)是同时利用脂肪化学位移和短 T_1 值特性的脂肪抑制技术，其采用一个波谱选择性的反转射频脉冲用来翻转脂肪磁化矢量 $180°$，在一个反 TI 之后，施加一个常规的激发射频脉冲。SPIR 序列的磁化矢量演化如图 13-9 所示，当采用频谱选择性反转射频脉冲并等待一个特定 TI 后，脂肪的纵向磁化矢量恢复到零点，而水的纵向磁化矢量不受影响。成像激发脉冲施加后，则脂肪没有横向磁化矢量，因此采集不到脂肪的信号。

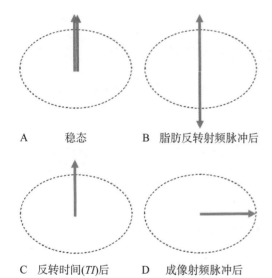

A　稳态　　　　B　脂肪反转射频脉冲后

C　反转时间(TI)后　　　D　成像射频脉冲后

图 13-9　SPIR 方法磁化矢量演化图

　　注：黄色表示水；蓝色表示脂肪。A. 最开始，水和脂肪的磁化矢量均处于纵向；B. 当利用射频脉冲选择性地反转脂肪亚甲基峰后，脂肪的纵向磁化矢量翻转 $180°$，处于 $-z$ 方向；而水的磁化矢量不受影响，仍处于 $+z$ 方向；C. 等待反转时间(TI)后，脂肪的纵向磁化矢量恢复到零点，而水的纵向磁化矢量不受影响；D. 成像激发脉冲施加后，则脂肪没有横向磁化矢量，因此采集不到脂肪的信号。

　　SPIR 与 CHESS 的不同之处是，SPIR 序列中的射频脉冲是 $180°$ 反转脉冲，而 CHESS 序列中的射频脉冲是 $90°$ 或比 $90°$ 稍大一点的激发脉冲。SPIR 与 STIR 的不同之处在于，SPIR 的反转脉冲只选择性反转脂肪纵向磁化矢量，STIR 的反转脉冲对水和脂肪纵向磁化矢量均反转。2 种技术抑制脂肪所需的 TI 没有差别。SPIR 的优势：它只抑制脂肪，不抑制其他组织，即使组织的 T_1 弛豫时间与脂肪差不多时也不受抑制，因此它得到的图像比 STIR 图像具有更高的信噪比。然而，SPIR 对主磁场(B_0)和射频场(B_1)的空间不均匀性比较敏感(图 13-6D)，其要求脂肪峰和水峰之间有良好的分离，才能实现有效的脂肪抑制，并且扫描时间比不使用脂肪抑制时更长。

　　为了降低射频场空间不均匀性对脂肪抑制效果的影响，反转脉冲可以采用特别设计的绝热脉冲。绝热脉冲不是通过在单一频率上施加电磁功率来实现磁化矢量的反转，而是采用幅度和频率同时调制迫使磁化矢量离开 $+z$ 轴，其主要优势是对射频场不均匀性不敏感，采用绝热脉冲的 SPIR 序列一般称为绝热频率选择反转恢复序列(spectral adiabatic inversion recovery/spectral attenuated inversion recovery，SPAIR；adiabatic spectral inversion recovery，ASPIR)。

13.6　水激发技术

　　水激发是一种空间波谱射频脉冲，该技术只激发某一层面的水，而该层面内的脂肪和所有层面外的氢核保持不变。水的激发是通过一个二项式射频脉冲链来完成，它实际上是由一组具有不同翻转角的射频脉冲组成，翻转角满足二项式分布(图 13-10)，如 $45°-\tau-45°$(表示为 1-1)、$22.5°-\tau-45°-\tau-22.5°$(表示为 1-2-1)、$11.25°-\tau-33.75°-\tau-33.75°-\tau-11.25°$(表示为 1-3-3-1)。这种二项式射频脉冲具有双重效应：对于水中的氢核为 $90°$ 脉冲，而对于脂肪中的氢核为 $0°$ 脉冲。一般来说，射频脉冲链越长，

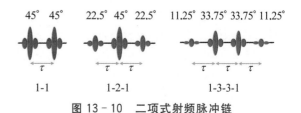

图 13-10　二项式射频脉冲链

则对主磁场不均匀性越不敏感。

水激发脉冲的最简单形式是 $45°-\tau-45°$，其作用后磁化矢量的演化如图 13-11 所示。第1个 $45°$ 射频脉冲同时应用于水和脂肪，将两者均倾倒 $45°$。此时，脂肪和水的横向磁化矢量相位是一致的。当他们两者进动一段时间 τ 后则相位相差 $180°$，3 T 主磁场下时 τ 约为 1.15 ms，1.5 T 主磁场下 τ 约为 2.3 ms。第2个 $45°$ 射频脉冲将脂肪翻转回纵轴，将水倾倒到横向平面。采集成像信号时，则脂肪没有横向磁化矢量，因此采集不到脂肪的信号。

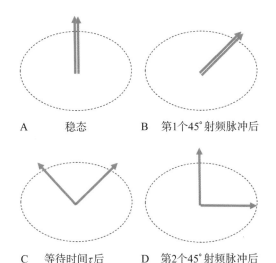

A 稳态　　B 第1个45°射频脉冲后

C 等待时间τ后　　D 第2个45°射频脉冲后

图 13-11　二项式脉冲(1-1脉冲)水激发方法磁化矢量演化图

注：黄色表示水；蓝色表示脂肪。A. 最开始，水和脂肪的磁化矢量均处于纵向 $+z$ 方向；B. 第1个 $45°$ 射频脉冲同时应用于水和脂肪，将两者均倾倒 $45°$。此时，脂肪和水的磁化矢量相位是一致的；C. 进动一段时间 τ 后，脂肪和水的横向磁化矢量相位相差 $180°$；D. 第2个 $45°$ 射频脉冲将脂肪磁化矢量翻转回纵轴，将水的磁化矢量翻转到横向平面。则脂肪没有横向磁化矢量，因此采集不到脂肪的信号。

水激发技术相对较快，因为其不需要扰相梯度来让磁化矢量相位离散，也不需要延迟时间让磁化矢量弛豫恢复。它还具有相对较高的信噪比和对 B_0 不均性不敏感。在临床实践中，水激发技术一般应用于梯度回波序列(图 13-12)，也可用于自旋回波和快速自旋回波。

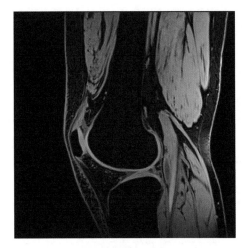

图 13-12　采用水激发 VIBE 序列得到的膝关节矢状面图像

13.7　Dixon 技术

1984 年 W. T. Dixon 首次提出了基于化学位移的水脂分离方法——两点 Dixon 法，进一步的发展有三点和多点 Dixon 技术。Dixon 法一次扫描即可获取同相位、反相位、水相和脂肪相图像，并可用于大 FOV 的脂肪抑制成像，同时也可得到定量脂肪含量。

13.7.1　Dixon 技术中的数据采集方法

（1）脉冲序列

Dixon 技术主要采集不同回波时间的梯度回波信号。由于水和脂肪的共振频率不同，两者的磁化矢量会以不同频率进动，所以会产生水和脂肪的相位差。回波时间越长，则脂肪和水相位差越大。而实际采集的总信号是体素中水和脂肪信号的矢量叠加，因此总的采集信号会随 TE 而变化。利用这个规律，通过一定的后处理方法就可分解出水和脂肪。

Dixon 技术可以应用于不同的成像序列，包括梯度回波（GRE）序列、SE 序列、FSE 序列等。Dixon 技术可以与二维成像结合，也可以与三维成像结合。可以在一次 TR 内只采集一个

Dixon 回波,也可以一次 TR 内采集多个 Dixon
回波,而一次 TR 内采集多个 Dixon 回波更节省
时间。

图 13-13 是二维 Dixon 梯度回波示例,其实
际上就是多回波梯度回波。当 $TE = 0$ 时,水和
脂肪的横向磁化矢量完全同相位,随着 TE 的增
加,两者的相位角逐步变大。如果相位角是
$180°$,则是反相位;如果相位角是 $360°$,则两者又
是同相位。

图 13-14 是二维 Dixon 快速自旋回波脉冲序
列和磁化矢量演化示例。中间的回波是自旋回波
(标记为 R1-SE、R2-SE、…),由于 $180°$ 重聚射
频脉冲的作用,水和脂肪的横向磁化矢量完全同
相位,所以组合而成的总信号最大。而两边的回
波是梯度回波(标记为 R1-GE1 和 R1-GE2、
R2-GE1 和 R2-GE2、…),水和脂肪横向磁化矢
量没有完全重聚,所以脂肪相对于水的相位角分
别为 $-\theta$ 和 $+\theta$。相位角的大小与 Δt(梯度回波与
自旋回波的时间间隔)成正比。

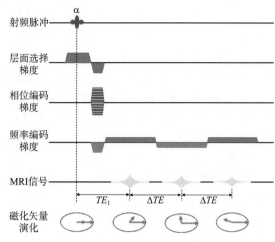

**图 13-13　二维 Dixon 梯度回波脉冲序列和磁化
矢量演化**

注:上面五行是多回波梯度回波序列。最下面一行是
横向磁化矢量演化,黄色表示水信号,蓝色表示脂肪信号。

(2)回波数目和 Dixon 技术分类

Dixon 技术根据回波数目和特性可以分为下
述几类:

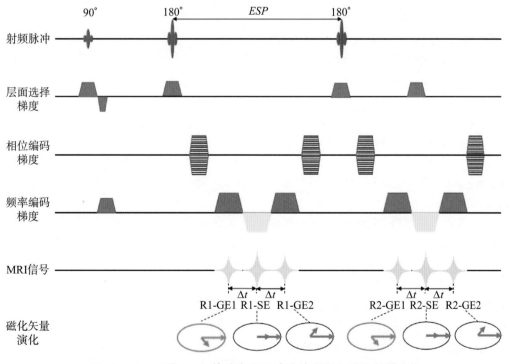

图 13-14　二维 Dixon 快速自旋回波脉冲序列和磁化矢量演化

注:上面五行是快速自旋回波序列。最下面一行是横向磁化矢量演化,黄色表示水信号,蓝色表示脂肪
信号。

1）两点 Dixon 技术：采集 2 个回波，这 2 个回波可以是同相位-反相位组合、同相位-部分反相位组合、自由回波时间组合等多种组合。两点 Dixon 自由回波时间组合是目前广泛采用的方法，回波时间 TE 选择具有较高的灵活性，从而有效地缩短 TE 和 TR 时间，在提高信噪比的同时可提升图像采集速度，可用于肝脏等体部器官的屏气扫描。

2）三点 Dixon 技术：采集 3 个回波，这 3 个回波可以是同相位-反相位组合[$(0, \pi, -\pi)$ 或 $(0, \pi, 2\pi)$]，也可以是自由回波时间组合。

3）多点 Dixon 技术：采集 3 个以上回波，结合多峰脂肪模型和 T_2^* 校正，不仅可以得到精确的脂肪定量，而且可以得到 T_2^*（R_2^*），可以用于肝脏等部位铁沉积的研究。另外还可以得到精确的场图，从而处理得到定量磁化率图。

13.7.2 两点 Dixon 技术：同相位-反相位采集

两点 Dixon 技术是一种通过获取 2 幅不同回波时间的图像来分解脂肪信号和水信号的技术。由于水和脂肪的共振频率不同，所以水和脂肪的磁化矢量以不同频率进动，交替地同相位（即指向同一方向）和反相位（即指向相反方向）（图 13-15）。

因为所获得的信号与磁化矢量之和成正比，因此当磁化矢量同相时，则总信号与水和脂肪幅度之和成正比；当反相时，则信号与水和脂肪幅度之差成正比。如采集 2 幅图像，其中一幅图像是脂肪和水同相位采集得到的（图 13-16A），可表示为 S_{IP}（同相信号）；而另一幅图像是脂肪和水反相位采集得到的（图 13-16B），可表示为 S_{OP}（反相信号）。在 1.5 T 时，2 状态的回波时间相差约 2.3 ms（反相时 TE：2.3 ms、6.9 ms 等；同相时 TE：4.6 ms、9.2 ms 等）。在 3 T 时，回波时间的差值约为 1.15 ms（反相时 TE：1.15、3.45 ms 等；同相时 TE：2.3 ms、4.6 ms 等）。将 S_{IP} 和 S_{OP} 相加后除以 2（公式 13-1）则得到纯水图像，通过在 S_{IP} 中减去 S_{OP} 后除以 2（公式 13-2）则得到纯脂肪图像。

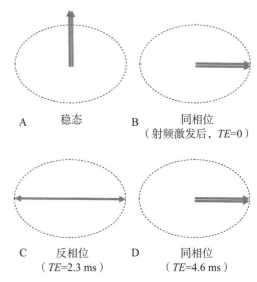

图 13-15 **两点 Dixon 方法磁化矢量演化示意图（1.5 T 磁场下）**

注：黄色表示水，蓝色表示脂肪，脂肪只考虑主要的峰——亚甲基峰。A. 最开始，水和脂肪的磁化矢量均处于纵向 +z 方向；B. 射频激发后，水和脂肪的横向磁化矢量相位是一致的；C. 由于水和脂肪的磁化矢量以不同频率进动，在 1.5 T 时，频率差为 217 Hz，当 $TE = 2.3$ ms 时，脂肪和水的横向磁化矢量相位相反；D. 当 $TE = 4.6$ ms 时，脂肪和水的横向磁化矢量相位相同。

$$M_w = \frac{S_{IP} + S_{OP}}{2} \qquad (13-1)$$

$$M_F = \frac{S_{IP} - S_{OP}}{2} \qquad (13-2)$$

上述公式中 M_w 和 M_F 分别表示纯水信号和纯脂肪信号。上述方法可以获得具有脂肪抑制的纯水图像（图 13-16C）和具有水抑制的纯脂肪图像（图 13-16D）。

两点 Dixon 方法设计简单，仅仅使用 SE 序列、FSE 序列或者 GRE 序列通过调节少量序列参数即可实现，后处理也只需对扫描结果进行加减处理就可以得到水图像和脂肪图像（图 13-16）；不需要脂肪抑制，可以同时得到水和脂肪图像，且得到的水和脂肪图像也具有良好的对比度，对脂肪性病变也有较好的反映。该技术对 B_1 不均匀性不敏感。

原始的两点 Dixon 方法由于无法消除主磁场不均匀性的影响，所以可能存在水脂分离不完全

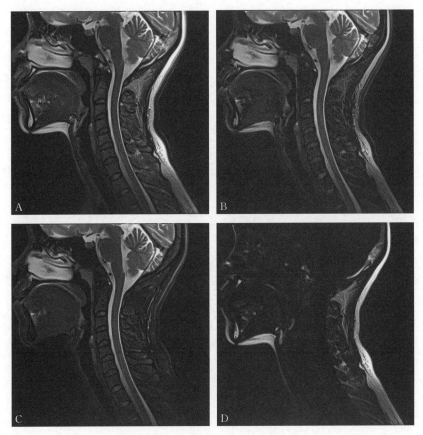

图 13-16 同反相位采集图像及 Dixon 重建的水和脂肪图像

注:颈椎 FSE-T_2W 图像。A. 同相位采集得到的图像;B. 反相位采集得到的图像;C. 两点 Dixon 重建得到的水图;D. 两点 Dixon 重建得到的脂肪图像。

或水脂错换的情况。

13.7.3 两点 Dixon 方法:同相位-部分反相位采集

2006 年,向清三提出了一种新的两点水脂肪成像方法。除了常规的同相位采集以外,另一幅图像在水和脂肪磁化矢量部分反相位时采样,而不是像原来的对称两点 Dixon 方法那样完全反平行。这种不对称采样编码得到更有价值的相位信息,可用来识别水和脂肪。

需要指出的是,同相位采集对于相位校正是相当有用的,因为此时水和脂肪的宏观磁化矢量是指向同一方向的,它的相位表示主磁场不均匀性所导致的相位误差,而没有水脂相对相位差的贡献,因此它可以很容易地从所有采集中去除主磁场不均匀性导致的相位误差,从而减少相位误差。

假设 S_1 和 S_2 分别是同相位采集和部分反相位采集所得的复数图像信号,第 2 个信号中脂肪和水的相位角为 α,其接近 180°但不等于 180°,则信号可以表达为:

$$S_1 = (M_w + M_F)P_1 \qquad (13-3)$$

$$S_2 = (M_w + M_F e^{i\alpha})P_2 \qquad (13-4)$$

其中,M_w 和 M_F 分别为水和脂肪信号强度;P_1 和 P_2 是 2 个未知相位量,表示与 2 个图像采集相关联的相位误差。这里相位误差的来源包括主磁场空间不均匀、接收线圈相位空间不均匀、涡流和数据采集窗偏中心等因素。

利用三角函数关系将水和脂肪 2 种成分分离

出，2 个成分表示为 B 和 S，B 表示较大的解，S 表示较小的解，B 和 S 分别表示如下：

$$B = \frac{1}{2} \left| M_1 + \sqrt{\frac{2M_2^2 - M_1^2(1+\cos\alpha)}{1-\cos\alpha}} \right|$$

$$(13-5)$$

$$S = \frac{1}{2} \left| M_1 - \sqrt{\frac{2M_2^2 - M_1^2(1+\cos\alpha)}{1-\cos\alpha}} \right|$$

$$(13-6)$$

公式中 M_1 和 M_2 为信号 S_1 和 S_2 对应的模，即 $M_1 = |S_1|$ 和 $M_2 = |S_2|$。而 (M_w, M_F) 要么等于 (B, S)，要么等于 (S, B)，具体取决于某个体素内是水还是脂肪占支配地位。

通过一种简单的区域迭代相位量提取算法（regional iterative phasor extraction，RIPE），就可以得出真正的相位误差量。最后，将提取的相位误差量进行平滑处理并从复数图像中去除，得到最小二乘法解的脂肪和水的信号强度，其信噪比要比初始的解 (B, S) 高。

上述基于部分反相位的两点 Dixon 方法有如下优势：不仅能够分离出脂肪和水，而且还能识别 2 种化学组分；得到的结果更加稳健。

13.7.4 两点 Dixon 方法：灵活的回波时间采集

上述 2 种两点 Dixon 方法对回波时间有一定限制，在实际应用中无法得到最有效的数据采集。为了打破这种限制，目前广泛采用的是自由回波时间的两点 Dixon 方法。

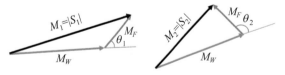

图 13-17　通用两点 Dixon 采集的水和脂肪分离几何模型

注：这两个三角形代表 2 种不同的图像信号合成示意，分别表示脂肪横向磁化矢量相对于水横向磁化矢量偏转 2 个任意相位角度 θ_1 和 θ_2。黄色箭头表示水的横向磁化矢量，蓝色箭头表示脂肪的横向磁化矢量，黑色箭头表示组合而成的总横向磁化矢量。

假设我们采集 2 幅任意不同回波时间的图像，同时假设脂肪为单峰，那么我们就可以得到水和脂肪磁化矢量偏转 2 个任意相位角度 θ_1 和 θ_2 的信号（如图 13-17）。首先，可以利用三角函数关系将 2 种成分分离出，2 个成分表示为 B 和 S，B 表示较大的解，S 表示较小的解，B 和 S 分别表示如下：

$$B = \frac{1}{2} \left[\sqrt{\frac{M_1^2(\cos\theta_2 - 1) - M_2^2(\cos\theta_1 - 1)}{\cos\theta_2 - \cos\theta_1}} + \sqrt{\frac{M_1^2(\cos\theta_2 + 1) - M_2^2(\cos\theta_1 + 1)}{\cos\theta_2 - \cos\theta_1}} \right]$$

$$(13-7)$$

$$S = \frac{1}{2} \left[\sqrt{\frac{M_1^2(\cos\theta_2 - 1) - M_2^2(\cos\theta_1 - 1)}{\cos\theta_2 - \cos\theta_1}} - \sqrt{\frac{M_1^2(\cos\theta_2 + 1) - M_2^2(\cos\theta_1 + 1)}{\cos\theta_2 - \cos\theta_1}} \right]$$

$$(13-8)$$

公式中 M_1 和 M_2 为信号 S_1 和 S_2 对应的模，即 $M_1 = |S_1|$ 和 $M_2 = |S_2|$。而 (M_w, M_F) 要么等于 (B, S)，要么等于 (S, B)，具体取决于某个体素内是水还是脂肪占支配地位。利用上节 13.7.3 中类似的算法或其他算法就可以得到最小二乘法解的脂肪和水的信号强度。

对于基于单个像素点的水脂分离方法，只要保证 $\cos\theta_1 \neq \cos\theta_2$，就可有无限多可能的相位角采样组合。而上面 2 节同相位-反相位采集组合和同相位-部分反向位采集组合只是 2 种特例：对于同相位-反相位采集组合，就是 $\theta_1 = 0$ 和 $\theta_2 = \pi$；而对于同相位-部分反相位采集组合，就是 $\theta_1 = 0$ 和 $\theta_2 = \alpha$。

自由回波时间两点 Dixon 方法可消除前面 2 种两点 Dixon 法对回波时间选择的一些限制，为序列设计提供了更大的灵活性，从而允许在快速成像应用中实现更短的扫描时间、更高的空间分辨率或更好的信噪比。虽然不再直接采集获得同相位和反相位图像，但是可以很容易地从水和脂肪图像中合成得到同相位和反相位图像。回波时间的选择应考虑到信噪比和脂肪抑制的影响。还可以通过将更精确的脂肪波谱模型结合到信号模型中,可以大大减少其对脂肪抑制的影响。

目前磁共振厂商广泛采用的两点 Dixon 是自由回波时间方法。

13.7.5　三点 Dixon 方法:同相位-反相位采集

为了解决同相位-反相位采集两点 Dixon 方法存在的问题,1991 年 G. H. Glover 提出了基于三点式的 Dixon 方法,它利用额外获取的一幅水脂相位角差为 $-\pi$(或 2π)的图像来计算主磁场的不均匀性。

对于水和脂肪相位角差为 0、$-\pi$、$+\pi$ 的信号,我们可以表述为:

$$S_0 = (M_w + M_f)e^{i\varphi_0} \qquad (13-9)$$

$$S_{-\pi} = (M_w - M_f)e^{i(\varphi_0 - \varphi_{\Delta B})} \qquad (13-10)$$

$$S_\pi = (M_w - M_f)e^{i(\varphi_0 + \varphi_{\Delta B})} \qquad (13-11)$$

$\varphi_{\Delta B}$ 是由于主磁场不均匀性引起的相位偏移,φ_0 是由于射频空间不均匀性及其他系统因素引起的频率偏移。将上述 3 个信号均除以 $e^{i\varphi_0}$,命名为 S'_0、$S'_{-\pi}$ 以及 S'_π,我们就可以通过简单求解方程组的方式求解出水和脂肪的含量:

$$M_w = \frac{S'_0 + p\sqrt{S'_\pi S'_{-\pi}}}{2} \qquad (13-12)$$

$$M_f = \frac{S'_0 - p\sqrt{S'_\pi S'_{-\pi}}}{2} \qquad (13-13)$$

其中,$p = \pm 1$,是一个包含复平方根符号的开关函数。如果可以选择正确的符号,则尽管存在主磁场不均匀性估计错误,也可以得到 M_w 和 M_f 的解。另外,三点式 Dixon 方法通过额外采集的一幅图像而计算出场的不均匀信息。但是,如果主磁场的不均匀导致的频率偏移超过水脂共振频率差的一半时,就必须先进行相位解缠绕。

13.7.6　三点 Dixon 方法:等间隔采样

在以上所述的 4 种 Dixon 方法中,我们都是假设脂肪为单峰,对水和脂肪的相位角差也有一定的要求。但是我们知道,在脂肪峰的波谱模型中,脂肪并非仅仅有亚甲基一个谱峰,亚甲基峰仅占总体脂肪信号分量的 $60\%\sim70\%$,水的信号不可能同时与所有脂肪信号同相位,这也就造成了这种限定水和脂肪的相位差角的方法不可避免地低估了脂肪的贡献。

2010 年,J. Berglund 提出了基于等间隔采样的三点 Dixon 方法。假设在回波时间(t_0, $t_0 + \Delta t$, $t_0 + 2\Delta t$)获得 3 个复数图像。对于梯度回波序列,回波时间是相对于激发时间定义的;对于自旋回波序列,回波时间则是相对于回波中心定义的,如上述图 13-13 和图 13-14 所示。如果回波间隔时间较短,则可以忽略掉 T_2 或 T_2^* 的影响。在每个体素中,3 个回波时间采集的信号可以由下式表达:

$$S_1 = M_w + a_0 M_F \qquad (13-14)$$

$$S_2 = (M_w + a_0 a M_F)b \qquad (13-15)$$

$$S_3 = (M_w + a_0 a^2 M_F)b^2 \qquad (13-16)$$

其中,M_w 和 M_F 分别是表示来自水和脂肪的复数信号,相位因子 a_0、a、b 的取值由下式来定义:

$$a_0 = \exp(i2\pi\Delta f t_0) \qquad (13-17)$$

$$a = \exp(i2\pi\Delta f \Delta t) \qquad (13-18)$$

$$b = \exp(i2\pi\gamma\Delta B_0 \Delta t) \qquad (13-19)$$

其中,Δf 是水和脂肪的共振频率差(在 3 T 下大约是 -435 Hz),ΔB_0 表示 B_0 场的不均匀性,γ 是旋磁比,t_0 为第 1 个回波时间,Δt 为回波间隔时间。在这样一个简单的模型中,由于 Δf、t_0 和 Δt 是已知的,所以 a_0 和 a 也可求得,因此只有水信号 M_w、脂肪信号 M_F 和磁场不均匀性相位因子 b 是未知的。然而一旦求解出场不均匀性因子 b 后,通过一个线性方程反演即可求得水和脂肪的值。

而由公式(13-14、13-15 和 13-16)我们可以得到:

$$aS_1 b^2 - (a+1)S_2 b + S_3 = 0 \qquad (13-20)$$

它给出 2 个相应的解:

$$b_{1,2} = \frac{(a+1)S_2}{2aS_1} \pm \sqrt{\left(\frac{(a+1)S_2}{2aS_1}\right)^2 - \frac{S_3}{aS_1}}$$

$$(13-21)$$

其中只有一个解是正确的,可以使用区域增长法来求得最终 b 值的选择:首先生成一个在 $(0,1)$ 范围内的幅值加权图,利用幅值加权图产生区域生长的种子点,之后采用区域增长算法通过最优路径对 b 的取值进行选择,最终利用线性方程反演出三点 Dixon 的水和脂肪信号。

对于三点 Dixon 所采集的 3 幅图像,当 3 个回波采集时间得到的水脂相位差在 $[-\pi/6, \pi/2, 7\pi/6]$ 时,有最佳的噪声特性。

基于等间隔采样的三点式 Dixon 方法不再限定固定的水-脂肪相位差角度,而是以等间隔代替。因为脂肪不同化学位移的质子(对应于不同的共振峰)共同影响了信号的相位演化,因此我们可以引入脂肪多峰模型来进行校正,从而可以更加精确地量化水和脂肪信号。

此外,由于等间隔采样的三点 Dixon 方法计算速度很快,可以用于全身成像(图 13-18),也可以作为其他水脂分离算法的迭代初始值。

13.8 IDEAL 水脂分离和脂肪定量方法

IDEAL 算法是目前应用比较广泛的水脂分离方法,全称是基于回波非对称和最小二乘法的水脂迭代分解方法(iterative decomposition of water and fat with echo asymmetry and least-squares, IDEAL),它基于多回波的迭代算法实现。IDEAL 算法类似于高斯-牛顿法,它可以通过局部场迭代的方式对不均匀磁场下采集的磁共振信号进行水脂分离求解,并得到较高信噪比的水脂分离图像。

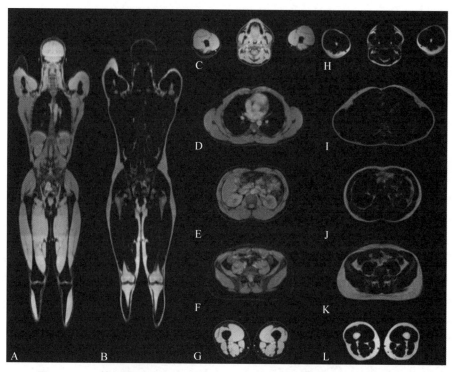

图 13-18 等间隔采样的三点式 Dixon 方法重建所得到的水和脂肪图像

注:A. 冠状面显示全身水图像;B. 冠状面显示全身脂肪图像;C~G. 各个部位横断面水图像;H~L. 各个部位横断面脂肪图像。C、H 为颈部和手臂;D、I 为胸部;E、J 为腹部;F、K 为盆腔;G、L 为腿部。

引自:BERGLUND J, JOHANSSON L, AHLSTROM H, et al. Three-point Dixon method enables whole-body water and fat imaging of obese subjects. Magn Reson Med, 2010, 63(6): 1659-1668.

相比早期的 Dixon 方法,IDEAL 方法采用任意回波时间采样,不仅对扫描参数的要求大大降低,而且允许采集超过 3 个以上的回波,并可加入脂肪多峰模型及 T_2^* 衰减的信号校正,这样可大大提高水脂定量结果的准确度。

IDEAL 算法分为 IDEAL 算法和 T_2^*-IDEAL 方法 2 种,以下对这两种算法的思路进行一个简单的概述。

13.8.1 IDEAL 方法

对于离散回波时间 $TE_n (n = 1, 2, \cdots, N)$ 采集的梯度回波信号,如考虑到磁场的不均匀性,采集到的总信号可表示为如下公式:

$$S_n = \left(M_w + M_F \sum_{p=1}^{P} \alpha_p e^{i2\pi f_{F,p} TE_n}\right) e^{i2\pi f_B TE_n}$$

$$(13-22)$$

公式中 M_w 和 M_F 分别为水和脂肪信号的幅度,f_B 是局部磁场不均匀导致的频率偏移,$f_{F,p}$ 是脂肪各个谱峰相对于水峰的频率偏移,α_p 是脂肪各个峰的相对幅度,P 为脂肪峰的总数目。对于所有的脂肪峰,$\sum_{p=1}^{P} \alpha_p = 1$,$f_{F,p}$ 和 α_p 为已知量,可由文献获得。

上述公式可以表达成矩阵形式:

$$\boldsymbol{S} = \boldsymbol{D}(f_B) \cdot \boldsymbol{A} \cdot \boldsymbol{\rho} \qquad (13-23)$$

$\boldsymbol{S}$ 为采集到的信号,$\boldsymbol{D}(f_B)$ 有关 f_B 的对角矩阵,$\boldsymbol{A}$ 是有关水峰和脂肪多峰的矩阵,$\boldsymbol{\rho}$ 为水信号和脂肪信号。

IDEAL 的算法大致是这样的:首先,使用迭代算法估算出磁场不均匀性图 $\boldsymbol{D}(f_B)$;然后,利用 $\boldsymbol{D}(f_B)$ 将磁场不均匀引入的相位偏移从公式 (13-23) 中去除掉;最后,通过伪逆运算估算出水和脂肪的信号强度 $\boldsymbol{\rho}$(图 13-19)。

13.8.2 T_2^*-IDEAL 方法

IDEAL 算法利用局部场迭代的方式得到了最终的水和脂肪图像,但由于其未考虑 T_2^* 衰减对信号的影响,导致 IDEAL 算法对于高铁沉积的

患者图像失效。基于此,有学者提出了整合有 T_2^* 衰减的 T_2^*-IDEAL 方法,该方法可消除 T_2^* 效应对水脂分离结果的影响。

对于离散回波时间 $TE_n (n = 1, 2, \cdots, N)$ 采集的梯度回波信号,除了考虑到磁场的不均匀性,如果还考虑 R_2^* 衰减效应,则采集到的总信号公式 (13-22) 可拓展为:

$$S_n = \left(M_w + M_F \sum_{p=1}^{P} \alpha_p e^{i2\pi f_{F,p} TE_n}\right) e^{i2\pi f_B TE_n} e^{-R_2^* TE_n}$$

$$(13-24)$$

上式中 R_2^* 是组织的 T_2^* 的倒数,亦即 $R_2^* = 1/T_2^*$。

如果我们定义一个“复数场图”:$\hat{f}_B = f_B + iR_2^*/2\pi$,那么公式 (13-24) 就可以表达成:

$$S_n = \left(M_w + M_F \sum_{p=1}^{P} \alpha_p e^{i2\pi f_{F,p} TE_n}\right) e^{i2\pi \hat{f}_B TE_n}$$

$$(13-25)$$

这个公式与公式 (13-22) 类似,那么采用 IDEAL 类似的方式先通过迭代方式估算出场图和 R_2^*,然后再估算出水和脂肪的信号。

T_2^*-IDEAL 由于同时加入脂肪多峰模型及 T_2^* 衰减的信号校正,大大提高了水脂信号定量的准确度。其不仅可以得到精确的脂肪定量(图 13-19),而且能够得到 $T_2^*(R_2^*)$,可以用于肝脏等部位铁沉积的研究。另外还可以得到精确的场图,从而处理得到体部器官定量磁化率图(具体参见 15.4 节)。

目前磁共振厂商用于脂肪定量大多采用多点 Dixon 方法。

13.9 基于模值重建的磁共振成像水脂分离方法

如果对 (13-24) 式两端取模(绝对值),可以得到如下信号关系:

$$|S_n| = \left| \left(M_w + M_F \sum_{p=1}^{P} \alpha_p e^{i2\pi \Delta f_p TE_n}\right) e^{-R_2^* TE_n} \right|$$

$$(13-26)$$

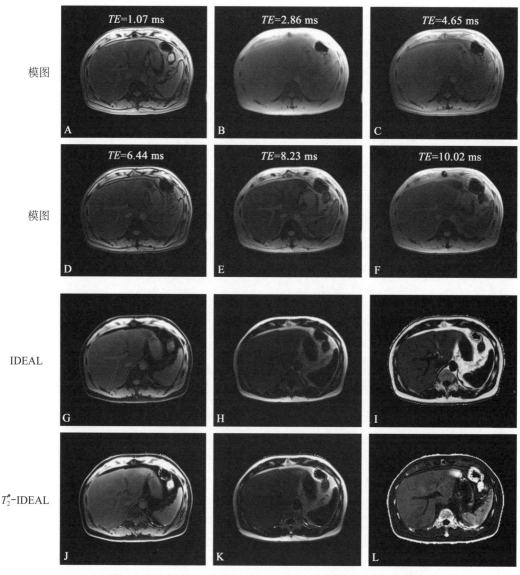

图 13 - 19　IDEAL 方法和 T_2^* - IDEAL 方法得到水脂分离结果

注:A～F. 在场强为 2.89 T 系统上采集得到的不同 TE 的模图,该受试者肝脏脂肪含量比较高,当 TE 为 1.07 ms、6.44 ms 和 8.23 ms 时,脂肪和水接近反相位,所以肝脏信号较低;而当 TE 为 2.86 ms 和 4.65 ms 时,脂肪和水接近同相位,所以肝脏信号较高;G～I. 通过 IDEAL 方法重建得到的水图、脂肪图和质子密度脂肪分数(PDFF)图;J～L. 通过 T_2^* - IDEAL 方法重建得到的水图、脂肪图和 R_2^* 图。IDEAL 方法只能得到水图和脂肪图。T_2^* - IDEAL 方法不仅得到水和脂肪图,而且可以得到 T_2^*(R_2^*)图。

　　可以看到,取模运算可消除信号中主磁场的不均匀性所带来的影响,也就是说,基于模值重建的方法对相位误差不敏感。目前的模值重建算法多使用带信赖域的列文伯格-马库尔特(Levenberg-Marquart,LM)最小二乘法进行拟合,通过 LM 算法中水、脂肪以及 R_2^* 信号信赖区间的限定,可以迅速迭代到全局最小值。

　　相比于复值重建算法,模值重建不存在相位误差,其可以被看作是从复数重建微调的解决方案,以提供更准确的脂肪成分估计(图 13 - 20)。

然而基于模值的最小二乘法无法使用相位信息来唯一地标定水和脂肪的信号,因此无法仅仅通过模值重建来获得水和脂肪的图像,必须使用复值重建算法重建的结果作为基于模值重建的初始猜测值,如上述的两点 Dixon 法、三点 Dixon 方法或 IDEAL 方法。

13.10　基于复值和模值混合重建的水脂分离方法

IDEAL 和 T_2^*-IDEAL 算法利用多回波复数数据能够快速得到水脂图像,但是这样的复数水脂分离算法对相位误差都特别敏感,尤其是在高脂肪或低脂肪分数区域。在低脂肪分数的区域,由于相位误差的存在,IDEAL 算法所测得的质子密度脂肪分数(proton-density fat fraction,PDFF)可以达到大约 5% 的绝对偏差。例如对于

肝脏,如果真正的 $PDFF=0.9\%$,但是 IDEAL 算法结果可能显示为 5.9%,而 5.56% 以上的结果通常被认为是脂肪肝,因此,采集信号的相位误差可能会导致临床上非酒精性脂肪肝的错误诊断。

而模值分离算法在水和脂肪比例差别比较大的区域可以较快收敛到准确值,但是需要先验的水和脂肪估计值,否则水和脂肪会分离反。但是,在水和脂肪比例差别不大的情况下,基于模值的水脂分离算法得到的图像常常表现出比较差的信噪比。

因此可以将复值分离算法和模值分离算法的优点结合在一起,得到组合算法。H. Yu 等学者提出的混合算法流程大致如下:首先,由基于复值迭代的 T_2^*-IDEAL 算法来产生水(M_{W_c})、脂肪(M_{F_c})和 R_2^* 图像,此时一般采用区域增长算法可得到稳健的场图估计,从而解决水脂错换问题;

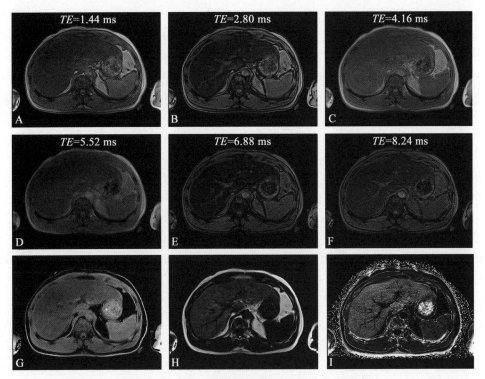

图 13-20　基于模值重建算法的肝脏水脂分离

注:A~F. 在 1.5 T 系统上采集得到的不同 TE 的模图,该受试者肝脏脂肪含量比较高,当 TE 为 2.80 ms 和 6.88 ms 时,脂肪和水接近反相位,所以肝脏信号较低;G. 重建得到的水图;H. 重建得到的脂肪图;I. 重建得到的 R_2^* 图。通过多回波模值拟合,能同时得到水图、脂肪图和 R_2^* 图。

然后,将 M_{W_c}、M_{F_c} 和 R_2^* 作为模值分离算法的初始值,通过模值分离算法也得到水(M_{W_m})和脂肪(M_{F_m});最后,将 2 种算法得到的水和脂肪结果通过一定的加权方法组合在一起,组合时可以采用如下公式:

$$M_W = \lambda \cdot M_{W_c} + (1-\lambda) \cdot M_{W_m} \tag{13-27}$$

$$M_F = \lambda \cdot M_{F_c} + (1-\lambda) \cdot M_{F_m} \tag{13-28}$$

上式中,λ 是一个费米函数。当脂肪分数接近于 0% 或者 100% 时,λ 接近于 0,最终的结果主要取决于模值分离算法的结果;当脂肪分数接近于 50% 时,λ 接近于 1,最终的结果主要取决于复数分离算法的结果。

然而这种混合方法也存在一些问题:该算法采用 T_2^*-IDEAL 方法重建得到的 R_2^* 来校正用于模值重建的多回波数据,而复值数据中相位误差会导致 T_2^*-IDEAL 方法在高、低脂肪分数区域容易得到错误的水脂定量结果,水脂定量的错误会导致 R_2^* 结果的不可靠性。R_2^* 的不准确可能会造成混合方法中模值拟合算法得到的水脂比例的偏差,从而使得最终得到的组合结果产生偏差。

为了克服上述混合算法的问题,编者课题组也提出了一种基于分离 R_2^* 估计的改进混合方法。该方法使用 IDEAL 算法得到初始的粗略水脂定量,然后将此粗略的水脂定量结果作为初始值传入 LM 模值拟合算法进行迭代,得到基于模值重建的精确水脂定量和 R_2^* 值。尽管 IDEAL 拟合得到的初值并不精确,但该初值已接近全局最优,LM 算法就可以迅速收敛到全局最优解。接下来,将原始复值信号除以 $\exp(-R_2^* \cdot TE_n)$ 用以校正信号的 R_2^* 衰减,然后再将 R_2^* 校正后的复值信号数据导入 IDEAL 算法中进行迭代计算,这样就得到了基于复值重建的水脂分离结果。最后,仍使用费米函数来确定最终图像中复值和模值水脂重建结果所占的比率。

图 13-21 显示了 3 名不同肝脏脂肪含量被试采用 4 种水脂分离方法处理得到的脂肪分量图,可以看出 T_2^*-IDEAL 方法在低脂肪含量时误差较大,而模值拟合方法在高脂肪含量时有一定的误差,采用混合方法后误差得到较好改善。

13.11 磁共振波谱脂肪定量技术

活体磁共振波谱(MRS)是一种通过非侵入性方式检测和定量活体组织代谢及生物化合物的变化的方法,其详细的原理和方法参见第 12 章。MRS 可以直接定量测量组织内脂肪含量,本节主要介绍 MRS 应用于测量组织内脂肪含量时的数据采集方法、数据处理和分析等具体方案。

13.11.1 磁共振波谱定量脂肪含量的采集序列

MRS 定量脂肪含量一般常采用点分解波谱法(PRESS)或受激回波采集模式法(STEAM)。PRESS 序列采用的是多回波单次采集方式,通过一个 90° 和 2 个 180° 射频脉冲结合 3 个方向的梯度场来完成空间体素的选择,而 STEAM 序列则是使用 3 个 90° 射频脉冲组合序列。与 PRESS 序列相比,STEAM 序列在第 2 个和第 3 个射频脉冲之间没有横向磁化矢量演化,因此具有更短的回波时间,且对 J 耦合效应相对不敏感。另外,STEAM 序列对主磁场强度、T_2 校正和拟合方式等因素更加不敏感,因此 STEAM 序列在定量脂肪含量方面比 PRESS 序列更加稳定。

目前 MRS 定量脂肪含量广泛采用的是高速 T_2 校正多回波采集序列(high-speed T_2-corrected multiecho, HISTO),该序列优化了原来的 STEAM 序列。HISTO 方法将 STEAM 序列中射频脉冲之间的扰相梯度幅度成倍提高,而梯度的零级矩保持不变,这种修改可有效减少最短 TE,使最小 TE 降到 12 ms 甚至更短。通过多次连续扫描,每次扫描保持 TR 不变,而回波时间可灵活变化,这样一次扫描就可得到多个不同回波时间的波谱,从而可对 T_2 衰减进行校正。图 13-

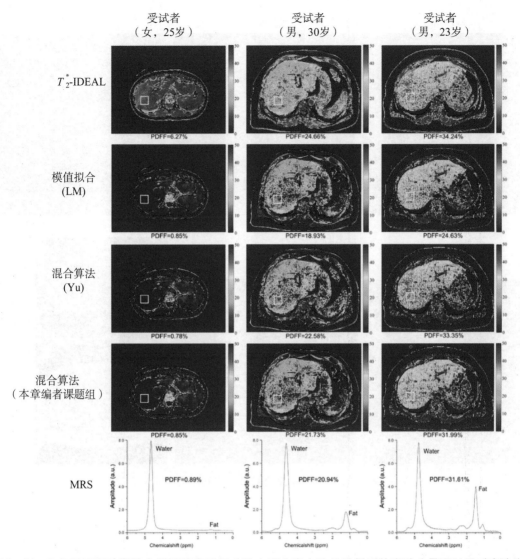

图 13-21　3 名不同肝脏脂肪含量受试者采用 4 种水脂分离方法处理得到的脂肪分量图以及对应波谱图

注:第 1～3 列分别为 3 名不同被试的结果。第 1～第 4 行分别为 T_2^*-IDEAL、模值拟合算法、Yu 的混合算法和编者课题组的混合算法得到的脂肪分量图;最后一行为单体素磁共振波谱(MRS),作为四种重建算法对比的黄金标准。PDFF 值为磁共振波谱感兴趣体素对应区域内(白色方框)的所有像素 PDFF 的平均值。

引自:翟国强,张苗,薄斌仕,等. 基于复值和模值的肝脏磁共振水脂分离组合算法[J]. 波谱学杂志,2018,35(4):417-426.

22 显示了通过 HISTO 序列采集的肝脏单体素波谱,TR 为 3 000 ms,TE 分别为 12 ms、24 ms、36 ms、48 ms 和 72 ms。

HISTO 序列具有如下优势:首先,具有更短 TE,可降低 J 耦合影响;其次,该序列扫描总时间相比之前要短,图 13-22 采集 5 个回波共需要 15 s,因此通过屏气一次就可扫描获得。

13.11.2　呼吸伪影

当进行腹部 MRS 数据采集时,波谱容易受到呼吸运动的影响。呼吸运动会导致定位的体素位置偏离,同时也会导致谱线位移、谱线增宽、谱线相位偏移等问题。消除呼吸运动影响最理想的方法是采用屏气扫描,然而屏气会限制对我们信号

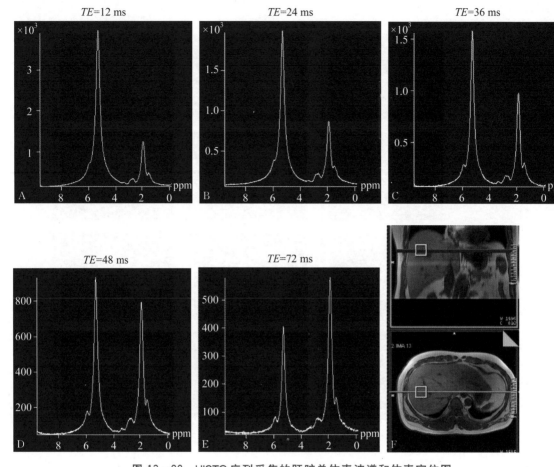

图 13－22　HISTO 序列采集的肝脏单体素波谱和体素定位图

注：A～E. *TE* 分别为 12 ms、24 ms、36 ms、48 ms 和 72 ms 的肝脏磁共振波谱；F. 体素定位图。

的采集时间，这就需要在采集时间以及信噪比问题上做好权衡。事实上，HISTO 单次采集就有足够的信噪比，所以一次屏气采集多个回波时间的波谱是可行的。

13.11.3　感兴趣区域定位

肝脏 MRS 感兴趣体素一般定位在信号均匀的肝脏组织内，尽可能地避开血管以及胆管结构，这样可避免其他化学物质对扫描结果的污染，同时也能保证好的匀场效果。

13.11.4　饱和带

在进行一般代谢产物的 MRS 扫描时，我们会在感兴趣体素外施加饱和带，以避免感兴趣体素

外信号的污染。但是在体部组织脂肪测量 MRS 方法中，则不需要施加饱和带，因为饱和带有可能将感兴趣体素区域的信号饱和，甚至有可能由于被饱和信号的不一致而引起信号不均匀。

13.11.5　匀场

为了能够利用化学位移反映肝脏中水和脂肪频率上的微小差别信息，主磁场的均匀性十分重要。否则，主磁场的不均匀性使得谱峰展宽，导致谱线分辨率下降和横向弛豫时间变短。

MRS 中匀场广泛采用有源主动匀场，即采用匀场线圈，通过在匀场线圈内通入适当的电流产生磁场来改变磁场的不均匀性。基于球谐函数的主动匀场是提高主磁场均匀性的一种标准方法。

在肝脏信号采集之前,我们需要进行交互一阶匀场,将水峰的半高宽调整在 25～35 Hz 的范围以保证谱的质量。

13.11.6　数据处理和分析

肝脏脂肪含量全自动波谱后处理算法流程如下:首先对读入的每个波谱数据进行谱线拟合,得到每个谱的谱峰面积,然后对多个 TE 的水和脂肪谱峰面积进行 T_2 拟合,得到水和脂肪在 TE 为 0 时的信号值,再计算得到最终的 PDFF。

13.11.7　优、缺点

MRS 通常被认为是定量脂肪的黄金标准,因为它能直接显示脂肪酸分子内不同种类质子的信号强度。与 MRI 相比,MRS 具有如下的优势:首先,它具有很宽的动态范围,允许定量任何范围的脂肪含量(图 13 - 23);其次,MRS 对于检测肝脏甘油三酯含量的细微变化十分敏感。

但是,单体素 MRS 定量组织脂肪只能是单个位置,无法反映器官内脂肪的总体分布。

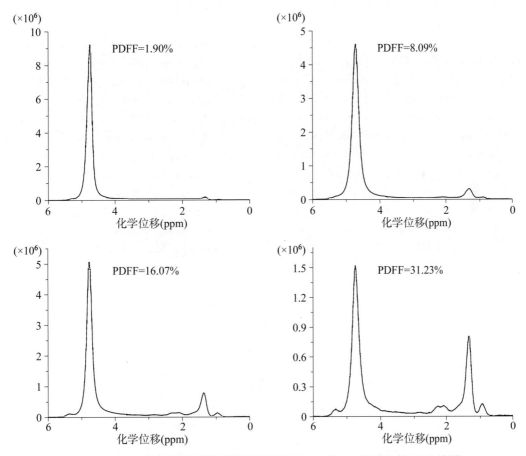

图 13 - 23　4 名不同肝脏脂肪含量受试者 $TE = 12$ ms 时对应的 MRS 波谱

注:4 名受试者的质子密度脂肪分数(PDFF)分别为 1.90%、8.09%、16.07% 和 31.23%。

（李建奇）

主要参考文献

[1] 张苗,翟国强,李改英,等.定量肝脏脂肪的波谱自动后处理算法[J].波谱学杂志,2018,35(4):427 - 439.

[2] 翟国强,张苗,薄斌仕,等.基于复值和模值的肝脏磁共振水脂分离组合算法[J].波谱学杂志,2018,35(4):417 - 426.

［3］ BERGLUND J，JOHANSSON L，AHLSTROM H，et al. Three-point Dixon method enables whole-body water and fat imaging of obese subjects ［J］. Magn Reson Med，2010,63(6):1659－1668.

［4］ DEL GRANDE F，SANTINI F，HERZKA D A，et al. Fat-suppression techniques for 3－T MR imaging of the musculoskeletal system ［J］. Radiographics，2014,34(1):217－233.

［5］ DIXON W T. Simple proton spectroscopic imaging ［J］. Radiology，1984,153(1):189－194.

［6］ EGGERS H，BRENDEL B，DUIJNDAM A，et al. Dual-echo Dixon imaging with flexible choice of echo times ［J］. Magn Reson Med，2011,65(1):96－107.

［7］ HAMILTON G，MIDDLETON M S，BYDDER M，et al. Effect of PRESS and STEAM sequences on magnetic resonance spectroscopic liver fat quantification ［J］. J Magn Reson Imaging，2009,30(1):145－152.

［8］ HAMILTON G，YOKOO T，BYDDER M，et al. In vivo characterization of the liver fat ^{1}H MR spectrum ［J］. NMR Biomed，2011,24(7):784－790.

［9］ MA J. Breath-hold water and fat imaging using a dual-echo two-point Dixon technique with an efficient and robust phase-correction algorithm ［J］. Magn Reson Med，2004,52(2):415－419.

［10］ PINEDA N，SHARMA P，XU Q，et al. Measurement of hepatic lipid: high-speed T_2－corrected multi-echo acquisition at ^{1}H MR spectroscopy — a rapid and accurate technique ［J］. Radiology，2009,252(2):568－576.

［11］ REN J，DIMITROV I，SHERRY A D，et al. Composition of adipose tissue and marrow fat in humans by ^{1}H NMR at 7 Tesla ［J］. J Lipid Res，2008,49(9):2055－2062.

［12］ SHARMA P，MARTIN D R，PINEDA N，et al. Quantitative analysis of T_2－correction in single-voxel magnetic resonance spectroscopy of hepatic lipid fraction ［J］. J Magn Reson Imaging，2009,29(3):629－635.

［13］ XIANG Q S. Two-point water-fat imaging with partially-opposed-phase （POP） acquisition: an asymmetric Dixon method ［J］. Magn Reson Med，2006,56(3):572－584.

［14］ YU H，MCKENZIE C A，SHIMAKAWA A，et al. Multiecho reconstruction for simultaneous water-fat decomposition and T_2^* estimation ［J］. J Magn Reson Imaging，2007,26(4):1153－1161.

［15］ YU H，SHIMAKAWA A，HINES C D，et al. Combination of complex-based and magnitude-based multiecho water-fat separation for accurate quantification of fat-fraction ［J］. Magn Reson Med，2011,66(1):199－206.

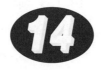 **磁化转移和化学交换
饱和转移成像**

　　传统磁共振成像（MRI）的物理机制通常依赖于组织的质子密度和弛豫时间（T_1、T_2）的差异。研究者一直致力于发展新的成像比对度机制，以获取更加丰富的组织生理信息。分子影像技术是当代医学的一个重要研究领域，是"精准医疗"的一个重要方向。磁化转移（magnetization transfer，MT）和化学交换饱和转移（chemical exchange saturation transfer，CEST）成像作为一种分子水平的影像技术，能提供分子层面的信息。

MT 成像技术主要用于探测生物体大分子信息，而 CEST 技术由 MT 成像发展而来。相比于 MT 成像，CEST 成像具有更好的分子靶标特异度，因此在临床研究中得到了广泛重视。近年来，CEST 技术已被用于一些内源性分子靶标的分子成像，比如游离性蛋白、糖胺聚糖、糖原、谷氨酸以及葡萄糖等分子的检测。尤其是基于小分子量的游离性蛋白的酰胺质子转移（amide proton transfer，APT）成像技术，在肿瘤鉴别诊断和分级、中风的

评估等方面展示了巨大的应用前景。CEST 技术还可用于外源性的分子靶标,为发展新的对比剂提供了一个广阔的平台。此外,基于更加精细的物理模型,研究者利用 CEST 技术实现了对 pH 和温度进行成像。

14.1 磁化转移和化学交换饱和转移成像中的基本物理概念

MT 和 CEST 成像所涉及的一些基本概念在许多文献中没有给出清晰的定义,这往往会让许多读者感到困惑。因此,我们将对 MT 和 CEST 成像中的一些常见的物理概念加以阐述。

14.1.1 极化

从量子物理理论来看,处于静磁场中的氢质子因自旋磁矩产生 2 种极化状态,并在静磁场中对应不同的能级。在无外界扰动的情况下,低能级对应的自旋极化方向与主磁场方向一致,高能级对应的自旋极化方向与主磁场方向相反。根据玻尔兹曼分布理论,在常温条件下,生物组织中的处于低能级极化状态的氢质子的布居数略多于处于高能级极化状态的氢质子的布居数。施加射频照射后,某一质子池中的质子在 2 种能级之间发生跃迁,2 个能级上的质子布居数将趋于相等,质子池的这种状态被称为饱和。值得注意的是,对单个质子而言,饱和这个词是不适用的,因此如果需要在单个质子的层面来分析成像机制,我们应该使用极化状态这个概念来进行分析。

14.1.2 化学交换

某些化合物上的质子易发生解离,比如存在于酰胺键(- CO - NH -)、羟基(- OH)和氨基(- NH₂)等基团上的氢质子,这些基团上的质子被称为活泼氢。某一种基团上的所有质子称为一个质子池。这些解离后的氢质子会在不同的分子间或者同一分子的不同的活性基团之间发生交换,此种交换被称为化学交换(chemical exchange)。CEST 成像中所提的化学交换一般是指成像标靶分子中的活泼氢与自由水池中水分子的活泼氢之间发生位置交换。

14.1.3 偶极-偶极耦合

氢质子存在非零的自旋磁矩,可以被视为一个磁偶极子。分子中的一个质子会对其邻近空间的质子施加一个局部磁场;反之,邻近空间的质子也会给该质子施加一个局部磁场。相邻的 2 个氢核可以通过这种方式相互影响,这种相互影响被称为偶极-偶极耦合,耦合的强度与距离的平方成反比。一个分子内相邻的 2 个氢核的偶极-偶极耦合作用可以被分子的快速翻转运动所消除。

14.1.4 交叉弛豫

一个氢核极化方向被射频作用反向后,由于其与空间邻近的氢核之间存在偶极-偶极耦合,它们之间将发生能量转移。被射频作用后的氢核的极化状态会因此传递给与之邻近的氢核,使得该氢核返回到初始的状态(极化方向与主磁场一致),而与之邻近的氢核的极化发生反转。以上所述就是交叉弛豫(cross relaxation)的概念,该概念中的"弛豫"一词强调了极化状态被射频反转的氢核恢复到初始状态的这一过程。

14.1.5 核奥氏增强效应

当 2 个不同的质子池之间存在偶极-偶极耦合作用时,便能通过交叉弛豫作用发生极化转移,采用射频改变其中一种核自旋的自旋状态时,便会引起另外一种核自旋的信号增强,这种现象被称为核奥氏增强(nuclear Overhauser enhancement,NOE)效应。该概念首先出现在波谱学领域,而在 CEST 相关研究的文献中,也将这一过程中的能量转移机制称为 NOE 效应。通常,NOE 效应往往与交叉弛豫不加区分。NOE 效应往往随着分子的运动减弱而增强。因此,具有半固体性质的、运动性弱的大分子内的氢核之间才存在较强的 NOE 效应。通常,NOE 效应发生在分子内的 2 个氢核之间,因为这 2 个氢核的位置相对固定,偶极-偶极耦合作用不易被分子的热运动所消除。

14.1.6 极化转移的路径

MRI 中的磁化强度矢量(简称磁化矢量)是指一个成像体元内所有核自旋的磁矩的矢量和。这是一个介观层面上的概念,涉及一个体元内的大量核自旋的总磁矩,应该与单个核自旋的磁矩的极化加以区分。CEST 成像过程中,磁化转移实际上包括饱和转移和反转转移这 2 种效应。反转转移是指靶标分子质子池经历射频脉冲后磁化矢量被反转变成负值,然后通过化学交换使得负的磁化矢量与水的正的磁化矢量发生交换,最终导致水的信号降低。饱和转移是指靶标分子质子池经历较长时间的射频脉冲后磁化矢量强度变为零,然后通过化学交换使靶标分子的强度为零的磁化矢量与水的正的磁化矢量发生交换,最终导致水的信号降低。通常,在 CEST 成像中,这 2 种方式都导致自由水的信号的降低,我们并不对其加以区分。实际上,MT 和 CEST 效应的发生依赖多种极化转移的路径。

图 14-1 展示了在 MT 成像和 CEST 成像中可能存在的各种极化转移路径。在 CEST 成像过程中,虽然化学交换是极化转移发生的主要途径,但实际上还存在许多其他的磁化转移途径。在图 14-1A 中,当射频反转氨基上的氢核的极性后,化学交换作用使得极化反转的氢核传递给自由水。在图 14-1B 中,当射频反转氢核(H_A)的极

性后(蓝色星形标记),由于该氢核与邻近的氢核存在偶极-偶极耦合作用,2 个氢核之间能发生交叉弛豫作用(亦称为 NOE 效应),反转的极化因此发生了传递。在图 14-1C 中,通过相邻的氢核之间 NOE 效应,极化可以连续地发生转移,这种现象也被称为自旋扩散或者中继 NOE。在图 14-1D 中,自由水的氢核的极化被反转后,通过化学交换和后续的 NOE 效应,最终极化被传递给了半固体性质的大分子上的氢核。图 14-1E 展示了与图 14-1D 中的相反的极化转递路径:极化连续地发生转移后被传递给一个氮原子(N)上的活泼氢,该活泼氢进一步与自由水的氢核发生化学交换,最终反转的极化被传递给了自由水池的质子。在图 14-1F 中,当射频作用于碳链上一个氢核后,连续的 NOE 效应将极化传递给一个结合水的氢核,随后结合水的氢核与自由水的氢核进一步发生化学交换,极化最终被传递给自由水的质子池。在图 14-1F 中,极化转移给结合水后,因为结合水与大分子间的氢键不稳定,该结合水能从大分子上脱落下来,最后极化也能因此转移给了自由水质子池。图 14-1E 和图 14-1F 展示的极化传递路径是传统 MT 成像对比度产生的主要机制。白质的髓鞘中的脑苷脂含有较多羟基和氨基,能极大地促进图 14-1E 所描述的极化传递,该路径是脑部 MT 成像对比的主要来源。

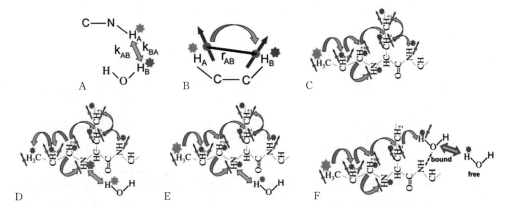

图 14-1 CEST 成像和 MT 成像中存在的多种极化转移的路径

注:蓝色星形标记表示氢核的极性被射频反转,绿色星形标记表示通过化学交换作用的极化转移后的对应氢核的极化发生反转,红色星形标记表示通过 NOE 效应极化转移后的对应氢核的极化发生反转。绿色箭头表示化学交换引起的极化转移,黄色箭头表示 NOE 效应引起的极化转移。在图 F 中反转的极化传递给结合水后,既可以通过单个氢原子化学交换,也可以通过整个水分子的交换来实现极化从结合水向自由水的转移,因此使用了 2 种颜色进行标记。

14.2 磁化转移成像

S. D. Wolf 和 R. S. Balaban 于 1989 年首次报道了 MT 现象,该报道引起广泛的关注和跟进研究。通常,这种 MT 指组织中大分子的质子和自由水质子之间的磁化传递。由于不同生理状态下的生物组织的大分子的质子和自由水质子之间的磁化传递具有差别,由此产生的特异度的组织对比度能揭示大分子相关的生理信息。

14.2.1 磁化转移成像的机制

MRI 基于自由水分子质子池发射的信号,该质子池具有较长的横向弛豫时间(T_2 一般大于 10 ms)。而常规的 MRI 难以观测宏观大分子和束缚水分子的质子池的信号,这是因为宏观大分子的分子量大,分子的热运动较慢,质子之间存在强烈相互耦合作用,最终导致它们的横向弛豫时间非常的短(T_2 远小于 1 ms)。而 MT 成像能间接地检测这些大分子的存在。如图 14 - 2 所示,在 MT 成像中,当采用适当频率(与自由水的共振频率有一定偏离)的射频对宏观大分子以及束缚水分子中的质子进行照射后,这些质子将会处于饱和状态。随后,由于宏观大分子以及束缚水分子中的质子与自由水的质子之间存在化学交换和交叉弛豫,饱和效应将转移到自由水质子池,这一过程最终导致 MRI 成像所探测到的信号出现相

应的降低。利用上述机制进行成像的 MRI 技术被称为 MT 成像。

MT 成像的具体分子靶标通常为束缚蛋白、细胞膜和髓磷脂等大分子以及这些大分子上的束缚水分子。值得一提的是这些大分子以及束缚水分子质子池的谱宽可达 10 kHz 数量级,也就是说 MT 效应不具备频率选择性。此外,磁化转移效应通常相对于自由水的共振频率是大致对称的。另外,磁化转移可以随时间积累,形成信号放大的机制。

14.2.2 磁化转移成像的脉冲序列

MT 成像的典型脉冲序列如图 14 - 3 所示。首先对大分子质子池施加偏离共振射频脉冲照射,然后采集自由水的信号进行成像。图像采集方式可以采用短 TR 梯度回波序列(GRE)、快速自旋回波序列(FSE)和回波平面成像(EPI)等快速序列。在 MT 成像中,常见的饱和脉冲为二项式脉冲、高斯脉冲和费米脉冲。对于同样的宽度和章动角的 MT 脉冲,费米型脉冲要比高斯型脉冲的 SAR 值低一些,但是其激发频谱不如高斯型紧凑。除了这两种类型的脉冲,偏共振频率的二项式硬脉冲也可用于 MT 成像。二项式硬脉冲具有施加时间短的优点,有利于降低 TR 和 SAR 值。其缺点是频谱很宽,在主磁场均匀性较差的情况下会对自由水池产生较严重的直接饱和。

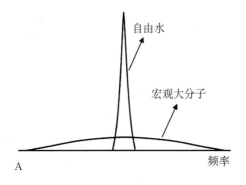
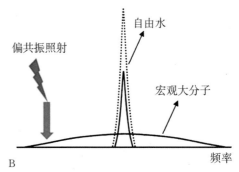

图 14 - 2 MT 形成的机制

注:A. 无显著脂肪成分的生物组织的典型吸收线谱,自由水质子池为窄峰,大分子质子池为宽峰;B. 在磁化转移实验中,对大分子质子池施加偏离共振射频脉冲照射后,磁化饱和的大分子质子池通过交叉弛豫和化学交换把饱和传递给自由水,这一过程最终引起自由水信号的降低。

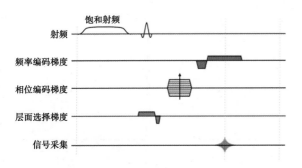

图 14-3　MT 梯度回波成像脉冲序列

注:在施加一个高斯型饱和射频照射产生磁化转移效应后,采用一个短 TR 的梯度回波序列采集图像信号。

当饱和射频的频率向自由水的中心频率靠近时,MT 效应会增加,但是射频对自由水的直接饱和效应也会随之增加。基于对这 2 个因素的平衡考虑,射频频率偏移通常为 2 kHz 左右。当然,射频频率偏移的最优值可以由实验确定。另外,为确保MT 效应不与射频对上游血液(其频率为负向偏移)的饱和以及对脂肪的抑制相关联,饱和射频的频率设置为相对于自由水的共振峰的正偏移。

14.2.3　磁化转移成像的临床应用

利用不同组织中宏观大分子浓度的差异,MT 效应能增强病灶的可视化。例如,肝囊肿病灶有高的水含量和低的蛋白成分,偏共振射频的照射能减小病灶周围富含蛋白的肌肉和肝组织

的信号强度,它们之间的对比度可以提高 2.5 倍。此外,利用 MT 效应,灰、白质间对比度可提高 60%,多发硬化斑和白质间对比度比常规 T_2 加权像可提高 70%。该技术还可用于软骨、骨骼肌肉、眼睛晶体、血管等成像以及白血病、转移瘤的诊断。图 14-4 为利用 MT 效应增强血管成像对比度的示例,MT 效应可以压制背景脑组织的信号。

14.3　化学交换饱和转移成像

CEST 成像技术作为一种分子影像技术,为MRI 提供了一个强大的新工具。1990 年,S. D. Wolff 和 R. S. Balaban 等在研究小分子溶液的MT 现象时,观察到信号关于水的共振频率具有不对称性。为了与 MT 进行区分,他们将这一现象命名为化学交换饱和转移,并以此发展出了一种新的成像方法。该成像方法的目标是游离性蛋白和一些小分子。与 MT 成像类似,这种技术通过检测水信号的降低来间接地观测化合物中活泼氢与水之间的化学交换。该技术除了能对组织的代谢物浓度进行成像,还能利用化学交换速率受pH 值和温度调控的特点而实现对组织的 pH 值和温度进行成像。因此,该成像技术具有广阔的应用前景。

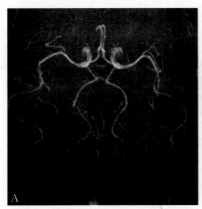
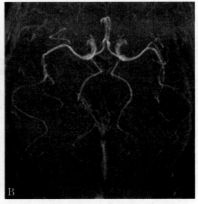

图 14-4　利用 MT 压制脑组织背景信号的 TOF 血管成像

注:在基于 TOF 的血管成像中,采用 MT 效应来压制来自脑组织的背景信号。由于脑组织比血液具有更多的大分子,其 MT 效应远大于血液的 MT,因此 MT 效应可以提高血管与脑组织的对比度。A. 实施 MT 背景抑制后的影像结果;B. 未施加 MT 技术的影像结果。

14.3.1 化学交换饱和转移成像的原理

CEST 效应的具体过程为：当采用特定频率的射频选择性地照射化合物中的可交换质子或分子产生饱和后，化学交换作用会将饱和效应从这些靶标分子转移到自由水，并使自由水的磁共振信号下降。据此，CEST 成像可以间接地观测靶标分子与自由水之间的化学交换效应。CEST 成像的靶标通常为游离性蛋白和一些小分子化合物。这些成像靶标分子的分子量相对较小，它们具有较好的运动性。快速的分子运动能在很大程度上消除这些分子的质子之间的直接耦合作用。这些分子的吸收谱线因此变得较窄，这使具有频率选择性的射频能对某个靶标分子产生特异性的饱和。与 MT 成像相比，CEST 成像具有更好的分子特异性。图 14 - 5 展示了 CEST 成像中常见靶标化学基团吸收谱峰的形状以及 MT 和 NOE 效应所涉及谱峰的形状。NOE 效应广泛存在于 CEST 成像中，起初这一效应被视为一种干扰信号，后来它被研究者发展成了一种新的成像靶标。

（1）双池模型

图 14 - 6 为阐述 CEST 原理的双池模型。该模型假设成像组织中存在 2 个质子池：第 1 个质子池为自由水质子池，T_2 弛豫时间长，可为 MRI

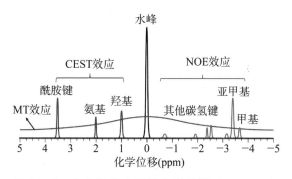

图 14 - 5　生物组织中常见化学基团对 MT、CEST 以及 NOE 效应的贡献

注：在生物组织中，MT 效应通常来自半固态大分子上的氢核，由于这些分子的运动性很差，核自旋之间的偶极-偶极耦合作用强烈，它们的谱线很宽。CEST 效应 3 个最常见的来源是酰胺键、氨基以及羟基。NOE 效应的来源是脂肪链上的氢核，包含甲基、亚甲基以及其他碳氢键。

提供直接的信号；第 2 个质子池为成像靶标分子的溶质质子池，通常由游离性小分子上的活泼氢构成。相比于自由水的浓度，这些靶标分子在组织中的浓度是很低的，因此它们无法产生足够强度的 MRI 信号。CEST 成像采用具有频率选择性的射频照射对靶标分子质子池进行饱和。射频产生饱和效应的本质为，当射频的附加磁场驱动靶标分子池的磁化矢量发生进动时，T_2 衰减和纵向弛豫的共同作用会导致磁化矢量的强度趋近于零。从量子物理理论来看，靶标分子池和自由水池的质子在主磁场的作用下会处于自旋向上和自

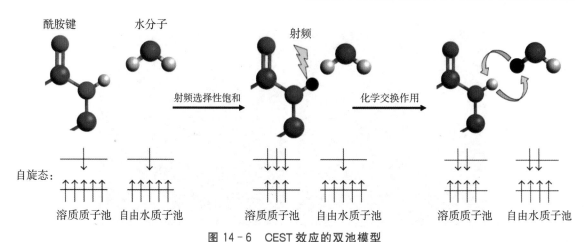

图 14 - 6　CEST 效应的双池模型

注：酰胺键上的活泼氢和自由水的活泼氢组成了化学交换的质子对。射频对酰胺键上质子进行饱和后，酰胺键上的活泼氢和自由水的活泼氢之间发生化学交换，这使得饱和效应转移从靶标分子转移到自由水。从量子物理理论的自旋态来看，当施加射频照射后，靶标分子质子在 2 种能级之间的自旋布居数趋于相等，交换作用使得水质子自旋向下的水质子的布居数增加。

旋向下的 2 种能级。根据玻尔兹曼分布,处于平衡态时,自旋向上的质子会略多于自旋向下的质子。当施加射频照射后,靶标分子的质子池中的质子在 2 种能级之间跃迁,使得它们的自旋布居数趋于相等,这种状态被称为饱和。交换作用会导致自由水质子池中自旋向下的质子的布居数增加。在 CEST 成像中,目标分子的饱和质子传递给自由水后,由于自由水池的分子浓度远远高于目标分子的浓度,自由水池会有很大的概率传递一个未被饱和质子给目标分子。这一过程会反复地发生,使得少量的目标分子可以让大量的自由水质子变得饱和。该过程可被视为一种信号放大的机制,它让对低浓度的靶标分子池进行成像成为可能。

（2）影响 CEST 效应的重要因素

在 CEST 成像过程中,人们希望饱和射频只作用于靶标分子。但是,因为偏共振激发效应的存在,射频还会作用于自由水质子池,使得自由水质子池的横向磁化矢量强度下降,这一效应被称为直接饱和作用。CEST 成像所采集的信号,即自由水质子池的纵向磁化矢量强度,主要受到 3 种效应的影响:射频的直接饱和效应、水池的纵向弛豫效应以及化学交换效应。在 CEST 饱和射频施加过程中,化学交换产生的饱和转移和射频对水的直接饱和作用都会引起自由水质子池的磁化矢量变小,当这两者产生的作用与自由水的纵向弛豫恢复的作用相等的时候,自由水池的磁化矢量就达到了动态平衡。显然,如果水池的纵向弛豫恢复的速率大于饱和交换的速率,CEST 效应就很难在自由水质子池中累积起来。因此,要获得显著的 CEST 效应,自由水池的纵向弛豫率（R_{1w}）需要满足一个条件:$R_{1w} \leqslant k_{ex}$（k_{ex} 为化学交换速率）。此外,要获得显著的 CEST 效应,CEST 成像实验还需要满足条件:$\Delta\omega \geqslant k_{ex}$（$\Delta\omega$ 为化学位移频率差）。通常人们把平均交换速率远小于 2 种交换核的化学位移频率差的交换定义为慢交换;把平均交换速率远大于 2 种交换核的化学位移频率差的交换定义为快交换;并把其他的交换定义为中等速率的交换。也就是说,在 CEST 成像中,靶标分子的交换速率需要满足慢速和中速交换条件。而快速交换往往是对 CEST

成像有不利影响。这种不利影响表现为,快速交换会使目标分子的谱线向水峰靠近,并且会使它的谱线会变得非常的扁平。

图 14-7 展示了化学交换速率对谱峰形状的影响。快速交换会使谱峰变得扁平,这会降低 CEST 效应的频率选择性。此外,化学交换会使得 2 个峰互相靠近,而且它们相互靠近的程度会随交换速率的增加而增加。就 CEST 成像中的实际情况而言,水分子的浓度远远高于靶标分子的浓度,快速交换只会使得靶标分子氢核的谱峰位置向着水峰靠拢。快速交换的判定取决于 2 种交换核的化学位移频率差,而该频率差又正比于主磁场的强度。因此,在较高场的条件下测量到的 CEST 效应会强于在较低场的条件下测量到的 CEST 效应。

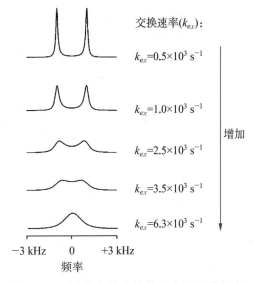

图 14-7　发生化学交换的 2 个不同共振频率的自旋核的 ^{1}H 波谱图

注:化学交换作用使 2 个峰的共振频率向彼此靠近,且变得扁平。这种效应随交换速度变快而变得明显。两者向彼此移动的程度取决于它们各自的浓度,高浓度的水分子向低浓度的靶标分子移动的距离很小。

（3）CEST 成像的优势

CEST 成像作为一种分子影像技术,它能获得某种分子在整个空间中的分布。因此,相比于临床中常用的单体素波谱技术,CEST 成像有更好的空间分辨率。此外,即使那些可交换质子的共振峰在 NMR 谱上不是清楚可见的,但是也可以通过 CEST 成像对其进行间接的检测,这是因为 CEST 信号可以随饱和脉冲的施加时间而积累,从而放大靶标分子的检测信号。CEST 的信号除了受到成像靶标分子浓度的影响外,它还受到微环境参数的影响,比如 pH 值和温度。因此,CEST 成像可以实现对组织 pH 值和温度的测量。这些环境参数的影响不仅体现在对交换速度的改变上,还能体现在对交换位点化学位移的改变上。比如,利用化合物 Eu³⁺ - DOTAM - Gly - Phe 作为对比剂,CEST 成像可以用于测量组织的温度,该研究基于化学位移与温度的关系,如图 14 - 8 所示。

14.3.2 化学交换饱和转移成像的实施方法

（1）CEST 成像的序列和扫描方法

在 CEST 成像中,饱和射频的施加方式有 2 种:连续型饱和射频照射和多次重复的脉冲型射频照射。实际上,大多数在临床 MRI 系统使用的射频功放是基于脉冲型射频而设计的,因此大多数的 CEST 成像序列采用脉冲型射频进行饱和照射。而且,脉冲型射频也有利于降低射频照射下组织的特定吸收率（specific absorption rate,

SAR）。此外,因为脉冲型射频的波形和它的各种可调参数为编码化学交换过程中的相关的信息提供了广阔的空间,所以大多数 CEST 研究所使用的饱和射频是脉冲型的。

CEST 成像的典型序列如图 14 - 9 所示,首先使用连续型的射频或多次重复的脉冲型射频照射成像组织,然后采用快速成像序列读出图像。这些快速成像序列通常为回波平面成像序列、快速自旋回波、短 TR 的梯度回波等。CEST 成像需要在一组饱和射频频率偏置下采集多幅图像。此外,还需要获取参考扫描的图像对这些图像进行归一化。在参考扫描中,不予施加饱和照射射频,或者设置一个远离水峰的饱和照射射频。

（2）化学交换饱和转移成像的后处理

在利用参考扫描获取的信号对在不同射频频率偏置下获取的信号进行归一化之后,这些信号可以被视为关于饱和射频频率偏移的函数,它通常被绘制成所谓的 Z-谱（图 14 - 10）。

图 14 - 10 的 Z-谱中包含有 2 种效应:水的直接饱和效应和 CEST 效应。水的直接饱和效应具有相对于水峰的对称性。为表征 CEST 效应的强度,一个常用的度量指标是非对称性磁化转移率（magnetization transfer asymmetry,MTR_{asym}）,其计算公式为:

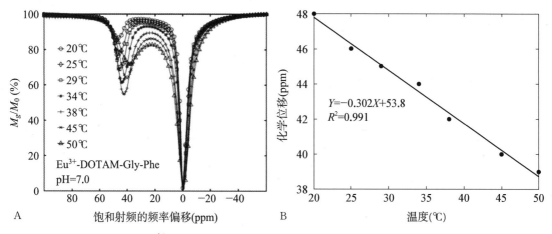

图 14 - 8　利用 Eu³⁺ - DOTAM - Gly - Phe 作为对比剂的 CEST 成像用于温度的监测

注:A. 不同温度条件下的 Z-谱,随着温度增加,交换介质的活泼氢的谱峰位置向着水峰靠近;B. 温度与该对比介质的化学位移的线性关系。

引自:LI A X, WOJCIECHOWSKI F, SUCHY M, et al. A sensitive PARACEST contrast agent for temperature MRI: Eu³⁺-DOTAM-glycine (Gly)-phenylalanine (Phe)[J]. Magn Reson Med, 2008, 59(2):374 - 381.

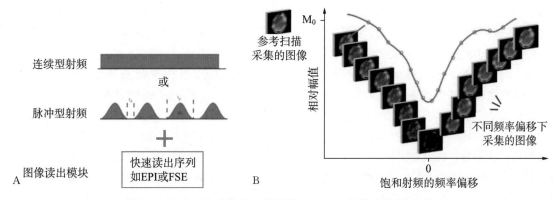

图 14-9 CEST 成像的序列结构和 CEST 图像采集的方式

注：A. CEST 成像中的 2 种饱和射频的施加方式：连续型饱和射频照射和多次重复的脉冲型射频照射；B. 在不同饱和射频频率偏置下采集的图像。B 图中的红线展示了在不同饱和射频频率偏置下图像信号的变化，这些信号往往需要用参考扫描获取的信号进行归一化。

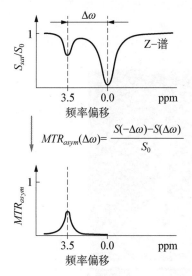

图 14-10 CEST 信号的表征：对称性分析（MTR$_{asym}$）

$$MTR_{asym}(\Delta\omega) = \frac{S_{sat}(-\Delta\omega)}{S_0} - \frac{S_{sat}(+\Delta\omega)}{S_0}$$

$$(14-1)$$

S_0 是指参考扫描的信号强度，$S_{sat}(-\Delta\omega)$ 和 $S_{sat}(+\Delta\omega)$ 分别表示在 $-\Delta\omega$ 和 $+\Delta\omega$ 这两个对称频率处的信号强度。除了使用 MTR_{asym} 对 CEST 效应进行表征外，也可以采用对 Z-谱中的各种效应进行拟合的方法，以分离直接饱和效应、MT 效应、CEST 效应以及其他混杂因素。

成像区域往往存在主磁场的不均匀性，而主磁场的偏移会导致 Z-谱发生整体性的左右移动。

主磁场的偏移对 Z-谱的影响可以通过获取每个体素确切的场偏移量来进行校准。校准的方法是根据主磁场的偏移量反向移动 Z-谱。比较常用的校正方法是水饱和偏移参考扫描法（water saturation shift referencing，WASSR）。该方法通过施加弱而短的饱和脉冲，在不同的射频频率偏移条件下，获取类似 CEST 成像所采集的 Z-谱。这些 Z-谱只包含射频对水的直接饱和作用，因此它具有相对于水峰的对称性。对该 Z-谱进行插值后，利用此对称性可以在 Z-谱中获得水峰的位置，该水峰的位置指示了主磁场的偏移量。

值得一提的是，目前除了广泛采用对称性分析来提取某一基团的化学交换信息，越来越多的研究者采用曲线拟合来分离 Z-谱中各种不同的信号源（如图 14-5 所示），尤其考虑到 Z-谱中两侧都有信号源时，对称性分析的结果会受到两者共同影响，从而极大地降低 CEST 成像的特异性。

14.3.3 化学交换饱和转移成像的临床科研应用

2003 年，研究者首次利用 CEST 成像机制对体内游离性蛋白质、氨基酸进行成像，并将该方法称为酰胺质子转移（amide proton transfer，APT）成像。2008 年，研究者在 3 T MR 设备获得了首张人类脑肿瘤的 APT-MRI 影像，该研究的结果显示，APT 图像可以很好地区分肿瘤组织和瘤周水肿组织。此后,研究者利用 CEST 成像机制实现了对其他多种内源性靶标分子进行成像。CEST 成像还可以引入外源对比剂进行成像。由于交换过程受 pH 值、温度等微环境参数的影响,因此研究者进一步开发了基于 CEST 效应的 MRI 影像方法实现了对这些参数的成像。下面将对 CEST 成像的临床科研应用进行概述。由于 APT 成像使用范围很宽,我们将在下一节中单独介绍。需要说明的是,考虑到分类的复杂性,这里对 CEST 临床科研应用的介绍没有按照某一严格标准的分类进行。

（1）糖胺聚糖 CEST 成像

糖胺聚糖（glycosaminoglycan，GAG）是软骨组织的重要组成成分,有研究认为许多软骨类疾病如骨关节炎及椎间盘突出与软骨胶原纤维网的破坏及 GAG 的消耗有关。由于每个 GAG 单元含有 1 个酰胺基与 3 个羟基,与水分子会进行质子交换,因此可以作为内源性 CEST 对比剂。对脊柱关节炎的患者进行研究时发现,与未退化的椎间盘相比,退化椎间盘中髓核的糖胺聚糖 CEST 信号出现了显著降低（图 14-11）。

（2）糖原 CEST 成像

糖原（glycogen）是哺乳类动物体内葡萄糖的主要存储形式,在全身葡萄糖代谢中有着重要地位。某些罕见的遗传疾病中会存在糖原的异常代谢,肥胖、胰岛素抵抗及 2 型糖尿病等疾病状态下,也会发生葡萄糖含量的异常。因此对活体内定量测量糖原含量将有助于了解这些疾病状态的病理生理学状况。糖原分子所含羟基中的氢原子可以与水中氢原子发生交换,并产生 CEST 效应。图 14-12 显示,人类肝脏在禁食 12 h 前后,GlycoCEST 的 MTR_{asym} 值出现了明显降低。

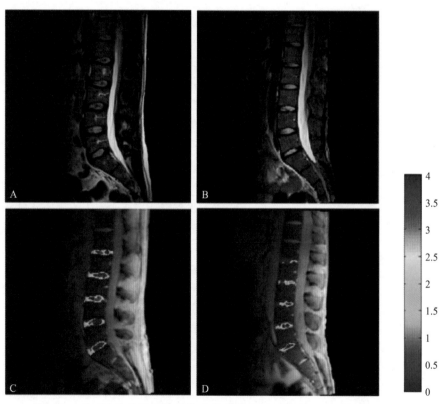

图 14-11　正常志愿者和脊柱关节炎患者糖胺聚糖 CEST 成像的结果

注:A、C:正常志愿者;B、D:脊柱关节炎患者。A、B:T_2 加权图像;C、D:糖胺聚糖 CEST 成像。与未退化的椎间盘相比,退化的椎间盘髓核的 CEST 信号出现显著的降低。

引自:SCHLEICH C, MULLER LUTZ A, MATUSCHKE F, et al. Glycosaminoglycan chemical exchange saturation transfer of lumbar intervertebral discs in patients with spondyloarthritis [J]. J Magn Reson Imaging,2015,42(4):1057-1063.

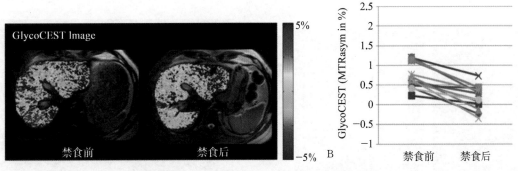

图 14 - 12　人体肝脏的糖原 CEST 成像结果

注：A. 肝脏在 12 h 禁食前后的糖原 CEST(GlycoCEST)信号图；B. MTR_{asym} 值直观地显示了禁食后 GlycoCEST 信号的下降。

引自：DENG M, CHEN S Z, YUAN J, et al. Chemical exchange saturation transfer (CEST) MR technique for liver imaging at 3.0 Tesla: an evaluation of different offset number and an after-meal and over-night-fast comparison [J]. Mol Imaging Biol, 2016,18(2):274 - 282.

（3）葡萄糖 CEST 成像

肿瘤组织依赖葡萄糖(glucose)的无氧酵解产生能量，由于该代谢路径对葡萄糖的能量利用率较低，肿瘤组织对葡萄糖的需求比正常组织要大。葡萄糖 CEST 成像可以非侵入性地检测活体组织中的葡萄糖含量，这将对肿瘤的早期诊断很有帮助。葡萄糖 CEST 成像以其葡萄糖羟基中的氢质子作为可交换的质子，实现对葡萄糖的摄取情况进行检测。研究发现，在将其用于对 2 种人类肿瘤进行体外研究时，在葡萄糖高灌注的状态下，2 种肿瘤的葡萄糖 CEST 信号均有显著增强，因此葡萄糖可以作为一种对比剂应用于肿瘤等疾病的研究(图 14 - 13)。

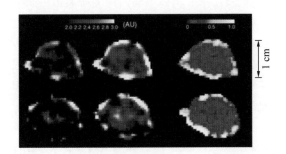

图 14 - 13　注射葡萄糖前后 60 min 2 种肿瘤组织的 CEST 成像结果

注：第 1 行和第 2 行分别为 2 种肿瘤组织的葡萄糖 CEST 成像结果。相比于注射葡萄糖之前的基线(第 1 列)，注射葡萄糖 60 min 后对应的 CEST 的信号(第 2 列)显著增加，该结果通过差图(第 3 列)得到了清晰显示。

引自：WALKER-SAMUEL S, RAMASAWMY R, TORREALDEA F, et al. In vivo imaging of glucose uptake and metabolism in tumors [J]. Nat Med, 2014, 19 (8):1067.

（4）NOE 成像

在 CEST 成像中，饱和转移的主要途径是靶标分子池的质子与自由水的质子之间发生的化学交换，但实际上饱和传递作用不仅可以通过化学交换来实现，还可以通过其他路径进行，比如 NOE 效应和中继的 NOE 效应。这两个效应与化学交换在 CEST 成像中很难进行区分。NOE 效应在 CEST 成像中产生对比度的机制如下：组织内许多不能交换的质子(多为脂肪族、烯类或芳香族基团所含的质子，这些基团可存在于蛋白质、肽类、代谢物及脂质当中)，可以通过经空间的偶极耦合效应，将饱和能量传递给邻近水池中的质子，此为直接的 NOE 效应。也可以通过偶极耦合效应，将饱和能量传递给邻近可以移动、交换的质子，进而以类似于两池模型中化学交换的方式，与水池质子进行交换，实现 CEST 过程，因而被称为中继的 NOE 效应。这些效应发生作用的频率范围为 $-1 \sim -4$ ppm。研究者通过对多形性胶质母细胞瘤的患者进行研究发现，NOE 信号在肿瘤组织中出现了显著降低(图 14 - 14)。

（5）谷氨酸、γ-氨基丁酸、肌酸及肌醇的 CEST 成像

谷氨酸(glutamate)、γ-氨基丁酸(GABA)、肌酸(creatine)及肌-肌醇(*myo*-inositol, mI)均是人脑中重要的代谢物。谷氨酸与 γ-氨基丁酸分别是中枢神经系统中常见的兴奋性和抑制性神经递质，几乎与脑内所有的信号传递都有关，其含量变化与许多中枢神经系统疾病密切相关。肌酸与肌

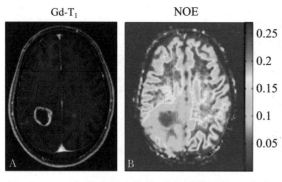

图 14-14　人类胶质瘤的钆对比剂增强的 T_1 加权成像结果与 NOE 成像结果

注：A. 钆对比剂增强的 T_1 加权图像；B. NOE 图像。钆对比剂增强的 T_1 加权图像虽然显示了肿瘤的边界，但是无法区分肿瘤组织和正常组织。相对于正常组织，NOE 信号在肿瘤组织中出现了显著的降低。

引自：ZAISS M, WINDSCHUH J, PAECH D, et al. Relaxation-compensated CEST-MRI of the human brain at 7 T: unbiased insight into NOE and amide signal changes in human glioblastoma[J]. Neuroimage, 2015, 112: 180-188.

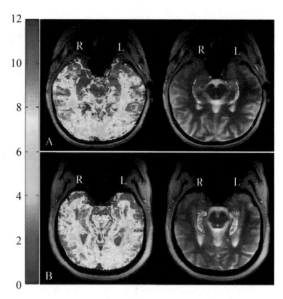

图 14-15　谷氨酸 CEST 成像的结果

注：A 和 B 为 2 例典型癫痫病例。第 1 列图像显示了整个脑区谷氨酸的 CEST 信号；第 2 列图像显示了海马区谷氨酸的 CEST 信号。结果显示癫痫患者的海马区存在高浓度的谷氨酸。

引自：DAVIS K A, NANGA R P R, DAS S, et al. Glutamate imaging (GluCEST) lateralizes epileptic foci in nonlesional temporal lobe epilepsy [J]. Sci Transl Med, 2015, 7(309): 309ra161.

醇参与细胞的能量代谢，在脑细胞能量供给方面发挥了重要作用。通常认为这些代谢物在脑内含量的异常与癫痫、抑郁症、阿尔茨海默病等脑疾病有关。利用 CEST 技术可以检测这些代谢物的含量，这将对疾病的临床诊疗有所帮助，该方法有望成为继 MRS 技术之后又一对代谢物质含量进行检查的方法。癫痫患者的病灶往往存在较高浓度的兴奋型神经递质谷氨酸，谷氨酸含有一个能用于 CEST 成像的位于 3.0 ppm 处的活泼氢。图 14-15 显示了癫痫患者的海马区存在较高的谷氨酸浓度。

14.4　酰胺质子转移成像

APT 成像是一种能无创性地检测内源性、位于细胞质内的游离蛋白质及多肽分子的影像新技术，是 CEST 成像的一种特殊亚种。该亚种应用最为广泛，因此我们在这一节对其进行专门的描述和分析。

14.4.1　酰胺质子转移成像的机制

APT 成像中的酰胺基是指人体内的一些游离蛋白质和多肽主链上的酰胺基，其相对

于水的化学位移约为 3.5 ppm。Van Zijl 小组首先观察到离体肿瘤组织和活体猫脑组织在约 3.5 ppm 处的 NMR 信号对 pH 异常敏感。在此基础上，他们发现水的氢质子与内源的游离蛋白质以及多肽上的酰胺基质子存在化学交换，而这一过程依赖于环境的 pH 值和可交换质子浓度，这一现象随之被命名为酰胺基质子转移。周进元等进一步利用 CEST 成像原理对体内的游离蛋白质和氨基酸进行了成像。

肿瘤组织中含有丰富的游离蛋白质或多肽，因此利用 CEST 成像能对肿瘤进行诊断和评估。与许多的分子量很大的蛋白质相比，游离性多肽和蛋白质具有很好的运动性，而且分子的翻转运动在很大程度上消除了质子间偶极-偶极相互作用，因此这些游离性多肽和蛋白质具有较窄的峰宽和较长的 T_2，能被射频选择性地饱和。作为 CEST 成像的亚种，APT 成像具有上一节中所述的 CEST 成像技术的一般性质，其成像的序列也

可采用上一节所述的方式。

APT 成像最常用的测量方法为对 Z - 谱 ±3.5 ppm 处的磁化转移进行非对称性分析获得酰胺基质子的化学交换信息,APT 信号强度与内源性游离蛋白和肽类的含量以及酰胺基质子的交换速率有关。APT 信号强度随着内源性游离蛋白和肽类含量的增加而升高。pH 值的下降可使酰胺基质子的交换速率减低,从而导致 APT 信号强度降低。此外,实际测量到的 APT 信号强度还受到来自非直接化学交换的 NOE 效应的影响。NOE 通常存在于 Z - 谱的 -2.0 ppm 与 -4.0 ppm 之间,因而它能够通过非对称性分析影响 MTR_{asym}(3.5 ppm)的定量测量,如图 14 - 16 所示。

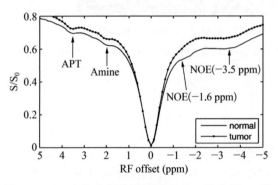

图 14 - 16　来自大鼠脑肿瘤组织的一张典型 Z - 谱

注:图中清晰展示了 4 个信号峰:位于 3.5 ppm 处的酰胺键、位于 2.0 ppm 处的氨基键和 2 个分别位于 -1.6 ppm 以及 -3.5 ppm 处的 NOE 峰。(感谢美国范德堡大学姐中良研究团队提供此图。)

14.4.2　酰胺质子转移成像在临床科研应用

对现代医学影像发展而言,从分子水平来探讨人体生理状态的变化是早期诊断与治疗的关键所在。基于磁共振的分子影像技术主要依赖于特异性分子探针的发展,而外源性分子探针被直接应用于人体还有很多的技术难点需要克服。基于内源性分子探针的 APT 技术可以被安全应用于人体,是理想的分子 MRI 手段。

(1) 酰胺质子转移成像在脑肿瘤中的应用

胶质瘤是成人最常见的原发性脑肿瘤,它的准确分级对于临床治疗决策和术后的判断至关重

要。常规 MRI 一般需要注射外源性对比剂,但有时仍不能对胶质瘤进行准确分级,这是由于一些高、低级别胶质瘤有着相似的影像表现,例如高级别胶质瘤通常有强化表现,但一些低级别胶质瘤也会出现强化现象。如图 14 - 17 所示,APT 成像能够对均有信号强化表现的低级别胶质瘤与高级别胶质瘤进行有效鉴别,从而进行准确分级。低级别胶质瘤的 APT 信号强度显著低于高级别胶质瘤,这可能和高级别胶质瘤的恶性程度增高且肿瘤的细胞密度和细胞内游离蛋白和肽类的含量增高有关。

此外,APT 成像还有助于进行胶质瘤的疗效评估以及高级别胶质瘤经过放疗后的肿瘤复发和假性进展之间的鉴别诊断。APT 成像还能够有效鉴别高级别胶质瘤与原发性中枢神经系统淋巴瘤或脑转移瘤,原发性中枢神经系统淋巴瘤的最大与最小 APT 信号强度的差值显著低于高级别胶质瘤,这可能是由于原发性中枢神经系统淋巴瘤的组织均匀性明显高于高级别胶质瘤。

(2) 酰胺质子转移成像在脑血管疾病中的应用

pH 值的下降可使酰胺基质子的交换速率减低,并导致 APT 信号强度的降低,因此可以基于 APT 成像对组织的 pH 进行监测。如图 14 - 18 所示,超急性期缺血性脑卒中病灶的 APT 信号强度显著低于对侧正常脑组织,这是由于病灶中的酸中毒导致其 pH 值降低。此外,在一些超急性期缺血性脑卒中病例中,APT 信号强度减低区与最终的梗死区具有相关性。在对超急性和急性期缺血性脑卒中患者的研究中,研究者进一步发现 APT 信号强度的降低程度在水肿区、梗死进展区和缺血核心区依次加重。在脑卒中的早期,组织的酸化使 APT 效应降低,APT 成像能够在传统的由扩散与灌注不匹配所定义的缺血半暗带中区分出酸中毒更显著的区域。因此,在监测缺血性脑卒中病灶的代谢变化情况方面,APT - MRI 能够提供更为丰富的信息。

(3) 酰胺质子转移成像在功能性脑疾病诊断和脑发育的监控中的应用

APT 成像可用于一些神经退行性和精神性脑疾病的研究,如帕金森病、阿尔茨海默病和强迫

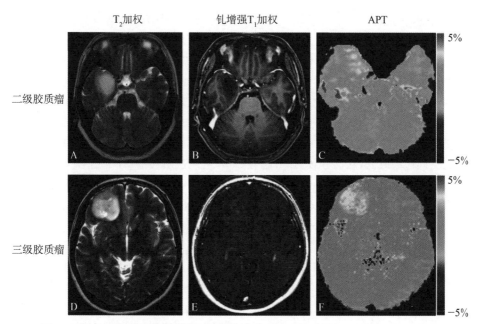

图 14-17　2 例不同等级的胶质瘤的 T₂ 加权图、钆增强 T₁ 加权图和 APT 图

注:2 例不同等级的胶质瘤在 T₂ 加权图、钆增强 T₁ 加权图上没有差别。在 APT 图中,较高级别的胶质瘤的信号表现为明显增强。

引自:TOGAO O, YOSHIURA T, KEUPP J, et al. Amide proton transfer imaging of adult diffuse gliomas: correlation with histopathological grades [J]. Neuro Oncol, 2014, 16(3):441-448.

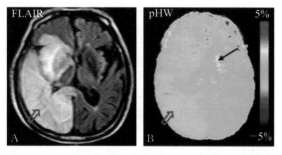

图 14-18　急性中风的 FLAIR-T₂ 加权图和 pH 加权的 APT 图

注:A. FLAIR-T₂ 加权图;B. pH 加权的 APT 图。T₂ 加权图中的高信号区域显示了中风受累区域(红色箭头),该区域在 APT 图中表现为低信号。在 APT 图中,黑色箭头标记了一处假的 APT 信号。

引自:ZHAO X, WEN Z, HUANG F, et al. Saturation power dependence of amide proton transfer image contrasts in human brain tumors and strokes at 3 T [J]. Magn Reson Med, 2011, 66(4):1033-1041.

症等。这些脑疾病 APT 信号的变化可能源自人脑内存在一些异常沉积的蛋白,如 α-突触核蛋白、Tau 蛋白、Ab 寡聚体以及 TDP-43 蛋白。

APT 成像还可用于监测儿童髓鞘形成的过程,该技术有助于对儿童的髓鞘形成异常的评估及相应治疗效果的评估。研究表明,APT 信号随着婴儿年龄的增长呈指数曲线下降,最显著的变化出现在婴儿一周岁后,白质的 APT 值降低更快且值更低。游离蛋白含量在髓鞘形成过程中的减少可能是造成了 APT 信号强度降低的主要原因。

(4)酰胺质子转移成像在体部肿瘤诊断中的应用

肿瘤组织普遍存在游离性蛋白的高表达,因此 APT 成像也用于许多体部肿瘤的诊断。比如头颈部肿瘤、乳腺肿瘤、前列腺肿瘤以及子宫内膜腺肿瘤的诊断。但是,对这些部位进行成像,APT 信号极易受到运动伪影和脂肪伪影的影响。目前 APT 技术在体部成像中的准确性仍有待验证。

14.5　外源性化学交换饱和转移对比剂

从 CEST 对比度的机制来看,如果一种化合物含有一个化学基团作为与水进行化学交换的位点,那么该化合物便可作为外源性对比剂。CEST信号能随饱和脉冲施加的时间而累积,构成了一个强有力的信号放大机制,使得低浓度溶质能够通过水信号而被观察。除了一些内源性的CEST信号对比剂,人们可以基于CEST成像方法开发各种高效的外源性对比剂。如果基于分子设计的对比剂能响应成像组织的微环境参数(比如温度、pH值以及酶活性),那么我们便能通过CEST技术实现对这些参数的成像。因此,基于CEST对比度机制的对比剂具有广泛的发展空间。

14.5.1 外源性化学交换饱和转移对比剂的分类

（1）分类的机制

在过去的十几年中,许多新的CEST对比剂被发现和开发。1990年,研究者首先使用氯化铵水溶液获得了不同对比的MRI图像,早期使用小分子如糖类、氨基酸类、铵离子等合成的CEST对比剂,称为逆磁性CEST对比剂（diaCEST agents)。研究者开发了一些与水分子具有较为

快速的交换性的外源镧系金属螯合物,这类对比剂的交换共振频率离水峰较远,一般为几十个ppm,因此我们称之为顺磁性CEST对比剂（paraCEST agents）。上述分类方法通常根据化学位移差异的大小进行命名。此外,也有根据分子大小、分子结构和作用机制来命名的。这样的分类可能存在交叉重复。目前受研究者推崇的方式是根据交换机制将这些CEST对比剂分为质子交换、分子交换和隔室交换,图14-19展示了这3种类型的对比剂。

（2）常见的CEST对比剂及其关键参数

目前研究者已经发展了多种对比剂,其中典型的对比剂的特性相关参数如表14-1所示,其分类基于交换机制。

CEST对比剂的效果依赖于质子转移增强（PTE）这一综合性的参数,该参数的大小取决于对比介质的每单位可交换质子数、交换速率和饱和效率。质子转移增强可表达为:

$$PTE = N_E \cdot \alpha \cdot k_{sw} \cdot T_{1w}(1 - e^{-t_{sat}/T_{1w}})$$

$$(14-2)$$

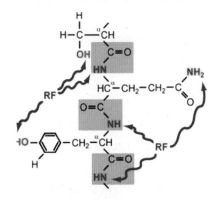

A. 原子(质子)交换
小分子:逆磁性CEST
　　　　某些顺磁性CEST
大分子:超顺磁性CEST
　　　　糖原CEST
　　　　黏多糖
多分子:APT

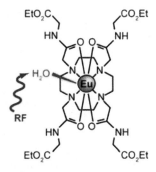

B. 分子交换
顺磁性CEST
Ln(Ⅲ)-OH₂
Ln(Ⅲ)-XH
(X代表任何能配位的分子)

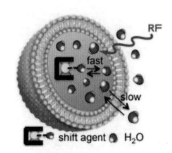

C. 隔间交换
脂质体CEST

图 14-19　CEST对比剂基于交换类型的分类

注:A. 质子交换;B. 分子交换;C. 隔间交换。质子交换:这一类包含至今已报道的大多数逆磁性CEST化合物和部分顺磁性CEST介质;图中显示了缩氨酸中羟基、氨基质子被作为对比剂交换质子的一个例子。分子交换:在此情况一个水分子配位到该顺磁性CEST对比剂中的铕离子,这个参与配位键的水分子的氢核被饱和后,该水分子可以与自由水池的水分子发生交换;对于这些对比剂,它们的分子交换率一般快于质子交换的速率。隔间交换:水分子被含有顺磁或逆磁介质的隔室包住后,这些介质产生的附加磁场使得这些隔室里的水分子具有不同于组织中自由水的共振频率,因此它们能被射频选择性饱和。隔室内的水被饱和后,可以通过膜间隙与外界的自由水发生交换。

表 14-1　3 种不同交换机制的 CEST 对比剂在指定浓度下的特性参数

	功能基团	k_{sw} 范围(s^{-1})	分子单位	N_E	PTE(1/100)	浓度($\mu mol/L$)	PTR(%)
质子交换	-NH(APT)	10～30	多种氨基酸	5.5	0.348～1.04	72k	2.25～6.75
	-NH	20～1 200	L-赖氨酸	7.8	0.988～14.8	100	0.01～0.65
	-NH$_2$	500～10 000	L-精氨酸	23.0	72.7～1453	100	0.65～13.1
	-OH	500～10 000	葡萄糖	33.3	105～2107	100	0.95～18.9
	亚氨基质子	2 000～80 000	聚尿苷酸	3.1	3.93～58.9	100	0.04～0.53
分子交换	束缚水	2 000～10 000	Eu-DOTA-4AmCE	4.0	50～12 642	100	0.45～2.27
隔间交换	脂质体水	10～250	脂质体中水分子	240k	15k～378k	0.25	0.34～8.51

注:其中 k_{sw} 为质子从对比剂交换到自由水质子池的速率;N_E 为对比剂的每单位可交换质子数;PTE 为对比剂的质子转移增强系数;PTR 为对比剂的质子转移率。

引自:VAN ZIJL P C, YADAV N N. Chemical exchange saturation transfer (CEST): what is in a name and what isn't? [J]. Magn Reson Med,2011,65(4):927-948.

式中饱和效率 $\alpha \approx \dfrac{(\gamma B_1)^2}{(\gamma B_1)^2 + (k_{sw})^2}$ 　(14-3)

$$N_E = N_{CA} \cdot M_{CA} \quad \text{(质子交换)} \quad (14-4)$$

$$N_E = C_m \cdot N_m \cdot M_{CA} \quad \text{(分子交换)} \quad (14-5)$$

$$N_E = 2 \cdot f_w \cdot N_{CA} \cdot V_{comp} \quad \text{(隔间交换)} \quad (14-6)$$

N_{CA} 是每千道尔顿(kDa)可交换核数目(一般为质子),M_{CA} 是对比剂分子量(单位是每 kDa 中分子量),C_m 是每 kDa 配位的分子数,N_m 是在配位分子中的质子数,N_m 是阿伏伽德罗数(6.0×10^3 分子/mol),f_w 是水浓度(55.6 mol/L),V_{comp} 是隔间体积(单位是 L)。对于内半径为 R 的球形脂质体,$V_{comp} = 4\pi R^3/3$。对于一个脂质体,其交换率依赖于粒子的渗透性、尺寸和脂质膜的特性。

根据上述数学表达式,我们可以对 3 类 CEST 介质的效果进行分析。除了每个对比剂单位所含的交换质子个数外,最重要的是交换速率。实际上交换速率并非越高越好,从饱和效率 α 来看,高的交换速率需要较大的饱和射频功率,然而在人体应用中存在 SAR 限制和射频放大器占空比限制,往往不能用高的射频功率。

14.5.2 外源性化学交换饱和转移对比剂的应用

（1）顺磁性对比剂

研究者使用顺磁性 CEST 对比剂对细胞进行标记后,使用 MRI 观察标记的细胞,可追踪到移植的细胞在活体动物体内的分布,这对于发展细胞治疗技术有巨大的帮助。研究者已成功将化合物 Yb-HPDA 和 Eu-HPDO3A 分别用于标记老鼠的巨噬细胞和黑素瘤细胞。这些化合物拥有与自由水发生慢交换的羟基质子,而且这些分子活泼氢的化学位移远大于生物组织中常见物质的化学位移,这使得它们具有良好的抗背景干扰能力。Yb-HPDO3A 具有 2 个交换位点,分别在 71 和 99 ppm;Eu-HPDO3A 有一个在 20 ppm 处的交换位点。它们在标记细胞中的浓度为 3～4 mmol/L,具有良好的生物安全性。此外,由于这类对比剂的化学交换速率和交换位点的化学位移受环境温度和 pH 值的影响,因此可利用这些性质实现对温度和 pH 值的成像。

（2）逆磁性对比剂

研究者还可以从天然的蛋白质、核酸、糖以及糖原着手发展逆磁性 CEST 对比剂。有研究者发展了一种可用作 CEST 成像的脂质体,该脂质体包含生物可分解的对比剂(如糖、氨基酸和缩氨酸),可用来产生"多色"的 CEST 图像,这里"色"是指特定的氨基酸(赖氨酸、精氨酸、苏氨酸和丝氨酸)中可交换质子的共振频率。这些可交换质子具有各种不同的化学位移,从 0.8 ppm(即-OH)到 7 ppm(即杂环,-NH 集成在这环中)。利用这些逆磁性物质化学位移的不同,可构建一种人造逆磁性 CEST 色谱。脂质体注射到血液系统后,可以被淋巴结高效地捕获和摄入,这些脂质体可以用于淋巴结的成像。

（3）报告基因

多肽由基因表达控制合成,因此在某段基因中插入相应的碱基序列,并让其表达为含有交换基团的肽链,就可以增强相应组织的 CEST 信号。当人们在活体器官的细胞中转入某一外源性的基因时,可以同时转入一条表达具有 CEST 信号的肽链的报告基因。根据报告基因的表达情况,便能间接地检测目标基因的表达。据此,研究者设计了基于 CEST 成像的报告基因,该报告基因在生物组织中高表达多聚 L-赖氨酸。图 14-20 显示了该技术应用于小鼠的结果。APT 成像的结果显示,在报告基因高表达的区域,CEST 信号非常强。

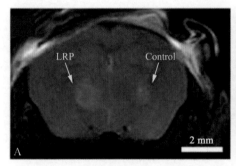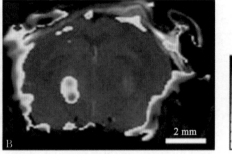

图 14-20 在小鼠上进行报告基因 CEST 成像的实验结果

注:A. 解剖结构像;B. 报告基因的 APT 成像,该图显示多聚 L-赖氨酸高表达区域的 CEST 信号非常高。

引自:GILAD A A, MCMAHON M T, WALCZAK P, et al. Artificial reporter gene providing MRI contrast based on proton exchange [J]. Nat Biotechnol, 2007,25(2):217-219.

（赵 羽 李建奇 李 彦）

主要参考文献

[1] 俎栋林,高家红. 核磁共振成像-生理参数测量原理和医学应用[M]. 北京:北京大学出版社,2014:245-319.

[2] AIME S, BARGE A, DELLI CASTELLI D, et al. Paramagnetic lanthanide (Ⅲ) complexes as pH-sensitive chemical exchange saturation transfer (CEST) contrast agents for MRI applications [J]. Magn Reson Med, 2002,47(4):639-648.

[3] DAVIS K A, NANGA R P R, DAS S, et al. Glutamate imaging (GluCEST) lateralizes epileptic foci in nonlesional temporal lobe epilepsy [J]. Sci Transl Med, 2015, 7(309):309ra161.

[4] DENG M, CHEN S Z, YUAN J, et al. Chemical exchange saturation transfer (CEST) MR technique for liver imaging at 3.0 Tesla: an evaluation of different offset number and an after-meal and over-night-fast comparison [J]. Mol Imaging Biol, 2016, 18(2):274-282.

[5] DULA A N, ARLINGHAUS L R, DORTCH R D, et al. Amide proton transfer imaging of the breast at 3 T: establishing reproducibility and possible feasibility assessing chemotherapy response [J]. Magn Reson Med, 2013,70(1):216-224.

[6] FERRAUTO G, CASTELLI D D, TERRENO E, et al. In vivo MRI visualization of different cell populations labeled with PARACEST agents [J]. Magn Reson Med, 2013,69(6):1703-1711.

[7] FRANCONI F, ROUX J, GARRIC X, et al. Early postsurgical visualization of composite mesh used in

ventral hernia repair by amide proton transfer MRI [J]. Magn Reson Med, 2014,71(1):313 - 317.

[8] GILAD A A, MCMAHON M T, WALCZAK P, et al. Artificial reporter gene providing MRI contrast based on proton exchange [J]. Nat Biotechnol, 2007, 25(2):217 - 219.

[9] GUIVEL SCHAREN V, SINNWELL T, WOLFF SD, et al. Detection of proton chemical exchange between metabolites and water in biological tissues [J]. J Magn Reson, 1998,133(1):36 - 45.

[10] HARSTON G W J, TEE Y K, BLOCKLEY N, et al. Identifying the ischaemic penumbra using pH - weighted magnetic resonance imaging [J]. Brain, 2015,138:36 - 42.

[11] HENKELMAN R M, STANISZ G J, GRAHAM S J. Magnetization transfer in MRI: a review [J]. NMR Biomed, 2001,14(2):57 - 64.

[12] JIA G, ABAZA R, WILLIAMS J D, et al. Amide proton transfer MR imaging of prostate cancer: a preliminary study [J]. J Magn Reson Imaging, 2011, 33(3):647 - 654.

[13] LAW B K H, KING A D, AI Q Y, et al. Head and neck tumors: amide proton transfer MRI [J]. Radiology, 2018,288(3):782 - 790.

[14] LI C M, WANG R, CHEN H B, et al. Chemical exchange saturation transfer MR imaging is superior to diffusion tensor imaging in the diagnosis and severity evaluation of Parkinson's disease: a study on substantia nigra and striatum [J]. Front Aging Neurosci, 2015, 7:198.

[15] LIU GS, MOAKE M, HAREL Y E, et al. In vivo multicolor molecular MR imaging using diamagnetic chemical exchange saturation transfer liposomes [J]. Magn Reson Med, 2012,67(4):1106 - 1113.

[16] MA B, BLAKELEY J O, HONG X H, et al. Applying amide proton transfer weighted MRI to distinguish pseudo progression from true progression in malignant gliomas [J]. J Magn Reson Imaging, 2016, 44(2):456 - 462.

[17] NISHIE A, ASAYAMA Y, ISHIGAMI K, et al. Amide proton transfer imaging to predict tumor response to neoadjuvant chemotherapy in locally advanced rectal cancer [J]. J Gastroen Hepatol, 2019, 34(1):140 - 146.

[18] PARK J E, KIM H S, PARK K J, et al. Pre- and Posttreatment glioma: comparison of amide proton transfer imaging with MR spectroscopy for biomarkers of tumor proliferation [J]. Radiology, 2016,278(2): 514 - 523.

[19] SCHLEICH C, MULLER LUTZ A, MATUSCHKE F, et al. Glycosaminoglycan chemical exchange saturation transfer of lumbar intervertebral discs in patients with spondyloarthritis [J]. J Magn Reson Imaging,2015,42(4):1057 - 1063.

[20] SONG X L, GILAD A A, JOEL S, et al. CEST phase mapping using a length and offset varied saturation (LOVARS) scheme [J]. Magn Reson Med, 2012,68 (4):1074 - 1086.

[21] SUN PZ, BENNER T, KUMAR A, et al. Investigation of optimizing and translating pH-sensitive pulsed-chemical exchange saturation transfer (CEST) imaging to a 3 T clinical scanner [J]. Magn Reson Med, 2008, 60(4):834 - 841.

[22] TAKAYAMA Y, NISHIE A, TOGAO O, et al. Amide proton transfer MR imaging of endometrioid endometrial adenocarcinoma: association with histologic grade [J]. Radiology, 2018,286(3):929 - 937.

[23] TIETZE A, BLICHER J, MIKKELSEN I K, et al. Assessment of ischemic penumbra in patients with hyperacute stroke using amide proton transfer (APT) chemical exchange saturation transfer (CEST) MRI [J]. NMR Biomed, 2014,27(2):163 - 174.

[24] TOGAO O, YOSHIURA T, KEUPP J, et al. Amide proton transfer imaging of adult diffuse gliomas: correlation with histopathological grades [J]. Neuro Oncol, 2014, 16(3):441 - 448.

[25] VINOGRADOV E, SHERRY A D, LENKINSKI RE. CEST: from basic principles to applications, challenges and opportunities [J]. J Magn Reson, 2013,229:155 - 172.

[26] WALKER-SAMUEL S, RAMASAWMY R, TORREALDEA F, et al. In vivo imaging of glucose uptake and metabolism in tumors [J]. Nat Med,2013, 19(8):1067.

[27] WANG M Y, HONG X H, CHANG C F, et al. Simultaneous detection and separation of hyperacute intracerebral hemorrhage and cerebral ischemia using amide proton transfer MRI [J]. Magn Reson Med,

2015,74(1):42-50.

[28] WANG R, LI S Y, CHEN M, et al. Amide proton transfer magnetic resonance imaging of Alzheimer's disease at 3. 0 Tesla: a preliminary study [J]. Chin Med J, 2015,128(5):615-619.

[29] WARD K M, ALETRAS A H, BALABAN R S. A new class of contrast agents for MRI based on proton chemical exchange dependent saturation transfer (CEST) [J]. J Magn Reson, 2000,143(1):79-87.

[30] WOLFF S D, BALABAN RS. Magnetization transfer contrast (MTC) and tissue water proton relaxation invivo [J]. Magn Reson Med, 1989,10(1):135-144.

[31] YUAN J, CHEN S Z, KING AD, et al. Amide proton transfer weighted imaging of the head and neck at 3 T: a feasibility study on healthy human subjects and patients with head and neck cancer [J]. NMR Biomed, 2014,27(10):1239-1247.

[32] ZAISS M, WINDSCHUH J, PAECH D, et al. Relax-ation-compensated CEST - MRI of the human brain at 7 T: unbiased insight into NOE and amide signal changes in human glioblastoma [J]. Neuroimage, 2015, 112: 180-188.

[33] ZHANG X Y, WANG F, AFZAL A, et al. A new NOE-mediated MT signal at around -1. 6 ppm for detecting ischemic stroke in rat brain [J]. Magn Reson Imaging, 2016, 34(8):1100-1106.

[34] ZHAO X, WEN Z, HUANG F, et al. Saturation power dependence of amide proton transfer image contrasts in human brain tumors and strokes at 3 T [J]. Magn Reson Med, 2011, 66(4):1033-1041.

[35] ZHOU J Y, PAYEN J F, WILSON D A, et al. Using the amide proton signals of intracellular proteins and peptides to detect pH effects in MRI [J]. Nat Med, 2003,9(8):1085-1090.

[36] ZHOU J Y, VAN ZIJL P C M. Defining an acidosis based ischemic penumbra from pH - weighted MRI [J]. Transl Stroke Res, 2012,3(1):76-83.

磁敏感加权成像和定量磁化率成像

通常在进行磁共振成像(MRI)检查之前,会要求患者取下身上所有金属的物品,如硬币、手表、眼镜、项链、义齿、纽扣、皮带、助听器等;如果体内有植入物,还应确定是何种材料,例如有不锈钢植入物的患者不能进行 MRI 检查,因为不锈钢带入磁体会导致患者受到伤害。另外,这些含金属的材料的磁性属性会引起磁场的改变,造成图像畸变或者信号损失,这种不利影响在 T_2^* 加权梯度回波成像中尤为明显。但是,物质磁性,即磁化率,给 MRI 带来的也不完全是不利影响。人体内不同组织的磁化率差异会导致局部磁场变化(表现为幅度图像与相位图像上信号变化),MRI可以通过算法对这种信号变化进行处理,从而达到增强不同磁化率组织间对比的目的,更好地对

一些疾病进行临床诊断。

本章将首先介绍物质的磁性属性——磁化率以及物质的各种磁性特性分类,第 2 节介绍生物组织的磁化率,第 3 节讨论利用组织磁化率差异增强图像上组织对比度的磁敏感加权成像方法,最后一节讨论磁化率的定量成像。

15.1　磁化率概念

磁化率是表征物质磁性属性的物理量。处于磁场中的物质受到磁场的作用被磁化,从而显示一定的磁性特征,并反过来影响磁场,这种物质通常被称为磁介质。磁介质被磁化的难易程度通过物理量磁化率(χ)来表征,其大小为磁性材料的

磁化强度矢量和磁场场强的比例系数（图15-1），即：

$$\chi = M/H \qquad (15-1)$$

其中 M 为磁化强度矢量，即磁介质中单位体积内磁偶极子具有的磁矩矢量和，H 为磁场强度。

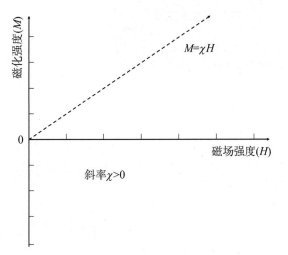

图 15-1　磁化率定义示意图

注：横轴为磁场强度，纵轴为磁化强度矢量，斜率为磁化率。

磁化率不仅反映材料被磁化的难易程度，同时也是对物质磁性进行分类的主要依据。材料根据磁化率的大小、正负及其随温度变化的特点可分为五个种类，即顺磁性、逆磁性（抗磁性）、铁磁性、亚铁磁性、反铁磁性。本节主要介绍与MRI相关的3种磁性材料种类：顺磁性、逆磁性与铁磁性。

15.1.1　顺磁性

顺磁性描述的是一种弱磁性，顺磁性物质的原子或分子中含有未成对电子，由于存在未成对电子的轨道运动和自旋运动而具有磁矩。无外磁场作用时，磁矩随机无序分布，宏观磁矩为零，无磁性；在外磁场作用下，磁矩将趋向于沿外磁场方向排列，并产生沿外磁场的宏观磁矩和增强外磁场的宏观磁场，这样使磁化率为正值，数值为 $10^{-6} \sim 10^{-3}$ 量级。

顺磁性金属离子（如：钆）有不成对电子，产生的局部磁性能缩短水分子中氢质子的纵向弛豫时

间（T_1），可提高图像对比度，可以用来作为对比剂。例如顺磁性对比剂如 Gd-DTPA，是由顺磁性金属离子钆与有机配体 DTPA 螯合构成。

在 MRI 中，体内呈现顺磁性的组织有静脉血、出血、铁沉积等。

顺磁性物质包括稀土金属、碱金属、过渡族金属及其合金或者化合物。

15.1.2　逆磁性

逆磁性是所有物质在外磁场作用下都具有的一种属性，只是由于大多数物质的逆磁性被较强的顺磁性掩盖无法表现出来。

逆磁性物质的原子中因为不含有未成对电子，电子磁矩相互抵消，总磁矩为零。当受到外加磁场作用时，电子轨道绕磁场以拉莫尔频率进动，电子轨道磁矩增加，但是由于方向与磁场方向相反，总的磁矩减小，因而表现为逆磁性。

在实际情况中，出血与钙化分别具有顺磁性与逆磁性。当其形状近似球形时，在经过高通滤波的磁共振相位图（图15-2）上，钙化相对于周围组织呈高信号，出血相对于周围组织呈低信号。但是由于组织中的出血和钙化通常具有不规则形状，从而导致相位图上黑白相间的情况较多，因此需要结合多种序列并在有条件情况下采集CT图像进行鉴别诊断。

逆磁性物质包括惰性气体、多数非金属和少数金属（铜、金、银）、不含过渡族元素的离子晶体、共价键化合物（H_2、CO_2、CH_4）、几乎所有的有机化合物和生物组织、水等。

15.1.3　铁磁性

铁磁性物质如同顺磁性物质，原子中含有许多未成对电子。由于交换作用，这些未成对电子的自旋与相邻未配对电子的自旋方向相同。铁磁性物质内部有很多磁畴，虽然磁畴内所有电子自旋会单向排列，造成"饱和磁矩"，但是磁畴与磁畴之间，磁矩的大小、方向都不相同，所以，未被磁化的铁磁性物质，宏观磁矩为零。在外磁场作用下，磁畴的磁矩趋于与外磁场同方向，形成相当强烈的磁化矢量与感应磁场，且随着外磁场场强

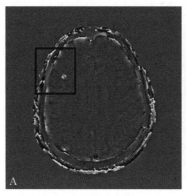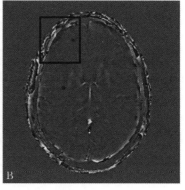

图 15 - 2　经过高通滤波后的相位图

注：A. 黑框中高亮信号为钙化（相位高于周围组织）；B. 黑框中低信号为出血（相位低于周围组织）。

增高，磁化矢量也会增高，直到"饱和点"，此时，宏观磁矩等于饱和磁矩。去掉外磁场后，铁磁性物质仍保存一些磁化状态，宏观磁矩与磁化矢量不为零，因此，经过磁化处理后的铁磁性物质具有"自发磁矩"。

铁磁性物质只要在很小的磁场作用下就能被磁化到饱和，不但磁化率 $\chi > 0$，而且数值在 $10^1 \sim 10^5$ 数量级。在 MRI 中，铁磁性物质由于其强磁化率产生极强的局部磁场，会造成图像畸变或者信号损失，从而影响图像的临床诊断，因此，MRI 检查时不允许携带铁磁性物质。但是，当铁磁性物质的温度高于截止温度 T_B，并且颗粒足够小，颗粒呈现为超顺磁性，可用于 MRI 对比剂。如 MRI 中使用的超顺磁性四氧化三铁颗粒（USPIO/SPIO）对比剂，由于其局部磁场很强，可以降低横向弛豫时间（T_2），特别是对体内网状内皮系统有特异度，能用于肝脏、淋巴和骨髓等器官的增强显影。

具有铁磁性的元素不多，但具有铁磁性的合金和化合物很多，有金属铁、钴、镍等。

15.2　生物组织磁化率

磁化率是生物组织的一种内在特性，反映了组织在外磁场中被磁化的程度，在外磁场中会引起局部磁场的变化。根据磁介质的磁化机制可将人体中的磁介质分为顺磁性、逆磁性。表 15 - 1 总结了一些人体中常见的磁介质的磁化率以及与之相关的疾病。图 15 - 3 显示了人体中常见的磁性材料的代谢过程。

表 15 - 1　人体中常见磁介质的摩尔磁化率及与之相关的疾病

磁介质	摩尔磁化率值（cm³/mol, ppm）	相关疾病及应用
水（H_2O）	-12.98	—
羟基磷灰石（Ca^{2+}）	-282.11	钙化
胶原蛋白	逆磁性	肝纤维化
β 淀粉样蛋白	逆磁性	阿尔茨海默病
氧合血红蛋白（Fe^{3+}）	-893	磁共振功能成像
脱氧血红蛋白（Fe^{2+}）	$11\,910$	脑血管疾病
含铁血黄素（Fe^{2+}, Fe^{3+}）	$4\,810$	出血
铁蛋白（Fe^{3+}）	$6\,132$	铁沉积
血浆铜蓝蛋白（Cu^{2+}）	550	威尔逊病

引自：LIU C, LI W, TONG K A, et al. Susceptibility-weighted imaging and quantitative susceptibility mapping in the brain [J]. J Magn Reson Imaging, 2015, 42(1): 23 - 41.

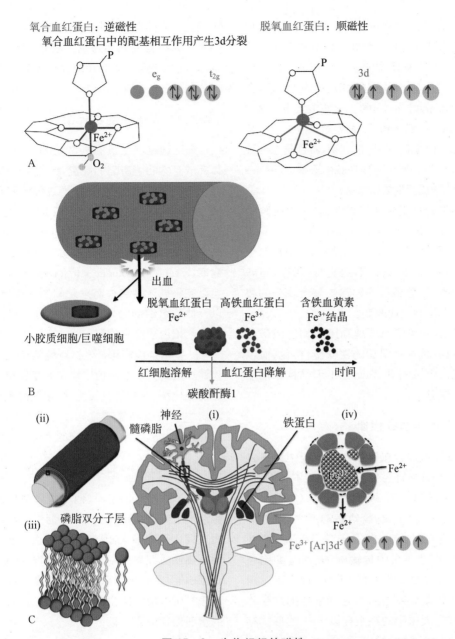

图 15 - 3　生物组织的磁性

注:A. 逆磁性氧合血红蛋白和顺磁性脱氧血红蛋白。在大脑、心脏和肾脏的氧代谢中,弱逆磁性氧合血红蛋白释放 O_2 成为强顺磁性脱氧血红蛋白。B. 出血时血液降解。出血后,小部分红细胞被小胶质细胞/巨噬细胞吞噬。大部分红细胞发生细胞溶解,血红蛋白从脱氧血红蛋白降解为高铁血红蛋白和含铁血黄素。C. 人体大脑的磁化率来源。大脑磁化率主要来自髓磷脂和铁蛋白(i)。脑白质束由有髓鞘的神经纤维组成,(ii)是(i)图中方框部分的放大图,显示了轴突(黄色)和髓鞘(紫色)。(iii)是(ii)中方框部分的放大图,显示了一个脂质双分子层和一个单独的脂质。(iv)铁蛋白横断面。Fe^{3+} 中有 5 个未配对的电子,产生强顺磁性。

引自:WANG Y, LIU T. Quantitative susceptibility mapping (QSM):decoding MRI data for a tissue magnetic biomarker [J]. Magn Reson Med, 2015, 73(1):82 - 101.

在人体组织中,钙化略显逆磁性,被磁化后产生与主磁场方向相反的附加磁场。氧合作用使血红蛋白由顺磁性的脱氧血红蛋白转化为逆磁性的含氧血红蛋白,这种磁化特性的变化是磁共振功能成像的基本机制。出血后含铁血黄素沉积引起的磁场变化可用于检测脑部微出血。大脑中的铁主要以 Fe^{3+} 形式存在深部灰质核团中的铁蛋白和神经黑色素中，被磁化后产生与主磁场方向相同的附加磁场，在大脑神经组织活动中至关重要。血浆铜蓝蛋白是一种铁氧化酶，其含量的降低可导致铁代谢的破坏，从而表现为组织中铜和铁的异常沉积，特别是在肝脏和大脑中，其含量的变化可作为威尔逊病（Wilson's disease, WD）的重要生物标志物。

此外，β 淀粉样蛋白呈逆磁性，其积累是阿尔茨海默病（Alzheimer's disease, AD）患者早期可观察到的病理学特征，其含量的增加与 AD 的患病风险密切相关。而胶原蛋白也呈逆磁性，当肝纤维化发生时，胶原蛋白等细胞外基质成分的数量与分布位置均会出现改变。

由此可见，如果能有效地利用生物组织磁化特性，则可以有效地对组织的铁含量、钙化、血氧饱和度等进行定量测量，为研究组织结构和功能提供重要的信息。

15.2.1 人体中的铁代谢

铁作为过渡金属，在氧化还原反应中易失去和得到电子，是许多神经生理过程的基本元素，包括蛋白质合成、三磷酸腺苷（adenosine triphosphate, ATP）生成、髓磷脂的产生、氧的运输和神经递质的合成等。得益于其灵活的化学性质，铁成为血红素蛋白中传输电子（通过细胞色素）与氧气（通过血红蛋白）的重要角色，可以用于维持细胞的基本生化活动，包括能量的产生和 DNA 的合成。大脑中的铁主要以 Fe^{3+} 的形式存在，其储存在铁蛋白或神经黑色素中，占身体总铁含量的不到 2%。在成年人大脑中，铁主要分布在一些深部灰质核团中，包括尾状核、红核、丘脑底核、黑质、苍白球和壳核。

人体缺铁会影响细胞分裂，前期会引发贫血，后期则会导致发育迟缓。而过多的铁会引起过氧化氢和铁的芬顿反应，从而引起活性氧类（reactive oxygen species, ROS）增多。ROS 具有生物毒性，其数目一旦超过细胞自身的解毒能力，即可损害蛋白质、脂质、DNA 等大分子，导致组织

和细胞发生损伤甚至坏死，在病理学上将这种生物氧化的平衡失调称为氧化应激。因此，只有维持体内铁平衡，才能避免缺血以及铁过量带来的人体损害。

15.2.2 人体中的氧代谢

细胞通过产生具有高能量的 ATP 来获得人体完成基本功能所需的能量，大约 75% 的能量消耗用于神经元活动（主要是通过细胞膜和轴突的离子传输）。因此，脑组织的平均氧代谢（$\sim 1.6\ \mu mol \cdot g^{-1} \cdot min^{-1}$ O_2）是人体平均组织的 7 倍，灰质的氧代谢是白质的几倍。脑耗氧代谢率（cerebral metabolic rate for oxygen, $CMRO_2$）可以完整描述供氧与需求之间的平衡情况，可用以评估脑组织活力，而 $CMRO_2$ 可以通过测量脱氧血红蛋白浓度来估算。

一些精神疾病和神经退行性疾病也与大脑氧代谢异常有关。细胞色素氧化酶是线粒体中氧代谢的催化剂，在精神分裂症、阿尔茨海默病和帕金森病中可能受到显著损害。因此，研究 $CMRO_2$ 可能为这些脑疾病提供早期的生物标志物。

15.2.3 出血和血栓

除了铁和氧代谢，其他一些病理生理学过程也涉及组织磁化率的变化，包括钙化和出血。出血过程中氧合血红蛋白到脱氧血红蛋白（顺磁性）、高铁血红蛋白（强顺磁性）和含铁血黄素（超强顺磁性）的变化导致磁化率升高。对出血的定量研究可以帮助医生判断出血时间，为出血患者的管理提供重要信息。

15.3 磁敏感加权成像

磁化率加权成像（susceptibility weighted imaging, SWI）是 E. M. Haacke 教授于 1997 年发明的一种新型 MRI 技术，国内习惯称之为"磁敏感加权成像"。区别于传统的质子密度（PD）、T_1 加权、T_2 加权成像，其利用组织间磁化率差异作为图像增强的对比。SWI 最初被称作"高分辨率血氧水平依赖成像"（high resolution blood oxygenation level dependent venographic imaging, HRBV),早期主要应用于颅脑内小静脉的检测,这是由于顺磁性的小静脉血与周围组织磁化率差异导致局部磁场改变,进而引起局部相位变化。SWI正是利用这种局部相位变化,将 MRI 信号的相位信息与幅值信息相结合,从而达到增强磁化率差异产生的图像对比的目的。随着 SWI 技术在临床上的广泛应用,以及对于应用范围的不断深入探索,目前 SWI 已不仅仅局限于静脉成像,还可以用于脑部血管畸形、出血、脑静脉血栓、区分钙化和静脉,体部的应用包括血管壁成像、椎体出血、肝脏结节、肝脏肿瘤内部结构显示、铁沉积等。本节内容将分别从 SWI 的序列结构、影响 SWI 对比度的因素、SWI 图像重建方法以及 SWI 体部临床应用等方面对 SWI 进行详细的讨论。

15.3.1 磁敏感加权成像原理

(1) 磁敏感加权成像序列结构

SWI 技术是在 T_2^* 加权梯度回波序列(GRE)基础上进一步发展而来的。传统的二维(2D)T_2^* 加权 GRE 序列图像空间分辨率较差,信噪比较

低。SWI 序列采用的是三维(3D)完全流动补偿、高分辨率、薄层扫描的 GRE 序列(图 15 - 4),极大地提高了图像的信噪比。序列主要特点如下:①SWI 序列采用 3D 采集,通过扫描薄片以减少来自背景不均匀场导致的信号损失;②通常在选层方向、相位编码方向以及频率编码方向都施加完全的流动补偿梯度以减小流动伪影。

SWI 序列图(图 15 - 4)中,每个 TR 时间施加一个小于 90°的射频脉冲,在 TE 时间点上则采集到一个回波。每一个新的循环,其他参数保持不变,唯一变化的是相位编码梯度以及选层梯度方向的 3D 编码梯度。

随着 SWI 应用的不断深入,研究人员又陆续提出双回波、多回波 SWI。双回波 SWI 用于动、静脉同时成像,可减少扫描时间,序列如图 15 - 5 所示;多回波 SWI 能够提高图像信噪比(SNR),同时可计算表观横向弛豫时间 T_2^* 值,序列如图 15 - 6 所示。并且,由于双回波或多回波的应用,可以在成像组织磁化率差异较大情况下,结合短 TE 对磁化率高的组织进行 SWI 成像,因为磁化率值较高的情况下,长 TE 会导致静脉和出血出

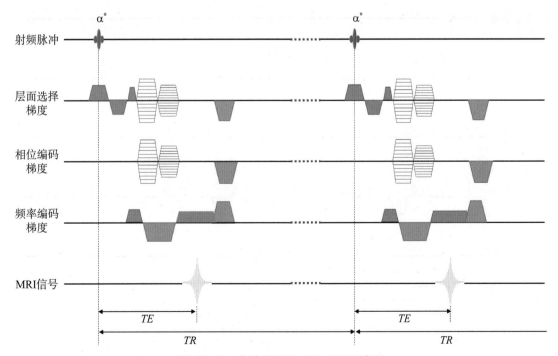

图 15 - 4 传统单回波 SWI 序列示意图

注:SWI 序列在选层方向、相位编码方向以及频率编码方向均采用了梯度一阶流动补偿。

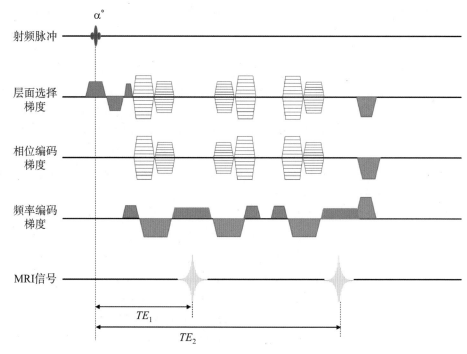

图 15-5 双回波 SWI 序列示意图

注:2个回波处沿选层梯度方向、相位编码方向和频率编码方向均应用了流动补偿。

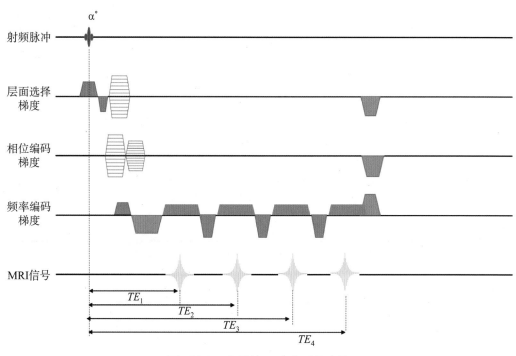

图 15-6 多回波 SWI 序列示意图

注:在第1个回波处沿频率编码方向和相位编码方向应用了流动补偿。在频率编码梯度方向,相邻回波间通过加入反向梯度达到流动补偿的效果。

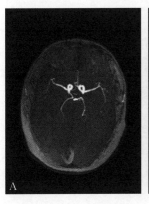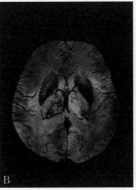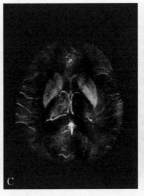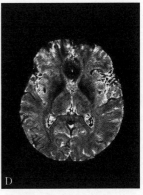

图 15-7 双回波 SWI

注：通过一次采集可以同时得到多种对比度的图像。A. 短回波 $TE=7.5$ ms 信号的幅度图像的最大强度投影（MIP）；B. 长回波 $TE=17.5$ ms 信号生成的 SWI 图；C. 定量磁化率图；D. 双回波信号拟合得到表观横向弛豫时间 T_2^* 图。

现相位缠绕的情况；而长 TE 可用于磁化率低的组织进行 SWI，以提供足够的相位对比度。所以，多回波 SWI 对不同磁化率组织都可以得到较好的对比度。图 15-7 为双回波 SWI 序列通过一次采集得到的多模态图像，包括：A）短回波 $TE=7.5$ ms 信号幅度图像的最大强度投影（MIP）；B）长回波 $TE=17.5$ ms 信号生成的 SWI 图；C）定量磁化率图；D）双回波信号拟合得到横向弛豫时间 T_2^* 图。

（2）磁化率与磁场、相位之间关系

我们知道，MRI 通常使用的是图像的幅值信息，但 SWI 利用相位来增强组织磁化率差异导致的图像对比，因此，相位是理解 SWI 的一个核心概念。

相位常被用在数学、物理学、信号理论和线性系统理论等领域，用来描述波形周期中时间瞬间的位置，它的完整周期为 2π。MRI 源于横向磁化矢量（M）绕静磁场（B_0）的周期性运动，因此，相位在 MRI 中起着非常重要的作用。

对于 MRI 来说，横向坐标平面的磁化矢量表达为：

$$M_{xy}(\mathbf{r},\ t)=|M_{xy}(\mathbf{r},\ t)|\times e^{i\varphi(\mathbf{r},\ t)}$$

$$(15-2)$$

其中，$|M_{xy}(\mathbf{r},\ t)|$ 为横向磁化矢量的幅度值。$\varphi(\mathbf{r},\ t)$ 为相位，定义为横向磁化矢量的变化方向，其大小取决于时间 t 与横向磁化矢量角速

度 ω 的乘积、以及初始相位常数 φ_0（横向磁化矢量在时间原点的相位值）。因此，相位可以用公式表达为（右手系）：

$$\varphi(\mathbf{r},\ t)=-\omega(\mathbf{r})\times t+\varphi_0 \quad (15-3)$$

其中，角速度 $\omega(\mathbf{r})=\gamma\times\Delta B(\mathbf{r})+B_0$，$\Delta B(\mathbf{r})$ 为磁场变化量，来源于如空气-组织界面磁化率差异、涡流、磁场不均匀、梯度非线性等因素引起的全局性磁场变化、以及组织间磁化率差异引起的局部磁场变化。γ 为旋磁比，B_0 为静磁场强度。

SWI 利用的是感兴趣组织与周围结构间磁化率差异引起的局部磁场变化 $\Delta B_l(\mathbf{r})$，$\Delta B_l(\mathbf{r})$ 进而导致局部相位变化 $\Delta\varphi(\mathbf{r},\ TE)$：

$$\Delta\varphi(\mathbf{r},\ TE)=-\gamma\Delta B_l(\mathbf{r})TE \quad (15-4)$$

通过 15.1 节关于磁化率的介绍可以发现，物体在均匀外磁场中的磁化效应会改变物体内外的原磁场，这种磁场的改变即 $\Delta B_l(\mathbf{r})$，通常还与物体几何结构相关。下面分别以无限长柱形物体以及均匀球形物体为例。

对于长柱形物体，如图 15-8 所示：

$$\Delta B_{l-in}(\mathbf{r})=\frac{\Delta\chi B_0}{6}\times(3\cos^2\theta-1)+\frac{1}{3}\chi_e\times B_0$$

$$\Delta B_{l-out}(\mathbf{r})=\frac{\Delta\chi B_0}{2|\mathbf{r}|^2}\times a^2\times\sin^2\theta\times\cos(2\varPhi)$$
$$+\frac{1}{3}\chi_e\times B_0$$

$$(15-5)$$

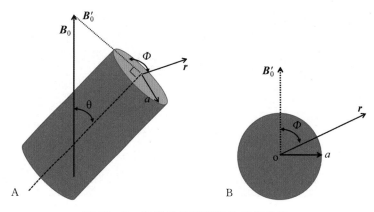

图 15 - 8 无限长柱形模型的坐标参数

注:A. 长圆柱形模型长轴线与主磁场 B_0 之间的夹角为 θ,a 是长柱形模型的截面半径,Φ 是位置矢量 r 与主磁场投影到垂直于长柱形物体长轴线方向上分量 B_0' 之间的夹角;B. 各参数在长圆柱形模型的横截面上的显示。

$\Delta B_{l-in}(r)$ 为长柱形物体内部磁场变化,$\Delta B_{l-out}(r)$ 为长柱形物体外部磁场变化。其中 $\Delta\chi$ 为感兴趣组织与周围结构间磁化率差异,χ_e 为周围背景组织的磁化率,θ 为长柱形物体与主磁场 B_0 之间的夹角,a 是圆柱的半径,Φ 是位置矢量 r 与主磁场方向在垂直于长柱形物体轴线的平面的投影之间的夹角。通常静脉就可以看作长柱形模型来进行分析,结合公式(15 - 4)与(15 - 5),静脉由于含有脱氧血红蛋白,呈顺磁性,即 $\Delta\chi > 0$,当静脉平行于主磁场 B_0 时($\theta = 0$),静脉内的局部磁场要比周围组织高,在相位图中顺磁性的组织相对于周围组织会产生一个低相位,从而可以用来增强与组织之间的对比度差异。

对于均匀球形物体,如图 15 - 9 所示:

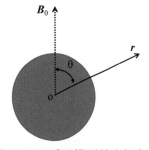

图 15 - 9 球形模型的坐标参数

注:球半径为 a,位置矢量 r 与主磁场 B_0 之间的夹角为 θ。

$$\Delta B_{l-in}(r) = \frac{1}{3}\chi_e \times B_0$$

$$\Delta B_{l-out}(r) = \frac{\Delta\chi B_0}{3|r|^3} \times a^3 \times (3\cos^2\theta - 1) + \frac{1}{3}\chi_e \times B_0$$

$$(15 - 6)$$

$\Delta B_{l-in}(r)$ 为球形物体内部磁场变化,$\Delta B_{l-out}(r)$ 为球形物体外部磁场变化,其中,$\Delta\chi$ 为感兴趣组织与周围结构间磁化率差异,χ_e 为周围背景组织的磁化率,a 是球体的半径,θ 为位置矢量 r 与主磁场 B_0 之间的夹角。通常出血与钙化可以看作球体模型来进行分析,在轴向采集相位图上,相位在顺磁性结构的上方和下方降低,在顺磁性结构的赤道周围相位增加,而逆磁性结构观察到的效果正好相反。因此,分析反映结构周围磁场的相位信息,从而可以区分是顺磁性结构还是逆磁性结构。

由公式(15 - 4)、(15 - 5)和(15 - 6)可以得出局部相位变化与局部磁化率差异、以及局部磁化率差异引起的局部磁场变化有着直接的线性关系,利用相位信息能够反映出组织间磁化率差异。而由公式(15 - 5)和(15 - 6)可以进一步发现物体的几何结构对于局部磁场的变化也有着重要的影响,并直接关系到后面章节中关于磁化率的计算。

(3)磁化率对 MRI 信号幅值的影响

由公式(15 - 2)可以发现,横向磁化矢量不仅与其幅值 $|M_{xy}(r, t)|$ 有关,还与其相位 $\varphi(r,$

t）直接相关。而组织的局部相位变化与磁化率差异导致的局部磁场变化直接相关，不同的局部磁场会产生不同的局部进动频率，进而在 TE 时产生不同的局部相位。由于采集的 MRI 信号即净的横向磁化矢量是体素内各横向磁化矢量分量的矢量和，如果磁化率引起同一体素内磁化矢量分量相位不同，就会导致散相，降低 MRI 信号。以静脉血管为例（图 15-10），假定红色圆圈为静脉血管，静脉内磁化率一致（即相位相同），静脉外组织的磁化率也相同（相位相同），但是静脉与组织交界处由于静脉与组织磁化率差异导致相位

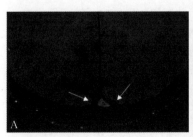

图 15-10　相位对 MRI 信号的影响

注：假定红色圆圈为静脉，静脉内横向磁化矢量相位用红色箭头表示，静脉外组织横向磁化矢量相位用黑色箭头表示，红色箭头与黑色箭头方向相反（通常小静脉成像选择的扫描参数使得静脉相位与静脉外组织相位相反，增强它们之间的对比度）。静脉与组织边界像素内，如果既含有组织信号又含有静脉信号，就可能发生信号相互抵消的情况。

不同，当它们处在同一个像素内就会发生 MRI 信号降低的情况，如图 15-11A 所示。

采用 SWI 序列扫描得到的图像如图 15-11 所示。图 15-11A 为幅度图，白色箭头指向位置为静脉，可以发现中心高信号、边缘低信号的现象，然而，并不能直接判断该位置的结构比周围组织更具有顺磁或逆磁性。通过高通滤波后的相位图就可以反映物质的顺磁性或者逆磁性，如 15-11B 中白色箭头指向位置，由于相位为负（右手坐标系系统），因此相位图中箭头指向的低信号结构为顺磁性物质。图 15-11C 为 SWI 图，其将相位对比度合并到幅度图中，一方面可以去除幅度图上的环状现象，另一方面可以增强顺磁性物质与周围其他组织对比。关于幅度与相位信息的具体结合过程将在下一小节中介绍。

（4）SWI 图像处理流程（利用相位信息增强不同磁化率组织对比）

SWI 技术除了序列结构的特殊性以外，为了结合幅度图和相位图信息，图像重建过程也与常规序列不同。具体包括：①对于相位图，采用高通滤波消除不必要的低频场效应和相位缠绕，保留局部组织磁化率差异产生的相位信息；②利用高通滤波后的相位图生成相位掩模（掩模与相位对应关系见图 15-12），将该相位掩模应用于幅度图像，从而结合了幅度和相位的对比度；③对邻近的薄片进行最小强度投影（mIP）。图 15-12 为 SWI 图像处理流程图，给出了如何利用 SWI 序列采集的幅度图与相位图处理生成磁化率差异对比增强的 SWI 图像。

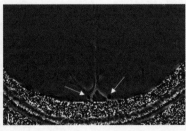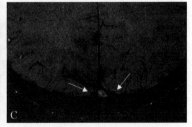

图 15-11　在 3 T 磁共振系统上采用 SWI 序列扫描得到的幅度图、高通滤波相位图以及 SWI 图像

注：$TE=20\,ms$，$FA=10°$。A. 幅度图；B. 相位图；C. SWI 图。通过对比发现，静脉在相位图（B）上是低信号，但是在幅度图（A）中由于静脉与周围组织相位相反，出现中心位置高信号、而周围与组织相交位置低信号的现象（如白色箭头所示），在 SWI 图（C）上是低信号。

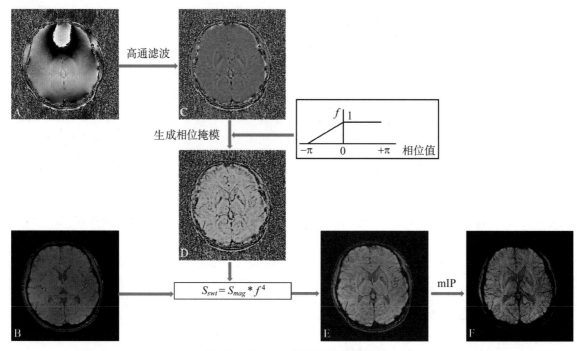

图 15 - 12　SWI 图像处理流程图

注：A. 原始相位图；B. 幅度图；C. 高通滤波图；D. 掩模图；E. SWI 图；F. 最小强度投影图（8 层 mIP）。其中，S_{swi} 代表 SWI 图像强度，S_{mag} 代表幅度图像强度，f 代表根据滤波后的相位图创建的相位掩模的值。其中相位图与相位掩模之间的关系为：相位在 $-\pi$ 到 0 之间，掩模值为 0～1，SWI 图像相对于幅度图信号强度被抑制，相位在 0～$+\pi$ 之间相位掩模值为 1，SWI 图像相对于幅度图信号强度不发生变化。相位的使用突出了相位在 $-\pi$ 到 0 与相位在 0～$+\pi$ 之间的组织差异。

通过前面对相位的分析可以发现，磁场变化分为局部和全局磁场变化，所以 SWI 处理过程中采用高通滤波的相位图而不是原始采集的相位图。通常全局磁场变化为低频变量，磁场变化缓慢，尽管进动频率发生改变，但是体素内的场是均匀的，不会发生体素内散相、信号降低的现象。而局部磁场变化为高频变量，磁场变化快，如果变化与体素大小相当，就会导致体素内散相，信号因此降低。SWI 考虑的是组织与周围磁化率差异引起局部磁场变化，因此可以通过高通滤波去除缓慢的磁场变化产生的相位，保留组织磁化率差异产生的高频相位信息。

15.3.2　磁敏感加权成像图像特点

通过对 SWI 序列以及重建过程的介绍，我们可以发现，相对于常规的 MRI 来说，SWI 除了提供 MRI 信号幅度图还额外提供了相位图、SWI 图、以及 mIP 图。图 15 - 13 给出 SWI 生成的幅度图（A）、高通滤波后相位图（B）、SWI 图（C）以及 mIP 图（D）。通过对比图中蓝色线条勾画的静脉可以发现，SWI 图以及 mIP 图由于利用了相位图的对比信息，对于静脉的显示比幅度图更为清晰。图 15 - 14 给出的 4 幅图像中，白色箭头指向的红核与红色箭头指向的黑质由于铁沉积呈顺磁性，在相位图上相对于周围组织表现为稍低信号，在 SWI 图上红核与黑质相比于幅度图，边界勾勒得更加清晰。

15.3.3　磁敏感加权成像扫描参数优化

这一节中将分别介绍与 SWI 图像对比相关的参数以及如何优化参数。

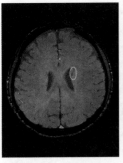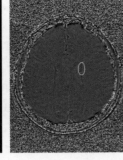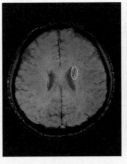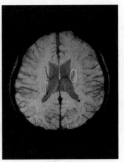

A. 重建生成的幅度图　　B. 高通滤波后相位图　　C. SWI 图　　D. mIP 图

图 15 - 13　SWI 图例(1)

注:4 幅图中蓝色线条勾画区域内的低信号组织为静脉。通过对比发现,SWI 图、mIP 图以及相位图中静脉的显示比幅度图更为清晰。

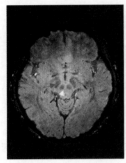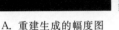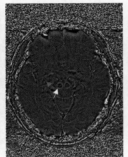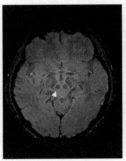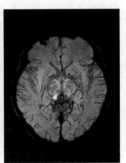

A. 重建生成的幅度图　　B. 高通滤波后相位图　　C. SWI 图　　D. mIP 图

图 15 - 14　SWI 图例(2)

注:4 幅图中白色箭头指向的红核与红色箭头指向的黑质由于铁沉积呈顺磁性,在相位图上相对于周围组织表现为稍低信号。SWI 图上的红核与黑质相比于幅度图,边界勾勒得更加清晰。

(1) 流动补偿

由于 SWI 需要显示静脉,流动补偿梯度的使用是必不可少的。否则,血液流动会导致相位出错并产生流动伪影,并且在 SWI 去除背景场过程中展开相位以及进行高通滤波时可能会放大伪影。

(2) 回波时间

数字信号存储系统存储的相位完整周期为 2π,如果相位超过 2π,相位就会发生缠绕效应,即:

$$\varphi_{act} = \varphi_{measured} + 2\pi \cdot n \qquad (15-7)$$

其中 φ_{act} 是由 $\Delta B(r)$ 引起的实际相位,$\varphi_{measured}$ 为相位图上测得的相位。根据公式(15-7)可以发现,实际相位与测量相位之间的相位差别为 $2\pi \cdot n$,n 为任意整数。

图 15-15 为相位随时间的变化图,图中可以发现测得的相位为实际相位超过 $(-\pi, \pi]$ 区间发生缠绕后相位,如果不对相位解缠绕,利用相位最后生成的 SWI 图与实际结果不符。

由公式(15-4)可以发现,相位值与信号采集时间即回波时间(TE)密切相关,在其他条件不变情况下,相位值随 TE 值呈线性增加。如何选择 TE 既能满足信噪比要求,又能突出磁化率之间差异,并同时能避免一个像素内的信号发生缠绕现象呢?

首先,通常为了优化相位图的信噪比,TE 值选择在组织的 $T_2^*/2$ 与 T_2^* 之间,如果使 2 种物质(T_2^* 相同)有最佳的对噪比,最好选择回波时间 $TE = T_2^*$,如果需要减少重复时间(TR),回波

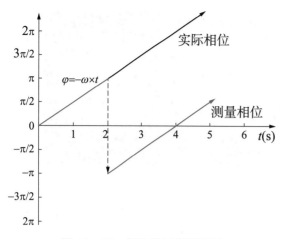

图 15-15　相位随时间变化图

注:黑色射线表示的为实际相位,红色射线为测量得到的相位。当实际相位值在$(-\pi,\pi)$内时,测得的相位与实际相位相同,红色射线与黑色射线重合($t\in[0,2\text{ s})$)。当$t\geqslant2\text{ s}$时,相位发生缠绕的现象,测得的相位缠绕到$(-\pi,\pi]$区间(如红色射线所示)。

时间$TE=T_2^*/2$会更加合适。

其次,考虑组织间的对比度差异。由于相位值还取决于感兴趣组织磁化率产生的局部磁场变化,因此TE越长,不同磁化率组织间相位差异越大。但是,由于部分容积效应,同一个像素内相位缠绕会导致T_2^*加权效应增加,MRI图像信号会发生损失,也就是"开花伪影"(blooming artifacts)。因此,通常需要综合考虑上述几种因素,针对不同的扫描任务选择不同的TE。当成像头部静脉时,对于3 T MRI系统,TE通常选择使用20 ms,这是由于$TE=20$ ms时,平行于主磁场的静脉内血液相位趋近于π,垂直于主磁场的静脉内血液相位是$\pi/2$,静脉边界相位最大值为$3\pi/2$,在静脉边缘会发生相位缠绕效应,从而边缘的单个体素出现部分容积效应,因此20 ms是在3 T下单个像素内不发生部分容积效应的情况下能选择的最长TE。

对于磁化率差异较大的组织成像,可以采用多回波SWI,通过使用一个短TE和一个较长TE。短TE可以对磁化率较高的组织进行SWI,比如微出血、高浓度铁沉积组织;长TE可以用来对磁化率较低的结构进行SWI,例如低浓度铁沉积的组织。

表15-2总结归纳了文献中一些常用的临床应用中TE选择。

表 15-2　一些常用的临床应用中 TE 选择

相关临床应用	维度(2D/3D)	磁场强度(T)	TE(ms)
脑部静脉血管、铁沉积相关疾病(脑卒中、外伤、神经退行性疾病)	3D	3	20(单回波) 6/20(双回波) 5.6, 11.8, 18, 24.2(四回波)
	3D	1.5	40(单回波)
海绵状血管畸形	3D	3	7.2
胎儿脑静脉血氧饱和度	2D	3	15～18.7
	3D	3	13.5 or 17.3
外周大动脉血管壁	3D	3	15.6
椎体	3D	1.5	20
椎体(颈椎骨孔狭窄)	3D	1.5	14
关节内含铁血黄素积聚	3D	3	7
儿童膝关节软骨血管	3D	7	10.3
肾、肝脏	2D	3	10
子宫平滑肌瘤	2D	3	15
	2D	1.5	20
	3D	1.5	50
舌鳞状细胞癌	3D	1.5	18

（3）成像分辨率

通过 TE 的介绍，我们知道相位缠绕会影响 SWI 质量。而成像参数中影响相位发生缠绕的一个重要因素为部分容积效应。除了通过改变 TE，分辨率大小的改变同样可以改善部分容积效应。SWI 通过使用高的成像分辨率来减小部分容积效应，特别是对于小的组织结构，从而提高测量相位的准确性。但是高成像分辨率在减小容积效应的同时，也会增加扫描时间以及降低图像的信噪比，而信噪比降低也会一定程度影响相位的准确性。因此需要根据成像的感兴趣部位选择合适的分辨率。

表 15-3 总结归纳了文献中一些常用的 SWI 临床应用中分辨率选择。

（4）翻转角

翻转角的大小直接影响幅度图的信噪比和对噪比，与相位的大小无关。一般脑部 SWI 成像常选择使用接近灰质恩斯特角的翻转角来获得最佳的信噪比，从而使相位的不确定性最小化。对于 $TR \ll T_1$ 的情况，恩斯特角（单位为弧度）可以通过公式（15-8）来估算。

$$\theta_E \cong \sqrt{\frac{2TR}{T_1}} \qquad (15-8)$$

临床应用中使用的翻转角，需要将上述弧度乘以 $\frac{360}{2\pi}$。

因此，对于不同的磁场强度、不同的临床应用，恩斯特角也会随着发生改变。

表 15-4 总结归纳了文献中一些常用的 SWI 临床应用中翻转角的选择。

15.3.4　体部磁敏感加权成像技术

SWI 与其他 MRI 技术相比，在检测铁含量异常、钙化等病变方面具有更高的灵敏度。尽管之前 SWI 一直着重用于中枢神经研究，但是，基于 SWI 的成像特点，人们也在不断探索 SWI 用于身体其他部位的可能性，目前有报道用于外周动脉血管壁成像、肝脏含铁小结节检测、肝癌出血、肾脏、前列腺、子宫肌瘤、儿童膝关节软骨血管结构、关节含铁血黄素沉积等。图 15-16 为 2D SWI 用于肝脏含铁小结节检测。

基于成像部位的特点，目前的体部 SWI 研究

表 15-3　一些常用的 SWI 临床应用中分辨率的选择

相关临床应用	维度（2D/3D）	磁场强度（T）	分辨率（mm³）
脑部静脉血管、铁沉积相关疾病（脑卒中、外伤、神经退行性疾病）	3D	3	$0.5 \times 0.5 \times 1.2$ $0.6 \times 0.8 \times 2$
	3D	1.5	$0.7 \times 1.2 \times 2$ $0.6 \times 0.8 \times 2$ $0.7 \times 0.9 \times 1.2$
海绵状血管畸形	3D	3	$0.6 \times 0.6 \times 1$
胎儿脑静脉血氧饱和度	3D/2D	3	$0.8 \times 1.6 \times 3.5$
外周大动脉血管壁	3D	3	$0.5 \times 0.5 \times 1$
椎体	3D	1.5	$0.8 \times 0.8 \times 3$
椎体（颈椎骨孔狭窄）	3D	1.5	$0.6 \times 0.6 \times 3$
关节内含铁血黄素积聚	3D	3	$0.6 \times 0.6 \times 2$
儿童膝关节软骨血管	3D	7	$0.3 \times 0.3 \times 1$
肾脏、肝脏	2D	3	$1 \times 1.5 \times 5$ $1 \times 1.1 \times 5$
子宫平滑肌瘤	2D	3 T/1.5	$1 \times 1.4 \times 8$
	3D	1.5	$0.7 \times 1.1 \times 6$
舌鳞状细胞癌	3D	1.5	$0.7 \times 0.7 \times 2$

表 15-4　一些常用的 SWI 临床应用中翻转角的选择

相关临床应用	维度(2D/3D)	磁场强度(T)	翻转角(°)
脑部静脉血管、铁沉积相关疾病（脑卒中、外伤、神经退行性疾病）	3D	3	10 15
	3D	1.5	20 15 20
海绵状血管畸形	3D	3	17
胎儿脑静脉血氧饱和度	3D	3	10
	2D	3	32
外周人动脉血管壁	3D	3	10
椎体	3D	1.5	15
椎体（颈椎骨孔狭窄）	3D	1.5	15
肾脏、肝脏	2D	3	20
子宫平滑肌瘤	2D	3	15
		1.5	20
	3D	1.5	15
舌鳞状细胞癌	3D	1.5	18

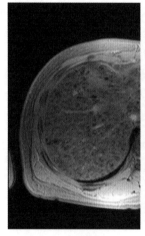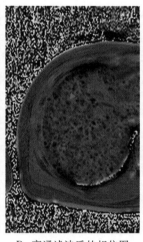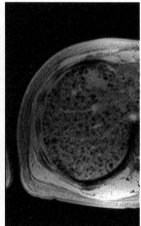

A. 幅度图　　　　B. 高通滤波后的相位图　　　　C. SWI 图

图 15-16　2D SWI 肝脏成像检测含铁小结节

注：对比上图中红色箭头指向的含铁小结节，在 SWI 图、相位图可以明显观察到，而幅度图表现就不太明显。

方法分为 2 类：2D SWI 和 3D SWI。对于外周血管壁以及管壁钙化、关节含铁血黄素沉积、前列腺癌和钙化等不容易受呼吸运动影响的部位，依然选择使用 3D SWI；由于成像组织的弛豫时间不同、磁化率不同，成像参数选择与脑部成像也有一定的差异，具体参见表 15-2～15-4。对于腹部成像，如肝脏、肾脏、子宫等，由于长时间采集产生的呼吸伪影限制了 3D SWI 在腹部的应用，针对这个技术上的障碍，相关研究人员提出下述解决方案：①应用 2D 多层屏气 SWI 技术来解决呼吸伪影，对多层进行分段扫描，通过 2～3 次屏气达到对成像部位完全覆盖的目的；②由于腹部 SWI 图像质量容易受到胃肠道内空气伪影的影响，相位图更易受到影响，因此相对于脑部 3D SWI 来说，腹部 SWI 处理相位的高通滤波的尺寸也需要根据扫描部位进行具体调整，如文献中列举的肝脏 SWI 的高通滤波尺寸为 32×32，前列腺 SWI 高通滤波尺寸为 64×64；③针对相位问题，目前提出的更好方法是使用多回波 SWI 序列，新的算法能对相位解缠绕，还可以同时计算定量磁化率图，来对磁化率进行定量，具体内容将在下一节定量磁化率成像中详细介绍。

15.4　定量磁化率成像

15.4.1　概述

虽然 SWI 已得到了长足的发展和广泛的应用，但由于磁化率引起的场图变化是非局部的，每个点的场图变化是所有的磁化率源所引起的场图变化的累加，因此很难直接通过场图信息定位真正的组织磁化率分布，也无法对磁化率进行定量分析。基于以上方法的局限性，美国康奈尔大学威尔医学院的王乙教授小组提出了定量磁化率成像（quantitative susceptibility mapping，QSM）技术，其是利用传统 MRI 梯度回波成像技术中所舍弃的相位信息得到局部磁场的变化特性，再通过复杂的局部磁场到磁化率的反演计算得到定量的磁化率分布图。

相比其他基于梯度回波序列的定量方法，QSM 具有以下优点：①QSM 可以量化体素内的磁化率，更精确更敏感地评估铁浓度；②QSM 描述了磁化率源的真实大小和形状，减少了 R_2^* 和相位图中固有的开花伪影；③QSM 能够区分各种生物组织的磁化率，包括顺磁性铁与逆磁性钙化。基于 QSM 在定量研究组织磁化特性中的优势，QSM 技术已经广泛应用于体内铁、钙化以及血氧饱和浓度等方面的定量研究中。

15.4.2　定量磁化率成像数据采集

与 SWI 相似，QSM 也是首先利用 MRI 的相位信息来获取组织局部的场图变化信息。但不同于 SWI 的是，QSM 不是利用场图对幅值图进行加权，而是直接通过场图与磁化率之间的物理关系来反演出磁化率分布图像。因此，QSM 通常也采用 GRE 序列获得组织的模图和相位图。

QSM 可以采用单回波和多回波 GRE 序列获得数据。TE 时间的选取取决于感兴趣组织的磁化率，强磁化率组织信号衰减较快，短 TE 回波对此更合适；反之，长 TE 回波对弱磁化率组织更加敏感。因此，与单回波 GRE 方法相比，多回波序列可以实现一次激发获得多个不同回波的数据，具有提高场图拟合的准确性、改进相位缠绕、提高图像信噪比和提高磁化率的灵敏度等优点。

为满足更高的临床和科研需求，一些新的序列也逐渐应用于 QSM 研究中。如：平衡稳态自由进动序列利用残余横向磁化矢量的相位重聚信号可提高信号强度，但缺点是其受局部磁场不均匀性影响较大；GRE－EPI 序列扫描速度快，但存在图像畸变和空间分辨率低等问题；对于骨头或空气边界等磁化率非常高的组织区域信号衰减极快，可尝试采用超短回波技术。

15.4.3　定量磁化率成像基本原理和图像重建

图 15－17 给出了组织磁化率、磁场和相位三者之间的变化关系。组织中的磁介质在主磁场 B_0 作用下会产生一个与主磁场方向相同或相反的附加磁场，从而引起周围局部场的变化 ΔB；该局部场随空间位置的变化而改变，场的变化则导致相位发生变化（式 15－9）。

$$\Delta \phi = \gamma \times \Delta B \times TE \qquad (15-9)$$

如果磁化率引起的感应磁场被看作是一个磁偶极子，而且磁场变化是由各向同性的磁化率分布引起时，则磁场变化可以通过磁化率分布与单位偶极内核卷积求得：

$$
\begin{aligned}
b(\boldsymbol{r}) &= \int_{\boldsymbol{r}' \neq \boldsymbol{r}} \chi(\boldsymbol{r}) \frac{3\cos^2(\theta_{r-r'}) - 1}{4\pi \mid \boldsymbol{r}' - \boldsymbol{r} \mid^3} \mathrm{d}^3 \boldsymbol{r}' \\
&= \frac{3\cos^3(\theta_r) - 1}{4\pi \mid \boldsymbol{r} \mid^3} \otimes \chi(\boldsymbol{r}) = \mathrm{d}(\boldsymbol{r}) \otimes \chi(\boldsymbol{r})
\end{aligned}
$$
$$(15-10)$$

其中，$\boldsymbol{r}$ 表示空间域的坐标向量，$\chi(\boldsymbol{r})$ 表示磁化率分布，θ_r 表示坐标向量 $\boldsymbol{r}$ 与主磁场 $\boldsymbol{B}_0$ 间的

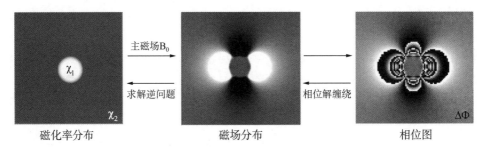

图 15‐17　磁化率、磁场和相位之间的关系

夹角，$b(\boldsymbol{r}) = \dfrac{B(\boldsymbol{r}) - B_0}{B_0}$ 表示磁化率引起的场图

变化，$d(\boldsymbol{r}) = \dfrac{3\cos^3(\theta_{r-r'}) - 1}{4\pi \mid \boldsymbol{r} \mid^3}$ 表示磁化率与磁场

关系的偶极核，$\otimes$ 表示卷积运算。15.3.1 阐述了 2 种特殊情况下（长圆柱型和球型）磁场变化与磁化率之间的关系［公式（15‐5）和公式（15‐6）］。

由此可见，根据相位变化重建出磁化率分布图是一个逆向的后处理过程（图 15‐18）。首先，通过 GRE 序列采集单回波或多回波模图和相位图数据；然后，对不同回波的相位数据拟合后进行相位解缠绕，并去除由组织外物质引起的背景场，这样预处理后就得到与组织磁化率相关的局部场

图；再利用多回波组合后的模图得到感兴趣区域的掩模图；最后，根据磁化率和场图间的关系结合特定的反演算法重建得到组织磁化率分布图。

（1）场图拟合

如图 15‐18 所示，采用多回波 GRE 序列获得相应的模图和相位图，磁化率导致的局部磁场分布信息反映在相位演化中，相位随局部磁场和回波时间线性变化。第 j 个回波的复数信号 $s(\boldsymbol{r}, TE_j)$ 可表示为：

$$s(\boldsymbol{r}, TE_j) = a(\boldsymbol{r}, TE_j)\mathrm{e}^{-i\gamma B_0 b(\boldsymbol{r}) TE_j}$$

$$(15-11)$$

其中，$a(\boldsymbol{r}, TE_j)$ 表示第 j 个回波的幅值部

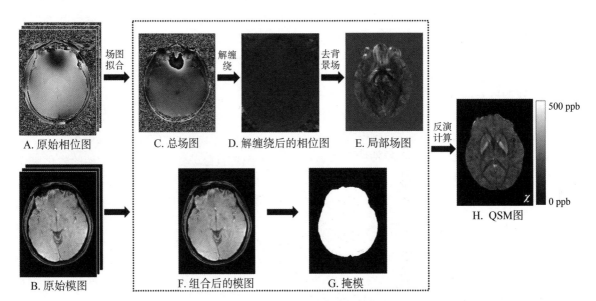

图 15‐18　QSM 重建流程示意图

注：A. 多回波的原始相位图；B. 多回波的模图；C. 相位拟合后的总场图；D. 解缠绕后的相位图；E. 去除背景场后的局部场图；F. 多回波组合后的模图；G. 感兴趣区域的掩模图；H. 定量磁化率分布图。

分，TE_j 表示第 j 个回波的回波时间。

对于 GRE 多回波数据，可以采用线性和非线性方法进行场图拟合（图 15-18C）。线性的拟合先分别求出各个回波的相位值，并进行相位解缠绕，再使用线性最小二乘法对不同回波信号的相位和回波时间进行拟合。尽管线性拟合方法在求解时更加简单，但由于 MRI 信号相位的噪声不满足正态分布，因此采用线性最小二乘法拟合得到的场图在噪声抑制方面并不理想。为了更好地抑制噪声，MRI 复数信号的实部和虚部噪声均可看作正态分布，初始总场图 $b(r)$ 可以采用如下非线性最小二乘算法拟合得到：

$$b(\boldsymbol{r}) = arg\min_{b(\boldsymbol{r})} \sum_{j=1}^{N_e} \left|\left| s(\boldsymbol{r},\ TE_j) - a(\boldsymbol{r},\ TE_j) e^{-i\gamma B_0 b(\boldsymbol{r}) TE_j} \right|\right|_2^2$$

$$(15-12)$$

其中 N_e 为回波数，上式一般使用高斯牛顿法和共轭梯度法等迭代算法进行求解。

（2）相位解缠绕

由 15.3.3 可知，复数信号中相位部分为周期函数，测量得到的相位值介于 $(-\pi, \pi]$ 区间，该范围之外的相位被缠绕到这个区间内，导致真实相位 φ 与测量得到的相位 Ψ 之间相差 2π 的整数倍（公式 15-7），这种现象称为相位缠绕，如图 15-

18C 所示。

相位解缠绕就是通过恢复失去的相位周期，由缠绕相位 Ψ 得到真实相位 φ 的过程。图 15-15 以一维连续信号为例解释了相位缠绕的本质。当 $-0 \leqslant t < 2$ s 时，相位未发生缠绕，为真实相位；当 $2 \leqslant t < 6$ s 时，缠绕相位需加上 2π 后得到真实相位。但在实际应用中，通常采样信号由连续变为离散时，相位解缠绕变得非常复杂。

在 QSM 中，常用的空间相位解缠绕方法有基于路径的算法、区域生长法和基于拉普拉斯算子算法，对解缠绕算法的选择通常是对鲁棒性和时间效率之间的权衡。例如，拉普拉斯法的求解速度较快，但其得到的结果往往过于平滑；区域生长法是利用相邻点之间相位的连续性，在假设相邻体素相位变化很小的前提下，从质量最优的体素出发，对周围体素的相位增加或减少 2π 的整数倍，然后逐渐扩展。在一些相位随空间变化较明显的区域，拉普拉斯算法的准确性不如区域生长法，但区域生长法对 QSM 数据的处理速度会慢很多。图 15-19 给出了采用拉普拉斯算法进行解缠绕前后的相位图。

（3）去除背景场

由式（15-12）可知，通过对不同回波场图进行拟合和解缠绕后得到场图 $b(r)$。但由于组织以外空气等物质磁化率的存在、主磁场的不均匀

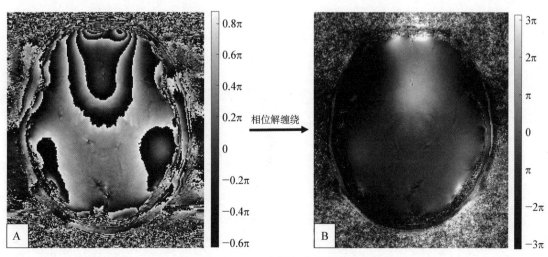

图 15-19 空间相位解缠绕

注：A. 原始相位图，相位介于 $-\pi \sim \pi$；B. 解缠绕后的相位图，相位介于 $-3\pi \sim 3\pi$。

性等原因,拟合所得到的场图 $b(r)$ 不仅包括了由组织内磁化率引起的局部场图(图 15-18E),还包括由其他因素引起的背景场图,即:

$$b(r) = b_l(r) + b_b(r) \qquad (15-13)$$

其中,$b_l(r)$ 和 $b_b(r)$ 分别表示局部场图和背景场图。因此,在利用场图 $b(r)$ 计算组织内磁化率分布前,需要先去除背景场信息。

考虑到背景场整体较平滑,最简单的方法采用高通滤波技术滤除总场图中的低频部分,但这种方法在滤除低频背景时也会将局部场中的低频部分滤除,且由于空气-组织边界处为高频场,因此这种方法在组织边界的效果也不理想。随着QSM 技术的发展,涌现出了一批去除背景场的新方法,包括:拉普拉斯边界值法(Laplace boundary value,LBV)、复杂谐波伪影去除法(sophisticated harmonic artifact reduction on phase data,SHARP)和偶极场投影法(projection onto dipole field,PDF)。其中,PDF 算法是由美国康奈尔大学威尔医学院的王乙教授小组提出的,该方法基于 ROI 内外偶极场的内积近似为 0 这一特征,可用以区分局部场和背景场,并取得了很好的效果。目前有一类 QSM 算法可以省却去背景场这一步骤,直接用总场进行反演,比如总场反演方法(total field inversion,TFI),这类算法对于高磁化率区域处理的效果更好。

(4)求解逆问题

公式(15-10)所示空间域中磁场与磁化率的卷积关系经过傅里叶变换可表示为:

$$\Delta B(k) = B_0 \left(\frac{1}{3} - \frac{k_z^2}{|k^2|} \right) \chi(k)$$

$$(15-14)$$

$\Delta B(k)$ 和 $\chi(k)$ 分别表示 k 空间中磁场变化和磁化率的分布。$D(k) = B_0 \left(\frac{1}{3} - \frac{k_z^2}{|k^2|} \right)$ 表示傅里叶变换后的偶极内核,进一步可得到:

$$\chi(k) = \Delta B(k) / D(k) \qquad (15-15)$$

$\Delta B(k)$ 通过测量梯度回波的相位、相位拟合、相位解缠绕、去除背景场和傅里叶变换等步骤得到,而 $D(k)$ 是已知函数,那么基于公式(15-15)就可求得 $\chi(k)$,再经过傅里叶变换就可得到定量磁化率分布图 $\chi(r)$。但是在 k 空间中,偶极内核 $D(k)$ 在相对于主磁场 54.7° 的 2 个圆锥体表面上的值为 0(图 15-20),也意味着这个圆锥面上的点会导致公式(15-15)中分母为零,因此在 k 空间中这个圆锥面上去卷积过程具有不适定性。为了解决这个问题,研究者提出了诸多不同的算法,主要有:k 空间阈值相除法(truncated k-space diviation,TKD)、多方向采样磁化率计算法(calculation of susceptibility using multiple orientation sampling,COSMOS)、形态学偶极子反演法(morphology enabled dipole inversion,MEDI)和 k 空间加权微分法(weighted k-space derivative,WKD)等。下面简单概述一下其中的几种方法:

1)TKD 算法:TKD 算法比较容易实施,通过使用阈值来代替 $D(k)$ 中小于阈值的值,从而实

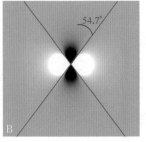
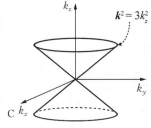

图 15-20 偶极反演的不适定问题

注:A. 单个磁偶极子;B. 单个磁偶极子产生的磁场;C. k 空间中偶极内核在相对于主磁场 54.7° 的 2 个圆锥体表面上的值为 0。

现原本无法直接进行的除法计算。但是由于部分信息的丢失,该算法会导致图像产生严重的条状伪影。

2) COSMOS 算法:COSMOS 是一种通过多方向采样来计算磁化率的非常有效的方法,其基本原理如下:如果一个物体在图像空间旋转某个角度,那么 k 空间数据也会旋转相同的角度;因此让物体处于多个不同的物理角度并采集磁共振数据,那么某个角度的 k 空间圆锥面数据可采用其他物理角度位置的非圆锥面数据替代,这样就可解决圆锥面上数据的不适定问题,有效地抑制了条状伪影。然而,由于成像仪器腔体的限制,加之考虑到患者舒适角度和扫描时间,很难获得多个不同摆放方向的成像数据,极大地限制了COSMOS 的临床应用。

3) MEDI 算法:目前大量研究采用 MEDI 方法进行反演计算,这种方法主要基于模图和磁化率图之间的结构一致性,认为在模图上显示的解剖结构应与磁化率图中显示的解剖结构是高度相似的,这样就可以将模图获得的信息作为边界条件来正则化 QSM 的反演计算。MEDI 算法不仅抑制了磁化率图像中的伪影,也提高了图像在组织边界处的清晰度,从而大幅提高了磁化率图像的质量,很好地解决了上述的不适定问题。

15.4.4　体部定量磁化率成像数据采集和图像重建方法

（1）定量磁化率成像技术在体部应用中的挑战

体部 QSM 相对于头部会遇到额外的一些问题,包括:脂肪组织的存在干扰了场图计算的准确性;体部具有严重铁沉积的组织(如肝脏)会导致信号快速衰减;呼吸运动(如腹部)会导致图像伪影和相位图不准确;组织空腔对 QSM 图重建的影响;磁化率参考区域的选取等。因此,体部QSM 技术需要通过优化采集方案和改进后处理技术来提高测量的准确性。

基于体部 QSM 技术所面临的重重挑战,其数据采集和图像重建步骤较头部有所不同。图 15 - 21 演示了肝脏 QSM 图的数据采集和图像重建流程。

（2）体部定量磁化率成像数据采集方法

体部 QSM 扫描多采用 3D 多回波 GRE 序列,但扫描参数的选择较头部 QSM 有所不同,在扫描中需要针对扫描区域对磁共振扫描参数进行优化。

对于腹部扫描,呼吸运动会导致图像伪影和相位图的不准确,扫描中需采用并行成像等快速扫描方法来降低扫描时间,并采用一次屏气的扫描方案。对于需要进行水脂分离的体部组织,第 1 个回波时间(TE_1)和回波间隔时间(ΔTE)在设置时应当避开使水脂信号同反相位的回波时间组合。GRE 序列的信号幅值与射频脉冲翻转角的设置和组织的 T_1 弛豫时间有关,翻转角增大会增加 T_1 加权效应,在肝脏扫描中建议将翻转角设置为 $4\sim 6°$。空间不均匀性通过幅值图影响场源反演,进而影响 QSM 结果的准确性,可以通过空间均匀性校正或其他后处理算法来消除这一影响。另外,体部具有严重铁沉积的组织(如肝脏)会导致信号快速衰减,因此在仪器允许的情况下应尽可能缩短 TE_1 和 ΔTE 时间;双极梯度回波采集能够提供比单极梯度回波更短的 ΔTE,但要通过合理的方法来校正奇回波和偶回波之间的相位跳跃。

（3）体部定量磁化率成像图像重建方法

在体部 QSM 中,由于皮下脂肪、内脏脂肪或可能的肌肉脂肪变性现象的存在,不得不考虑脂肪对场图计算的影响。这一问题可以通过水脂分离技术得到较好的解决,其通过构建包含水脂分量的信号模型并进行拟合,场图作为水脂信号模型中的参量可以被准确地估计出来,这方面具体的算法参见本书 13.7 节和 13.8 节。为了得到精确的场图,脂肪波谱模型常采用多峰模型。图 15 - 22 演示了肝脏 QSM 重建的基本流程。因

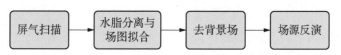

图 15 - 21　肝脏 QSM 数据采集和图像重建流程

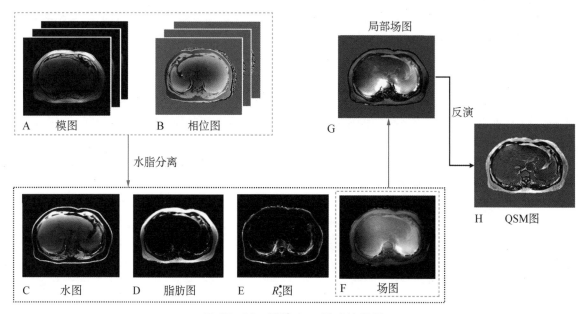

图 15－22　肝脏 QSM 重建流程图

注：A. 多回波模图；B. 多回波相位图；C. 水图；D. 脂肪图；E. R_2^* 图；F. 场图；G. 局部场图；H. 反演计算后的肝脏 QSM 图。

此，采用三维多回波 GRE 序列的成像方法，在得到水、脂肪和 R_2^* 等定量图的同时，还可以得到定量磁化率图。

15.4.5　定量磁化率成像的临床应用

QSM 可以定量显示具有不同磁化率特性的组织分布，包括大脑深部灰质核团和基底节区域的铁沉积（铁蛋白）、静脉中的脱氧血红蛋白、血液降解产物（含铁血黄素）和高浓度钙化等。因此，QSM 可用于铁、钙化和髓磷脂相关疾病的研究、测量代谢氧消耗、指导和监测疾病的治疗等。

（1）区分出血与钙化

影像上有效区分出血和钙化对临床诊断有着重要的意义。由于 T_2^* 衰减，出血和钙化在 GRE 序列采集得到的模图上均为低信号，无法进行区分。然而，在磁化率图像上，顺磁性出血病灶呈现高信号，逆磁性钙化呈现为低信号，可以非常容易地进行区分（图 15－23），在颅内检查出血和钙化中具有很高的灵敏度（90%）和特异度（95%）。这一特性可以用于恶性胶质瘤、急性缺血性中风疑似患者的诊断和髓磷脂的损失的测量。

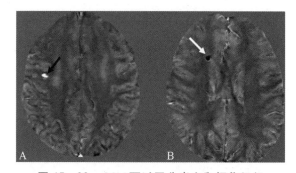

图 15－23　QSM 可以区分出血和钙化组织

注：A. 出血为顺磁性介质，在 QSM 图中呈高信号（黑色箭头）；B. 钙化为逆磁性介质，在 QSM 图中为低信号（白色箭头）。

（2）创伤性脑外伤微出血监测

QSM 在创伤性脑损伤（traumatic brain injury，TBI）或轻度 TBI 患者中也有很大的应用潜力。QSM 可用于评价外伤患者的大脑微出血范围及受伤程度，有助于患者得到尽早和适当的治疗。传统的 T_2^* 加权图像可以用于观察微出血，但不能进行定量研究；而且常规 GRE 序列采集的图像存在开花伪影，伪影的程度与回波时间和血肿形状有关。QSM 技术不仅可以有效地去除开花伪影,且得到的结果不依赖于扫描参数,因此是评价微出血的可靠方法。

(3)神经退行性疾病的研究

尸检结果发现很多神经退行性疾病深部灰质核团铁沉积过量,且在疾病早期可以通过影像学进行观察,如帕金森病(Parkinson's disease, PD)、AD、肌萎缩侧索硬化症(amyotrophic lateral sclerosis, ALS)、亨丁顿舞蹈症(Huntington's disease, HD)、失调症(Friedreich's ataxia, FRDA)和多发性硬化症(multiple sclerosis, MS)等。

PD 作为第二大常见的神经退行性疾病,越来越多的影像学研究尝试通过定量评估核团铁含量以探索 PD 诊断的影像学依据。QSM 已成功应用于 PD 患者黑质核团铁沉积的研究中。大量的研究显示,PD 患者黑质核团磁化率显著高于健康受试者(图 15-24);QSM 对于 PD 患者和健康对照的区分也比 R_2^* 图或 R_2 图更加敏感。尸检研究也进一步验证了 QSM 对脑铁含量检测的高灵敏度和可靠性。因此,QSM 技术可能是目前为止检测 PD 患者铁含量增加的最灵敏的定量技术。另外,黑质致密部背外侧区域黑质小体是 PD 患者多巴胺能神经元缺失最早和最严重的区域,因此 QSM 还可以用于评估黑质核团铁沉积的空间分布差异性。QSM 研究发现,健康人黑质致密部背外侧区呈现"燕尾"状信号,而 PD 患者该区域"燕尾"特征消失,采用图像纹理分析方法可以进一步探究 PD 患者黑质核团铁沉积的空间分布特性。

QSM 应用于 AD 患者中的研究显示,AD 患者大脑(海马、丘脑、楔前叶和前后扣带回等脑区)的磁化率显著高于健康对照组;与传统测量灰质体积变化相比,QSM 技术在区分健康对照、中度认知障碍患者和 AD 患者时更加敏感。

QSM 应用于 WD 疾病的研究发现,WD 患者大脑灰质核团(壳核、尾状核和苍白球等)中的磁化率值显著高于健康对照。

QSM 应用于 HD 患者的研究发现,壳核和尾状核铁含量与 HD 疾病的严重程度相关。

QSM 还可用于研究 MS 患者不同脑区铁的异常沉积,包括基底神经节、皮质灰质和白质病变。有研究发现,QSM 技术能够区分临床孤立综合征患者和 MS 患者,MS 患者黑质和红核中铁含量显著升高,健康对照组大脑深部灰质核团铁含量较低,而具有临床孤立综合征患者的相应核团中铁含量介于两者之间。因此,QSM 可用于 MS 的早期临床评估。QSM 在诊断含有高铁含量小胶质细胞的 MS 病变时也具有重要的意义:在测量 MS 患者病灶中的慢性炎症时,QSM 较常规 MRI 表现更稳定;白质病变边缘的 QSM 高信号可表征促炎活化小胶质细胞中的铁过量,较不含边缘铁的白质病变能够预示更多的组织损伤。此外,QSM 还可用于区分 MS 和类 MS 疾病。在开始使用昂贵的药物治疗之前,区分 MS 和类 MS 症状疾病(视神经脊髓炎谱系障碍、系统性自身免疫性疾病、脑小血管疾病和偏头痛)非常重要。

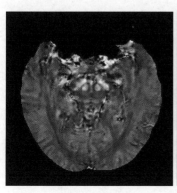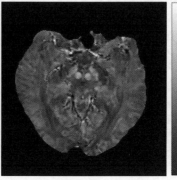

500 ppb

150 ppb

−100 ppb

A. PD 患者 QSM 图像   B. 健康对照 QSM 图像

图 15-24　PD 患者黑质核团磁化率显著高于健康受试者

（4）提高深部脑刺激目标核团的可视化

深部脑刺激手术（deep brain stimulation, DBS)是治疗包括 PD 在内的运动障碍性疾病的有效手段，而准确描绘大脑深部灰质核团的几何形状和位置对于 DBS 手术的成功至关重要。DBS 手术是对大脑灰质核团进行电刺激，其中治疗 PD 的一个主要目标核团是丘脑底核。在显示大脑灰质核团方面，MRI 较 CT 具有更好的图像对比度，但在常规的高分辨 T_2 加权图中丘脑底核仍显示不佳。高分辨 QSM 可以更好地改善丘脑底核与周围组织的对比度(图 15-25)，是目前 DBS 手术最准确和可靠的核团成像技术。

（5）定量磁化率成像在肝脏铁沉积测量中的应用

长期反复输血的血液病患者会在全身多个器官存在铁沉积，而铁沉积不仅损伤器官功能，还可能加速血液病进展、增加感染风险而影响患者的生存。因此，此类患者需要进行铁螯合治疗，而测量肝脏铁浓度可用于铁螯合治疗中铁过载的监控。在肝硬化患者中，高含量的内源性铁常在肝硬化相关结节中积累，称为含铁结节，与疾病恶性风险程度的增加相关。对于非酒精性脂肪肝患者，铁沉积也是疾病发展的一个促进因素；铁沉积会导致肝损伤，并进一步发展为肝纤维化、肝硬化和肝细胞癌。因此，肝脏铁沉积的定量测量不仅对血液病患者的治疗监测至关重要，对肝硬化和非酒精性脂肪肝等慢性肝病的检测和治疗也有重要的价值。

QSM 作为一项新型定量 MRI 技术，在临床实践中具有重要价值。常规 R_2 或 R_2^* 方法得到的肝脏铁含量值依赖于主磁场强度、成像序列和扫描参数等因素，而且肝脏细胞纤维化、脂肪和其他病理变化也会对结果造成干扰。相比之下，QSM 得到的磁化率值不依赖主磁场强度，而且肝脏病变对 QSM 图的干扰要小于 R_2^*，这是由于磁化率与脂肪沉积或纤维化中胶原蛋白的含量均呈线性关系，可以通过建立线性模型进行校正，因此 QSM 能更准确地定量肝脏铁含量(图 15-26)。

当然，QSM 在测量肝铁沉积方面仍然面临着一些挑战。目前基于常规梯度回波序列的 QSM 技术难以测量极其严重的肝脏铁沉积，因为严重铁沉积导致梯度回波的信号随回波时间下降很快，所以需要发展超短 TE 的 QSM 测量技术。另外，QSM 得到的磁化率值与肝脏铁含量之间的确切关系尚未明确。

（6）定量磁化率成像在腰椎研究中的应用

骨质疏松症是一种系统性疾病，其特点是骨含量降低和骨折风险增加，基于影像学的生物标志物定量分析对于准确预测骨质疏松症患者骨折风险具有重要意义。脂肪的磁化率远比钙高，在骨质疏松患者骨髓中脂肪含量的增加和逆磁性钙流失均会导致磁化率值增高。有研究应用脊椎

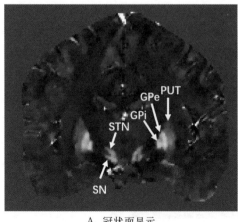
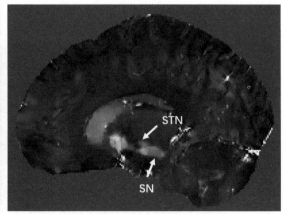

A. 冠状面显示 B. 矢状面显示

图 15-25　高分辨 QSM 可清晰描绘小的深灰质核团

注：STN，丘脑底核；SN，黑质；PUT，壳核；GP，苍白球；GPi，苍白球内侧；GPe，苍白球外侧。

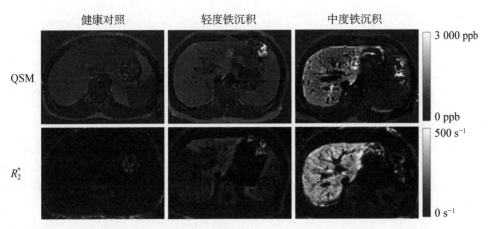

图 15‐26 健康对照、轻度铁沉积患者和中度铁沉积患者的肝脏 QSM 和 R_2^* 图

QSM 技术测量绝经后女性椎体内的磁化率值,结果发现患有骨质疏松的绝经后女性椎体磁化率值较绝经后骨质密度健康女性显著增高,验证了 QSM 和脂肪分数可以测量到患有骨质疏松症的绝经后女性磁化率和脂肪含量的变化,其有可能作为评估绝经后女性骨质疏松症的定量指标。

（7）磁化率成像在乳腺研究中的应用

A. V. Dimov 等对 QSM 算法进行改进,提出了全自动的算法用以估计脂肪含量和磁化率。在乳腺中的测试结果显示,改进算法后的磁化率图与乳房 X 线结果一致,在磁化率图中检测到的低信号区域对应于 X 线上显示的钙化病灶。

（吴东梅　李改英　戴勇鸣　李建奇）

主要参考文献

[1] BALASSY C, FEIER D, PECK-RADOSAVLJEVIC M, et al. Susceptibility-weighted MR imaging in the grading of liver fibrosis: a feasibility study [J]. Radiology, 2014,270(1):149-158.

[2] BILGIC B, PFEFFERBAUM A, ROHLFING T, et al. MRI estimates of brain iron concentration in normal aging using quantitative susceptibility mapping [J]. NeuroImage, 2012,59(3):2625-2635.

[3] BUCH S, LIU S, HAACKE E M, et al. Susceptibility mapping of air, bone, and calcium in the head [J]. Magn Reson Med, 2015,73(6):2185-2194.

[4] CHEN W, ZHU W, KOVANLIKAYA I, et al.

[5] CRICHTON R R, DEXTER D T, WARD R J. Brain iron metabolism and its perturbation in neurological diseases [J]. J Neural Transm (Vienna), 2011,118 (3):301-314.

[6] DAI Y, ZENG M, LI R, et al. Improving detection of siderotic nodules in cirrhotic liver with a multi-breath-hold susceptibility-weighted imaging technique [J]. J Magn Reson Imaging, 2011,34(2):318-325.

[7] DENK C, RAUSCHER A. Susceptibility weighted imaging with multiple echoes [J]. J Magn Reson Imaging, 2010,31(1):185-191.

[8] DU G, LIU T, LEWIS M M, et al. Quantitative susceptibility mapping of the midbrain in Parkinson's disease [J]. Movement Disorders, 2016,31(3):317-324.

[9] DU Y, JIN Z, HU Y, et al. Multi-echo acquisition of MR angiography and venography of the brain at 3 Tesla [J]. J Magn Reson Imaging, 2009,30(2):449-454.

[10] FATEMI-ARDEKANI A, BOYLAN C, NOSEWORTHY M D. Identification of breast calcification using magnetic resonance imaging [J]. Med Phys, 2009,36 (12):5429-5436.

[11] HAACKE E M, LIU S, BUCH S, et al. Quantitative susceptibility mapping: current status and future directions [J]. Magn Reson Imaging, 2015,33(1): 1-25.

Intracranial calcifications and hemorrhages: characterization with quantitative susceptibility mapping [J]. Radiology, 2014,270(2):496-505.

[12] HAACKE E M, XU Y, CHENG Y C, et al. Susceptibility weighted imaging (SWI) [J]. Magn Reson Med, 2004,52(3):612-618.

[13] KOLB A, ROBINSON, S, STELZENEDER D, et al. Vessel architecture in human knee cartilage in children: an in vivo susceptibility-weighted imaging study at 7 T [J]. Eur Radiol, 2018,28(8):3384-3392.

[14] LEE J, SHMUELI K, KANG B T, et al. The contribution of myelin to magnetic susceptibility-weighted contrasts in high field MRI of the brain [J]. NeuroImage, 2012,59(4):3967-3975.

[15] LI G, ZHAI G, ZHAO X, et al., 3D texture analyses within the substantia nigra of Parkinson's disease patients on quantitative susceptibility maps and R_2^* maps [J]. NeuroImage, 2019,188:465-472.

[16] LI J, LIN H, LIU T, et al. Quantitative susceptibility mapping (QSM) minimizes interference from cellular pathology in R_2^* estimation of liver iron concentration [J]. J Magn Reson Imaging, 2018,48(4):1069-1079.

[17] LI R, ZENG M, RAO S, et al. Using a 2D multi-breath-hold susceptibility-weighted imaging to visualize intratumoral hemorrhage of hepatocellular carcinoma at 3T MRI: correlation with pathology [J]. J Magn Reson Imaging, 2012,36(4):900-906.

[18] LIU C, WEI H, GONG N, et al. Quantitative susceptibility mapping: contrast mechanisms and clinical applications [J]. Tomography, 2015,1(1):3-17.

[19] LIU S, BUCH S, CHEN Y, et al. Susceptibility-weighted imaging: current status and future directions [J]. NMR Biomed, 2017,30(4):e3552.

[20] LIU W, SODERLUND K, SENSENEY J, et al. Imaging cerebral microhemorrhages in military service members with chronic traumatic brain injury [J]. Radiology, 2016,278(2):536-545.

[21] LI W, WU B, LIU C L. Quantitative susceptibility mapping of human brain reflects spatial variation in tissue composition [J]. NeuroImage, 2011,55(4):1645-1656.

[22] MIE M, NISSEN J, ZOLLNER F, et al. Susceptibility weighted imaging (SWI) of the kidney at 3 T-initial results [J]. Z Med Phys, 2010, 20(2):143-150.

[23] SHARMA P, ALTBACH M, GALON J, et al. Measurement of liver fat fraction and iron with MRI and MR spectroscopy techniques [J]. Diagn Interv Radiol, 2014,20(1):17-26.

[24] TAKEUCHI M, MATSUZAKI K, HARADA M. Clinical utility of susceptibility-weighted MR sequence for the evaluation of uterine sarcomas [J]. Clin Imaging, 2019,53:143-150.

[25] WANG Y, LIU T. Quantitative susceptibility mapping (QSM): decoding MRI data for a tissue magnetic biomarker [J]. Magn Reson Med, 2015,73(1):82-101.

[26] WU D, LIU S, HAACKE E M, et al. A fully flow-compensated multiecho susceptibility-weighted imaging sequence: the effects of acceleration and back-ground field on flow compensation [J]. Magn Reson Med, 2016,76(2):478-489.

[27] YAMAHANA Y, KATSUMORI T, MIURA H, et al. Susceptibility weighted MRI after uterine artery embolization for leiomyoma [J]. Magn Reson Imaging, 2019,58:32-37.

[28] YANG Q, LIU J, BARNES S, et al. Imaging the vessel wall in major peripheral arteries using susceptibility-weighted imaging [J]. J Magn Reson Imaging, 2009, 30(2):357-365.

[29] YE Y, HU J, WU D, et al. Noncontrast-enhanced magnetic resonance angiography and venography imaging with enhanced angiography [J]. J Magn Reson Imaging, 2013,38(6):1539-1548.

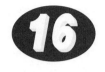

磁共振弛豫机制和弛豫时间测量方法

16.1　弛豫时间的影响因素

基于弛豫时间的不同加权类型的图像对比度是磁共振成像（MRI）最重要的基础，那么哪些因素会影响弛豫时间呢？溶液中分子的翻转速度、组织中水的含量、顺磁性物质和主磁场强度等都会影响弛豫时间，下面我们详细进行讨论。

16.1.1　分子运动

每个原子或分子都有多种形式的随机运动，包括在各个方向的旋转、振动和平移。不同的分子运动其时间尺度和对 MRI 信号的影响也不尽相同。图 16 - 1 总结了分子不同形式运动通常的运动时间尺度的范围。相应的时间尺度从几分之一皮秒（10^{-12} s，对于摆动）、纳秒量级（10^{-9} s，对于分子转动）、毫秒量级（10^{-3} s，对应于许多化学交换过程和快速的机械运动），到秒量级（对应于宏观扩散、流动、缓慢的机械运动和某些化学变化过程）。这些运动过程对核自旋的影响取决于它们与核自旋系统的 3 个不同的特征时间尺度的关系，如图 16-1 中的竖条所示。

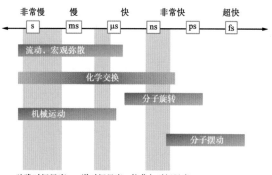

图 16-1　分子不同形式运动的时间尺度

注：s，秒；ms，毫秒；μs，微秒；ns，纳秒；ps，皮秒；fs，飞秒。

分子不仅具有多种形式的运动，而且由于相互碰撞，分子的运动形式变化很快，它们有可能前一时刻还在摆动，下一时刻就会旋转。实际上，一个分子处于某一特定的运动状态下的时间非常短，小到 10^{-12} s(ps)就会受到一次碰撞，从而使它的运动状态发生变化。为了描述分子运动状态变化的快慢情况，可以采用分子的相关时间 τ_c 来表征。固体的 τ_c 往往很长（分子聚集在一起，移动缓慢），而气体的 τ_c 则很短，移动较快。τ_c 也受到温度的影响，高温导致更短的相关时间。

分子运动的频率也有一定的分布。基于统计分析可得到分子平均 τ_c 和运动频率分布的关系。长相关时间 τ_c 意味着，分子在发生碰撞之前，其处于某一特定运动状态的时间相对较长，因此我们可以看到大部分长 τ_c 分子的运动频率都很低。短 τ_c 的分子是高度活动的，并且运动状态的改变非常快（频率很高）。而中等程度的 τ_c 意味着，相当多的分子运动分布在大多数临床 MRI 的拉

尔频率（几十 MHz 到上百 MHz）尺度。

生物系统中的水，除了在脑脊液、血液或囊肿中外，其他水很少是游离液体。大分子如多糖和蛋白质会形成水化层，水分子紧密结合在大分子的表面。从紧靠表面的束缚质子到离大分子最远的自由质子之间的结合是不断变化的。此外，质子不会停留在一个地方，而是可以在不同的分子之间进行交换，这就是在第 14 章描述的化学交换。当它们交换位置时，其绑定属性就改变了，这会改变它们产生的 MRI 信号。这就是质子的自由交换，这意味着被测信号是所有不同信号的混合，从完全结合到完全自由状态。

16.1.2　弛豫时间机制——BPP 理论

3 位学者 Bloembergen、Purcell 和 Pound 于 1948 年的研究较好地解释了分子运动对弛豫时间的影响，一般称为 BPP 理论。

（1）核自旋位置的磁场波动

分子的热运动会引起核自旋位置的磁场波动，从而导致弛豫的发生。考虑到同一分子中的原子核之间存在直接偶极-偶极耦合，因此当分子振动时，一个核自旋产生的磁场大小和方向的变化会引起另一个核自旋位置处的磁场波动。局部磁场变化的另一个来源是化学位移各向异性（chemical shift anisotropy，CSA），这种磁场变化是由外磁场引起的分子电流引起的。当分子在液体中翻滚时，这些局部磁场的方向和大小也会改变。如果将这些小的局部磁场与来自磁体的大的静磁场相加，就会得到一个总的磁场，随着分子的旋转，总磁场的方向和大小都会有微小的波动。这种局部场的波动非常轻微，但足以引起自旋-晶格弛豫。

（2）自旋-晶格弛豫

在第 2 章，我们已经知道射频脉冲的作用将核自旋从低能态激发到高能态，其条件是射频的能量正好等于能级差，即射频频率等于拉莫尔频率。而 T_1 弛豫是核自旋从被激发的高能态回到低能态，将能量释放到周围环境（或称为晶格，因此 T_1 弛豫也被称为自旋-晶格弛豫时间），其条件是晶格磁场波动频率等于拉莫尔频率。所以我

们可以预测,在拉莫尔频率附近翻滚的核自旋越多,T_1弛豫就越有效。

基于随机场理论,分子运动对T_1的影响可用如下公式表示:

$$T_1^{-1} = \gamma^2 \langle B_x^2 \rangle \frac{\tau_c}{1+(\omega_0 \tau_c)^2} \quad (16-1)$$

公式中$\langle B_x^2 \rangle$表示平均平方波动磁场,ω_0为拉莫尔频率。

T_1与τ_c和主磁场的关系可表示成图16-2中曲线。对于小分子或大分子,其在拉莫尔频率下滚动的质子较少,因此其T_1较长。对应到生物体内,自由水、大分子或被大分子束缚的水的质子T_1都较长。T_1还与主磁场强度有关,因为主磁场强度的减小会降低拉莫尔频率,在较低的拉莫尔频率处会有更多的核自旋翻滚,因此T_1会缩短。

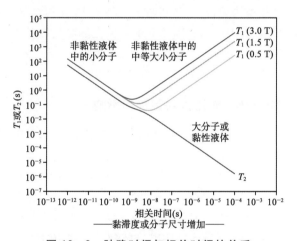

图16-2　弛豫时间与相关时间的关系

注:相关时间(τ_c)为分子翻转$360°$需要的时间。随着分子尺寸和黏滞度的增加,相关时间也变大。主磁场强度会影响纵向弛豫时间(T_1),浅蓝色曲线、粉红色曲线和红色曲线分别表示不同主磁场强度下T_1随着相关时间的变化关系,T_1与相关时间的关系曲线对应的最低点为相应场强下的拉莫尔频率。主磁场强度对横向弛豫时间(T_2)影响较小,T_2随着相关时间增加而降低(蓝紫色曲线)。

(3)自旋-自旋弛豫

我们知道T_2弛豫来源于自旋之间的能量交换,因此有了这个术语"自旋-自旋弛豫"。自旋系统实际上没有能量损失,但横向磁化矢量的衰减

来自自旋之间的相位相干性消失(相位离散),进一步的原因是由于磁场的不均匀。磁场的不均匀可能来自内在的即核自旋系统内部,也可能是外在的,来自主磁场和环境。只有内在的不均匀性对T_2起作用。

我们对分子运动的描述也可用来描述T_2弛豫的机制。当分子快速翻滚时(即具有短τ_c的自由质子),那么一个特定的偶极子会看到局部磁场非常迅速地波动并且在几毫秒尺度有效地平均,这会导致一个相对均匀的局部场和少量的相位离散,有时称这种现象为运动平均。相反地,一个缓慢翻滚的分子(束缚于大分子附近的质子),将看到一个相对静态的磁场不均匀性,相对于其他质子来说,这会导致相位离散更加有效。因此T_2随着τ_c的增加而下降(图16-2)。

T_2会受到低频运动的影响,也受到拉莫尔频率的运动影响,而T_1只受到拉莫尔频率的磁场波动的影响。束缚态质子的T_2值非常短,短到即使在MRI中使用最短的回波时间,它们的信号也完全衰减为零。流体中自由质子的T_2值最长,而介于中间的结合质子具有中等的T_2。

16.1.3　活体组织的BPP理论

(1)简单活体组织的弛豫机制

基于上述的BPP弛豫理论,我们可以总结3种不同类型组织的弛豫机制。

让我们从溶液中自由的水分子开始,例如脑脊液,质子的数量比较均匀地分布在很宽的频率范围内。只有小部分在拉莫尔频率下翻滚,所以T_1弛豫相对低效,也就是T_1弛豫时间很长。同样的,只有小部分质子在非常低的频率下才翻滚,因此,T_2弛豫也是低效的,即T_2弛豫时间很长。

如果我们考虑水分子通过水合作用层与较大的大分子结合,如髓磷脂,那么大量的质子就会以极低的频率翻滚,因为它们的运动受到这种结合的限制。这时T_2弛豫非常高效(非常短的T_2),而T_1弛豫非常低效(长T_1)。事实上,这类水分子的T_2弛豫时间很短,当我们采集回波时,即使是最短的回波时间,它们的信号也已经完全衰减了,所以这些分子用传统的MRI设备是无法探

测的。

第3个需要考虑的情况是,当一个水质子介于束缚和自由之间的中间状态时,这有时被称为结合水质子。这样有大量的质子以拉莫尔频率翻滚,弛豫将是最有效的,弛豫将介于束缚态(短 T_2)和自由态(长 T_2)之间。大多数身体组织属于结合水的范畴。

脂类分子是一个特例。由于未结合的脂类分子的尺寸比自由水大得多,但比大分子小,它们的质子以较低的频率(即拉莫尔频率)翻滚,因此它们的 T_1 弛豫时间较短。

(2)复杂活体组织和病理组织的弛豫机制

上面在描述弛豫机制时,我们忽略了一个事实:在活体组织中,水分子在上面3种状态之间存在快速交换。在 MRI 扫描的时间尺度上,水质子将游走于束缚、结合和自由状态之间。从统计角度,每种状态所停留的时间比例与每个状态的水的比例对弛豫时间产生的效应相同。因此,观测到的弛豫时间可以是各个分数的弛豫时间的加权平均值:

$$\frac{1}{T_1^{观测}} = \frac{F^{束缚}}{T_1^{束缚}} + \frac{F^{结合}}{T_1^{结合}} + \frac{F^{自由}}{T_1^{自由}} \quad (16-2)$$

水分子处于结合状态的时间越长,则弛豫时间越短。那么,哪些参数影响水分子处于自由和结合状态的时间比?当然组织中水的含量会有影响,低含水量的组织比高水含量的组织的弛豫时间更短;一般情况下,肿瘤组织、水肿变性、炎症性病变区因为组织内部自由水含量高于正常组织,T_2 值高、T_1 值较长,因此在 T_2 加权图像上表现为高信号,在 T_1 加权图像上是低信号。

水结合不是唯一影响组织弛豫的机制。顺磁性物质的存在,无论是内在的(血液分解产物)还是外在的(外源性对比剂,如钆),都会对观察到的弛豫时间产生预期的影响,我们将在16.1.6节中讨论。

16.1.4 主磁场强度的影响

主磁场的强度对纵向弛豫时间影响比较大,纵向弛豫时间随着场强的降低而降低(图16-

2)。主磁场强度降低后,拉莫尔频率下降,更多的质子以拉莫尔频率翻转,纵向弛豫更加有效,因此 T_1 更短。

主磁场的强度对横向弛豫时间影响较小,主磁场的增加会导致横向弛豫时间略有降低。

16.1.5 J 耦合的影响

J 耦合(标量耦合)是相邻原子上氢原子核之间的相互作用,能引起共振峰的分裂(参见12.1.2),这在含有长链碳原子的脂肪分子中尤为重要。当质子被射频作用产生饱和效应时,如通过相对较短的时间内重复施加多个射频脉冲,它们就会变得不耦合,分裂的峰就会坍塌为一个单一的峰。与分裂峰相比,单峰幅度更高、宽度更窄,对应的 T_2 更长。J 耦合和 J 去耦合信号之间的区别可以通过比较快速自旋回波(FSE)T_2 加权像和常规自旋回波(SE)T_2 加权像看出。由于质子被去耦合,FSE 图像上的脂肪 T_2 比传统 SE 图像中明显延长,因此 FSE 图像上的脂肪信号比 SE 图像上更亮。反过来,在 SE 图像上,脂质中 J 耦合导致 T_2 下降,因此信号更低。

16.1.6 对比剂对弛豫的影响

为了增加磁共振图像上组织间的对比度,可以使用外源性的 MRI 对比剂来改变组织的弛豫时间。MRI 对比剂有很多种类,其不仅增加病变组织和正常组织之间的对比度、更好地显示病变(详见第7章),而且可以用来开展三维动态增强血管增强成像(详见第8章)和灌注成像(详见第10章)。

(1)T_1 型对比剂的弛豫增强

T_1 型对比剂主要是基于钆的螯合物。钆离子(Gd^{3+})具有7个不成对电子,而电子也是偶极子,不成对电子的自旋磁矩是质子磁矩的657倍,因此钆具有强烈的顺磁性。而游离的或非螯合的钆具有毒性,所以需要螯合配位体(惰性大分子)以降低其毒性。可以认为此类化合物是钆原子外面被安全的化学物质包裹着,这样消除了毒性但保留了顺磁特性。

当钆对比剂被注射到体内时,通过血管进入有灌注的组织。钆对比剂虽然是一个大分子,不能快速穿过血脑屏障,但它会缓慢地渗入脑组织,而在血脑屏障被破坏的病变部位迅速聚集。在大多数其他器官中,它从脉管系统以相对较快的速度进入细胞间隙。在最初的再分配到细胞外液空间半衰期约为 11 min,然后逐渐通过肾脏排泄出,钆的生物半衰期大约为 90 min。

强顺磁性钆的作用是降低分子附近质子的 T_2 和 T_1 弛豫时间。此时钆主要产生磁场不均匀性,但作用在一个非常小的范围,作用距离并不比复合物本身大多少。同时对比剂化合物是大分子,在生物体内其分子相关时间 τ_c 很长,产生的强的磁场波动频率接近于拉莫尔频率,产生有效的 T_1 弛豫增强效果(缩短 T_1 时间)。另一方面,顺磁性物质导致局部磁场的非均匀性,使 T_2 弛豫时间也缩短。而当这些靠近对比剂的质子与其他质子交换时,也会影响离钆更远地方的质子,这样整体组织的 T_1 和 T_2 都会减少。

(2) T_2 型对比剂的弛豫增强

T_2 型对比剂也就是通常所指的"场均匀性破坏者",这类对比剂较早的例子是铁磁性(超顺磁性)颗粒,如氧化铁。当水分子扩散经过围绕铁颗粒的微小梯度场时,质子就会发生有效的自旋相位离散,使 $1/T_2$ 增大,导致信号强度的降低。

T_2 型对比剂的不成对电子与其环境中的水质子之间的距离一般在 0.3 nm 以上,因此对 $1/T_1$ 的影响不大。但 T_2 型对比剂的磁矩和磁化率均远大于人体组织结构和顺磁性螯合物,例如超顺磁性氧化铁粒子的磁矩是 Gd - DTPA 的 100 倍,故又称这类对比剂为磁化率型对比剂。磁化率和磁矩愈大,横向磁化矢量相位离散也愈快,MR 信号也就降低,因此,也称为阴性对比剂。

(3) 对比剂浓度对弛豫率的影响和弛豫效率

对比剂对组织弛豫时间的影响最好用弛豫率而不是弛豫时间来描述,弛豫率就是弛豫时间的倒数,所以我们可以进行如下定义:

$$R_1 = 1/T_1; R_2 = 1/T_2; R_2^* = 1/T_2^*$$
$$(16-3)$$

弛豫率是可以相加的,例如我们可以把有效横向弛豫速率重新定义为:

$$R_2^* = R_2 + R_2'　　(16-4)$$

R_2' 用于表征由于局部磁场不均匀性导致的额外的横向信号衰减。

对于对比剂,我们可以定义一个特定的弛豫效能(relaxivity, r),用以描述对比剂对每摩尔浓度水溶液弛豫率的改变程度。用特定的弛豫效能乘以特定组织中的对比剂浓度,可得到由对比剂引起的弛豫率的增加,即新的弛豫率为:

$$R' = R + rC　　(16-5)$$

弛豫效能对于纵向弛豫率和横向弛豫率可能不同,通常分别表示为 r_1 和 r_2。但钆的 r_1 和 r_2 差不多,分别为 4 和 5 $s^{-1} \cdot mmol^{-1} \cdot L$。

让我们回到 Gd - DTPA 对比剂。在 Gd - DTPA 浓度较低时,由于机体组织的 T_1 弛豫时间较长,故对比剂对机体组织的 T_1 弛豫时间影响较大,因此主要增强 T_1 加权图像的信号强度。然而,随着 Gd - DTPA 浓度增加,T_2 缩短效应渐趋明显,当 Gd - DTPA 浓度大大高于临床剂量(0.1~0.2 mmol/kg),T_2 缩短甚著,以致 T_2 的增强作用掩盖了 T_1 增强作用,此时如采用 T_2 或 T_2^* 加权成像,含对比剂的组织则显示为信号降低,这种情况时又称为阴性对比剂增强作用。所以高剂量的 Gd - DTPA 也可用作阴性对比剂。由此可见,MRI 对比剂对组织信号强度的影响与其在组织中的浓度有着非常密切的关系。

16.2　T_1 定量成像技术

16.2.1　纵向弛豫时间

纵向弛豫是指纵向磁化矢量增长或者恢复到最大初始值 M_0 的过程,通常被称为 T_1 弛豫或自旋-晶格弛豫。T_1 弛豫时间被认为是 z 轴方向的磁化矢量 M_z 达到最大值 M_0 的 $\left(1 - \dfrac{1}{e}\right)$ 或者最大值 M_0 的 63% 所用时间。在生物组织中,不同的组织具有不同的 T_1 值,例如液体的 T_1 通常较长(2 000~4 000 ms),而脂肪组织 T_1 值较短(100~400 ms)。强磁性离子或者粒子(例如铁磁性或者顺磁性)的存在,也会明显改变组织的 T_1 值,因此被广泛地用于 MRI 对比剂。

在 MRI 临床应用中,有一些情况需要测量组织的纵向弛豫时间,如:①优化脉冲序列扫描参数,例如恩斯特角的计算 $\mathrm{acos}\left(\exp\left(-\dfrac{TR}{T_1}\right)\right)$;②监测疾病组织;③计算 DCE - MRI 模型中的 K^{trans};④导出其他定量参数,例如结合池分数。

T_1 弛豫时间理论上不会受到线圈以及序列扫描参数的影响,但是会受到温度以及灌注情况的影响。对于健康受试者来讲,一般认为温度是稳定的并且大约在 37 ℃。

测量 T_1 弛豫时间的方法有很多,所有方法都以提高速度和准确性为目标。目前 T_1 弛豫时间测量方法的金标准是单层反转恢复序列,其中反转射频脉冲被重复 N 次,每次都采用相同的(一般为绝热脉冲)反转射频脉冲,后面跟着不同的反转时间(TI),而成像的模块可以是 SE 序列,也可以是梯度回波序列。重复时间(TR)必须要达到测量组织的 T_1 最大值的 5 倍以上,以达到磁化矢量充分恢复。其信号强度随 TI 的变化见 4.3 节,而常用的拟合公式如下:

$$S_n = a - be^{-TI_n/T_1} \qquad (16-6)$$

公式中,TI_n 为不同的反转时间,S_n 为对应的信号强度,而 a、b 和 T_1 是需要拟合的参数。

由于受到呼吸运动、心脏跳动、脏器自身蠕动等影响,胸腹部 T_1 定量图需要采用快速成像方法,目前比较常用的方法包含 Look-Locker、改进版 Look-Locker 成像(modified Look-Loker imaging,MOLLI)、双/多翻转角法等。

16.2.2 Look-Locker 方法

(1)脉冲序列

Look-Locker 方法是 MRI 中测量 T_1 值最有效的方法之一,该技术先采用一个 180°反转射频脉冲用于磁化矢量的准备,在等待一段时间后,再施加一列小角度 α 射频脉冲用于梯度回波成像,其脉冲序列时序图如图 16 - 3 所示。每个 α 射频脉冲都会让纵向磁化矢量 M_z 翻转一个小角度 α,

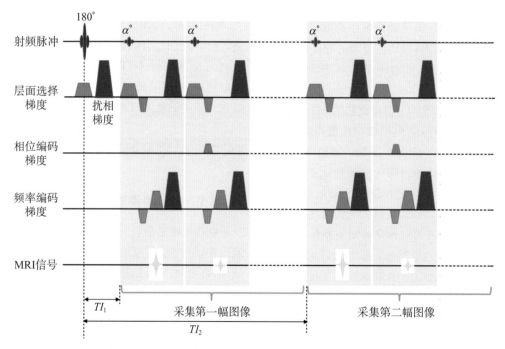

图 16 - 3 Look-Locker 脉冲序列时序图

注:在序列开始施加一个 180°反转射频脉冲,在纵向磁化矢量恢复的过程中,通过施加一列快速扰相梯度回波脉冲序列采集图像数据,从而获取到不同反转时间的一系列图像。

因此在横断面上产生信号 $M_z \sin(\alpha)$。当 α 很小时,则对纵向弛豫恢复曲线影响很少。该方法最早由 D. C. Look 和 D. R. Locker 两位学者提出了,所以起名为"Look-Locker"。

重复采集一系列不同等待时间的图像,这些图像分别位于反转恢复曲线上不同的时间点上,从而获取到不同反转时间的一系列图像。每次图像采集过程大约在 5 倍 T_1 时间之后,也就是等纵向磁化矢量完全恢复之后再重复。该技术的优势是可以提供一系列不同 TI 时刻的可以用于拟合 T_1 值的原始图像。

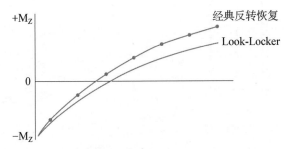

图 16 - 4 纵向磁化矢量经典反转恢复曲线与 Look-Locker 序列采集到的恢复曲线对比

(2) 数据拟合方法

在采用 Look-Locker 序列进行采集图像数据的过程中,由于 α 射频脉冲的饱和作用,会造成 Look-Locker 序列采集到的纵向磁化矢量恢复曲线与经典反转恢复曲线的偏移(图 16 - 4),从而导致表观纵向弛豫时间 T_1^* 与真实纵向弛豫时间 T_1 的偏移。因此在进行拟合时,需要考虑到该偏移:

$$S_n = A - Be^{-TI_n/T_1^*} \qquad (16-7)$$

在该公式中 S_n 代表不同反转时间点 TI_n 的信号强度,T_1^* 代表表观纵向弛豫时间。通过拟合获得几个参数 A、B、T_1^* 之后,可以通过以下公式计算得到真正的纵向弛豫时间 T_1 值:

$$T_1 = T_1^* ((B/A) - 1) \qquad (16-8)$$

(3) 优、缺点

Look-Locker 方法由于采用反转恢复的方法,

因此相比饱和恢复等方法具有更大的动态范围。

由于用于成像梯度回波的射频 α 比较小,横向磁化矢量也比较小,图像信噪比就较低,所以 Look-Locker 法一般用在低分辨成像,尤其是屏气心脏 T_1 定量图。当然,该技术用于心脏 T_1 定量图也有其局限性,因为每一帧的图像采集过程中,心脏可能位于不同的心动周期,因此该方法获得的 T_1 值容易受到层面内以及层面间运动的影响。

此外,如果 Look-Locker 心动周期内磁化矢量未完全恢复,则在测量中会存在与心率相关的偏倚,如果在拟合过程中不进行特别校正,该误差在 T_1 弛豫时间更长以及心率更快的被试中会更加严重。

最后,该方法对射频场(B_1)的空间不均匀性非常敏感,因为该方法假定射频脉冲完美且脉冲持续时间可忽略,同时假定射频脉冲施加与回波读出之间没有时间间隔。这种对 α 射频脉冲的灵敏度随着 τ/T_1 时间增加(τ 为相邻 α 射频脉冲的时间间隔),因此在 TR 时间内尽量增加采样点数可以提高准确性。

16.2.3 MOLLI 法

为了将 Look-Locker 方法应用于心肌 T_1 定量测量,需要对测量方法进行进一步的优化改进。MOLLI(modified Look-Locker imaging)法结合心电门控并且采用单次激发的稳态自由进动序列(SSFP)替代常规 Look-Locker 的梯度回波序列,并结合并行采集加速技术,可以实现数据采集时间窗<200 ms,这样在一次心电 RR 间隙的舒张期就可完成。标准的反转恢复序列在每次 180°反转射频脉冲激励之后,需要 4~5 倍 T_1 时间让所有的纵向磁化矢量完全恢复到初始状态。为了让纵向磁化矢量尽可能地恢复,可以进行如下的设置:在连续心跳的心动周期给定时间点选择性采集数据;将不同 Look-Locker 实验中的不同反转时间的数据融合到一组数据中。MOLLI 技术目前已经被应用于心脏成像中。

MOLLI 脉冲序列如图 16 - 5 所示。在该序列中在 17 个心动周期中含有 3 个 Look-Locker(LL)

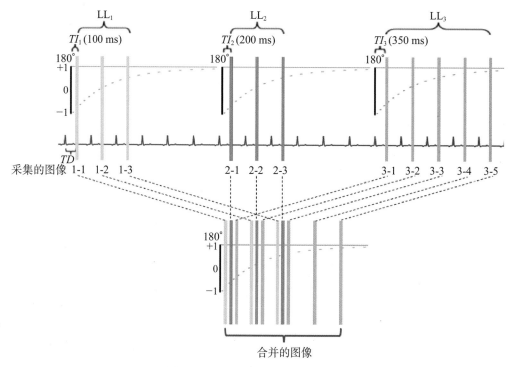

图 16 - 5　MOLLI 脉冲序列时序图

注：该序列中包含 3 个 Look-Locker 组块，分别标记为 LL_1、LL_2 和 LL_3。每个 Look-Locker 组块前面施加着一个单独的 180°反转射频脉冲，后面跟随不同的反转时间，分别定义为 TI_1、TI_2 和 TI_3。在 Look-Locker 组块中间会定义好一列心动周期暂停信号采集，以保证足够长的 TR 可使得纵向磁化矢量彻底恢复。

组块，每个 LL 组块之前分别施加 180°反转射频脉冲。每个 180°反转射频脉冲后延迟不同的反转时间（定义为 TI_1、TI_2 和 TI_3）后，通过稳态平衡式自由进动序列采集一组回波信号。第 1 个 180°反转射频脉冲之后的 3 个心动周期内采集得到的三帧图像，其对应的反转时间点分别为 TI_1、TI_1+RR 和 TI_1+2RR。接下来 3 个心动周期内没有信号采集，暂停信号采集的心动周期的目的是使得信号不受干扰地进行纵向弛豫恢复。接下来再施加第 2 个 180°反转射频脉冲和采集 3 组回波信号，得到的 3 帧图像对应的 3 个反转时间点分别为 TI_2、TI_2+RR，TI_2+2RR，然后接下来 3 个心动周期又暂停信号采集。最后一个 180°反转射频脉冲后面采集 5 组回波信号，得到的 5 帧图像对应的反转时间分别为 TI_3、TI_3+RR、TI_3+2RR、TI_3+3RR 和 TI_3+4RR。这样总共采集得到 11 帧不同反转时间点的图像，该序列通常被称为 MOLLI 3 - 3 - 5 或者 3(3)3(3)5。最后

将这 11 帧不同反转时间点的图像在一个反转恢复周期内分别按照反转时间进行排序，再通过公式（16 - 7）和（16 - 8）分别进行基于体素的数据拟合和校正即可获得 T_1 弛豫时间定量图（图 16 - 6）。

基于 MOLLI 的方法有很多变体，例如最常见的是缩短时间的 MOLLI（shortened MOLLI，ShMOLLI），其采用 5(1)1(1)1 方式采集，但是这种方法数据处理更加复杂，更依赖于心率。所有心脏的 T_1 定量技术都需要进行运动校正即图像配准来提高准确性。

16.2.4　双翻转角或者多翻转角的方法

当我们需要高分辨率的 T_1 定量图时，可以采集 2 个或更多不同翻转角的 3D 扰相梯度回波数据（图 16 - 7A、B），然后通过下述的数据拟合得到 T_1 图（图 16 - 7C）。采集不同翻转角的数据时，序列的 TR 和 TE 保持不变。

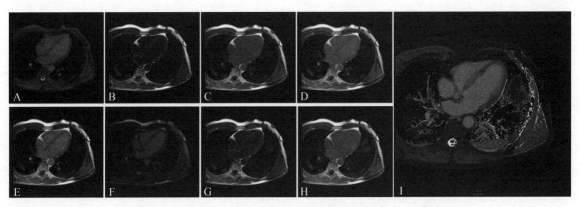

图 16 - 6 MOLLI 方法采集的心脏图像和对应的 T_1 定量图

左侧 8 幅图（A～H）为 MOLLI 方式采集获得的 8 个不同 TI 时间点的心肌原始图像，右侧 I 图为拟合获得的定量 T_1 弛豫时间参数图

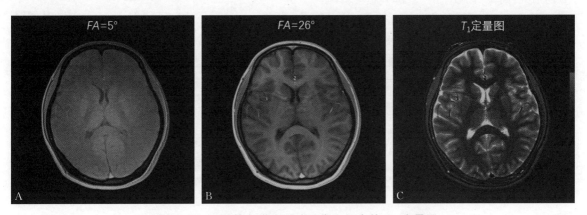

图 16 - 7 双翻转角梯度回波图像和拟合的 T_1 定量图

注：A. FA 为 5°时的梯度回波图像；B. FA 为 26°时的梯度回波图像；C. 拟合得到的 T_1 定量图。图像采集参数：$TR = 15\ \text{ms}$，$TE = 2.38\ \text{ms}$。

（1）数据拟合方法

扰相梯度回波序列中，如果 $TE \ll T_2^*$（序列的 TE 远小于组织的 T_2^*），信号强度与翻转角（flip angle，FA）、重复时间以及纵向弛豫时间之间存在如下关系：

$$S_i = M_0 \sin \alpha_i \frac{1 - E_1}{1 - \cos \alpha_i E_1} \quad (16 - 9)$$

式中 α_i 为翻转角，S_i 为对应的信号强度，E_1 为：

$$E_1 = \exp(-TR/T_1) \quad (16 - 10)$$

公式（16-9）经过数学变换则为：

$$\frac{S_i}{\sin \alpha_i} = E_1 \frac{S_i}{\tan \alpha_i} + M_0(1 - E_1)$$

$$(16 - 11)$$

上述公式即为直线的线性方程 $Y_i = mX_i + b$，因此可以通过采集至少 2 个不同翻转角的信号，采用线性回归的方法获得线性方程的斜率 m，而斜率 m 等于 E_1。基于公式（16-10），T_1 可以通过下述公式计算得到：

$$T_1 = -TR/\ln(m) \quad (16 - 12)$$

（2）优、缺点

双（多）翻转角梯度回波方法的优点是在较短

的时间内能获得大范围、高分辨的 T_1 定量图,因此如要进行一定容积内的 T_1 测量,则首选该方法。

双(多)翻转角梯度回波方法一个非常重要的缺陷是信号对翻转角的不准确非常敏感,这会影响到 T_1 值计算的准确性。在实践中,标称翻转角(即在 MRI 扫描仪上设置的值)与自旋所经历的实际翻转角有很大区别(例如,在 3 T 时,变化幅度最大为 ±30%),而且该问题随场强而增加。由于在 MRI 发射线圈中射频场都存在不均匀性,因此双翻转角或多翻转角技术通常需要额外采集一个射频场分布图即 B_1 图,以将标称翻转角校准为其实际值。但是,额外采集 B_1 图会增加扫描时间,并且 B_1 图的不准确也会影响 T_1 图的准确性。在腹部 MRI 中,由于成像的范围更大,在更高的场强下,射频的波长变短,射频场分布的不均匀性更加严重,因此通常腹部较少采用双(多)翻转角梯度回波的方法来获得 T_1 定量图。

16.3 T_2 定量成像技术

16.3.1 横向弛豫时间

横向弛豫是横向磁化矢量相位离散导致的信号衰减。横向弛豫遵循单指数的衰减规律,弛豫时间 T_2 被认为是横向磁化矢量衰减到初始值的 37%(1/e),横向弛豫也被称为 T_2 弛豫或自旋-自旋弛豫。信号强度随 T_2 弛豫时间的变化规律如下:

$$M_{xy}(TE) = M_0 e^{-TE/T_2} \qquad (16-13)$$

16.3.2 自旋回波方法

T_2 弛豫测量技术理论基础是由 90°(激发)和 180°(重聚)的射频脉冲引起的经典 Hahn 自旋回波。首先依次获得多个不同回波时间(TE)的自旋回波,然后将自旋回波信号幅度的衰减建模为 TE 的单指数或双指数衰减来拟合出 T_2。

自旋回波方法是测量 T_2 弛豫时间最准确的

方法。但是其采集时间太长,对于大多数临床应用来讲难以接受。该方法的第 2 个缺点是分子扩散会引起信号损失,使回波强度达不到应有的高度,尤其当回波时间比较长时,扩散的影响更大,对 T_2 测量产生较大误差,测出的 T_2 偏小。

通过测量肝脏的 T_2,可获得肝脏铁含量的定量值。T. G. St Pierre 等根据肝脏活检得到的铁含量数据,推导出了肝脏铁含量与 $R_2(=1/T_2)$ 之间的经验曲线的表达式,并在多中心研究中验证了该经验曲线。这种测量方法已经获得了美国食品药品监督管理局(FDA)的批准,并且已成为商品软件。该测量方法要求在 1.5 T MRI 上在自由呼吸期状态下扫描 5 个不同回波时间、多层自旋回波 T_2 加权图像,典型的扫描参数是 $TR = 2\,500$ ms 和 $TE = 6$、9、12、15、18 ms。数据采集时间约为 20 多分钟,也可通过调整扫描参数将采集时间缩短到 10 分钟左右,因此容易受到运动伪影的影响。采用该方法扫描时,需要将一袋 1\,000 ml 的 0.9% 氯化钠溶液放入视野内,与受试者一起成像,以校正仪器增益漂移和因扫描参数变化引起的信号强度变化。获得图像数据后,先对图像上信号强度进行增益漂移、噪声偏置和射频场不均匀性等方面的校正,然后通过用双指数模型拟合得到 R_2,最后采用经验校准曲线估计出肝铁含量。图 16-8 显示了一例肝炎患者和一例遗传性血色素沉着症患者的肝脏 R_2 图像和分布,该例肝炎患者的肝脏 R_2 平均值为 34.0 s^{-1},对应的平均肝脏铁浓度为 0.9 mg/g(正常肝脏铁浓度为 0.17～1.8 mg/g),而该例遗传性血色素沉着症患者 R_2 平均值为 295.8 s^{-1},对应的平均肝脏铁浓度为 43.0 mg/g。

16.3.3 CPMG 方法

多回波序列是通过施加多个 180° 射频脉冲,以重聚出多个回波。由于自旋回波可以重聚由于主磁场不均匀性造成的相位离散,因此一系列自旋回波幅度的衰减产生的时间常数为真实的 T_2。每个回波信号都分开存储,并重建出多幅不同 TE 值的图像,然后通过上述自旋回波方法的单指数或双指数模型拟合得到 T_2(图 16-9)。

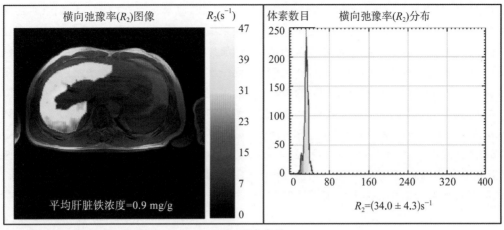

A. 肝炎患者

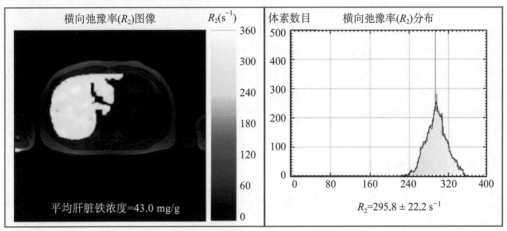

B. 遗传性血色素沉着症患者

图 16-8 肝脏 R_2 图像和分布

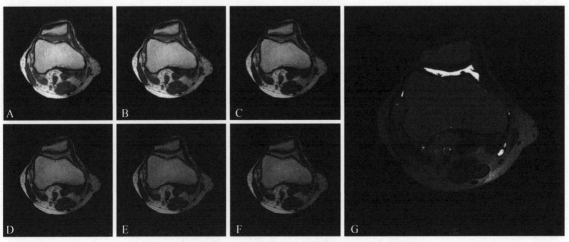

图 16-9 膝关节自旋回波多回波图像和 T_2 定量图

注：左侧 A～F 图为 CPMG 方式采集获得的 6 个不同 TE 点（$TE = 13$ ms、26 ms、39 ms、52 ms、65 ms、78 ms）的膝关节图像（$TR = 2\,000$ ms），右侧 G 图为拟合获得的 T_2 定量图。

该方法可以显著缩短成像的时间,而且可以大大减少分子扩散带来的测量误差。但是不完美的180°重聚射频脉冲会导致磁化矢量重聚的不完全,而且重聚不完全导致的误差随着回波数增加是会累积的,从而影响该序列定量 T_2 的准确性。连续3个90°射频作用会形成受激回波,不完美的180°重聚射频脉冲可认为包含90°分量。因此,如果重聚脉冲不是完美的180°脉冲,那么第1个回波是纯的自旋回波,后续的回波是自旋回波和受激回波的组合,这也会影响定量 T_2 的准确性。

Carr-Purcell-Meiboom-Gill(CPMG)序列是多回波法的改进,通过调制射频脉冲的相位以补偿重聚脉冲的小偏差,这样磁化矢量重聚的不完全导致的误差不会累积。如果180°脉冲不完美,则奇数回波幅度略微偏小,而偶数回波幅度相对更准确(尽管还包含受激回波),因此要得到相对精确的 T_2 值,最好采用偶数回波拟合。有关CPMG序列可参见4.2.5。

16.3.4 梯度自旋回波方法

另外还有一种 T_2 测量方法是梯度自旋回波

(GRASE)技术。对于 CPMG 序列来讲每次激发只采集 k 空间的一条线,而 GRASE 序列在每个重聚焦脉冲之后采用回波平面方式采集数据,因此一次可以采集 k 空间的多条线(EPI 因子),总的采集时间会大大降低。图16-10是用于 T_2 定量图的 GRASE 序列时序图,请注意该序列与第5.7节描述的成像用的 GRASE 序列是有区别的,其主要区别是相位编码梯度的施加。成像用的 GRASE 序列是 EPI 技术与 FSE 技术的结合,每个 TR 得到的所有回波填充在同一个 k 空间;而用于 T_2 定量图的 GRASE 序列是 EPI 技术与 CPMG 技术的结合,每个 TR 得到的回波分别填充在不同 TE 的 k 空间,也就是 R1 - GE1、R1 - SE 和 R1 - GE2 填充在 $TE1$ 的 k 空间,R2 - GE1、R2 - SE 和 R2 - GE2 填充在 $TE2$ 的 k 空间,依次类推。因此用于 T_2 定量图的 GRASE 序列扫描时间为:

$$扫描时间 = TR * N_{PE}/(\text{EPI Factor})$$

$$(16-14)$$

当 EPI Factor 为 1 时,则 GRASE 序列与 CPMG 序列一样。

GRASE 采用相对适中的 EPI 因子,就可以在

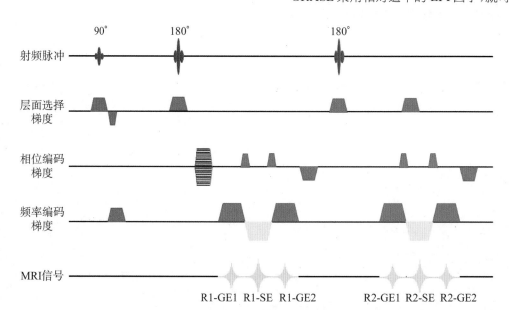

图 16 - 10 用于 T_2 定量图的 GRASE 序列

注:在2个相邻的180°脉冲之间,即每个自旋回波信号产生前后,利用读出梯度线圈的连续切换(EPI 技术),伴随一个自旋回波会有2个甚至更多的梯度回波(图中分别标记为 R1 - GE1, R1 - GE2, R2 - GE1, R2 - GE2, ……),从而实现梯度回波或 EPI 技术与 CPMG 技术的结合。

临床上可接受的一次屏气时间内完成 T_2 定量计算需要的图像采集。图 16-11 为一例健康志愿者肝脏采用 GRASE 序列得到的不同 TE 图像和 T_2 定量图,整个数据采集在 18 s 之内完成。

采用 GRASE 进行 T_2 弛豫时间定量测量有几个固有的缺陷:采用 EPI 读出的方式会引进一些 T_2^* 加权的效应,这会导致 T_2 弛豫时间的低估,具体取决于回波间隔和所应用的加速因子。

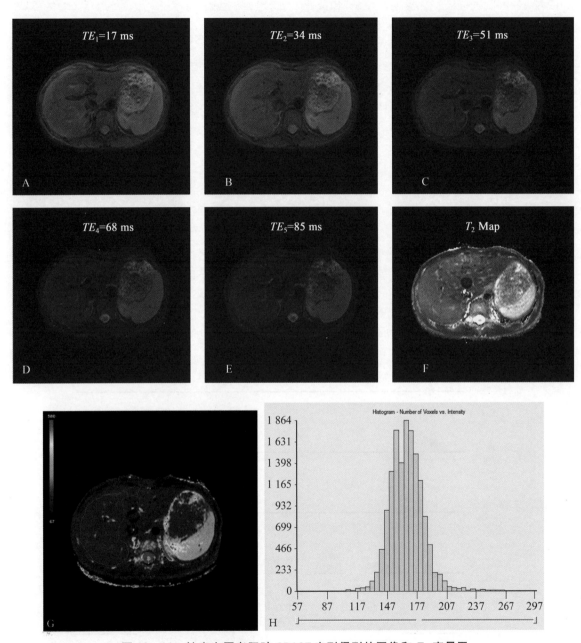

图 16-11　健康志愿者肝脏 GRASE 序列得到的图像和 T_2 定量图

注:扫描参数为重复时间为 1 000 ms,相位编码数 148,EPI 因子 7,回波数 5,屏气时间 18 s。A~E. 5 个不同 TE 对应的图像;F. 拟合得到的 T_2 定量图;G. 采用伪彩图表示的 T_2 定量图;F. 该层面肝脏内(G 图中红色曲线勾画出的感兴趣区)的 T_2 值分布的直方图,其中 $T_2 = (167.326 \pm 18.386)$ ms。

当然,活体组织由于主磁场 B_0 的空间不均匀性会导致 T_2 低估。此外,在 2D-GRASE 序列中,由于场不均性引起的相位误差会像在 EPI 一样在多次梯度回波读取期间累积,这与横向弛豫效应一起对 k 空间回波信号产生周期性调制,相位误差的累积效应会在重建图像中造成沿着相位编码方向的伪影。因此该技术对场均匀性要求较高。在 3D-GRASE 序列中通常通过适当调整相位编码顺序来有效缓解上述问题,但是,这是以牺牲时间为代价,往往需要较长的重复时间才能完全恢复纵向磁化矢量。

16.4 T_2^* 定量成像技术

16.4.1 T_2^* 一般测量方法

在梯度回波成像中,无法消除磁场不均匀性造成的相位离散效应,信号衰减则依赖于 T_2 弛豫加上磁场不均匀性造成的弛豫,两者结合起来则形成新的弛豫时间 T_2^*。有关 T_2^* 的概念可参见 2.2.5 和 4.4.3。T_2^* 与 T_2 一样,也是以毫秒或秒为单位。T_2^* 的倒数称为弛豫率 R_2^*($R_2^* = 1/T_2^*$)。

T_2^* 测量一般采用多回波的梯度回波序列(图 16-12),可以采用二维成像,也可采用三维成像。梯度回波的信号衰减也遵循 e 指数规律,可用如下式表示:

$$S(TE) = S_0 e^{-TE/T_2^*} \qquad (16-15)$$

其中 S_0 表示为 $TE = 0$ 时组织的初始信号强度。因此测量出多回波数据后,就可通过上述公式对数据拟合估算出 T_2^*。

常规的 T_2^* 测量会受到 2 个关键的混杂因素影响:噪声相关的偏差和组织中脂肪的存在。

16.4.2 T_2^* 拟合中噪声因素的考虑

当信号随回波时间快速衰减(T_2^* 比较小)或者图像本身信噪比很低时,那么由于图像噪声的存在,模图会产生非零的"噪声本底(noise floor)",这会导致 R_2^* 偏小(16-13A)。有多种方法可用来解决这种噪声相关偏差,包括基线拟合、截断、一阶和二阶矩噪声校正模型和复数拟合法。基线拟合技术试图通过在信号模型中添加一个常

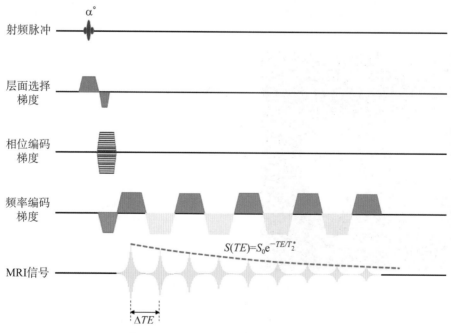

图 16-12 二维多回波梯度回波序列

注:施加小角度射频脉冲后,一个 TR 内采集多个不同回波时间的图像。

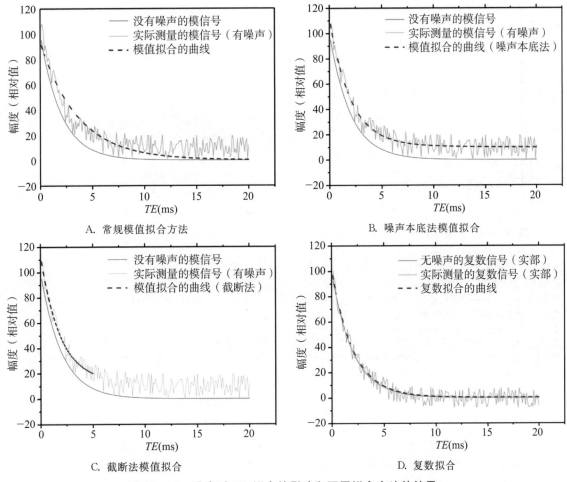

A. 常规模值拟合方法

B. 噪声本底法模值拟合

C. 截断法模值拟合

D. 复数拟合

图 16－13　噪声对 T_2^* 拟合的影响和不同拟合方法的结果

数来建模噪声（图 16－13B），这种方法能部分校正噪声偏差。截断技术是去除后面低信号强度的回波，然后用单指数方程拟合剩余的回波（图 16－13C）。当采用复数拟合时，高斯噪声的平均值为 0，所以复数拟合可避免模图拟合的噪声偏置（图 16－13D）。另外，当出现严重铁沉积导致的低信噪比时，可尝试采用基于径向采集的超短 TE 技术（UTE）。

16.4.3　脂肪的影响

当单个体素内同时存在水和脂肪信号成分时，则总信号不是简单的单指数衰减，而是在信号衰减的同时出现信号振荡（图 16－14）。解决脂肪影响的一个简单方法是在同相 TE 时获取图像，同相 TE 是当水和脂肪的亚甲基主峰（在 1.5 T 和 3 T 时分别与水峰偏离 217 和 434 Hz）相位相同时的回波时间，在 1.5 T 主磁场下为 4.6 ms、9.2 ms 等，而 3 T 时则为 2.3 ms、4.6 ms 等。

然而，采用同相 TE 法没有考虑到脂肪信号的谱复杂性，无法得到精确的 R_2^* 估计值（图 16－14）。而且只在同相时采集数据，TE 可能过长，无法捕捉到重度铁沉积时衰减的信号。最新的脂肪校正 R_2^* 测量方法是基于化学位移编码的 R_2^* 估计方法，其基于多个脂肪峰建立信号模型，然后可以通过水脂分离一起来获得 R_2^* 值。详细的方法参见 13.8 和 13.9。

16.4.4　T_2^* 定量成像的应用

T_2（或 R_2）对体素内磁化率不均匀非常敏感，因此可用于颅脑、心肌和肝脏等部位的铁沉积

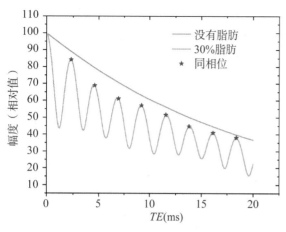

图 16 - 14　脂肪多峰对 R_2^* 估计的影响

注:蓝色曲线为没有脂肪时的单 e 指数衰减信号;灰色曲线为 70% 水和 30% 脂肪时总信号变化曲线。脂肪的存在让 MR 信号中引入了额外的振荡。由于脂肪谱包含多个峰值,在 R_2^* 拟合中使用同相回波(标记为红色星号)会导致误差,因为在这些回波时间中,只有 70% 的脂肪信号(其主要亚甲基峰)是真正与水同相的,大约有 30% 的脂肪信号包含在其他峰中,这些峰在同相 TE 通常与水并不处于同相。信号模拟采用 $R_2^* = 50\ s^{-1}$、6 峰脂肪信号模型、$B_0 = 3\ T$。

测量。

$T_2^* (R_2^*)$ 对铁沉积或其他磁化率的存在更加敏感,因此可以很好地定量低铁沉积。而且,T_2^* 测量通常采用梯度回波序列,一般采集时间很快,通常可以控制在 15 s 内即一次屏气的时间,因此可以应用于胸腹部等器官的测量。

图 16 - 15 为 1 例正常人和肝脏铁沉积患者的 T_2^* 加权图像和 R_2^* 图。第 1 行为正常受试者的图像,第 2 行为肝脏铁沉积患者的图像。首先

获取 6 幅不同回波时间的梯度回波图像,随后对图像进行拟合处理,估算出 R_2^* 弛豫率。肝脏铁沉积导致 T_2^* 加权图像信号强度衰减加快,横向弛豫率增加。

16.5　多种弛豫时间同时测量和合成磁共振成像技术

合成磁共振成像首先通过在同一个序列中采用不同的翻转角、不同的 TE、不同的 TR 以及不同的 TI 来同时获得组织的 T_1、T_2(或 T_2^*)、质子密度等参数图,然后基于磁共振信号强度公式生成不同对比度的图像。这些技术包括:基于饱和恢复多回波快速自旋回波成像的弛豫时间和质子密度定量法(quantification of relaxation times and proton density by multiecho acquisition of a saturation-recovery using turbo spin-echo readout, QRAPMASTER)、多动态多回波(multiple dynamic multiple echo, MDME)、战略性采集梯度回波(strategically acquired gradient echo, STAGE)以及磁共振指纹图(magnetic resonance fingerprinting, MRF)等。磁共振指纹图已在 6.6 节介绍过,本节主要介绍 QRAPMASTER 和 STAGE 2 种技术。

16.5.1　QRAPMASTER 技术

(1)脉冲序列

QRAPMASTER 序列基于饱和恢复快速自旋回波序列,其脉冲序列时序图如图 16 - 16。该

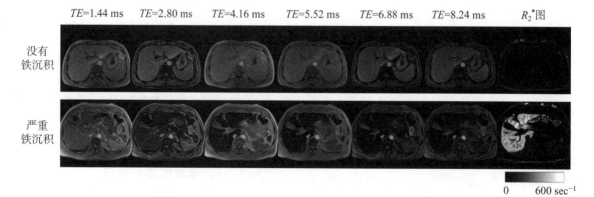

图 16 - 15　正常人和肝脏铁沉积患者的 T_2^* 加权图像和 R_2^* 图

序列分为 2 个阶段。在第 1 阶段（饱和阶段），一个角度为 120°的层面选择性饱和脉冲作用于第 m 层上，随后施加一个扰相梯度来破坏掉横向磁化矢量。在第 2 阶段，采用快速自旋回波方法进行第 n 层的数据采集。通过在 m 层和 n 层之间引入一个偏移，在每层的饱和与采集之间会引入一个特定的延迟。通过该方法，会获得多个不同 T_1 加权和 T_2 加权的图像。为了缩短成像时间，上述回波采集也可采用 GRASE 序列，但目前通过采集更少回波时间的图像来加速的方法更为普遍。通常，在使用 10 或 12 个重聚焦 180°射频脉冲时会重建出 2 个回波时间的图像。

因为 QRAPMASTER 序列第 1 阶段施加的是饱和脉冲而不是反转脉冲，T_1 弛豫恢复曲线的起始位置是射频场 B_1 场的函数，所以该序列有可能能同时估算出 B_1 场。估算出的 B_1 场可用于校正翻转角局部偏差的影响。基于 T_1、T_2 和 B_1，就可以提取出未受饱和的磁化矢量强度（M_0），M_0 与质子密度（PD）成正比。QRAPMASTER 还能独立测量出 T_1 和 T_2 弛豫时间，从而防止了这 2 个参数之间的误差传播。此外，使用此方法时，T_1、T_2 弛豫时间和 PD 的量化是同时进行的，因此生成的定量图是天然配准的，这相比其他单独定量测量各个参数的方法

来说是一个优势。该序列本质上是黑血的，但是流入效应可能很高，这会导致流动伪影，流动伪影主要出现在最靠近颈部的第 1 个层面上。可以通过施加空间预饱和带不断使流入的血液饱和，从而避免出现血流伪影。

（2）图像合成

影像科医师在利用绝对 T_1、T_2 值和 PD 值诊断疾病的经验有限，因此在临床实践中，大多数影像科医师仍希望通过传统的对比度加权图像而不是定量图来进行诊断。合成 MRI 可以解决这个问题。基于 T_1、T_2 和 PD 的定量值，可以通过虚拟设置不同时间参数的组合得到不同对比类型的图像。

首先可基于回波时间和重复时间的不同组合，使用以下公式创建出 T_1 加权、T_2 加权或 PD 图像（假设激发翻转角度为 90°）：

$$S = PD(1 - e^{-TR/T_1})e^{-TE/T_2} \quad (16-16)$$

也可通过反转恢复法的信号强度公式，合成出 FLAIR 和 STIR 图像，公式如下：

$$S = PD(1 - 2e^{-TI/T_1} + e^{-TR/T_1})e^{-TE/T_2}$$

$$(16-17)$$

进一步可基于双反转恢复序列的信号强度公式，合成双反转时间（TI_1 和 TI_2）的图像，公式如下：

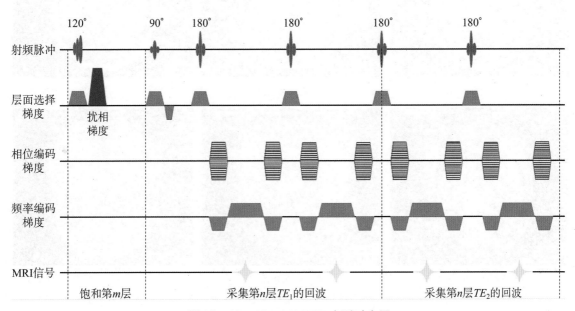

图 16-16　QRAPMASTER 序列时序图

$$S = PD(1 - 2e^{-TI_1/T_1} + 2e^{-TI_2/T_1} - e^{-TR/T_1})e^{-TE/T_2}$$
$$(16-18)$$

（3）优、缺点

临床上通常需要多个对比度加权成像，因此总的采集时间比较长，而合成磁共振成像由于可以在较短时间内（大约 5 min 左右）用一个采集序列同时获得不同对比度和定量参数的图像（图 16-17），这是合成磁共振成像的一大优势。在某些疾病上成像效果已经与常规脉冲序列获得的效果接近。因此合成磁共振成像目前已经获得 FDA 批准，可以用于临床诊断。

合成磁共振成像的一个缺陷在于较长的后处理时间，这限制了该技术在临床上的推广和应用。现在合成磁共振成像软件进行后处理时间可以在 1 min 以内，但是由于需要额外的后处理软件，这也成为该技术推广的一个困难。合成磁共振成像在一个序列中完成所有采集，因此在采集过程中需要控制好受试者的运动以减少采集导致的伪影。在合成的 T_1 加权图像和 FLAIR 图像比常规

的图像更容易出现运动伪影和并行成像伪影。此外合成 FLAIR 图像会因为基底动脉和脑脊液搏动伪影造成图像质量的下降。

（4）应用

目前合成磁共振成像已经在神经科学、神经系统和膝关节等器官临床检查获得应用。在神经系统的应用包括神经退行性疾病（如阿尔茨海默病、血管性痴呆和多发性硬化等）、局灶性和整体性脑萎缩相关的疾病，可从整体上和组织上对大脑体积进行估计，这将有助于这些疾病的早期诊断和随访。也可以根据 QRAPMASTER 方法测得的定量值进行脑分割，并与正常对照人群的结果进行比较。在体部的应用上，由于成像时间较长，易受到各种复杂运动的影响，目前尚未见广泛应用。

16.5.2　STAGE 序列

STAGE 序列构建了一种标准化、快速的大脑成像方法，可以用于评估神经系统疾病。

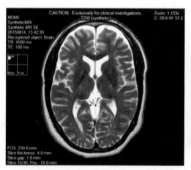

A. T_2 加权图像

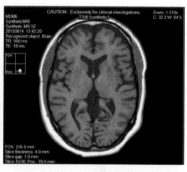

B. FLAIR 图像

C. T_1 加权图像

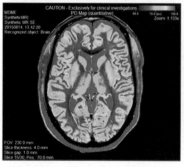

D. 质子密度（PD）定量图

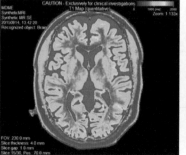

E. T_1 定量图

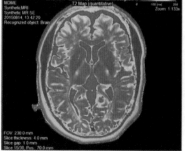

F. T_2 定量图

图 16-17　QRAPMASTER 序列合成得到的不同加权特性的图像和定量图（SyMRI 软件处理所得）

（1）脉冲序列

STAGE 序列基于完全流动补偿的多回波梯度回波序列，并通过在多回波基础上使用可变翻转角（variable flip angle，VFA）的方法同时获得 T_1 加权成像、PD 成像、磁共振血管成像（MRA）、磁敏感加权成像（SWI）、真实磁敏感加权成像（true susceptibility weighted imaging，tSWI）、定量磁化率成像（QSM）、T_1 定量图、PD 定量图、R_2^* 定量图以及 T_1 加权增强图像。图 16-18 为 STAGE 序列使用的 2 组双回波序列组合图，每个 TR 时间施加一个小于 $90°$ 的射频脉冲，2 组 TR 时间分别使用不同的射频脉冲角度（$\alpha_1°$ 和 $\alpha_2°$）。$\alpha_1°$ 射频脉冲施加后得到 2 个回波，对应的回波时间为 TE_{11} 和 TE_{12}；$\alpha_2°$ 射频脉冲施加后也得到 2 个回波，对应的回波时间为 TE_{21} 和 TE_{22}。由于不同的射频脉冲角度单独成像，因此每个射频脉冲角度有与之相配套的相位编码梯度以及选层梯度方向的 3D 编码梯度。

（2）STAGE 参数设置以及多对比度图像重建

对于 3 T MRI 系统，STAGE 用于神经系统疾病检查时，其中一个射频脉冲角度设置为 $6°$，小于白质的恩斯特角，生成 PD 图像，另一个脉冲角度设置为 $24°$，大于白质的恩斯特角，生成 T_1 加权图像以及 MRA 图像；利用 2 个不同脉冲角度采集的第 1 个回波图像，对 B_1 场进行校正，计算出 T_1 定量图、PD 定量图以及 T_1 加权增强图像；并且，每组射频角度采集的 2 个回波图像可以计算一幅 R_2^* 定量图，平均后生成最终的 R_2^* 定量图；还可以通过长回波时间的数据计算 SWI、tSWI、QSM 等图像（图 6-19）。

（3）序列应用及优、缺点

STAGE 可以在较短时间内（大约 5 min 左右）只用一个采集序列就可同时获得 6 种定性图像以及 4 种定量图像，从而可以量化组织的性质，包括 T_1、R_2^*、PD 以及磁化率，并且得到的图像可以用来进行灰质/白质/脑脊液分割。STAGE 目前主要用于神经系统疾病的诊断（如痴呆、多发性硬化、中风等），但是，STAGE 也可以用于身体的其他部位成像，如盆腔、乳腺、膝关节等。

STAGE 目前存在的主要问题：①因为使用 2 组双回波梯度序列，为了节约扫描时间，通常使用的分辨率为 $0.67\,mm×1.33\,mm×2.0\,mm$，相对于常规单回波高分辨率 SWI（分辨率为 $0.5\,mm×0.5\,mm×2.0\,mm$）来说，STAGE 分辨率较低；②第 1 个回波数据可以用来计算 PD 定量图，但

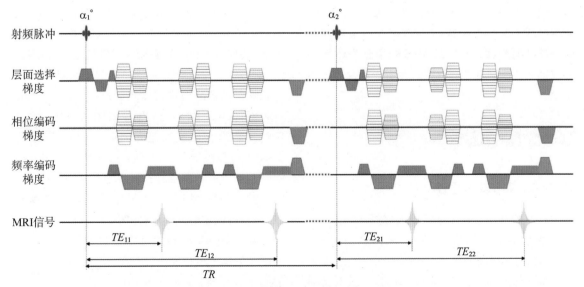

图 16-18　双回波 STAGE 序列示意图

注：STAGE 序列在选层方向、相位编码方向以及频率编码方向对 2 个回波均采用了梯度一阶流动补偿，相邻的 TR 采用不同的射频脉冲角度（$\alpha_1°$ 和 $\alpha_2°$），可以分别生成 T_1 加权图像和 PD 图像，以及计算 T_1 定量图和 PD 定量图。

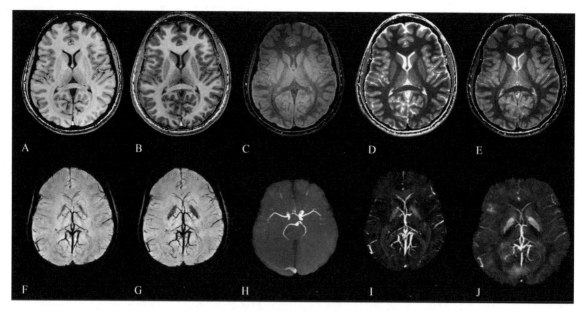

图 16 - 19　STAGE 序列重建的多模态图像

注:STAGE 通过一次采集可以同时得到多种对比度的图像。A. $FA = 24°$、短回波时间的 T_1 加权图像;B. T_1 加权增强图;C. $FA = 6°$、短回波时间的 PD 图像;D. T_1 定量图;E. PD 定量图;F. SWI 图;G. tSWI 图;H. MRA 图;I. R_2^* 定量图;J. QSM。

是由于 TE 时间较长,$TE_{11} = 7.5$ ms,仍然有 T_2^* 衰减效应,导致鼻窦附近的空气/组织界面位置出现相位离散问题,这可以通过仅仅保持选层梯度和读出梯度方向上的流动补偿、将回波时间减少到 5 ms 来减轻这种效应;③头部扫描时一般使用白质的磁共振参数(T_1)作为约束条件计算射频脉冲角度,如果将 STAGE 应用到身体其他部位则需要根据其他部位组织性质计算射频脉冲角度。

16.6　$T_1\rho$ 测量技术

16.6.1　$T_1\rho$ 基本原理

$T_1\rho$(或 T_{1rho})定义为旋转坐标系中、在特定射频激励条件下的质子自旋-晶格弛豫时间。$T_1\rho$ 加权对比度图像可提供组织的 T_1 和 T_2 加权对比度之外的额外信息。通常情况下,组织受到射频场 B_1 作用后,z 轴上的纵向磁化矢量 M_0 翻转到 xy 平面(图 16 - 20B)。在常规纯自旋-自旋或 T_2 弛豫中,横向磁化矢量在 xy 平面内经历弛豫,即横向磁化矢量总的幅度按 e 指数衰减。如果在 B_1 作用后紧接着施加一种与横向磁化矢量 M_{xy} 方向一致、频率为几百赫兹的低频而且持续时间较长的自旋锁定射频脉冲时,则横向磁化矢量不再按照 T_2 弛豫衰减,而是以一种更慢的速度演化衰减,磁化矢量看起来就像是处于"自旋锁定"状态。上述能够实现该现象的低频且持续时间长的射频脉冲被称为自旋锁定射频脉冲(spin-lock RF pulse,B_{SL}),自旋锁定射频脉冲施加的这段时间称为在自旋锁定时间(time of spin-lock,TSL)。一旦满足自旋锁定条件,横向磁化矢量被强制在此特定射频激励条件下进行弛豫(图 16 - 20C),也就是说横向磁化矢量并不再是自由衰减,在自旋锁定时间期间(即图 16 - 20C 自旋锁定开始到图 16 - 20D 自旋锁定结束这段时间),横向磁化矢量不再按照 T_2 弛豫而是按照新的弛豫时间 $T_1\rho$ 弛豫。$T_1\rho$ 表示在组织自旋锁定脉冲持续时间内的弛豫特性,在 TSL 期间,组织信号的衰减模型如下所示:

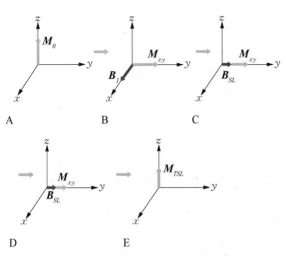

图 16-20 $T_1\rho$ 成像技术的基本原理

$$S = S_0 e^{-TSL/T_1\rho} \qquad (16-19)$$

其中，S 表示采集的信号，S_0 表示初始信号，TSL 表示自旋脉冲锁定时间。

后续如采用 2D SE、FSE、3D 快速梯度回波以及稳态进动等一般常用的成像脉冲序列对 TSL 结束后的纵向磁化矢量 M_{TSL} 进行读取（图 16-20E），即可获取特定 TSL 条件下的 $T_1\rho$ 加权像。

为何会产生上述自旋锁定现象的呢？横向磁化矢量衰减时间为何称为 $T_1\rho$ 的呢？类似于在实验坐标系中自旋沿主磁场 B_0 进动（进动频率为 γB_0，γ 为氢原子旋磁比，等于 42.58 MHz/T），在旋转坐标系中，有些自旋沿 B_{SL} 的方向旋转。旋转的频率由拉莫尔方程确定，$FSL = \gamma B_{SL}$，其中 FSL 称为自旋锁定频率。注意，在共振激发情况下，可以忽略 B_0 的影响。B_{SL} 的作用在一定程度上减缓了 xy 平面的横向磁化矢量弛豫过程，因为 B_{SL} 迫使自旋沿 B_{SL} 方向进动。因此，对于同一组织，$T_1\rho$ 弛豫时间比 T_2 弛豫时间要长。此外，$T_1\rho$ 与 B_{SL} 强度呈正相关。凭直觉可以看出，较强的 B_{SL} 能够更有效地"锁定"沿其方向的横向自旋，导致弛豫时间较长，这与自旋晶格弛豫时间 T_1 随着 B_0 的强度而增大类似。

16.6.2 $T_1\rho$ 成像方法

通过获取不同 TSL 条件下的 $T_1\rho$ 加权图像，可以计算得到组织的 $T_1\rho$ 值，$T_1\rho$ 弛豫参数能够表现出低频条件下（一般为几百到几千赫兹）的特定生物分子信息。

图 16-21 是 $T_1\rho$ 测量脉冲序列时序图，序列主要包含四个部分：液体抑制部分、脂肪抑制部分、$T_1\rho$ 准备和图像采集部分。

在 $T_1\rho$ 序列中，液体抑制部分通常采用一个层面选择的 180° 反转射频脉冲并等待一段时间（反转时间）。在 1.5 T 场强下软骨成像中，当反转时间约为 1 700 ms 时，可很好地抑制关节腔内的液体。通过频率选择的脂肪抑制技术（SPIR）可抑制脂肪的信号。

序列 $T_1\rho$ 准备脉冲模块分别由 90° $-$ $\frac{1}{2}TSL - 180° - \frac{1}{2}TSL - 90°$ 组成，在某些情况下可以在 2 个自旋锁定脉冲中间施加 180° 脉冲来减轻主磁场不均匀性的影响。第 1 个 90° 射频脉冲的作用是将位于纵向的磁化矢量翻转到横平面上，然后通过 2 个相位不同的自旋锁定脉冲，将横向磁化矢量锁定在横平面内。在自旋锁定脉冲施加过程中，横向磁化矢量在射频场锁定的旋转坐标系下进行弛豫。第 2 个 90° 射频脉冲的作用是将横向磁化矢量翻转会纵轴，用于后续的成像。

在 $T_1\rho$ 准备脉冲之后，伴随的是 $T_1\rho$ 序列的图像采集部分，可采用稳态梯度回波、扰相梯度回

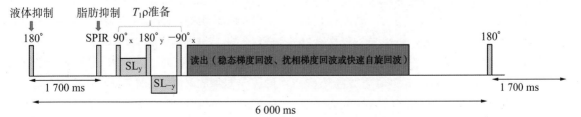

图 16-21 $T_1\rho$ 成像脉冲序列时序图

波或快速自旋回波等方式。采集序列之后通常等待一段较长的时间使得磁化矢量在纵向达到彻底的恢复。

然而在实际情况中,MRI硬件的不完美、成像对象的磁化率差异以及异质性、主磁场(B_0)和射频场(B_1)不均匀性都可能会导致实际自旋锁定脉冲方向和强度的误差。当B_0和B_1存在不均匀性的情况下,有效的自旋锁定场方向和强度可能偏离名义上的自旋锁定的方向和强度,导致沿着名义上自旋锁定方向上磁化矢量对不准和复杂的演化而非理想的单指数衰减。在存在B_0和B_1不均性的情况下,有效的自旋锁定场偏离z方向角度为θ,其中$\theta = \tan^{-1}\left(\dfrac{\omega_1}{\omega_0}\right) = \tan^{-1}\left(\dfrac{FSL}{\gamma\Delta B_0}\right)$,有效自旋锁定场强度可以通过以下公式表示$\omega_{eff} = (\Delta\omega_0^2 + \omega_1^2)$,这种有效自旋锁定与名义自旋锁定的偏移和复杂磁化矢量演化导致最终在$T_1\rho$加权图像上表现为条带状伪影,并且还会导致使用传统单指数衰减模型进行拟合会产生误差。其中一个简单的克服B_0场不均匀性影响的方法是采用强度大的自旋锁定脉冲,即比较大的FSL,这样θ就会接近$90°$并且$\omega_{eff} = \omega_1$。然而机器硬件条件以及人体扫描特定吸收率(SAR)的限制会要求自旋锁定脉冲强度不能太大。减少伪影需要增加锁定脉冲的强度,而降低SAR值需要减少锁定脉冲的强度,这是一组矛盾;因此在临床$1.5\,T$和$3\,T$的$T_1\rho$加权成像中,通常采用的自旋锁定射频脉冲介于$400\,Hz$和$600\,Hz$。

B_0以及B_1的匀场对减少伪影也会有帮助,但是通常不足以减轻带状伪影。因此,改进的自旋锁定射频脉冲设计对$T_1\rho$加权图像质量和$T_1\rho$弛豫时间的精确量化至关重要。在图$16-21$所示的序列中,采用了自补偿自旋锁定脉冲,后面一半时间的自旋锁定脉冲的相位相对于前面一半相位相反,这样可以校正所采用的B_1场不均匀造成的影响。旋转回波(rotary echo)自旋锁定脉冲设计或者绝热脉冲结合高强度自旋锁定脉冲,也可以去掉由于B_0以及B_1不均匀造成的伪影。引入自旋锁定串也可以补偿B_0场的不均匀影响,但是不能消除翻转角不完美的影响。而在自旋锁定脉冲串中插入$180°$重聚脉冲,尽管依然很难达到完美$180°$翻转角的效果,但是可减轻由于B_0场不均匀性造成的伪影。

采用多源射频发射技术,可实现感兴趣区域内射频场的均匀性和一致性。尤其是在自旋锁定脉冲施加期间,多源发射技术能保证组织内自旋锁定频率一致性和准确性,从而实现$T_1\rho$加权像的均匀一致性,高质量的$T_1\rho$加权像为$T_1\rho$值的精确计算提供最佳保障。

16.6.3　$T_1\rho$技术特点

在MRI系统性能限制条件内,自旋锁定脉冲B_{SL}的幅度和其持续时间可以进行任意选取。传统T_1纵向弛豫中,自旋与晶格中以拉莫尔频率翻滚的分子进行能量交换。在自旋锁定脉冲条件下,自旋与晶格中以自旋锁定频率翻滚的分子进行能量交换。因此,从理论上说,$T_1\rho$对自旋锁定频率的依赖与T_1对拉莫尔频率的依赖是一致的。T_1和T_2弛豫是组织的固有性质,通常不会受脉冲序列参数影响;而$T_1\rho$值会受到组织性质和施加的自旋锁定脉冲特点的双重影响。通过改变自旋锁定脉冲的幅度,可以改变自旋锁定频率,从而影响到与晶格的自旋交互作用。晶格中的慢运动与大分子(蛋白质)存在相关,而$T_1\rho$对晶格中的慢运动较为敏感。事实上,$T_1\rho$已被证实对组织的蛋白成分较为敏感,因此可以用于获取组织中大分子的信息,而传统的T_1和T_2弛豫测量是做不到这点。

$T_1\rho$技术依赖于自旋锁定脉冲的稳定性和准确性,因此MRI系统必须具备优越的射频硬件平台,才能保证射频的稳定性,也才能为自旋锁定时间内的持续射频发射提供硬件保障。由于采用比较长的自旋锁定时间和比较大的翻转角,因此导致$T_1\rho$序列的SAR值相对较高。另外为了减少伪影,通常采用自旋锁定的脉冲强度以及自旋锁定频率都较高的锁定脉冲,这进一步增加了SAR值的问题,尤其是高场MRI系统中。为了将SAR值控制在允许范围内,$T_1\rho$成像的采集重复时间通常显著延长,导致总的采集时间成比例增加,进而也降低了患者的舒适度,增加了受运动伪影影响的概率。

16.6.4　$T_1\rho$技术的应用

$T_1\rho$主要反映细胞外基质分子(例如蛋白聚糖)存在条件下的水中氢质子弛豫特性,其提供了一个可行的方法来研究低频运动的生物过程,可以用于组织中大分子成分及不同分子间质子交换的分析研究。近来,$T_1\rho$技术已被广泛应用于不同的解剖部位及不同的疾病领域中,包括心脏、肝脏、肌肉、关节软骨、椎间盘以及肿瘤等。

骨关节炎是一种多因素疾病,主要表现为关节软骨的逐渐退变和丧失,但是胶原蛋白-蛋白多糖基质受损和软骨含水量升高在软骨损失和骨关节炎症状之前就显著出现。体外研究显示:$T_1\rho$与软骨生化成分之间具有很强的相关性;与T_2弛豫时间相比,使用$T_1\rho$在检测胶原蛋白含量变化的灵敏度和特异度更高。

通过胆管结扎和四氯化碳中毒诱导的大鼠肝纤维化模型的研究表明,$T_1\rho$成像技术能够检测到肝纤维化,纤维化程度与$T_1\rho$值高度相关。关于人体肝脏的研究显示,在正常肝组织不同分段的$T_1\rho$中值介于$33.85\sim45.86$ ms;Child-Pugh A类患者$T_1\rho$中值介于$42.37\sim57.21$ ms,Child-Pugh B类或C类患者的$T_1\rho$中值介于$48.88\sim60.06$ ms。图16-22显示健康志愿者和肝硬化

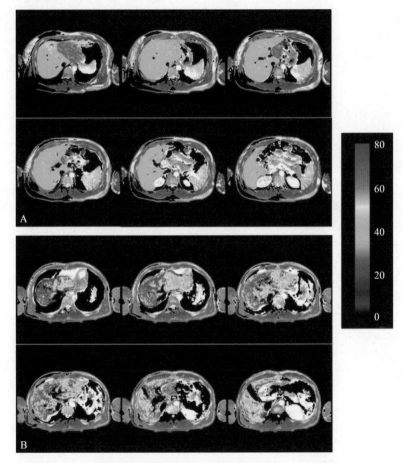

图16-22　健康志愿者和肝硬化患者不同肝段$T_1\rho$值定量分布图

注:伪彩所示为$T_1\rho$分布,彩色比例尺单位为ms。该序列自旋锁定的脉冲为500 Hz,分别采用5个不同的自旋锁定时间,分别为0 ms、10 ms、20 ms、40 ms和60 ms。A. 上面2行图像来自1名43岁健康志愿者,其肝脏组织$T_1\rho$为(37.938 ± 2.416)ms;B. 下面2行图像来自一名52岁男性的肝硬化(Child-Pugh B级)患者,其肝脏组织$T_1\rho$为(58.44 ± 4.67)ms,纤维化的肝脏组织$T_1\rho$值明显高于正常肝脏组织。

引自:CHEN W, CHEN X, YANG L, et al. Quantitative assessment of liver function with whole-liver T_1 rho mapping at 3.0 T [J]. Magn Reson Imaging, 2018, 46: 75-80.

患者不同肝段 $T_{1\rho}$ 值分布图。

除了受到 MRI 硬件和采集序列的影响外，$T_{1\rho}$ 值还会受到复杂的病理环境的影响，例如在肝硬化的研究中，肝脏的炎症等也会影响到测量结果。多种复杂干扰因素的影响，使得该技术仍处于研究阶段并未在临床上获得广泛应用。

（陈伟波　李建奇　吴东梅）

主要参考文献

［1］CHAVHAN G B, BABYN P S, THOMAS B, et al. Principles, techniques, and applications of T_2^* - based MR imaging and its special applications ［J］. Radiographics, 2009,29(5):1433 - 1449.

［2］CHEN W, CHEN X, YANG L, et al. Quantitative assessment of liver function with whole-liver T_1 rho mapping at 3.0 T ［J］. Magn Reson Imaging, 2018,46:75 - 80.

［3］CHEN Y, LAGANA M, XIA S, et al. Strategically acquired gradient echo (STAGE) imaging for standardized multi-contrast and quantitative brain data acquisition: validating T_1 mapping and preliminary clinical results ［C］. Proc. Intl. Soc. Mag. Reson. Med. 27th, Montreal, CA: 2019:1040.

［4］CHEN Y, LIU S, HAACKE E M, et al. Strategically acquired gradient echo (STAGE) imaging, part Ⅰ: creating enhanced T_1 contrast and standardized susceptibility weighted imaging and quantitative susceptibility mapping ［J］. Magn Reson Imaging, 2018,46:130 - 139.

［5］FEINBERG DA, OSHIO K. GRASE (gradient- and spin-echo) MR imaging: a new fast clinical imaging technique［J］. Radiology, 1991,181(2):597 - 602.

［6］HAACKE E M, CHEN Y, UTRIAINEN D, et al. Strategically acquired gradient echo (STAGE) imaging, part Ⅲ: Technical advances and clinical applications of a rapid multi-contrast multi-parametric brain imaging method ［J］. Magn Reson Imaging, 2020,65:15 - 26.

［7］HAGIWARA A, WARNTJES M, HORI M, et al. SyMRI of the brain: rapid quantification of relaxation rates and proton density, with Synthetic MRI, automatic brain segmentation, and myelin measurement ［J］. Invest Radiol, 2017,52(10):647 - 657.

［8］KAY I, HENKELMAN R M. Practical implementation and optimization of one-shot T_1 imaging ［J］. Magn Reson Med, 1991,22(2):414 - 424.

［9］LEVITT M H. Spin dynamics : basics of nuclear magnetic resonance ［M］. Chichester: John Wiley & Sons Ltd. , 2008.

［10］MCROBBIE D W, MOORE E A, GRAVES M J, et al. MRI: from picture to proton ［M］. Cambridge: Cambridge University Press, 2017.

［11］MESSROGHLI D R, GREISER A, FROHLICH M, et al. Optimization and validation of a fully-integrated pulse sequence for modified look-locker inversion-recovery (MOLLI) T_1 mapping of the heart ［J］. J Magn Reson Imaging, 2007,26(4):1081 - 1086.

［12］PELL G S, BRIELLMANN R S, WAITES A B, et al. Optimized clinical T_2 relaxometry with a standard CPMG sequence ［J］. J Magn Reson Imaging, 2006, 23(2):248 - 252.

［13］STIKOV N, BOUDREAU M, LEVESQUE I R, et al. On the accuracy of T_1 mapping: searching for common ground ［J］. Magn Reson Med, 2015,73(2):514 - 522.

［14］ST PIERRE T G, CLARK P R, CHUA-ANUSORN W, et al. Noninvasive measurement and imaging of liver iron concentrations using proton magnetic resonance ［J］. Blood, 2005,105(2):855 - 861.

［15］TANENBAUM L N, TSIOURIS A J, JOHNSON A N, et al. Synthetic MRI for clinical neuroimaging: results of the magnetic resonance image compilation (MAGiC) prospective, multicenter, multireader trial ［J］. Am J Neuroradiol, 2017,38(6):1103 - 1110.

［16］TAYLOR A J, SALERNO M, DHARMAKUMAR R, et al. T_1 mapping: basic techniques and clinical applications ［J］. JACC Cardiovasc Imaging, 2016,9 (1):67 - 81.

［17］WANG Y, CHEN Y, WU D, et al. Strategically acquired gradient echo (STAGE) imaging, part Ⅱ: correcting for RF inhomogeneities in estimating T_1 and proton density ［J］. Magn Reson Imaging, 2018,46:140 - 150.

［18］WANG Y X J, WANG X, WU P, et al. Topics on quantitative liver magnetic resonance imaging ［J］. Quant Imaging Med Surg, 2019,9(11):1840 - 1890.

［19］WANG Y X, ZHANG Q, LI X, et al. T_1 rho magnetic resonance: basic physics principles and applications in knee and intervertebral disc imaging ［J］. Quant Imaging Med Surg, 2015,5(6):858 - 885.

磁共振弹性成像

磁共振弹性成像（magnetic resonance elastography，MRE）技术是检测基于人体生物力学特性（弹性）变化差异而进行医学成像的技术。弹性是组织的一种固有生物力学属性，生物体组织具有不同的弹性，人体组织的弹性差异大，从 $1 \sim 10^8$ kPa，正常组织和病变组织的弹性也有很大差异，这个差异远大于其他成像参数。利用组织弹性差异（如乳腺、肝脏、前列腺等）进行疾病的诊断已经有很长的历史，早在一千多年前，人们就用手通过触摸组织感受其弹性（硬度）来进行诊断，称为触诊。但触诊存在着主观性强、无法获取二维或三维空间的弹性分布等不足，因此越来越多的医生希望发展一种可客观、无创进行组织弹性检测的技术。MRE 技术是其中最具优越性的一种，因为其组织对比分辨率高，临床应用潜力巨大。

MRE 技术的基本原理是利用磁共振相位对比成像技术，检测体内组织在某种周期外力作用下产生的质点位移，并通过运动敏感梯度（motion sensitive gradient，MSG）的作用获取磁共振成像（MRI）相位图，以此为基础通过对弹性力学的逆求解，得出组织内各点的弹性系数的分布图（即磁共振弹性图），其以组织弹性作为医学诊断的依据。

17.1 人体组织生物力学模型与弹性检测

弹性是物质的重要特性之一，弹性的最基本性质由胡克定理确定：

$$F = kx \qquad (17-1)$$

式中，F 为外力，x 为应变位移，k 为弹性系数。上式说明，物体发生应变的程度与其所受外力大小成正比。弹性又有压缩弹性和剪切弹性之分。

图 17-1A 所示为压缩弹性的定义，对一边长为 L 的立方体物体，当在对物体对应面垂直施加一个相对的正应力 F_n，弹性物体会受到压缩，压缩比为 S_n，即为应变。在应变较小时，满足胡克定理：

$$F_n = \lambda S_n \qquad (17-2)$$

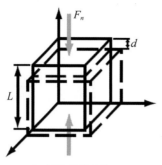
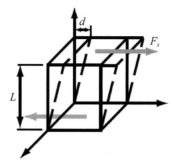

A. 压缩弹性系数　　　　　　　B. 剪切弹性系数

图 17－1　组织压缩和剪切弹性系数

λ 为压缩弹性系数,又称为杨氏模量,其表征正应力与压缩应变之间的关系。图中实线和虚线分别表示正应力施加之前和施加之后的物体边界。L 表示物体原始大小;d 表示压缩或剪切形变大小。

图 17－1B 所示为剪切弹性的定义。沿立方体的对应面,平行施加一个反向的剪切应力 F_s,物体会发生剪切形变。在较小形变时,也满足胡克定理:

$$F_s = \mu S_s \qquad (17-3)$$

μ 为剪切弹性系数,其表征剪切应力与剪切应变之间的关系。图中实线和虚线分别表示剪切应力施加之前和施加之后的物体边界。

MRE 就是通过外部施加一个正应力或剪切应力,然后检测较小的正应变或剪切应变来实现弹性系数检测的。为了在应力施加过程中检测形变并形成图像,往往施加周期外力,在物体中形成波动传播。由于正应力在物体中传播波长(纵波)较长,速度较快,不利于检测。因此 MRE 中,主要采用施加周期剪切应力,使物体中形成剪切波传播。对于在一个硬度很大的物体(如铁)中,表面施加的剪切激励形成的剪切波在物体内传播速度很快,剪切波很快从上表面传播到底部,相位改变比较小,如图 17－2A 所示。在一个硬度比较小的物体(如软组织)中,剪切波传播的速度相对较慢,需要几个周期才能传播到底部,相位改变较大,如图 17－2B 所示。由此可粗略看出,相同的剪切波在不同硬度(弹性)的物体中传播的速度和波长是不同的,通过 MRI 检测剪切波的传播过程,可以得到弹性系数的二维分布。

对于微小形变的连续均质各向同性介质,忽略外重力的情况下,只考虑剪切弹性时,弹性系数由外加周期剪切波的频率与剪切波在介质中传播波长来决定,如下式:

$$\mu = \rho (f \cdot \lambda_T)^2 \qquad (17-4)$$

上式中,μ 为弹性系数,f 为剪切波频率,λ_T 为剪切波传播波长,ρ 为组织密度(人体软组织的密度近似为 1,即 $\rho \approx 1$)。由上式可知,在剪切波

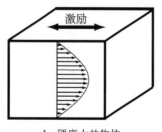
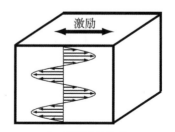

A. 硬度大的物体　　　　　　　B. 硬度小的物体

图 17－2　剪切波在不同硬度物体中的传播

频率一定时,组织弹性系数与剪切波传播波长的平方成正比。

因此,在外加剪切波频率已知时,只要确定剪切波在介质中传播的波长分布,即可得到介质的弹性系数分布图。磁共振相位图能够反映剪切波的传播过程,通过计算剪切波传播波长的二维分布,实现弹性图的拟合。

17.2 磁共振弹性成像简要原理

MRE是一种利用MRI的相位对比信息进行软组织弹性(或硬度)信息测量评价的技术。进行MRE时,外部激励装置产生的一定频率的剪切波(又称横波)经人体表面向待检区域传播(图17-3A),图中蓝色箭头表示激励装置运动方向。然后,结合了运动敏感梯度MSG的相位对比MRI序列,将组织内质子的周期波动形成相位图,又称波动图像或位移图像(图17-3B)。最后,将波动图像经反演拟合运算,可得到组织的弹性系数分布,即弹性图(图17-3C)。为方便区分,往往用伪彩色显示,如图17-3C所示:上部颜色浅,其弹性系数小;下部颜色深,其弹性系数大。

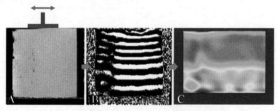

图 17-3 MRE 的 3 个基本过程

注:A. 剪切波激励组织;B. MRI 相位对比成像获取相位图;C. 相位图经拟合得到弹性图。

17.2.1 剪切波激励

如上所述,MRE技术需要采用周期性剪切波在待测组织内传播时才能实现。剪切波一般都由外部的专门剪切波产生装置产生,并通过传导装置将波动引导到受检部位的人体表面,再经馈入装置将剪切波引入体内。

给受检部位一个合适有效的剪切波激励是进行弹性磁共振研究的基础,由于空间受到限制,并且要与MRI系统电磁兼容,因此它是一个技术难点和关键。针对不同的人体部位研究,需要探讨研发不同的激励装置,这也是不同小组进行MRE研究的根本差别。T. R. Jenkyn 等采用周期机械牵引来实现下肢肌肉的 MRE 研究;A. L. McKnight 等采用周期气动的方式进行乳腺的 MRE 研究;R. Sinkus 等采用自制电磁机械装置进行乳腺研究;D. B. Plewes 等采用超声波马达驱动进行乳腺 MRE 的研究。

剪切激励装置是MRE研究和应用中的关键部件,大部分文献并未对装置的具体实现给予详细描述。针对成像部位的不同,激励装置需要特殊考虑,增加了这方面研究的难度。比如肝脏部位的 MRE 技术的激励装置,除了共性的电磁兼容性外,还需要考虑肝脏脏器较大、有肋骨存在、腹部运动以及体表起伏不平等因素。图 17-4 所示的肝脏部位 MRE 技术的一种激励装置示意图,其中周期振动由通以周期电流的电磁装置产生,经由塑料导管或碳纤维棒将振动传导给被动运行的馈入装置又称为驱动器,驱动器在身体表面周期来回摩擦,产生剪切横波向体内传播。

剪切波频率、剪切波幅度、激励方式以及剪切波馈入等方面的问题也都很重要。剪切波频率太高则衰减厉害。太低一则采集时间长,受运动影响严重,二则剪切波波长增大,对于后续局域波长估算进行弹性拟合产生的误差加大。

剪切波幅度也需要考虑,R. Muthupillai 等在最早关于 MRE 文献的研究中指出,超过 200 nm 的位移即可通过施加合适的 MSG 次数实现检测。具体剪切波幅值 b 可由 MSG 的幅值 G、施加次数 N 和剪切波周期 T 共同来决定,一般需要满足最大相位比略小于1,即 $2\gamma NGTb \leqslant 2\pi$。故幅值太高,容易出现相位卷褶,直接导致弹性系数的计算产生成倍的误差;但幅值太小,会出现激励深度不够的问题。因此在 G、N 和 f 确定的前提下,通过实验选择合适的 b 值。

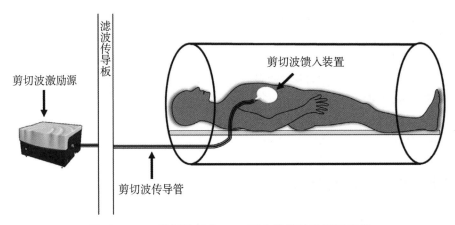

图 17-4　一种肝脏部位 MRE 研究的激励装置示意图

引自：VENKATESH S, EHMAN R. Magnetic resonance elastography of liver［J］. Magn Reson Imag Clin N Am, 2014,22(1):433-446.

具体激励位置也有讲究。比如肝脏 MRE 的激励方式有肋下激励法和肋上激励法，二者各有利弊：肋下激励法衰减小，但激励范围不够；肋上激励法范围较大，但衰减严重。

剪切波馈入方式也需要由实验确定，装置与体表接触太松则剪切波馈入效果差，往往在馈入装置和体表之间涂抹凡士林，增强剪切波导入效果。

17.2.2　周期位移的相位检测

MRE 技术中，给质点产生位移的方法主要有 2 种，第 1 种是外部施加准静态外力(0～1 Hz)，第 2 种是外部施加周期外力(30～1 000 Hz)。由于周期位移的周期性有助于检测较小的位移，因此较常使用。与持续流动的质点位移检测(磁共振血管成像)不同的是，对于质点周期性位移可通过协调施加周期运动敏感梯度 MSG 来检测，基本原理如图 17-5 所示。

图 17-5 中质点位移的周期与运动敏感梯度的周期必须一致。在前半周期时，质点运动方向向左，梯度施加为左高右低，因此质点位移会形成相位增加，相位增加量为 $\int_0^{\frac{T}{2}} G \cdot b\sin(\omega t)\,\mathrm{d}t$。在后半周期时，质点运动反相，由于运动敏感梯度也反相，仍然会产生一个相同的相位增加量。因此在

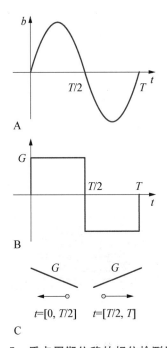

图 17-5　质点周期位移的相位检测原理图

注：A. 质点周期位移；B. 周期运动敏感梯度；C. 质点运动与运动敏感梯度方向。

一个周期里面，相位变化为：

$$\varphi = \gamma\int_0^{\frac{T}{2}} G \cdot b\sin(\omega t)\,\mathrm{d}t - \gamma\int_{\frac{T}{2}}^{T}(-G \cdot b\sin(\omega t))\,\mathrm{d}t$$

$$= 2\gamma\int_0^{\frac{T}{2}} G \cdot b\sin(\omega t)\,\mathrm{d}t = \gamma GbT$$

$$(17-5)$$

由上式可知,要提高位移检测的精度,可以增加 MSG 幅值和位移周期来实现。理论上,位移检测的精度与主磁场大小没有直接关系。

17.3　磁共振弹性成像序列

MRE 序列的作用是利用周期运动检测技术,检测体内组织在周期外力作用下产生的质点位移,通过运动敏感梯度的作用获取 MRI 相位图像。

为便于理解,建立剪切波激励、运动敏感梯度和质点位移的坐标关系如图 17-6 所示。z 为 B_0 方向,剪切波激励方向为 z,则质点位移方向也为 z,剪切波的传播方向为 y,为检测质点位移,G_{msg} 也必须施加在 z 方向上。图像断面为 xy 面(即横断面),选层梯度磁场为 G_z。

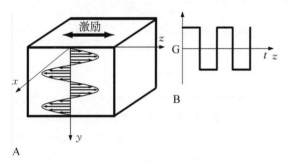

图 17-6　磁共振弹性图周期位移检测坐标

注:A. 剪切波在组织内的传播与质点位移;B. MSG 施加的周期与方向。

MSG 施加周期与剪切波激励周期相同,方向为 z。根据 17-5 的位移检测原理,当质点位移在 z 正向时,MSG 为正梯度。质点位移在 z 负向时,MSG 为负梯度,保证检测相位保留下来。

根据上面的方位图,剪切波在介质中的传播过程中,质点的位移方程为:

$$u_y(z, t, \theta) = u_y(z, 0) + b\cos(K \cdot z - \omega t + \theta)$$

$$(17-6)$$

式中,y 为剪切波传播方向;z 为质点运动方向;ω 为剪切波频率;b 为质点振幅;K 为波矢;在质点运动方向(z 方向,B_0 方向)施加翻转 MSG:

$$G_{msg}(t)$$
$$= \begin{cases} G, & (nT \leqslant t \leqslant nT + T/2) \\ -G, & (nT + T/2 \leqslant t \leqslant nT + T) \end{cases} (n = 0, 1 \cdots N)$$

$$(17-7)$$

式中,$T = 2\pi/\omega$,G 为梯度幅值,N 为 MSG 周期数。由于梯度周期与剪切波周期刚好同步,因此 MSG 施加期间,质点位移导致的相位周期累加:

$$\Phi_y(z, \theta) = \gamma \int_0^\tau G_{msg}(t) \cdot u_y(z, t)\mathrm{d}t$$
$$= 2\gamma \cdot N \cdot T \cdot G \cdot b\sin(K \cdot z + \theta)/\pi$$

$$(17-8)$$

因此利用 MRI 技术,可以获取 xy 平面内的质点的相位图,消除梯度的因素,也可得到质点的位移图。

为了克服与运动无关的背景相位,MRE 序列一般采用连续 2 个 TR 周期中,一次施加正向 MSG,一次施加负向 MSG,2 次得到的相位图(分别称为相位图 1 和相位图 2)进行相减,这样可消除背景相位的影响。最终同时输出幅度像、相位图 1、相位图 2 和相位差图(计算弹性系数最终所需要的相位图)。采用这种施加正负 MSG 后进行相位相减还有一个好处是增加了相位检测的灵敏度。MRE 序列一般以快速小角度激发梯度回波序列(FLASH)为基础,而不采用 SE 序列,具有缩短成像时间的益处,如图 17-7 所示。

同时根据弹性成像的基本原理,运动敏感梯度要与剪切波保持严格的同步,因此需要采用序列门控信号进行同步控制。如图 17-7 所示,每一个 TR 周期开始时,序列会发出一个门控信号,该信号启动剪切波源产生激励信号。同时还要确保下一个 TR 周期,MSG 施加时,剪切波相位与前一周期相同。

17.4　局域频率估算与弹性图拟合

实现从相位图到弹性图的拟合,早期曾有采用傅里叶变换法、有限元分析、线性反演等,后来多采用局域频率估算(local frequency estimation,

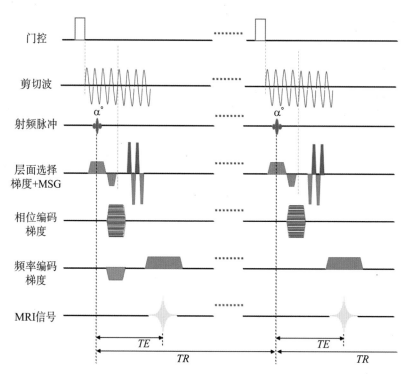

图 17-7 基于 FLASH 的位移相位成像序列图

LFE)法。LFE 对噪声不敏感,容易实现,能得到精确且各向同性的局域频率估算,方便扩展到三维,另外还具有较强的鲁棒性和速度快的特点。唯一的缺点是空间分辨率受到局限,但可以通过设置不同初始相位进行克服。因此 LFE 被从广泛应用的图像处理领域借鉴到磁共振弹性图的拟合运算中。

LFE 算法原理是:通过不同局域频率(波长倒数)的信号经 2 个或多个不同滤波器滤波后输出信号的微小差异来进行局部频率计算。滤波器选择为固定中心频率(零频),采用带宽有微小差异的 2 个高斯滤波器来实现滤波并进行局域频率计算,具有时间短、运算量小的特点。

LFE 输出的二维矩阵的信号幅值与对应位置的剪切波频率是相关的。根据相关性可以得到剪切波的频率分布,进而得到波长的分布。根据波长与弹性的关系(公式 17-4),即可得到弹性系数的分布,即弹性图。

图 17-8 所示为采用双层琼脂模型 MRE 结果,该模型上层琼脂浓度(质量比)为 0.8%,下层

琼脂浓度(质量比)为 1.2%。图 A 为相位图,可看出剪切波传播的路径以及波长的情况,上层波长小,下层波长较大。图 B 为计算得到的频率分布图,上层频率高,下层频率低,但在边缘处有较多杂散噪声。图 C 为经滤波处理后的频率分布图。图 D 为根据弹性模型计算得到的弹性图,上下层的琼脂模型的弹性系数区别明显,上层琼脂样品(浓度 0.8%)弹性均值为 6.1 kPa,下层琼脂样品(浓度 1.2%)弹性均值为 14.2 kPa。

17.5 磁共振弹性成像在体部的应用

17.5.1 磁共振弹性成像在肝纤维诊断与评价方面的应用

基于弹性测定技术结合常规影像技术进行肝脏弹性测量是一项极有发展前景的技术。许多疾病都可能使肝脏产生瘢痕组织或纤维化,不同程度肝纤维化组织体现出机械特性(如弹性或硬度)的极大差别,正常肝脏硬度约在 2.7 kPa,而肝纤

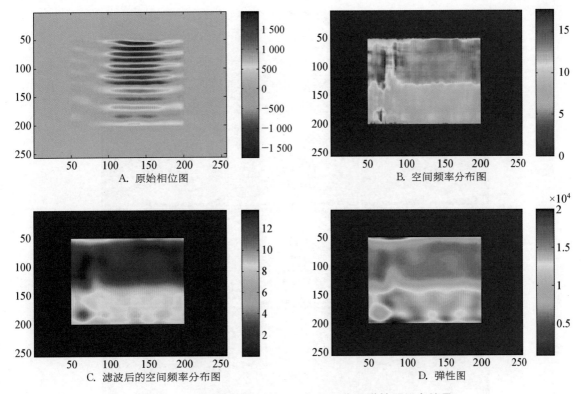

A. 原始相位图

B. 空间频率分布图

C. 滤波后的空间频率分布图

D. 弹性图

图 17 - 8　双层琼脂模型的 MRI 相位图像及弹性图拟合结果

引自:汪红志,王鹤,李鲠颖,等. 基于核磁共振弹性成像技术的肝纤维化分级体模实验研究[J]. 物理学报,2010,59(10):7455 - 7463.

维化程度不同的患者肝脏平均硬度为 5.6 kPa,完全硬化后的肝脏则比石头还硬,所以可以通过弹性测量来评价肝脏的纤维化程度。利用超声成像技术进行弹性测量是发展较早的一种弹性成像技术,其利用超声波技术测定组织内部质点的位移,并在此基础上重建组织的弹性图。虽然超声波检测价格便宜,且操作方便,但其信噪比和侧向分辨力较低,而且受到观察窗限制。另外,超声波在测量离轴方向上的位移误差太大,因而限制了超声波技术在需要精确测量位移的弹性图技术中的应用。相比而言,利用 MRI 技术进行弹性测量具有更多的优势。这得益于 MRI 技术的发展,比如不需要"声窗",可以同时显示传统的肝脏磁共振图像,还可以就肝内脂肪含量对纤维化程度的影响进行定量分析,此外还可以对较大脏器部位实现机械波的三维传播信息检测,即实现三维弹性成像。MRI 技术尽管昂贵,但可以在纳米尺度上精确测量组织内部质点各个方向的位移,以满足对弹性系数的精确量化,因此显示出越来越强的应用前景。图 17 - 9 所示的为正常肝脏组织在 51 Hz 剪切波激励下的弹性图。

Mayo 医学中心的 R. Ehman 等在 2014 年的文献中给出了不同肝纤维化程度的 MRE 结果(图 17 - 10):随着纤维化程度的增加,其硬度是增加的。这个结果与穿刺活检后的病理结果是吻合的。

该小组还给出了供参考的分级标准(激励频率为 60 Hz 下):

F0:正常:<2.5 kPa

正常或炎症:2.5～2.9 kPa

F1:一级纤维化:2.9～3.5 kPa

F2:二级纤维化:3.5～4 kPa

F3:三级纤维化:4～5 kPa

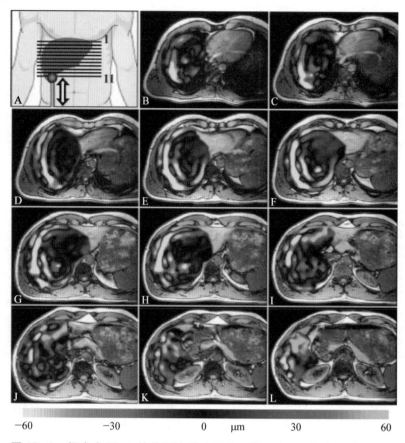

$$-60 \qquad -30 \qquad 0 \quad \mu m \quad 30 \qquad 60$$

图 17－9　频率为 51 Hz 的剪切波激励下的正常肝脏组织的多层弹性图像

注：A. 肝脏激励方位与图像断层方位；B～L. 第 1～11 层断层图像。伪彩颜色冷暖分别表示质点的正向/反向位移。

引自：ROUVIERE O，YIN M，DRESNER A，et al. MR elastography of the liver: preliminary results [J]. Radiology,2006,240(2):440－448.

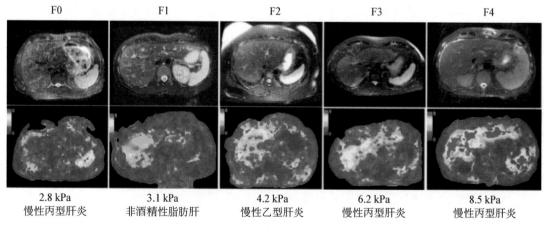

F0	F1	F2	F3	F4
2.8 kPa	3.1 kPa	4.2 kPa	6.2 kPa	8.5 kPa
慢性丙型肝炎	非酒精性脂肪肝	慢性乙型肝炎	慢性丙型肝炎	慢性丙型肝炎

图 17－10　不同纤维化程度的肝脏 MRI 图像和 MRE 图像

注：第 1 行分别对应着 F0、F1、F2、F3 和 F4 等五级肝纤维化的 T_2 加权图像；第 2 行分别对应着 F0、F1、F2、F3 和 F4 等五级肝纤维化的 MRE 图像。

引自：VENKATESH S,EHMAN R. Magnetic resonance elastography of liver [J]. Magn Reson Imag Clin N Am, 2014,22(1):433－446.

F4:四级纤维化:>5 kPa

该小组还持续观察了一名患者在 2 年间的弹性变化情况,结果如图 17-11 所示,在 MRI 常规 T_1 加权图像上未体现出明显结构差异,但在弹性图上,可以看到其弹性系数是在逐年增加的,从 2010 年的正常状态发展到了 2012 年的一级肝纤维化。

17.5.2 磁共振弹性成像在人体其他部位的应用

除了肝脏 MRE 外,其他部位的 MRE 尚处于研究阶段,但显示出良好的应用前景。目前研究者已开展了多个部位的临床应用研究,包括乳腺、脑、前列腺和肌肉等。

（1）乳腺

在乳腺方面的研究相对较多。如 A. L. McKnight 等应用 MRE 检测了 6 名健康志愿者和 6 名确诊的乳腺癌患者。结果显示,健康志愿者中乳腺纤维组织的剪切弹性系数稍高于脂肪组织,在乳腺癌患者病变部位显示了局灶性剪切模量增高区域,其平均值比周围乳腺组织的平均值高 4.18 倍。图 17-12 为一个含有 4 cm 直径乳腺癌的患者的乳腺弹性图,其中深红色区域的弹性系数接近 30 kPa,其余区域的弹性系数仅

10 kPa 左右。

（2）血管

S. Khan 小组应用 MRE 技术进行了腹主动脉的模型、离体和在体心肌的弹性检测研究,受检者包括 21 名 18～65 岁的健康志愿者。图 17-13 给出了年轻志愿者和老年志愿者的剪切波传播图像和弹性图,说明老年志愿者比年轻志愿者的腹主动脉的硬度高。同时也显示出,由 MRE 推导出的弹性系数和脉搏传导系数与年龄之间遵循线性关系。

（3）前列腺

J. Kemper 小组对 7 名健康志愿者进行前列腺分区的弹性研究,结果发现中央区的弹性(均值 2.3 kPa)小于周围区的弹性(3.3 kPa),因此前列腺疾病可通过弹性差别得以诊断,但相关继续研究和应用未见报道。

（4）肌肉

MRE 在肌肉方面的研究早期文献也较多。R. Thomas 小组对 6 名女性和 3 名男性的小腿肌肉进行了磁共振弹性研究,结果发现足底肌肉弹性体现出明显的各向异性,并且在负重情况下体现弹性增加。J. Basford 等考察 8 位年龄在 24～

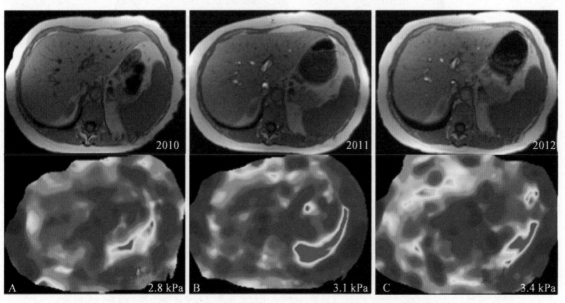

图 17-11　一名原发胆汁性肝硬化患者的肝纤维化发展情况

注:A. 2010 年弹性系数为 2.8 kPa;B. 2011 年弹性系数为 3.1 kPa;C. 2012 年弹性系数为 3.4 kPa。
引自:VENKATESH S, EHMAN R. Magnetic resonance elastography of liver[J]. Magn Reson Imag Clin N Am, 2014,22(1):433-446.

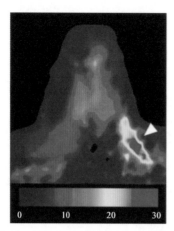

图 17 - 12　乳腺癌在 MRE 上的表现

引自:MCKNIGHT A L, KUGEL J L, ROSSMAN P J, et al. MR elastography of breast cancer: preliminary results [J]. Am J Roentgenol，2002,178(6):1411 - 1417.

41 岁的神经肌肉健康志愿者(4 名男性,4 名女性)和 6 位年龄在 17～63 岁的神经肌肉功能不良的患者(3 名男性,3 名女性,其中 1 位患小儿麻痹症,2 位肌肉无力,3 位下身麻痹),用 MRE 技术分别对他们的肌肉进行弹性图成像发现:随着载荷的增大,健康肌肉的弹性随之变大;健康和功能不良的肌肉弹性图有着明显的差别;用 MRE 技术获得了以前无法获得的活体中肌肉松弛和收缩状态下力学特性的生理学信息。G. Hccrs 等用 MRE 技术对人体健康肌肉进行弹性成像,发现弹性波的波长正比于相同载荷下肌电图测得的肌肉活力。T. R. Jenkyn 等利用 MRE 技术对被动用力和主动用力状态下的肌肉进行成像,发现弹性波波长随着肌肉张力的增大而增大。MRE 技术

年轻志愿者

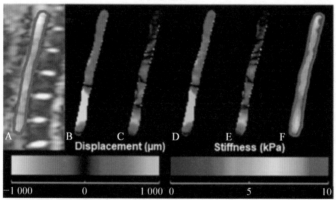

老年志愿者

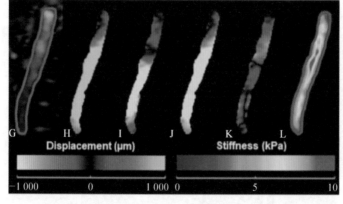

图 17 - 13　腹主动脉弹性与年龄关系的 MRE 研究

注:A. 年轻志愿者的常规 MRI 图像;B～E. 年轻志愿者腹主动脉的 4 种不同相位的剪切波位移图;F. 年轻志愿者腹主动脉的 MRE 图像;G. 老年志愿者的常规 MRI 图像;H～K. 老年志愿者腹主动脉的 4 种不同相位的剪切波位移图;L. 老年志愿者腹主动脉的 MRE 图像。

引自:KHAN S, FAKIHOURI F, MAJEED W, et al, Cardiovascular magnetic resonance elastography: a review[J]. NMR Biomed, 2018,31: e3853.

被认为是一种非创伤性的,并且可以对人体肌肉(即便是深层肌肉)进行生物力学分析的临床诊断技术。

（汪红志）

主要参考文献

［1］汪红志,王鹤,李鲤颖,等.基于核磁共振弹性成像技术的肝纤维化分级体模实验研究［J］.物理学报,2010,59(10):7455-7463.

［2］BASFORD J, JENKYN T, AN K N, et al. Evaluation of healthy and diseased muscle with magnetic resonance elastography［J］. Arch Phy Med Rehab, 2002, 83: 1530-1536.

［3］HAMER O, AGUIRRE D, CASOLA G, et al. Fatty liver: imaging patterns and pitfalls［J］. Radiographics, 2006, 26(6):1637-1653.

［4］HEERS G, JENKYN T, DRESNER M, et al. Measurement of muscle activity with magnetic resonance elastography［J］. Clin Biomech, 2003, 18: 537-542.

［5］HUWART L, PEETERS F, SINKUS R, et al. Liver fibrosis: non-invasive assessment with MR elastography［J］. NMR Biomed, 2006, 19(2):173-179.

［6］JENKYN T R, EHMAN R L, AN K N. Noninvasive muscle tension measurement using the novel technique of magnetic resonance elastography（MRE）［J］. J Biomech, 2006, 36(12):1917-1921.

［7］JIAHUI L, SUDHAKAR K V, MENG Y. Advances in magnetic resonance elastography of liver［J］. Magn Reson Imag Clin N Am, 2020, 28(3):331-340.

［8］KEMPER J, SINKUS R, LORENZEN J. MR elastography of the prostate: initial in-vivo application［J］. Rofo Fortschr Rontg, 2004, 176(8):1094-1099.

［9］KHAN S, FAKIHOURI F, MAJEED W, et al. Cardiovascular magnetic resonance elastography: a review［J］. NMR Biomed, 2018, 31:e3853.

［10］MCKNIGHT AL, KUGEL JL, ROSSMAN PJ, et al. MR elastography of breast cancer: preliminary results［J］. Am J Roentgeno, 2002, 178(6):1411-1417.

［11］MENG Y, JAYANT A, TALWALKAR, et al. Assessment of hepatic fibrosis with magnetic resonance elastography［J］. Clin Gastroenterol Hepatol, 2007, 10(5):1207-1213.

［12］MUTHPILLAI R, EHMAN R. Magnetic resonance elastography［J］. Nat Med, 1996, 2:601-603.

［13］MUTHUPILLAI R, LOMAS D, ROSSMAN P, et al. Magnetic resonance elastography by direct visualization of propagating acoustic strain waves［J］. Science, 1995, 269(5232):1854-1857.

［14］NICOLLE S, LOUNIS M, WILLINGER R, et al. Shear linear behavior of brain tissue over a large frequency range［J］. Biorheology, 2005, 42:209-223.

［15］ROUVIERE O, YIN M, DRESNER A, et al. MR elastography of the liver: preliminary results［J］. Radiology, 2006, 240(2):440-448.

［16］SHADI F, XU H, THOMAS J, et al. Microscopic magnetic resonance elastography（μMRE）［J］. Magn Reson Med, 2005, 54(11):605-615.

［17］SINKUS R, TANTER M, XYDEAS T, et al. Viscoelastic shear properties of in vivo breast lesions measured by MR elastography［J］. Magn Reson Imag, 2005, 23(2):159-165.

［18］VENKATESH S, EHMAN R. Magnetic resonance elastography of liver［J］. Magn Reson Imag Clin N Am, 2014, 22(1):433-446.

18 伪影的产生和防止方法

在磁共振成像（MRI）中，伪影（artifacts）是指图像中与成像物体实际解剖结构不符合的部分，主要表现为图像的变形、模糊、信号重叠或缺失等。有的伪影会模仿或掩盖病变，从而引起临床诊断上的偏差。伪影也会使得图像质量下降，无法对图像进行定量分析。一部分伪影产生的原因是由于系统故障，必须加以辨认，尽快由维修人员解决；而大多数的伪影是由于技术内在的原因，无法完全消除，但是可以通过选择合理的成像技术来消除或降低对诊断的影响。作为从事影像诊断的工作人员，必须熟悉和认识常见伪影的表现形式、产生原因和物理机制，并尽可能予以克服和消除，以提高图像的诊断质量。

本章主要介绍 MRI 常见伪影的产生原因及其防止方法。

18.1　磁共振成像伪影产生原因概论

为了更好地理解 MRI 伪影的产生原因，我们先复习一下 MRI 中 k 空间的概念。磁共振二维成像过程可以用下面 3 组公式表现出来。首先 k 空间的定义为：

$$k_x(t) = \frac{1}{2\pi}\int_0^t \gamma G_x(t')\,\mathrm{d}t'$$

$$k_y(t) = \frac{1}{2\pi}\int_0^t \gamma G_y(t')\,\mathrm{d}t' \qquad (18-1)$$

公式中$k_x(t)$和$k_y(t)$为k空间，γ为旋磁比，$G_x(t')$和$G_y(t')$分别为频率编码梯度和相位编码梯度随时间而变化的幅度。

采集得到的原始数据即k空间数据，其为被激发层面内所有像素点信号的组合，可以表达为：

$$S(k_x,k_y) = \iint M(x,y)\mathrm{e}^{-i2\pi(k_x x + k_y y)}\,\mathrm{d}x\,\mathrm{d}y \qquad (18-2)$$

$M(x,y)$为每个像素点的幅度值（包含质子密度、T_1、T_2和扩散等信息）。

k空间数据经过傅里叶变换之后，就可以得到每个像素点的幅度值$M(x,y)$，傅里叶变换可用下述公式表达：

$$M(x,y) = \iint S(k_x,k_y)\mathrm{e}^{i2\pi(k_x x + k_y y)}\,\mathrm{d}k_x\,\mathrm{d}k_y \qquad (18-3)$$

通过上述公式可知，得到理想图像的前提是：被扫描的对象保持不动、主磁场均匀稳定、共振频率没有偏移、施加的梯度磁场随空间是线性变化并且稳定、施加的射频场在空间上均匀分布并且稳定、采集到的原始数据是完整的，任何违反这些前提的因素都会导致k空间数据的破坏，从而产生各类伪影。因此，大部分伪影的来源都可以从k空间数据去分析；反过来如果知道伪影的来源，也可以对k空间数据进行修正来减少甚至完全消除伪影。

18.2 运动伪影

MRI对物体的运动特别敏感，这主要是由于大多数MRI序列需要较长的时间来采集足够的数据以形成图像，常规序列扫描时间会比人体大多数类型的生理运动的时间尺度要长得多。运动主要会导致图像模糊和鬼影等伪影，产生这些伪影的生理运动包括不自主运动、心脏跳动和呼吸运动、胃肠蠕动、血管搏动、以及血液和脑脊液流动等。

随着MRI技术的不断发展，目前已经开发了许多减轻或纠正运动伪影的方法，但没有一个单一的方法可以适用于所有的成像情况。MRI扫描仪都有一系列运动伪影抑制方法，其中每种方法只适用于某些任务，但不能用于其他任务，因此必须根据具体情况合理应用。

本节先讨论运动伪影的表现和特点，然后介绍一系列运动伪影抑制技术，具体将其分为无监控抑制法、有监控抑制法、运动不敏感脉冲序列三大类。

18.2.1 运动伪影表现和特点

（1）运动伪影表现

宏观运动对于MRI图像有不同的效应，具体取决于运动周期性的程度：随机运动产生图像模糊（image blurring）；而周期运动产生鬼影（ghost artifacts），即运动组织在可预言但不正确的位置的复制。完全正弦运动则会产生运动组织的单个复制，它与正常组织的距离正比于运动速率，运动越快则距离越大。复杂运动可以分解为不同频率的正弦运动，因此产生运动组织的多个复制（图18-1A）。

对于流动质子或微观运动，质子在MRI回波产生过程中处于运动状态，则会产生2种结果：由于相位离散造成的信号缺失（流空效应）和由于相位偏差导致的空间错位。

（2）运动鬼影特点

运动鬼影主要在相位编码方向出现，即使运动是在其他方向。

鬼影复制的数目、位置、亮度取决于每个基本正弦运动的相对强度；其强度越大，鬼影的相对效应也就越强。影响鬼影位置的因素还有重复时间（TR）、信号平均数（NEX）和成像视野（FOV）大小等。

伪影的强度也取决于运动结构的信号强度。信号强度越大的组织，相应的伪影也就越明显，例如T_1加权图像上的脂肪和T_2加权图像上充满液

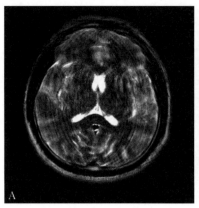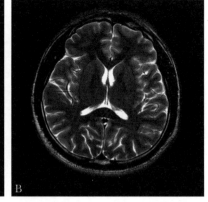

图 18 - 1　运动伪影表现

注：头部横断面 FSE - T_2 加权图像。A. 头部运动导致鬼影状伪影和图像模糊，解剖结构不清晰；B. 头部保持静止，图像清晰。

体的胃肠道，这也是注射对比剂后运动组织容易出现伪影的原因。

伪影也可能产生折叠，因此 FOV 外的组织也会移到图像内。

18.2.2　无监控抑制法

无监控运动伪影抑制方法具体可以分为十类：

（1）物理压制

可以通过海绵垫、固定带、黏胶带或其他装置来限制受试者的运动，这是头部和关节扫描时非常有效的抑制运动伪影的方法，但压制受试者太紧容易引起受试者的不舒服。

（2）自主控制运动器官保持静止

像头部运动、眼球运动、吞咽运动等，可以通过训练受试者来加以控制，从而可有效抑制运动伪影（图 18 - 1B）。

对于胸腹部呼吸运动，可采用快速扫描序列、同时结合并行成像和压缩感知等 k 空间欠采集快速扫描方法，在不到 15 s 采集一组图像，因此就可以通过屏气来消除伪影（图 18 - 2）。目前大多数的胸腹部都常采用屏气扫描。如果数据采集的时间比较短，所有层就可以一次屏气完成扫描；如果采集的层数比较多，可分成多次屏气扫描来完成。为了保证多次屏气时器官的位置尽可能一致，

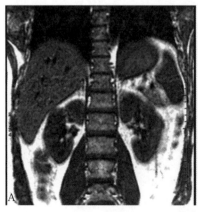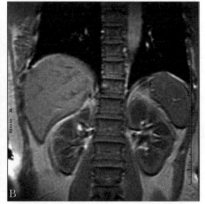

图 18 - 2　腹部屏气抑制呼吸伪影

注：A. 腹部冠状面自旋回波序列 T_1 加权图像，由于呼吸运动，使得图像模糊；B. 腹部冠状面梯度回波序列 T_1 加权图像，采用屏气采集，图像清晰。

一般采用呼完气后屏住呼吸进行 MRI 数据采集。但是吸足气后屏气更容易保持,所以如果扫描只需要一次屏气,屏气扫描也可以在吸气后进行。

（3）超快速技术

超快速技术,例如单激发快速自旋回波（FSE）、单激发回波平面成像（EPI）和螺旋采集等序列,可以在<100 ms 的时间内采集图像,实际上可以消除所有运动伪影,当然也包括血管搏动。该方法适用于那些不能屏气而且呼吸不均匀的患者,即使患者自由呼吸,图像也没有明显的运动伪影,但是图像信噪比和对比度较差（图18-3）。

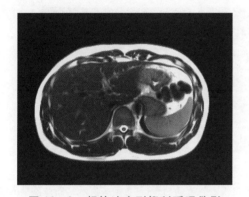

图 18-3 超快速序列抑制呼吸伪影

注:采用单激发 FSE 序列在自由呼吸采集的腹部横断面图像,图像清晰。

（4）信号平均

信号平均是另一个有效的运动伪影抑制技术（图 18-4）。这种技术是基于这样一种事实:噪声是随机的而 MR 信号是非随机的。随机噪声在多次累加后相互抵消,而非随机信号则幅度增加,因此信号平均能衰减运动组织产生的信号而增加静态组织的信号。当然信号平均的缺点是增加了成像时间。

（5）脂肪抑制技术

鬼影的强度取决于运动组织的信号强度,因此可以通过减弱引起鬼影的运动组织的信号强度来减少伪影。对于腹部成像,可以通过频率选择饱和技术或短反转时间反转恢复法（STIR）来抑制脂肪信号,从而可一定程度地抑制呼吸运动伪影（图 18-5）。

（6）空间预饱和技术

预饱和技术一般是在常规脉冲序列前插入特殊的射频脉冲来激发某一区域,然后通过扰相梯度将磁化矢量相位离散,从而使得受激发的区域内组织产生饱和效应。可以通过优化射频脉冲设计得到比较理想的矩形层面轮廓激发,而且饱和带可以施加在多个方向多个区域。

预饱和技术也可以抑制来自不需要的运动组织的信号,因此可以用来消除由于吞咽、呼吸及血管搏动产生的鬼影（图 18-6B）。

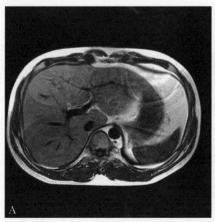
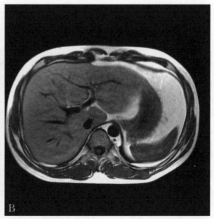

图 18-4 信号平均法抑制呼吸伪影

注:腹部横断面自旋回波序列 T_1 加权图像。A. 累加次数为 1 次,由于呼吸运动,图像上有明显的鬼影状伪影;B. 累加次数为 4 次,通过信号平均,伪影得到较好的抑制。

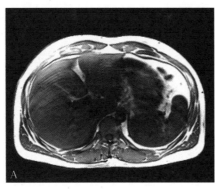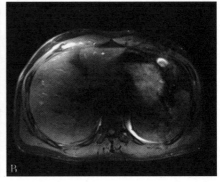

图 18-5　脂肪抑制技术减少伪影

注：腹部横断面 FSE T_1 加权扫描。A. 呼吸运动使得运动伪影严重；B. 采用频率选择脂肪抑制技术，伪影明显减少。

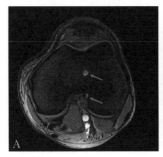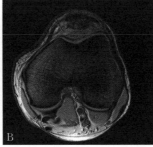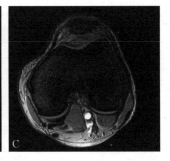

图 18-6　血流搏动伪影和消除方法

注：A. 膝关节横断面梯度回波扫描，血管搏动导致膝关节图像出现血管搏动伪影（红色箭头所示），图像质量下降；B. 空间预饱和很好地抑制搏动鬼影，饱和带须与扫描层面平行；C. 采用流动补偿后，膝关节图像血管搏动鬼影消失。

（7）流动补偿技术

血流会产生搏动伪影，其原因是流动导致自旋产生相位偏移。为了消除这种相位偏移，可以将梯度形状重新设计（图 18-7），这种技术被称为流动补偿技术（flow compensation，FC）或梯度矩消除技术（gradient moment nulling，GMN）。

一般脉冲序列在层面选择梯度施加后，会再施加一个反向的相位重聚梯度（图 18-7A），以补偿层面选择梯度导致的层厚方向的质子相位离散，一般相位重聚梯度矩（梯度施加的面积）等于层面选择的梯度面积（从射频脉冲的顶点开始计算面积）。但是如果出现流动，则质子的相位无法完全重聚，相位位移与流动速度成正比，因此流速不一样的血液相位偏移不一样（图 18-7B）。随

着血管的搏动，血管内血液的流速也会波动，这会导致每次 TR 产生一个额外的变化的相位，从而在图像上产生搏动伪影（图 18-6A）。而流动补偿技术，通过梯度波形的重新设计，一般面积为 1∶（-2）∶1（图 18-7C），则能补偿匀速运动的血液磁化矢量的相位偏移，不同流速的血液磁化矢量相位偏移都接近于零（18-7D），从而有效抑制了搏动伪影（图 18-6C）。

流动补偿可以施加在层面选择方向、频率编码方向和相位编码方向。可以单个方向施加，也可以多个方向同时施加，具体取决于血管与层面的关系。

利用流动补偿技术可以很好地抑制缓慢流动造成的伪影，对于快速流动也有一定的抑制效果。流动补偿会导致回波时间有所延长。

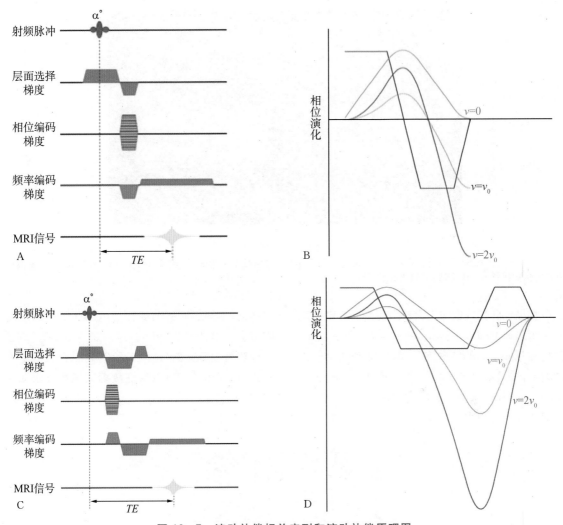

图 18-7　流动补偿相关序列和流动补偿原理图

注：A. 未采用流动补偿的梯度回波序列；B. 未采用流动补偿技术时，层面选择方向的梯度形状和不同流速组织的相位演化图：黑色线为层面选择梯度波形，蓝色线为静止组织中质子磁化矢量的相位演化，粉红色和红色线为流动血液中质子磁化矢量的相位演化，红色线显示的血流速度是粉红色显示的血流速度的 2 倍；C. 层面选择方向和频率编码方向均施加流动补偿的梯度回波序列；D. 施加流动补偿时，层面选择方向的梯度形状和不同流速组织的相位演化图：黑色线为层面选择梯度波形，蓝色线为静止组织中质子磁化矢量的相位演化，粉红色和红色线为流动血液中质子磁化矢量的相位演化，红色线显示的血流速度是粉红色显示的血流速度的 2 倍。

（8）反转相位-频率编码方向

运动鬼影一般出现在相位编码方向，可以通过合理选择相位、频率编码方向来降低对诊断的影响（图 18-8）。

（9）合理设置 TR 和 NEX

通过合理设置 TR 和 NEX，以便与呼吸频率同步（假门控），也就可像门控技术一样来降低鬼影状伪影。但是 TR 和 NEX 的设置非常严格，不仅与呼吸频率同步，同时 TR 值又要满足图像对比度要求。

（10）注射药物

通过肌内注射高血糖素等药物来降低肠道蠕动。

18.2.3　有监控抑制法

（1）心电门控

心脏搏动不仅导致心脏成像时产生伪影，而

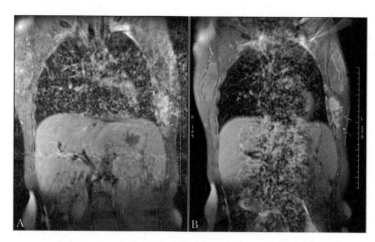

图 18-8　交换相位-频率编码方向减少伪影影响

注:背部冠状面 SE T_1 加权扫描。A. 心脏搏动伪影使得背部病变不太清晰(红色箭头所示);B. 反转相位-频率编码方向将伪影转到另一个方向,对病变区干扰减少。

且在胸椎或肝脏成像时也会产生伪影。心脏搏动效应可以通过同步图像采集和心电周期来减少,其将磁共振兼容的特殊 ECG 电极贴合在患者的胸腹部,以采集患者的心电波形(图 18-9A)。心电门控的原理是,同一层面的图像都在心电循环相同的延迟时间点上采集,因此解剖结构则无明显搏动;不同层面的图像在心电循环不同循环时间点上采集(图 18-9B)。为了避免运动伪影,通过设置触发延迟值(R 波触发时间点到数据采集开始时间点的间隔)以保证数据采集在舒张期时完成。

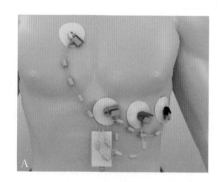

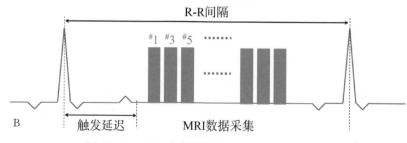

图 18-9　ECG 电极摆置方法和心电门控方法

注:A. ECG 电极摆放位置;B. 心电门控方法,红色曲线为心电波形,相邻 R 波之间的时间间隔称为 R-R 间隔,R 波触发后延迟一段时间后采集 MRI 数据(蓝色矩形),每个蓝色矩形表示不同的层面。

图 18-10 显示了心脏横断面自旋回波（SE）序列 T_1 加权图像，由于心脏运动导致搏动伪影，而且管腔边界模糊，而采用心电门控技术，搏动伪影明显减少，并且管腔边界清晰。

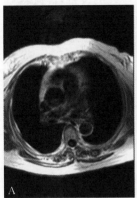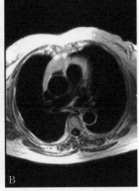

图 18-10　心电门控抑制心脏搏动伪影

注：心脏横断面 SE 序列 T_1 加权扫描。A. 由于心脏运动导致搏动伪影，管腔边界模糊；B. 采用心电门控技术，搏动伪影明显减少，并且管腔边界清晰。

心电门控为了保持数据采集与心脏搏动同步，必须在某一时间段上停止采集数据，因此心电门控加长了成像时间；另外由于最短 TR 由 $R-R$ 间隔决定，因此无法得到很好的 T_1 加权对比度。

（2）呼吸触发

呼吸触发首先要采集呼吸信号，其通过一些特殊的呼吸装置，如固定容积的呼吸带或气囊，置于胸部或腹部，那么呼吸运动会改变气囊内压力，而压力变化可被压力传感器探测到并转换成电信号，从而监测到呼吸运动。呼吸信号可用以呼吸门控或呼吸触发（respiratory trigging，RT），也可用于呼吸补偿（respiratory compensation，RC）。

呼吸触发只在呼吸循环中的某一时间段内采集回波（图 18-11），同一层面的数据在同一呼吸位置采集，因此可以同时有效减少运动伪影和图像模糊（图 18-12）。

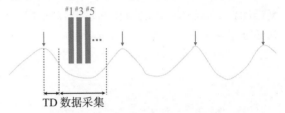

图 18-11　呼吸波形和呼吸触发

注：黄色曲线为呼吸波形，红色箭头所示为呼吸触发时间点，每次触发后延迟一定时间（TD）再采集磁共振数据（蓝色矩形），每个蓝色矩形表示不同的层面。

呼吸触发有如下缺点：①采用呼吸触发的序列的有效 TR 时间必须是呼吸周期的整数倍，而正常成人每分钟呼吸 12~20 次，有效 TR 至少要 3 000 ms，因此呼吸触发只适用于 T_2 加权或质子密度像，不适用 T_1 加权像；②由于只在呼吸周期的部分时间段采集数据，所以扫描时间比较长；③如果患者呼吸不稳定，则运动伪影抑制效果就比较差。

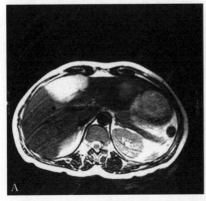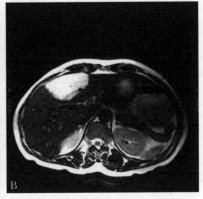

图 18-12　呼吸触发抑制呼吸运动鬼影

注：腹部横断面 FSE T_2 加权扫描。A. 未采用呼吸触发技术，鬼影状伪影严重；B. 采用呼吸触发技术后，伪影明显减少。

（3）呼吸补偿技术

更有效的呼吸伪影抑制方法是相位编码重排序技术（如 respiratory ordered phase encoding，ROPE；centrally ordered phase encoding，COPE），又被称为呼吸补偿技术。常规的相位编码顺序是从 k 空间的一边采到另一边，k 空间相邻线可能处于呼吸循环中位置变化较大的不同时期（18-13A）；而呼吸补偿技术则重新排列相位编码顺序以与呼吸循环相匹配，这样由于呼吸引起的周期运动就变成缓慢、逐渐变化的运动，k 空间相邻线处于呼吸循环中位置变化很小的邻近时期（图 18-13B），从而有效减少呼吸运动伪影（图

18-14）。

与呼吸触发不同的是呼吸补偿不增加扫描时间，但是呼吸补偿技术一般不能用于 FSE 序列。

（4）导航回波触发

导航回波技术不需要额外的设备，其监测呼吸运动是通过采集导航回波得到横隔膜偏移的一维实时跟踪。具体的脉冲序列时序如图 18-15 所示，首先在射频脉冲作用的同时施加螺旋振荡变化的梯度场，可选择性地激发横隔膜上一纵向圆柱形区域组织的磁化矢量，然后采集对应的梯度回波。导航回波技术一般采用小角度射频脉冲，因此即使导航回波序列以很短的时间反复连

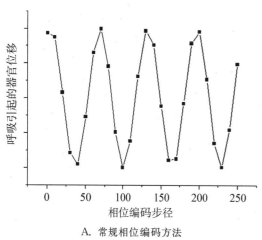

A. 常规相位编码方法　　　　　　　B. 相位编码重排序技术（ROPE）

图 18-13　呼吸补偿技术原理

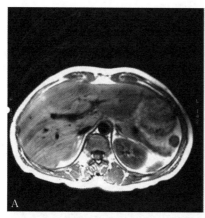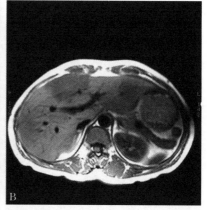

图 18-14　呼吸补偿技术抑制呼吸伪影

注:腹部横断面 SE T_1 加权扫描。A. 未采用呼吸补偿技术,鬼影状伪影使得图像质量差,鬼影主要是腹壁脂肪(在 T_1 加权图像上是高信号)周期运动而成,并且伪影出现在相位编码方向(前后方向);B. 采用呼吸补偿技术,伪影得到很好控制。

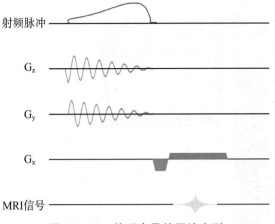

射频脉冲

G_z

G_y

G_x

MRI信号

图 18 - 15　笔形束导航回波序列

注：在射频脉冲作用的同时施加螺旋振荡变化的梯度场，可选择性地激发横膈膜上一纵向圆柱形区域组织的磁化矢量。

续施加，也不会对成像信号产生明显影响。上述所产生的导航回波信号经过傅里叶变换后可确定膈肌位置；得到的膈肌位置信息可用于前瞻性地控制 MRI 系统在呼气结束期间（例如，在横膈膜的最大高度处）采集成像数据采集（图 18 - 16），也可用于回顾性地选择在呼气结束时采集的数据用于图像重建。通过导航回波触发，图像的呼吸运动伪影可得到显著抑制（图 18 - 17）。

（5）相位导航触发

还用一种测量呼吸运动的方法是相位导航方法，其通过采集均匀肝实质中一个方块区域（图 18 - 18A、B）的磁共振信号的相位来获取呼吸运动波形。由于肝脏在呼吸周期中的移动，导致 B_0 场微小波动，从而 MR 信号相位也会有变化，系统会检测到这种相位变化从而得到呼吸曲线（图 18 - 18C）。通过测量到的呼吸曲线来触发 MR 成像扫描，用以抑制呼吸伪影（图 18 - 18D）。

相位导航定位时需要排除较大的血管。另外还需要考虑定位像是在吸气还是呼气期间采集，如想在吸气期间采集，将导航方块定位于较高位置（更靠近头部）；如想在呼气期间采集，将导航方块定位于较低位置（更靠近足部）。

18.2.4　运动不敏感脉冲序列

基于 k 空间螺旋或径向编码策略的成像方法通常比笛卡尔编码方式的序列对运动具有更好的容忍度，这些类型的序列得到的图像中运动伪影更少。其原因是，这些编码策略通常对 k 空间的中心进行过采样，那么内在的平均作用能够有效减少伪影；另外，k 空间中心过采的数据也可用于识别运动，并利用获取的运动信息有效地校正运动伪影。此外，如果数据读出开始于或接近 k 空间的中心，则更容易实现梯度矩归零，从而减少不同激发间的相位误差。

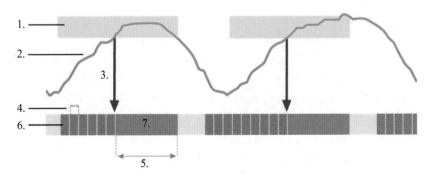

图 18 - 16　结合有导航回波触发的扫描时序

注：连续重复采集导航回波（图中深灰色方框所示）并计算得到膈肌位置（绿色曲线），当膈肌位置进入可接受窗范围（黄色方框所示），触发启动成像序列开始采集成像数据（红色箭头所示）；当成像模块（淡蓝色方框所示）完成后，重新执行导航回波模块直到下一次合适的呼吸时相。1. 扫描接受窗，一般位于呼气末期，膈肌位置处于最高点附近；2. 显示膈肌位置的波形；3. 触发时间点；4. 导航回波重复时间；5. 成像数据采集持续时间；6. 导航回波模块；7. 成像序列模块。

引自：西门子 MRI 操作手册。

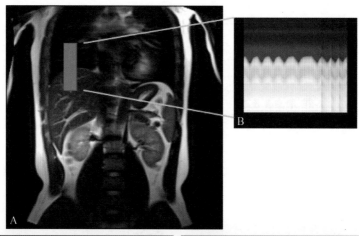

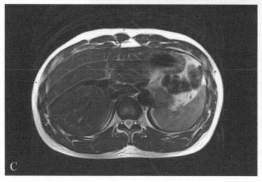
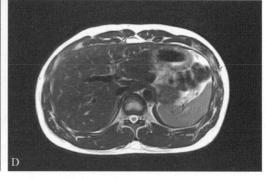

图 18 - 17 采用导航序列进行呼吸触发扫描

注:A. 冠状面 MRI 图像显示使用导航序列的示例图,蓝色矩形显示了附加导航回波脉冲的位置;B. 通过导航回波得到的一维实时跟踪膈肌偏移,根据这些膈肌偏移信息,可以对影像进行前瞻性触发扫描或回顾性重建,以最大限度地减少与呼吸有关的运动伪影;C. 自由呼吸下没有呼吸触发的横断面 FSE 磁共振图像,有明显的呼吸运动伪影;D. 利用导航回波呼吸触发获得的图像,运动伪影不明显。

有关运动不敏感脉冲序列可参见本书 5.2.6、5.8 和 5.9 等章节。

18.2.5 运动伪影抑制法组合运用

前面列举了运动伪影的主要抑制方法,它们都是根据伪影形成的机制,从不同角度加以抑制,因此每种方法都有一定的有效性,但也存在一定的局限性。而实际使用时,往往是几种方法组合运用。如何组合则取决于解剖部位、脉冲序列及特殊的硬件,但也有一些一般性的规律(表 18 - 1、18 - 2)。

18.3 装备伪影

装备伪影是指与 MRI 系统设备和扫描方法有关的伪影,产生的原因主要是由于系统硬件(如静态主磁场、梯度场、射频发射接收器等)故障或受干扰、MR 成像技术内在缺陷、参数选择不合理等。装备伪影主要包括折叠伪影、截断伪影、化学位移伪影、黑边界伪影、拉链伪影、数据出错伪影、介电伪影、几何畸变、射频线圈不均匀性、尖点伪影、层间干扰、主磁场不稳定导致的伪影、并行成像伪影等。

18.3.1 折叠伪影

(1)表现

当 *FOV* 未完全包括成像断面上所有的解剖组织时,则会出现折叠伪影,其表现是:未包含在 *FOV* 内的解剖组织,则折叠到图像的另一边(图 18 - 19C)。在体部成像,*FOV* 外的手臂与 *FOV*

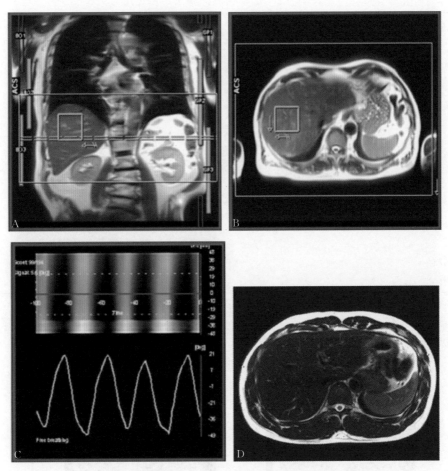

图 18-18　相位导航呼吸触发

注：A、B. 相位导航定位，通过采集肝脏内方块区域（蓝色方框内）肝脏组织的磁共振信号的相位变化，可得到呼吸波形，黄色方框为成像板块；C. 导航回波信号（上方）和呼吸波形（下方蓝色曲线）；D. 通过相位导航呼吸触发得到的腹部图像，运动伪影不明显。

表 18-1　不同部位扫描和运动伪影来源

伪影抑制方法	随机自主运动	呼吸运动	心脏搏动	血管搏动和血液流动伪影	脑脊液流动伪影
头部扫描	√			√	√
颈部扫描	√（吞咽运动）			√	√
胸部扫描	√	√	√	√	
腹部扫描	√	√	√	√	
盆腔扫描	√	√		√	
颈椎扫描	√			√	√
胸椎扫描	√	√	√	√	√
腰椎扫描	√	√		√	√
四肢扫描	√			√	

表 18-2　运动伪影抑制法组合运用

伪影抑制方法	随机自主运动	呼吸运动	心脏搏动	血管搏动和血液流动伪影	脑脊液流动伪影
训练保持不动	✓				
物理压制	✓	✓			
屏气采集		✓			
超快速采集	✓	✓	✓	✓	
饱和带	✓	✓	✓	✓	
流动补偿				✓	✓
累加	✓	✓	✓	✓	
交换相位-频率编码方向	✓	✓	✓	✓	✓
脂肪抑制		✓			
心电门控			✓	✓	✓
呼吸触发或门控		✓			
呼吸补偿		✓			
导航回波触发		✓	✓	✓	
运动不敏感序列	✓	✓	✓	✓	

内组织的信号叠加在一起就会形成波纹状伪影（图 18-20C）。折叠伪影一般来讲比较容易确认，大多数情况下不会引起诊断上的模糊，但有时也会模仿病变。

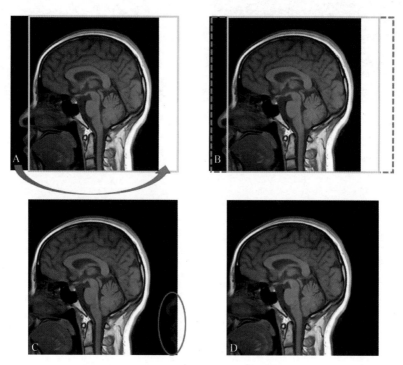

图 18-19　头部折叠伪影示例图

注：A. 鼻子和嘴巴的一部分在视野外，黄色方框为视野；B. 相位编码方向为 20% 过采，即采集视野为蓝色虚线方框，黄色方框为图像显示视野；C. 如图 A 设置视野时采集得到的图像，视野外的鼻子和嘴巴就会折叠到视野内的另一边（图 C 中红色椭圆所示）；D. 相位编码方向为 20% 过采得到图像后，只将显示视野（黄色方框）内图像呈现出来，这样就得到没有折叠伪影的图像。

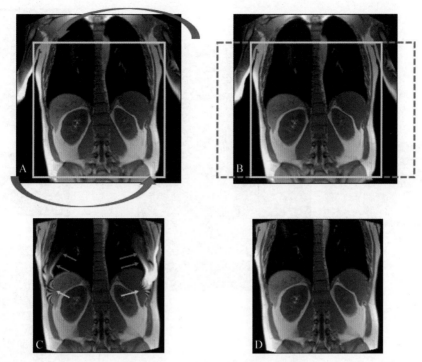

图 18 - 20　体部折叠伪影示例图

注：A. 手臂在视野外，黄色方框为视野；B. 相位编码方向为 50% 过采，即采集视野为蓝色虚线方框，黄色方框为图像显示视野；C. 如图 A 设置视野时采集得到的图像，这样视野外的手臂就会折叠到视野内的另一边（图 C 中红色箭头所示），手臂与肝脏的信号叠加在一起就会形成波纹状伪影（图 C 中黄色箭头所示）；D. 相位编码方向为 50% 过采后得到的图像后，只将显示视野（黄色方框）内的图像呈现出来，这样就得到没有折叠伪影的图像。

折叠伪影也有可能出现在三维成像中，此时成像区域外的组织则折叠到图像上（图 18 - 21C），这主要是由于选择激发射频脉冲的不理想造成的。

（2）产生机制

在一幅 MR 图像上，每个矩阵的亮度正比于接收到的电磁信号的幅度，而坐标则正比于信号的频率和相位。

而图像的相位和频率具有一定的范围，其范围大小由 FOV 和接收机带宽共同决定。将落在设定范围外的频率和相位转换到设定范围内，就将 FOV 外面的组织移到图像内。在时域上，折叠是由于 MRI 信号的采样点数不够，而采样点数不够主要发生在采样率低于信号带宽的 2 倍。MRI 信号的采集需满足 Nyquist 采样定理，即最小采样率大于或等于信号频率的 2 倍。

图 18 - 22 可直观了解采样一个模拟信号的概念，图像处理器接收到信号的离散值而非整个

波形。当有 2 种以上的波形适合离散值时，则会出现不确定。在这个例子中同时有高频和低频正弦函数适合采样点。图像处理器应该可以去除高频振荡，否则 FOV 外高频振荡的结构就会转移到图像内。

而在三维采集时，在选层方向上有时也会产生折叠伪影。三维成像会先选择激发一个板块，接着通过选层方向的相位编码将板块分成很多层。当激发的轮廓延伸超过三维采集板块的边界时，采集板块外面的信号将折绕到内部层面上（图 18 - 21）。

（3）消除方法

1）加大 FOV：折叠伪影可以通过加大成像 FOV 来消除（图 18 - 23），但会降低图像的分辨率。

2）数据过采（oversampling）：折叠伪影最有效的消除方法是数据过采。在频率编码方向，可将

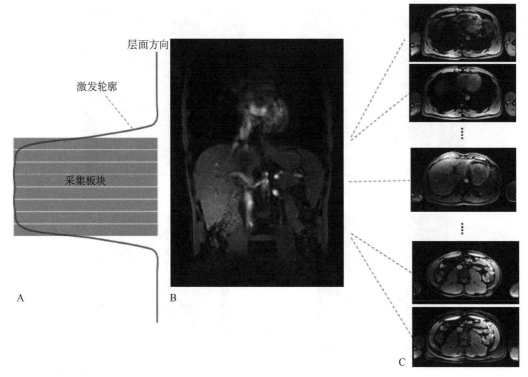

图 18-21　三维成像中折叠伪影

注:A. 三维腹部横断面板块激发轮廓(红色线)和采集板块(蓝色方框);B. 冠状面定位图;C. 扫描得到的横断面腹部图像,开始几层和结束几层存在折叠伪影,为采集板块外的组织折叠到板块内。

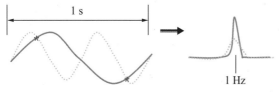

图 18-22　由于采样率不足,同时有 2 种频率的正弦波与数据点吻合

注:按照 Nyquist 采样定理,一个特定频率的信号,必须采用 2 倍于该频率的采样率采集才能将该频率表征出来。对于频率为 1 Hz 的信号(图中蓝色波形),1 s 采集 2 个点,满足 Nyquist 采样定理,FT 变换后频率为 1 Hz。对于频率为 2 Hz 的信号(图中黄色波形),1 s 采集 2 个点,不满足 Nyquist 采样定理,FT 变换后频率也为 1 Hz。

采样带宽和频率编码次数设置为原来的 2 倍,这样就将频率编码方向的 FOV 设置为原来的 2 倍,那么采集时间、空间分辨率和信噪比都保持不变,而频率编码方向的折叠伪影得到了消除,所以有厂家会自动进行如此设置。相位编码方向包括三维选层方向的折叠也可以通过增加视野外的采样

来消除(图 18-19B、D,图 18-20B、D,图 18-23),但会增加扫描时间。如果累加次数超过 2,则可以通过去相位缠绕(no phase wrap,NPW)这个技术来消除相位编码方向折叠伪影(图 18-24),该技术增加相位编码方向的 FOV、增加相位编码次数同时减少累加次数,那么采集时间、空间分辨率和信噪比都保持不变,而折叠伪影可得到有效消除。

3)饱和带:可以设置空间预饱和带来消除无需的结构。

4)表面线圈:另外也可以通过表面线圈的敏感特性来衰减掉不需要的结构信号。

18.3.2　截断伪影

(1)表现

截断伪影又称为环状伪影(ringing artifacts)、吉布斯伪影(Gibbs artifacts)或边缘环(edge ringing),一般表现为分布于整个图像上的多条同

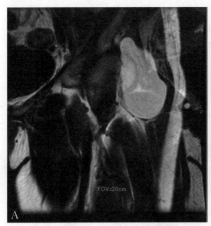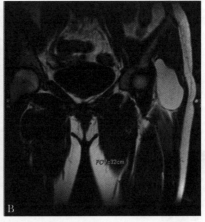

图 18-23 加大视野消除折叠伪影

注:臀部冠状面 SE T_1 加权扫描。A. 由于视野太小($FOV = 20\,cm$)产生折叠伪影,视野外组织即右臀部折叠到图像内的患者左侧;B. 加大视野($FOV = 32\,cm$),折叠伪影被消除。

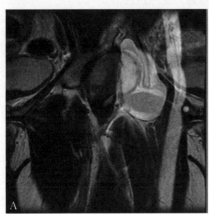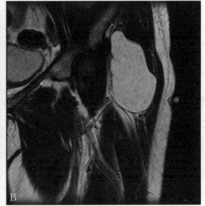

图 18-24 NPW 技术消除折叠伪影

注:臀部冠状面 FSE T_2 加权扫描。A. 由于视野太小($FOV = 20\,cm$)产生折叠伪影,视野外组织即右臀部折叠到图像内的患者左侧;B. 采用 NPW 技术,折叠伪影被消除。

中心高低信号强度弧形线(图 18-25F,图 18-26A)。它一般在下面 2 种条件下出现:①图像空间分辨率较低;②沿组织交界面上反差很大的 2 种信号强度过渡处(跳跃式),例如在亮的头皮脂肪和黑的骨皮质之间。

截断伪影在相位编码和频率编码方向都可能出现,但更容易出现在相位编码方向,因为为了节省时间,相位编码数比较少。采用大的矩阵数,使得振荡看到少一点但仍无法消除它。

截断伪影会模拟运动伪影、脊髓空洞症或膝关节图像上的半月板撕裂。

（2）形成机制

数字图像是模拟图像的近似,因为它们是由有限数目的像素组成。图 18-25 模拟了截断伪影产生的原理图。当 k 空间数据以较低分辨率采集时(数据截断),就是在 k 空间数据乘以一个方波函数,这相当于在图像空间卷积了 sinc 函数,这样就会在信号强度跳跃的边界上形成亮暗交替的伪影。

（3）消除方法

为了减少截断伪影,常用的方法是在图像重建前对 k 空间数据进行平滑滤波。但这种方法的

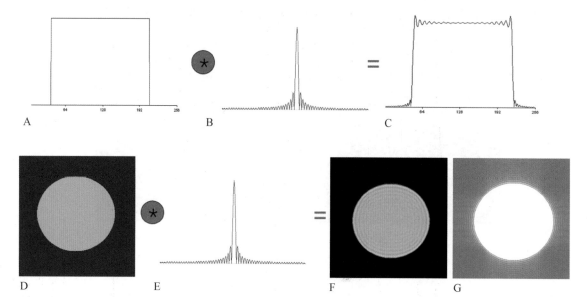

图 18-25 截断伪影产生原理图

注:当 k 空间数据以较低分辨率采集时(数据截断),就相当于在图像空间卷积了 sinc 函数。理想的一维方波(A),与 sinc 波形(B)卷积后,就会在信号强度跳跃的边界上形成亮暗交替的伪影(C)。同样对于二维没有伪影的圆形图像(D),与 sinc 波形(E)卷积后,就会在信号强度跳跃的边界上形成多条同心高低信号强度弧形线(F、G)。图 F 和图 G 是同一幅图像,只是为了显示伪影效果将窗宽/窗位设置得不一样。

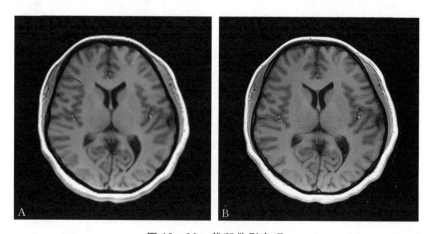

图 18-26 截断伪影表现

注:头部横断面梯度回波 T_1 加权成像,$FOV = 24$ cm。A. 采集矩阵为 160×160,截断伪影表现为高低信号强度交替弧线(红色箭头所示);B. 加大相位编码矩阵后(320×320),伪影间隔变为原来的一半,表现就不太明显。

缺点是图像模糊,图像模糊的程度与滤波函数的参数(平滑程度)有关。

当采用更多的相位编码数,那么环形的间隔就会缩小,但幅度未减少。尽管这种方法有一定的局限性,但仍是最为实用和有效的方法,因为环形线的间隔变小后会减少伪影的明显性(图

18-26B)。

也可采用卷积神经网络从欠采数据重建出高质量的磁共振图像,无论是主观的视觉效果还是客观的评价参数都优于传统的加窗函数平滑处理方法。有关卷积神经网络在图像重建中的应用可参见本书21.5。

18.3.3 化学位移错位伪影

（1）伪影产生机制和表现

当质子处于相同的解剖位置但处于不同的原子环境时，则所受的磁场强度也不一样。例如，某一解剖位置上脂质分子的亚甲基质子感受到的磁场强度就比同一位置中的水分子中质子低，对于 1.5 T 磁场，进动频率差为 217 Hz，而在 3 T 磁场下，进动频率差为 435 Hz。这种由于原子核所处的化学环境不一样而导致的磁共振频率差被称为化学位移。有关化学位移的详细内容参见本书 12.1。

正如前面第 2 章所描述的，施加频率编码梯度后不同位置的质子进动频率不一样，因此通过进动频率差异则可决定组织在图像上频率编码方向的位置。对于空间同一位置上的组织，来自不同化学成分的信号，由于化学位移的作用则在图像上的位置不一样，因为图像重建算法将化学位移导致的频率差误认为是由空间位置不同导致的。

例如在盆腔中，充满液体的膀胱被盆腔周围脂肪所包绕。由于化学位移导致的脂肪错位，则会出现如下表现的伪影：在 MR 图像上的一边，由于脂肪和水信号重叠，2 种信号的总和导致一个明显高信号带；而另在一边，脂肪和水信号分开则出现一个黑色的低信号带。当伪影存在时，就很难评价膀胱壁的完整性。又如，由于化学位移错位，股骨头内（骨髓内含有脂肪）出现异常血管影，后背部出现明显的伪影（图 18-27A）。化学位移伪影也可以类似夹层动脉瘤（假性主动脉夹层）。

当采集图像采用窄带宽时，化学伪影更加严重。而这种窄带宽技术主要应用于长 TE 序列，目的为了增加信噪比而不增加成像时间。在窄带宽成像中，采集和显示的频率范围越小，相同的频率间隔在图像上的范围就越大，这种概念类似于改变图像的比例尺寸。

化学位移伪影与场强成正比，因此在低场时要弱得多。

脂肪还会引起 EPI 图像中的严重的脂肪伪影，具体见本书 5.6。

（2）降低伪影影响方法

很显然，化学位移伪影可以通过增加接收机带宽来降低（图 18-27B），但此会引起信噪比降低。

类似于运动伪影和截断伪影的抑制方法，可以通过转换相位频率编码方向而将化学伪影转到不同的方向，当频率编码方向平行于图像上组织长轴时，伪影也会降低。

频率编码方向
相位编码方向

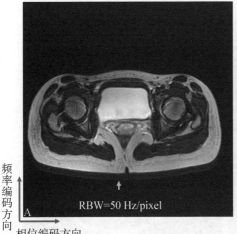
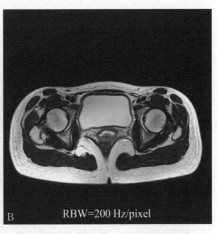

A RBW=50 Hz/pixel

B RBW=200 Hz/pixel

图 18-27 化学位移伪影

注：盆腔横断面 FSE T_2 加权扫描。A. 由于采用窄带宽（50 Hz/pixel），化学位移伪影非常严重，含脂肪高的组织（如股骨头、骨盆、皮下脂肪等）相对于含水高的组织（如血管内血液、肌肉等）向前移动了一个比较大的距离，因此股骨头内出现异常血管影（红色箭头所示），后背部出现明显的阴影（黄色箭头所示）；B. 加大接收机带宽（200 Hz/pixel），伪影明显减少。

18.3.4 黑边界伪影

所谓黑边界伪影是一种勾画出组织区域的轮廓线。从某种角度看,通过黑边界可以非常清楚地区分2种相邻的组织结构,是非常有利的;但是由于黑边界掩盖了相应的组织结构,又是不利的。引起黑边界主要有3种原因:选定某个特定反转时间(TI)的反转恢复法(IR)图像、某个特定回波时间(TE)的梯度回波图像及切应力边界。

(1)反转恢复法图像

对于 IR 序列,第1个180°脉冲将所有组织的纵向磁化矢量反转到 $-z$ 轴,然后纵向磁化矢量开始从 $-z$ 轴向 $+z$ 轴恢复。当选定一个特定 TI 时,对于 $T_1 = 1.44TI$ 的组织,则此时的纵向磁化矢量正好为零,该组织就在图像上表现为零信号。对于 T_1 小于这个临界时间($1.44TI$)的组织,则会恢复到一个正的纵向磁化矢量,在图像上表现为高信号;对于 T_1 比临界时间($1.44TI$)长的组织,仍保持为负的纵向磁化矢量,在图像上应该表现为负信号,但是由于 MR 一般采用模重建(magnitude reconstruction)方式,因此该组织也表现为高信号。而对于上述2种组织的交界面上的像素,由于同时包含2种组织,正负信号相互抵消,则表现为低信号黑边界伪影(图18-28A)。如果采用实数重建(real reconstruction),就不会出现这种黑边界伪影(图18-28B)。

(2)梯度回波图像

由于化学位移效应,脂肪内亚甲基中质子共振频率比水中质子共振频率低3.5 ppm。当采用梯度回波序列成像时,随着 TE 的不同,2种质子有时处于同相位(in phase),有时处于反相位(opposite phase)。当 TE 的选择使得2种质子处于反相位时,则在富含脂肪的组织和富含水的组织交界面上,由于部分容积效应,信号相互抵消,从而产生一黑边界(图18-29Λ)。有时借此可以分辨脂肪和病理组织,该技术已成功地应用于肾上腺腺瘤与恶性肿瘤尤其转移瘤的鉴别诊断。而当评价某一器官边界时,该技术又变成缺点。通过合理选择 TE 可以使得此种黑边界伪影消失(图18-29B)。

18.3.5 拉链伪影

有多种原因会导致图像上出现拉链状伪影,基于其不同的原因,拉链伪影出现的方向和位置也不同。

(1)射频泄漏

在采集信号数据时,用于激发自旋的射频发生器如果未完全关闭,则会产生射频泄漏,从而导致在图像中心平行于相位编码方向并穿越整个图像的中心线伪影。如果射频泄漏在所有的相位编码过程中都存在,则中心线退化成中心点(或斑)。

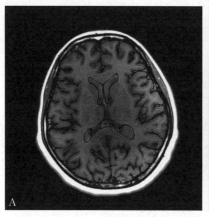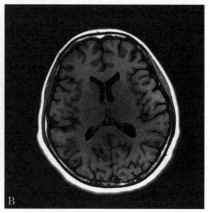

图18-28 IR序列导致的黑边界伪影

注:3 T磁场下IR-FSE序列进行头颅扫描,$TI = 700$ ms。A. 模重建,在侧脑室和脑实质交界处呈现低信号带(黑边界伪影);B. 实部重建,侧脑室边缘显示正常。

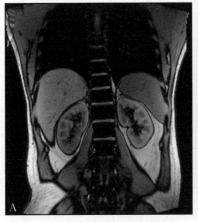
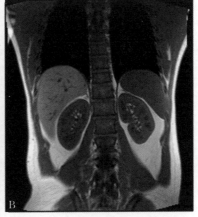

图 18-29 某个特定回波时间 *TE* 的梯度回波导致的黑边界伪影

注:3 T 磁场下,腹部冠状面快速梯度回波序列扫描。A. *TE* = 3.83 ms,黑边界伪影将组织(肾脏)勾画清楚;B. *TE* = 2.45 ms,未产生黑边界伪影。

消除射频泄漏伪影的理想方法是从硬件上采取方法避免射频泄漏。另一种有效的方法是:在重复采集时,将射频激发脉冲的相位转换 180°,这样交替改变相位后数据平均就能将射频泄漏相互抵消,从而有效消除这种中线伪影。

(2)射频干扰(射频噪声)

外界射频干扰主要来源于电视台、电台、闪烁的荧光灯或患者监控设备等。外界射频干扰导致的伪影类似于射频泄漏伪影,也是平行于相位编码方向,但射频泄漏伪影只出现在图像中心(零频),而外界射频干扰导致的拉链伪影一般不会出现在图像的中心,而是出现在图像的其他位置(特定的单个频率或几个频率处)(图 18-30)。

消除方案:①提高磁体室的射频屏蔽性能;②尽可能地移除患者监控设备;③关闭好磁体室房间门。

(3)自由感应衰减伪影

对于自旋回波类序列,重聚 180°射频脉冲也会激发自旋,形成自由感应衰减信号(FID)。如果这种 FID 信号持续时间足够长,则 FID 与回波信号一起被采集到(图 18-31,图 18-32A)。因为 FID 信号一般没有经过相位编码梯度的作用,

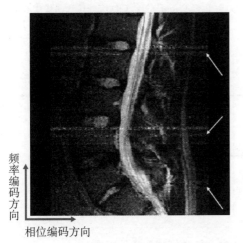
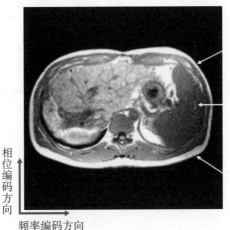

频率编码方向

相位编码方向

相位编码方向

频率编码方向

图 18-30 射频干扰导致的拉链状伪影

注:射频干扰导致的拉链状伪影(白色箭头所示)沿着相位编码方向。
引自:西门子医疗磁共振系统手册。

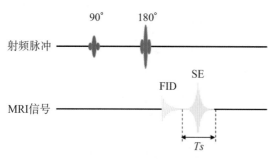

图 18 - 31　FID 伪影的形成示意图

注:不完善的 180°射频脉冲产生的 FID(灰色所示)形成的残余横向磁化矢量进入自旋回波采样窗(Ts)。

经过傅里叶变换后就在图像中心沿频率编码方向产生拉链伪影(图 18-32B)。

消除方案:①优化脉冲序列设计,在 180°射频脉冲后采用破坏梯度让 FID 信号相位离散,或者射频脉冲相位循环将伪影移到图像的边缘(图 18-32C),或者射频脉冲相位循环并累加将 FID 消除;②增加回波时间。

(4)受激回波伪影

另一种中心线拉链状伪影也出现在频率编码方向,呈亮黑交替强度线(锯齿线),这种伪影与受激回波有关。当多回波成像或多层面成像中层面激发轮廓不理想时,一个序列中就包含了超过 3 个射频激发脉冲,那么就有可能形成受激回波。3 个射频脉冲有可能是双回波序列中 3 个不完善的 90°、180°、180°或来自邻近层面的射频脉冲组合(图 18-33)。在成像脉冲序列中,如果相位编码出现在第 2 个和第 3 个射频脉冲之间,即自旋

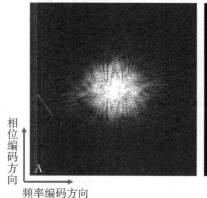
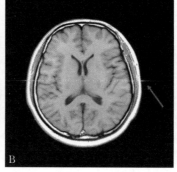
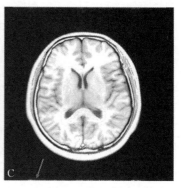

相位编码方向

频率编码方向

图 18 - 32　FID 伪影

注:A. 原始数据,在每条回波的前面附加了 FID 残余信号(红色箭头所示);B. FID 信号导致图像中心沿频率编码方向的拉链伪影(红色箭头所示);C. 通过射频相位循环将伪影移到图像的边缘(红色箭头所示)。

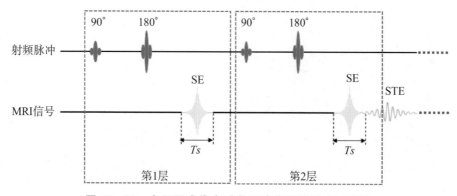

图 18 - 33　多层面成像中受激回波伪影的形成示意图

注:90°射频和 180°射频会产生自旋回波(SE,粉红色所示)。第 1 层中不完善的 180°射频、第 2 层 90°射频和不完善 180°射频产生受激回波(STE,淡黄色所示)形成的部分横向磁化矢量进入自旋回波采样窗(Ts)。

出现纵向分量时，受激回波的分量就无法进行相位编码（图18-34A），那么当回波形成时，则会出现频率方向的锯齿状伪影（图18-34B）。

受激回波导致的锯齿状伪影可以通过合理选择扰相梯度场来消除（图18-34C）。有效扰相梯度场的实际标准是保证从每次数据采集的间隔中去除掉受激回波，这种扰相梯度在一般磁共振序列上都是常规安装的。但是当采用快速序列时，多个射频脉冲快速连续作用，则扰相梯度的强度就会不够，一种选择的方法是在连续相位编码时，采用循环激发相位使得锯齿状伪影移到图像的边缘，从而可以被忽略掉。

当采用非扰相梯度回波序列时，也有可能出现频率编码方向的中心状伪影。非扰相梯度回波序列一般利用横向磁化矢量来建立一种稳态的自由进动（SSFP）。这样就可以产生一种 T_2 加权类型图像。如果每个 TR 间隔时间相位编码梯度未反转，那么离开图像中心某一距离的稳态条件就被相位编码梯度破坏，从而使得图像中心是 T_2 加权对比，而图像其他部分对比度被破坏。这种伪影可以通过充分破坏梯度回波（使横向磁化矢量相位离散）或者反绕相位编码梯度来消除。

18.3.6　数据出错伪影

一般来讲，数据出错主要是由于硬件故障，因此不太适合作为伪影来讨论。但是，有些MRI系统会经常出现数据记录出错，必须归为伪影一类。

（1）条纹状伪影

条纹状伪影是由于 k 空间单个数据点出错，这种条纹可以出现在任何方向和任何位置。当原始数据由于某种原因，某个离散的数据点信号特别大（如图18-35C和图18-36C所示尖峰状奇异点）或特别小时，经过傅里叶变换后，就会产生这种条纹状伪影（图18-35D，图18-36D）。如果是几个数据点出错时，则会出现人字形伪影。造成这种数据出错的最常见原因是：如果扫描室非常干燥，则患者穿着化纤类衣物容易产生静电，极易导致条纹状伪影，此可以通过增加扫描室的湿度来加以解决。另外也可以通过计算机软件加以解决，即通过计算机软件编程发现这种坏的数据点，将其删除并代之以周围数据点的平均值。

（2）数据溢出伪影

图18-37是另一类数据出错造成的伪影，图像仍保持原来的分辨率，但是对比度受到扭曲，成为一种褪色的晕斑。这种伪影是由于被记录的回波信号值超过了模数转换器的动态范围，从而导致数据溢出。这种数据溢出可以通过查看数据的不连续性而确认。

增加接收机衰减倍数并重新扫描、或者回顾性的修正数据点可以消除这种伪影。在三维扫描

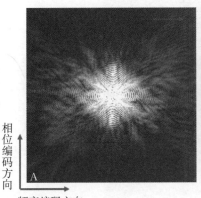
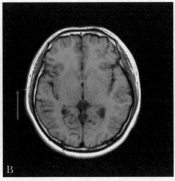
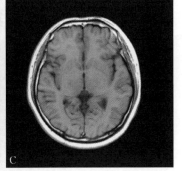

相位编码方向

频率编码方向

图18-34　受激回波伪影

注：多层SE序列 T_1 加权成像。A. 原始数据，每层数据采集结束后的扰相梯度比较小，则在每条回波的后面附加了受激回波（红色箭头所示）；B. 受激回波信号导致图像中心沿频率编码方向的拉链伪影（红色箭头所示）；C. 通过大幅增加扰相梯度幅度，消除了受激回波信号，也消除了拉链伪影。

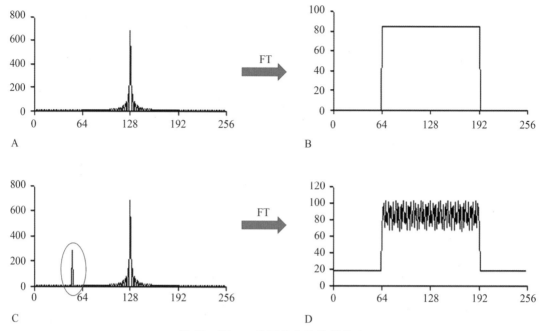

图 18-35　一维图像尖峰伪影仿真

注：A. 理想的 sinc 波形；B. 理想的 sinc 波形经过傅里叶变换（FT）后得到理想的方波；C. 在 sinc 波形加上一个尖峰数据（红色椭圆区域所示），则 FT 后得到的波形为 sinc 波形 FT 后的波形加上尖峰数据 FT 后的波形；D. 尖峰数据 FT 后的波形为振荡变化的波形（某一频率的正弦波形），两者相加则得到含有条纹状伪影的波形。

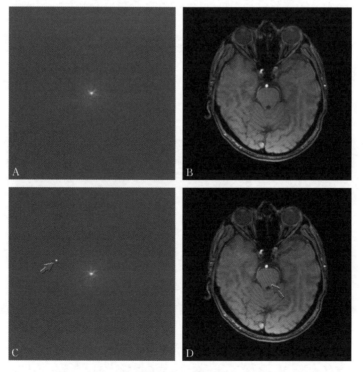

图 18-36　单个数据点出错导致的斜条纹伪影

注：A. 正常 k 空间数据；B. 正常 k 空间数据对应的图像；C. k 空间存在奇异点（红色箭头所示）；D. k 空间存在奇异点后对应的图像，图像上存在斜条纹伪影（红色箭头所示）。

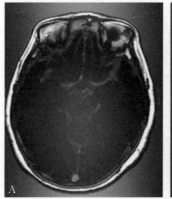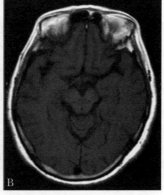

图 18 - 37 数据出错伪影

注:头部横断面 SE T_1 加权扫描。A. 由于接收机增益太大,使得数据溢出;B. 增加接收机衰减倍数,图像正常。

过程中,回波的中心部分和高频部分(边缘)的数据范围有可能会超过模数转换器的动态范围,因此当采集的回波超过模数转换的范围时,必须慎重设置接收机增益以避免这种噪声进入图像。

18.3.7 介电(驻波)伪影

(1)产生原理

随着主磁场强度的增加,共振频率也会增加。考虑到组织的介电特性,射频场(B_1)的波长由下述关系给出:

$$\lambda = \frac{c}{f_0 \cdot \sqrt{\varepsilon}} \qquad (18-4)$$

λ 为波长,c 为光速(3×10^8 m/sec),f_0 为共振频率,ε 为组织的介电常数。当组织的介电常数增加而且射频频率较高(高场强下)时,则波长变短。在 1.5 T 场强下,波长在软组织中大约是 52 cm,大于受试者的尺寸(轴向大小)。在 3 T 场强下,波长在软组织中大约是 26 cm,与很多受试者的尺寸相当。脂肪和骨骼中的波长要比液体高 2～3 倍。当射频波长与受试者的尺寸在同一数量级上时,B_1 发射场的显著变化则会导致有些区域信号强度增加,而有些区域信号降低(图 18 - 38)。这些影响在成像结构较大的腹部成像中尤其明显,例如妊娠、肥胖或腹水的受试者。

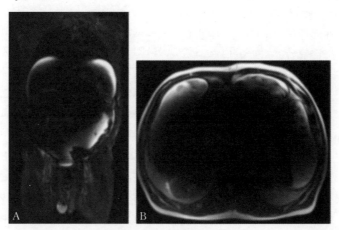

图 18 - 38 肝硬化腹水患者在 3 T 磁共振成像时的 B_1 不均匀性(驻波)伪影

注:A. 冠状面 T_2 加权图像;B. 横断面 T_2 加权图像。在图像中心显示信号空洞,其原因是射频发射场的波长与患者的尺寸在同一数量级时,由此产生的射频发射场的变化导致有些区域信号强度降低。

引自:HUANG S Y, SEETHAMRAJU R T, PATEL P, et al. Body MR imaging:artifacts, k - space, and solutions [J]. Radiographics, 2015,35:1439 - 1460.

（2）解决方案

可以采用下述几种方案来减轻 B_1 不均匀性和驻波引起的伪影。

1）电介质垫：一个简单的减轻由于波长效应导致信号强度波动的解决方案是在上腹部放置电介质垫。这些垫子能改变物体的几何形状，并且垫子内含有高介电常数的凝胶，从而可以降低射频场的波长，减少 B_1 场的不均匀性。

2）多通道发射阵列：改善 B_1 场均匀性的更先进方法是采用多通道发射阵列线圈，以在空间上调整射频波形并可补偿 B_1 场中的空间变化。

3）射频匀场：B_1 匀场也可用于改善 B_1 场本身的均匀性，此类似于主磁场 B_0 的匀场。

4）空间均匀性校正：图像空间信号强度的不均匀性可以通过一个称为归一化的方法进行局部校正，它使用归一化滤波器来减少由于皮肤深度变化引起的射频衰减引起的信号不均匀性。

18.3.8　梯度非线性导致的几何变形伪影

（1）伪影产生机制

MRI 的空间定位主要基于 3 个方向的线性梯度场来完成的。当主磁场在空间是完全均匀并施加了线性梯度磁场后，共振频率与空间位置的关系是线性的：每个空间位置对应一个特定的频率（图 18-39 中蓝色直线所示）。而实际上梯度磁场只在有限的范围内保持较好的线性度，较大的视野则包含一些梯度非线性区（图 18-39 中黄色实线所示）。梯度非线性的效应是图像几何变形，尤其是 FOV 边缘出现图像信息的压缩。

（2）解决方案

1）几何校正：一般 MRI 系统制造商都知道梯度线圈是如何设计的，也就知道梯度磁场的空间分布，因此可以通过展开压缩的图像来校正这种非线性。图 18-40A 和图 18-40C 分别显示了梯度非线性对规则栅格水模和人体采用大视野冠状面成像的影响，图 18-40B 和 18-40D 分别显示了在图像重建后应用软件进行梯度非线性校正后的效果。但是这些校正方案并不能完全消除这些图像变形，残余的失真虽然不会对影像检查产生重大影响，但它可能对精确的定量测量和精确

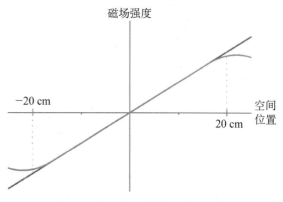

图 18-39　梯度场的非线性示例

注：图中蓝色为理想的线性梯度场。黄色实线为实际的梯度场，其在 ±20 cm 处大约有 5% 的非线性度，这样就会导致在 ±20 cm 处的像素的空间位置有 5% 的位移（约 1 cm）。

的 MRI 引导介入或放疗计划很重要。另外，这些校正算法不仅要在空间上重新映射像素数据，而且还涉及扭曲区域中像素信号强度的明显变化，这可能会影响到在这些区域测量信号强度的计算精度。

2）扫描位置移动：扫描时让感兴趣区尽可能处于磁体中心，因为磁体中心的梯度线性度最好。

18.3.9　射频线圈导致的空间信号不均匀

目前在高场超导 MRI 系统上广泛采用多通道相控阵线圈以提高图像信噪比。与传统的单通道或正交容积线圈相比，相控阵线圈接收到的 MRI 信号在整个采集容积区域是不均匀的，越靠近线圈的部位信号越高，而越远离线圈的部位信号越低，这是由于线圈的空间敏感度差异所致。如采用多通道线圈扫描颅脑，靠近线圈的脑组织呈现高信号，远离线圈的深部脑组织呈现低信号（图 18-41A、B）。又如腹部扫描采用前后 2 片相控阵线圈采集信号时，靠近线圈的前后腹壁组织信号较高，而前后方向上处于中心的组织则信号较低。这种信号空间不均匀性会造成图像信号的均匀度降低，严重时可直接影响诊断。

图像空间信号强度的不均匀性可以通过一个称为归一化的方法进行局部校正，它使用归一化滤波器来减少由于组织深度变化引起的射频衰减

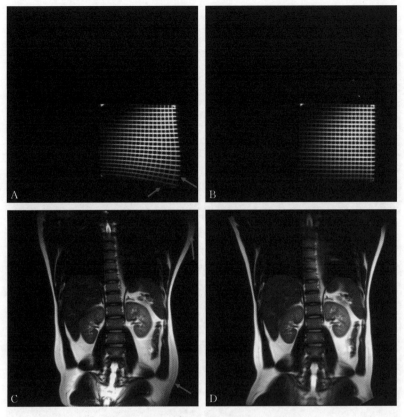

图 18－40 梯度非线性伪影及其校正

注：A. 用 48 cm 视野获得的规则栅格水模的冠状图像，箭头所示为渐变非线性区域；B. 经过梯度非线性校正后的水模图像；C. 未采用梯度非线性校正的人体 FSE 图像，箭头所示为非线性区域；D. 经过梯度非线性校正后的人体图像。

的信号不均匀性（图 18－41C、D）。

18.3.10 尖头伪影

随着 MRI 技术的发展，出现越来越多的基于相位图的成像方法，如磁敏感加权图像和定量磁化率成像，此时将多通道相控阵线圈获得的复数数据组合在一起时采用合适的算法就至关重要。不同通道获得的相位图像具有不同的相位偏移，其与各自的线圈空间灵敏度相关。如果数据组合时不考虑相位偏移的影响，将会导致相位图像中的信号相消和开放条纹（或尖头伪影），如图 18－42A 所示。模图、SWI 图像或磁化率图上的尖头伪影有可能被误解为微出血（图 18－42B）。

目前有多种算法可以解决上述尖头伪影，一般是先消除不同通道图像的相位差，然后再进行组合运算。

18.3.11 层间干扰

（1）伪影产生机制和表现

射频激发的层面轮廓不可能是完全理想的矩形，而是有一定的边带。如果两相邻层靠得太近，则激发的轮廓就相互重叠，从而导致相邻层的信号相互影响（图 18－43A），我们把这种效应称为层间干扰（cross talk）或层间污染（cross contamination）。层间干扰主要造成 2 种现象：①如果二维层面激发顺序为逐层方式（sequential），则可能出现各层面因饱和效应而出现不同程度的信号降低及对比度降低等表现（图 18－44B）；②如果二维层面激发顺序为隔层（interleaved），则往往是偶数层面的图像整体信号强度降低，因而出现同一序列的 MRI 图像一层亮一层暗相间隔的现象。

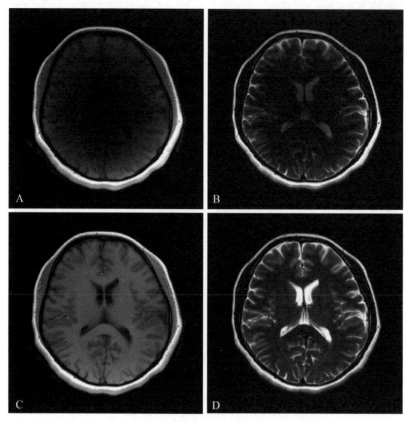

图 18-41　射频线圈导致的空间信号不均匀和校正

注：图像采用头部 32 通道线圈采集。A. 未进行均匀性校正的 T_1 加权图像；B. 未进行均匀性校正的 T_2 加权图像；C. 采用均匀性校正的 T_1 加权图像；D. 采用均匀性校正的 T_2 加权图像。未采用均匀性校正的原图，靠近线圈的脑组织呈现高信号，远离线圈的深部脑组织呈现低信号；而采用均匀性校正后的图像，图像整体信号均匀。

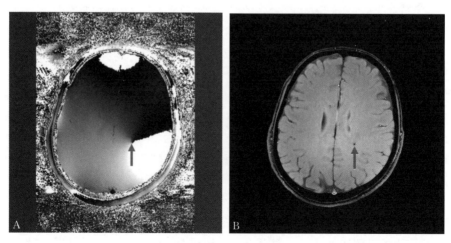

图 18-42　尖头伪影

注：A. 多通道复数数据组合时采用简单的均方根算法得到的原始相位图像，图像上出现尖头伪影（红色箭头所示）；B. 对应的模图，红色箭头所示的低信号区可能被误解为微出血。

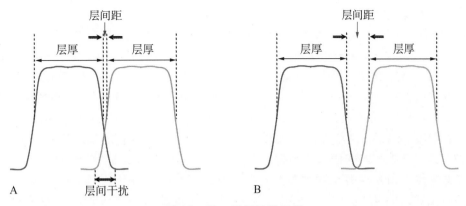

图 18-43 层间干扰示例

注：A. 当层间距较小时，邻近层面内的质子受到激发从而出现层间干扰；B. 当层间距增加时，层间干扰效应减少。

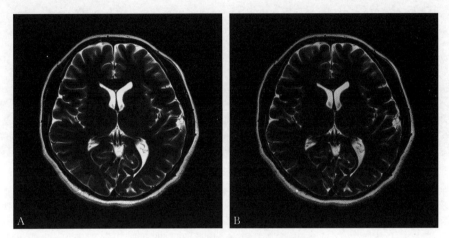

图 18-44 层间隙对图像的影响

注：FSE T_2 加权图像，层厚为 4 mm，2 幅图显示采用了相同的窗宽/窗位。A. 层间隙为 30%（1.2 mm）；B. 层间隙为 0，信号强度明显下降（约下降 25%）。

（2）解决方案

1）增加层间距可减少层间干扰（图 18-43B，图 18-44A）。

2）采用隔层采集：为了消除隔层采集导致奇偶层信号不均的问题，需要优化序列设计，保证所有层面激发的时序均匀分布在整个 TR 中。

3）三维采集：三维采集时层间距为零，但是没有层间干扰的问题。

18.3.12 主磁场不稳定

影响 MRI 系统主磁场稳定性的因素有很多，如卡车之类大型铁磁性物质在磁体附近的移动或

MRI 系统附近大的电流变化都能引起主磁场的不稳定。另一个重要因素是人体生理运动，包括呼吸、心跳、血液及脑脊液的流动等。尤其在呼吸运动过程中，人体的一些组织结构（如胸腔、横膈膜、内脏、肩膀和手臂等）的位置和氧含量随时间周期性变化，导致主磁场在空间和时间上相应作周期性改变。在 3 T 场强下，呼吸运动导致的脑组织局部磁场有 0.01 ppm（约为 1.25 Hz）的波动。

梯度回波序列对主磁场波动更加敏感。主磁场波动导致每次相位编码时产生相位波动，从而导致图像鬼影和模糊（图 18-45A）。在长 TE 梯

度回波中,这种波动会影响整个扫描过程,导致图像产生伪影(图18-46A)。在脑功能磁共振成像中,采用单次激发EPI序列,每隔2~3 s采集一帧图像,呼吸运动会引起图像信号周期性波动,最终导致错误的功能区激活。

主磁场变化可以采用小角度激励FID信号、k空间的中心线以及导航回波测量得到,其主磁场变化对图像的影响可以通过实时更新射频发射机和接收机的频率或者相位、采用回顾性的相位补偿等方法来校正(图18-45B,图18-46B)。

18.3.13　并行成像伪影

并行成像利用多个接收线圈的空间灵敏度信息来缩短扫描时间。目前广泛采用的并行成像技术可以分为两大类:基于图像空间的敏感度编码(SENSE)和基于k空间的通用自动校正部分并行采集技术(GRAPPA),其详细的原理介绍请参见第6章。

并行成像引起的伪影包括残留折叠和噪声增强。这2种伪影源于相同的机制,具体来讲就是:相比于线圈几何形状来说,加速因子太高,而且太

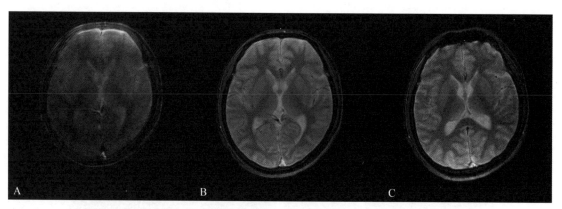

图18-45　地铁运行导致的主磁场波动引起的图像伪影和导航回波校正

注:地铁车站附近的MRI系统(0.35 T)采用梯度回波序列得到的头部横断面图像。A. 白天地铁运行时采集到未经校正的图像;B. 白天地铁运行时,经过导航回波校正的图像;C. 深夜地铁停运时采集无需校正的图像。地铁运行导致的主磁场波动会引起严重的图像伪影,通过导航回波可获取主磁场的波动并对回波相位进行校正,可有效地抑制伪影。

引自:LI J, WANG Y, JIANG Y, et al. Image correction during large and rapid B(0) variations in an open MRI system with permanent magnets using navigator echoes and phase compensation [J]. Magn Reson Imaging, 2009, 27(7):988-993.

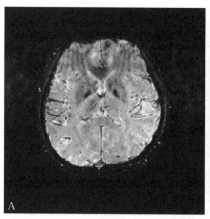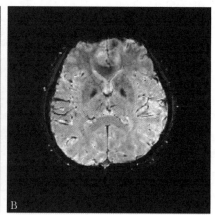

图18-46　呼吸运动导致的主磁场波动引起的图像伪影和导航回波校正

注:3 T MRI系统上采用梯度回波序列采集的同一层面不同回波时间的颅脑横断面图像。A. 校正前图像;B. 相位校正后的图像。通过导航回波获取主磁场的波动并对回波相位进行校正,可有效地抑制伪影。

引自:董芳,裴梦超,王前锋,等. 颅脑梯度回波成像:呼吸伪影和导航回波矫正[J].波谱学杂志,2014,31(3):321-330.

多的像素点需要解缠绕。然而,这2种伪影在图像上的表现是不同的:残留折叠表现为在感兴趣物体的内部或外部出现鬼影(图18-47D);噪声增强则表现为图像上的颗粒状纹理结构,并且在图像的有些区域上比其他区域更为严重(图18-47C、D)。下面我们对2种伪影进行更详细的讨论。

(1)残留折叠伪影

并行成像重建解缠绕过程中任何出现错误的位置都可能出现残留折叠。这些伪影在物体边缘高亮的时候特别明显(例如,T_1加权的腹部图像),其表现为在感兴趣的解剖结构上出现一个明亮的山脊状信号带(图18-47D,图18-48B)。为了判断图像上的特征是否是残留折叠的结果,要了解采用的加速因子数目和加速的方向(相位编码方向、层面方向、或者二者均有)。这样就可确定折叠伪影的位置和方向,伪影本身也可被辨别出来。

如果采用并行成像技术时加速因子太高,或者采用 SENSE 技术时线圈灵敏度图像不准确,残留折叠伪影就会出现(图18-47D,图18-48B)。

对于 GRAPPA 类型的并行成像方法,如果GRAPPA 加权有错误,就会出现残留折叠伪影。这主要源于下述情形:对于特定线圈,使用的加速因子过高;或是没有采集足够的自动校正信号(ACS)线,这样就难以准确确定 GRAPPA 加权的适用值。对于第1种情形,唯一的选择是减少加速因子来消除折叠伪影。对于第2种情况,则需要采集更多的 ACS 线,以得到更精准的GRAPPA 权重值。

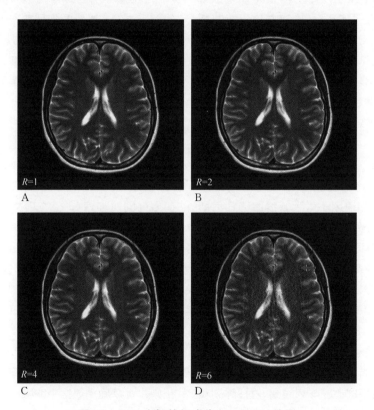

图 18-47 头部并行成像(GRAPPA)伪影

注:原始数据由20通道接收线圈采集得到,图像采用 GRAPPA 重建,ACS 线均为24条,加速度因子分别为:$R = 1(A)$、$R = 2(B)$、$R = 4(C)$ 和 $R = 6(D)$。请注意,随着加速因子的增加,噪声增强也会增加,并且开始出现残余混叠伪影(D图中红色箭头)。

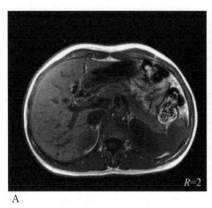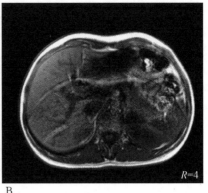

图 18 - 48　腹部 T_1 加权并行成像(mSENSE)伪影

注:数据由体部阵列线圈采集得到,图像采用 mSENSE 方法重建,加速度因子分别为:$R = 2$(A)和 $R = 4$(B)。注意加速因子 $R = 4$ 时(B),图像中有残余折叠伪影(红色箭头所示),减小加速度因子可消除这些伪影(A)。

SENSE 技术一般会在预扫描阶段采集空间敏感度图像用于后续的图像重建,但是如果患者预扫描之后位置发生了移动,则有些位置解缠绕就会出错,这时就需要重新采集敏感度图像信息。另外,对于肺部或鼻窦等低信号区,线圈敏感度轮廓就不准确,因此线圈灵敏度图像也会出现错误。对于低信号导致的线圈灵敏度图像上的小误差,可以通过对线圈敏感度轮廓的插值或者平滑处理进行消除。

(2)噪声增强

噪声增强伪影产生的原因与残留折叠伪影产生的原因相同,即加速因子太大或线圈的几何结构不太理想,因此噪声增强伪影往往与残留折叠伪影同时存在。不同线圈的敏感度轮廓非常相似的区域容易产生噪声增强。一般图像中心区域许多像素点会折叠在一起,并且图像中这些区域的线圈灵敏度最为相似,因此噪声增强往往出现在图像的中心,如图 18 - 47C、D 所示。一般设备厂商会致力于优化线圈设计以减少并行成像中的噪声增强,并且会为特定的解剖结构设计出专门的线圈阵列,比如专用的心脏阵列线圈、脊柱阵列线圈、颈部线圈和乳腺线圈等。

(3)伪影消除方法

正如上面所述,可采用一些措施降低并行成像产生的残留折叠和噪声增强,如降低加速因子、GRAPPA 方法中采用更多的 ACS 线,或者 SENSE 方法中重新采集更合适的线圈敏感度图。

其他降低并行成像伪影的可能方法是改变相位编码方向。当线圈阵列在一个方向比另一个方向有更多单元时,则单元多的那个方向的并行成像重建更加稳健。改变相位编码方向(加速方向)也可用于判断某个图像特征是伪影还是一部分解剖结构。

如果应用 3D 扫描,同时在相位编码和层面编码方向上加速也是有益的。如果总体的加速因子是 $R = 4$,可以将全部加速应用于相位编码方向或层面编码方向,也可在相位编码和层面编码方向同时加速(2 个方向均是 $R = 2$)。3D 重建可以使用 SENSE 算法或者 GRAPPA 算法,也可两者组合使用。如图 18 - 49 所示,3D 扫描时采用 CAIPIRINHA 算法可以减少缠绕的像素点数量,从而降低并行图像重建中与 g 因子相关的噪声增强。有关 CAIPIRINHA 算法,请参见本书 6.3.3。

最后,SENSE 和 GRAPPA 算法中都可以通过采用正则化的数学方法来降低噪声增强伪影。正则化可以确定数据中的噪声如何影响最终重建图像,并且它可以在 SENSE 像素解缠绕过程中使用,也可以在确定 GRAPPA 权重的过程中使用。虽然正则化可以降低噪声增强伪影,但是通常会增加折叠伪影或者其他的图像伪影,因此采用这种方法必须谨慎。

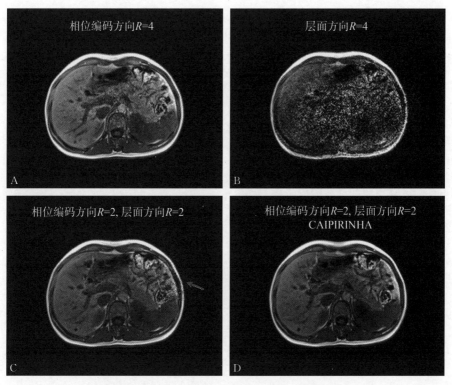

图 18-49　3D 腹部扫描的 GRAPPA 重建示例

注：加速因子均是 $R=4$。A. 只在相位编码方向（前后方向）实现所有加速，导致噪声增强；B. 所有的加速都是在层面编码方向（头脚方向）实现，由于线圈阵列更适合于在前后方向上加速，所以这种设置得到的重建图像比仅在相位编码方向上加速时更差；C. 将加速分开设置为相位编码和层面编码方向，从而提高了重建图像的质量，但在胃和脾脏附近的体外有残留的折叠伪影；D. 通过使用 CAIPIRINHA 模式，采集的 k 空间数据点彼此错位，减小了 g 因子，得到了临床上可接受的 $R=4$ 图像。

18.4　磁化率伪影和金属异物伪影

磁化率伪影类似于化学位移错位伪影。磁化率变化较大的组织或金属异物会导致组织内存在局部磁场不均匀，从而导致图像变形或组织空间错位。

18.4.1　磁化率概念

磁化率是物质的一种物理特性。当处于外磁场中，物质就会被磁化，磁化强度与外加磁场是成比例的，比例常数就是磁化率。磁化率可用百万分之一（1 ppm $=10^{-6}$）表示。它由以下关系定义：

$$\chi = \frac{M}{H} \qquad (18-5)$$

其中 χ 为材料的磁化率；M 为磁化强度，即磁介质中单位体积内磁偶极子具有的磁矩矢量和；H 为磁场强度。

基于磁化率值，磁化效应一般可以分为三大类：逆磁性、顺磁性和铁磁性。

（1）**逆磁性**（$\chi < 0$ ppm）

逆磁性物质产生的磁场很小，而且与外加磁场的方向相反。逆磁性是所有物质在外磁场作用下都具有的一种属性。当物质还存在其他形式的磁化效应时（顺磁性或铁磁性），逆磁性的贡献就可以忽略不计。

（2）**顺磁性**（$0 < \chi < 300$ ppm）

一些材料能被外加磁场吸引，产生的内部磁场与外加磁场的方向相同。顺磁性材料对磁场的磁化效应较小，为正磁化率，因而受磁场的吸引较小。顺磁性效应是由于物质中存在不成对电子，而且外部磁场会导致电子路径的重新排列。当外加磁场取消后,顺磁性物质的磁性也就消失。

（3）铁磁性（$\chi > 300\ \text{ppm}$）

铁磁性是某些物质本身就是磁体或者被磁体强烈吸引。当外加磁场取消后,铁磁性物质的部分磁性仍存在。

有关磁化率更详细的知识,请参见15.1。表18-3列出了一些人体组织和材料的磁化率。

表 18-3　人体组织和材料的磁化率

材　料	磁化率值（ppm）	磁化特性
水	−9.04	逆磁性
骨皮质	−12.82	
肝脏	−8.76	
空气	0.36	顺磁性
脱氧血红蛋白	137.00	
铁蛋白	177.00	
铝	20.7	
钛	182	
铬钴	900	铁磁性

引自：DILLENSEGER J P, MOLIERE S, CHOQUET P, et al. An illustrative review to understand and manage metal-induced artifacts in musculoskeletal MRI: a primer and updates [J]. Skeletal Radiol, 2016,45(5):677-688. NEELAVALLI J, CHENG Y C N. Magnetic susceptibility [M]//Haacke E M, Reichenbach J R, editors. Susceptibility weighted imaging in MRI. Hoboken: Wiley-Blackwell, 2011: 20.

18.4.2　磁化率伪影来源

磁化率变化较大的组织或金属植入物会导致局部磁场的变化,从而导致质子进动频率的差异,其影响主要是2个方面：

1）磁化率差异引起局部磁场变化,进一步导致错误的空间映射和频率编码方向上的图像失真。MRI的空间定位主要基于3个方向的线性梯度场来完成的。当主磁场在空间是完全均匀并施加了线性梯度场后,空间位置与频率的关系是线性的,即每个空间位置对应一个特定的频率。高磁化率的物质会产生严重的磁场不均匀,从而破坏了梯度磁场的线性度,导致空间定位或空间编码的错误,在图像上会表现为局部信号的部分丢失或信号堆积（图18-50）。

2）共振频率的不一致会加速体素内自旋相位离散,从而导致不同磁化率物质之间的边界附近的信号损失。

因此磁化率伪影的主要表现是,在图像上组织磁化率变化较大的区域局部信号的明显减弱或增强,同时还伴有组织变形。如果一些金属植入物具有非常高的磁化率,则会导致严重的磁化率伪影（金属异物伪影）。

18.4.3　磁化率伪影特点

1）磁化率伪影不会引起图像解释上的严重失误,但磁场的变形则会导致组织空间错位使得某一区域内信号缺少或高信号,金属异物会引起图像严重的组织变形（图18-51）。

2）磁化率伪影往往会出现在具有不同磁化率的物质界面,诸如空气-组织、骨-组织界面。假牙、关节复合物、血管内夹、外科手术线、校正用具是产生严重磁化率伪影的原因。

3）采用频率选择技术的脂肪抑制图像对磁场不均匀性非常敏感,磁化率导致的磁场不均匀会使得图像上部分区域脂肪抑制不完全,因此未抑制的脂肪信号可能会模拟病变。有时眼眶内高信号是由于邻近鼻旁窦磁化率效应所致,不要误以为是眼眶内病变；磁化率伪影也会在蝶窦和鞍底交界处附近的垂体内出现类似出血性病灶。

4）磁化率伪影表现与成像参数选择有关。由于磁化率引起的局部磁场不均匀会导致自旋相位离散加快,从而缩短组织的表观横向弛豫时间 T_2^*。磁化率伪影会在长 TE 图像上更加严重,因为即使进动频率小的差别,当 TE 长时则会导致更大的相位偏差,进动频率差正比于磁场变形程度,因此在受干扰的区域内影响更大。而在梯度回波图像上,由于缺少180°射频脉冲的重聚作用,磁化率伪影更加严重。而 EPI 技术需要强梯度场的快速切换并且一次需采集一组梯度回波,因此小的磁化率变化就会导致很大范围的信号缺失（图18-52）,而假牙等金属则会导致图像的严重变形（图18-53B）。

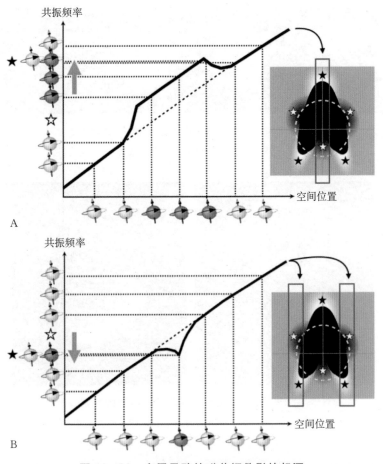

图 18-50　金属导致的磁共振伪影的起源

注：在均匀磁场中并且施加线性梯度场后，共振频率随空间位置线性改变。A. 假设方形水模中存在金属物质（深黑色区域表示），则金属周围的质子共振频率与空间位置的关系不再呈线性，这样会导致物体中央区域（A 图右侧图方框内）暴露在金属物体附近的质子（红色标记）沿梯度斜率方向出现编码偏移（沿灰色箭头），从而出现如下现象：有些部位出现信号堆积（黑色星号标记处），而有些部位则出现部分信号丢失（白色星号标记处）；B. 物体非中央区域（B 图右侧图方框内）暴露在金属物体附近的质子（红色标记）沿梯度斜率反方向出现编码偏移，有些部位出现信号堆积（黑色星号标记处），而有些部位则出现部分信号丢失（白色星号标记处）。

引自：DILLENSEGER J P, MOLIERE S, CHOQUET P, et al. An illustrative review to understand and manage metal-induced artifacts in musculoskeletal MRI：a primer and updates [J]. Skeletal Radiol, 2016, 45(5)：677-688.

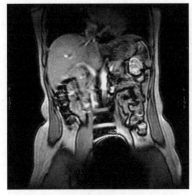

A. 节育环

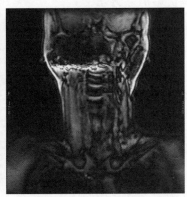

B. 假牙

图 18-51　金属异物伪影

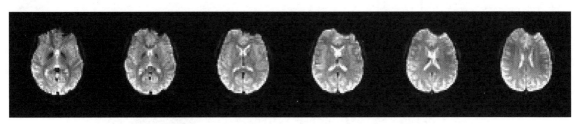

图 18-52 EPI 序列得到的图像的磁化率伪影

注:颅底空腔会导致额叶信号缺失。

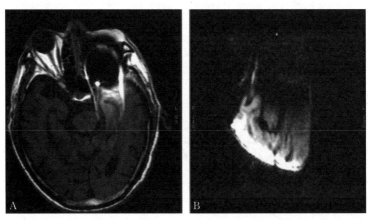

图 18-53 磁化率伪影与脉冲序列的关系

注:A. SE T_1 加权成像,假牙导致的磁化率伪影;B. 假牙使得 EPI 图像严重变形。

5)由于磁化率伪影,在梯度回波成像中会出现一种开花效应,即明显的骨组织增大。这种效应会影响椎管 MRI 的诊断,导致过度估计椎管狭窄。这主要是由于邻近骨表面的增大效应使得神经孔似乎有狭窄存在,但在相应的 SE 或 FSE T_1 加权图像上,神经孔管则显示正常。

18.4.4 磁化率伪影消除方法

(1)胃肠道对比剂

通过采用胃肠道专用对比剂(氟化碳乳胶)或低剂量顺磁性对比剂来减少胃肠道的磁化率伪影。如在磁共振胰胆管成像(MRCP)检查时,有研究报道患者检查前服用一定浓度的红茶可以提高 MRCP 图像质量,其主要原因是红茶中含有某些顺磁性物质减少了胃肠道的磁化率伪影。

(2)选择合适的脉冲序列和参数

1)采用自旋回波或快速自旋回波序列代替梯度回波序列可以大大减低磁化率伪影(图 18-

53A)。

2)缩短 TE 时间和/或采用短回波间隔时间、增加采样带宽(采用强的频率编码梯度)、减少体素尺寸(采用薄层扫描和/或高的编码矩阵以提高空间分辨率)、相位编码方向沿着磁化率梯度方向。

3)辐射状采集、并行成像技术等。

4)如要得到脂肪抑制的图像,不采用波谱选择抑制方法,而采用 STIR 或 Dixon 脂肪抑制技术。

(3)低场强设备扫描

磁化率引起的磁场变化随主磁场强度增加而增加,因此高场强的扫描仪得到的图像磁化率伪影更大。对于有金属植入物的部位,建议采用 1.5 T 甚至更低场强的设备扫描。

(4)采用专用去金属伪影脉冲序列

采用金属伪影校正技术的特殊脉冲序列,可有效减少金属伪影。

18.4.5 专用去金属伪影脉冲序列

为了减少金属引起的严重磁化率伪影,可以采用校正金属伪影的特殊脉冲序列,如视角倾斜(view angle tilting,VAT)序列、层面编码金属伪影校正(section encoding for metal artifact correction,SEMAC)技术和多采集可变共振图像组合(multi-acquisition variable-resonance image combination,MAVRIC)技术。

(1) VAT 序列

VAT 序列在回波信号采集时,除了在频率编码方法施加常规读出梯度外,还在层面选择方向另外施加了一个补偿的梯度,这个额外的梯度使得频率编码维度向层面选择维度倾斜(即从激发的层面方向观察是倾斜的),从而导致体素的剪切(图 18-54)。VAT 序列中的视角取决于回波信号采集时层面选择方向的梯度和频率编码方向的梯度幅度比。VAT 序列能够消除激发层面内沿

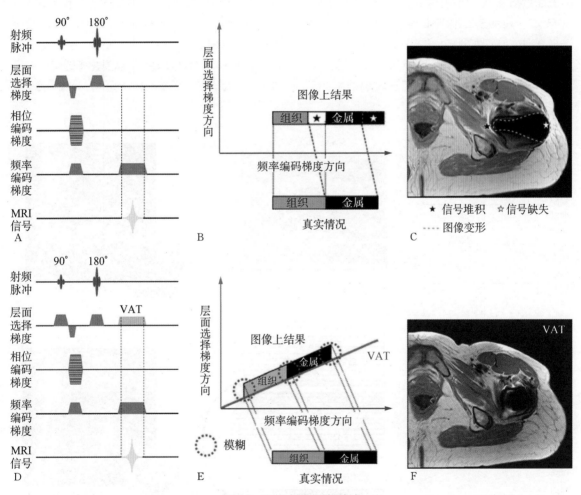

图 18-54 视角倾斜技术

注:A. 常规自旋回波序列;B. 含有组织(灰色)和金属(黑色)的区域真实情况和图像上结果示意图,会出现部分区域信号堆积(黑色星号所示)和部分区域信号缺失(白色星号所示);C. 一名髋关节置换患者的横断面常规自旋回波 T_1 加权图像,金属引起严重的平面内伪影;D. 整合有视角倾斜技术(VAT)的自旋回波序列,当信号采集时在层面选择轴上也施加一个梯度(黄色);E. VAT 成像时含有组织(灰色)和金属(黑色)的区域真实情况和图像上结果示意图,从另一个角度(垂直于 VAT 平面的角度)看,在层面选择平面方向的位移能补偿频率编码方向的位移,这样平面内的位移能重新配准到图像内;F. VAT 技术得到的图像,金属伪影明显减弱。

改自:DILLENSEGER J P, MOLIERE S, CHOQUET P, et al. An illustrative review to understand and manage metal-induced artifacts in musculoskeletal MRI: a primer and updates [J]. Skeletal Radiol, 2016, 45(5): 677-688.

频率编码方向的所有非共振导致的移位,并且不会增加扫描时间。另外 VAT 在下面将要介绍的 SEMAC 技术的实现中也起着至关重要的作用。

VAT 序列的缺点包括:层面剪切会引起一些图像模糊,它不能校正穿越层面的失真。通过使用薄层扫描可以使模糊保持在可接受的水平。

(2) SEMAC 方法

SEMAC 是与 VAT 结合在一起使用的,其不仅能校正层面内的金属伪影,而且通过校正错误的层面位置激发的信号来减少层面间的变形。SEMAC 一般基于二维 FSE 序列,其通过在层面选择方向施加额外的相位编码梯度,以得到每个层面的失真情况,从而校正层面间的失真(图 18 - 55)。与常规二维序列一样,矩形轮廓的射频脉冲激发单个层面,而附加的层面选择方向的相位编码可分辨出在每个层面位置周围更大的三维板块,这可以称为伪三维采集。在图像后处理时,利用切片畸变信息对采集的层面和相邻层面进行畸变校正。在 SEMAC 技术中,对于每个层面的整个层面轮廓都会单独进行编码和分析。这种伪三维采集所需的覆盖范围取决于金属植入物引起的几何畸变的程度。例如,对于某些植入物,如果层面间的变形只涉及相邻的 3 个层面,那么 7 个 SEMAC 编码数可能就足够了;而对于不锈钢或复杂的植入物,13 个甚至更多的 SEMAC 编码数可能还不足以覆盖整个平面间的变形。金属植入物导致的场不均匀区域越大,则需要越多的切片编码步进数。每次扫描可单独选择 SEMAC 编码数。

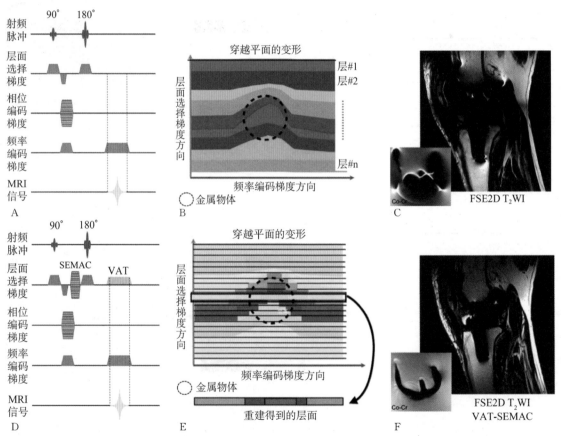

图 18 - 55　SEMAC 序列和金属伪影抑制效果

注:A. 常规自旋回波序列;B. 金属导致的层面间变形(虚线圆圈);C. 钴铬合金人工全膝关节置换术的患者采用常规 FSE 序列扫描得到的图像;D. SEMAC 序列,在层面选择方向增加了一个相位编码梯度;E. SEMAC 序列能将被编码层面的变形激发轮廓分解出来;F. VAT - SEMAC 组合能同时减少层面内和层面间的伪影。

改自:DILLENSEGER J P, MOLIERE S, CHOQUET P, et al. An illustrative review to understand and manage metal-induced artifacts in musculoskeletal MRI: a primer and updates [J]. Skeletal Radiol, 2016,45(5):677 - 688.

多项研究表明,SEMAC 在伪影减少方面优于标准常规序列、高带宽方法和简单的 VAT 方法。当然,对每个层面进行三维编码非常耗时,减少这些编码步径数可以减少扫描时间。为了控制扫描时间在一个合理的范围内,一般会采用欠采样技术,如部分傅里叶变换、并行成像技术和压缩感知技术。SEMAC 序列仍然存在典型的残留纹波伪影,通过更多的扫描时间为代价、采用切片重叠可有效地消除残留纹波伪影。

（3）MAVRIC 序列

当磁场中有金属物体时,同一平面上的质子的共振频率相差很大,磁场不均匀可以超过 150 ppm,而正常的 MRI 中场不均匀性大约 3 ppm。严重的场不均匀性会导致激发的板块严重失真,一个单一的选择性激发脉冲可能无法覆盖金属植入物附近的全部非共振频率范围,这意味着那些自旋没有被激发的组织在图像中显得信号很低。MAVRIC 通过合理选择射频激发带宽并不断增加频率偏移,这样得到多组图像,然后通过最大强度投影或均方根等算法将多组图像合成在一起(图 18 - 56)。

MAVRIC 方法将非常宽的频谱分布分解成一个个离散的、独立的成像频率带,这样在极端的非共振条件下也能成功成像。不仅标准 FSE 序列和 STIR 可采用 MAVRIC 技术,超短回波时间序列(UTE)也可与 MAVRIC 兼容。采用欠采样的三维径向采集的 UTE - MAVRIC 序列,金属植入物附近的肌腱、韧带和皮质骨等短 T_2 的组织也可得到较好的显示。

然而,MAVRIC 方法的成像时间随着用于组

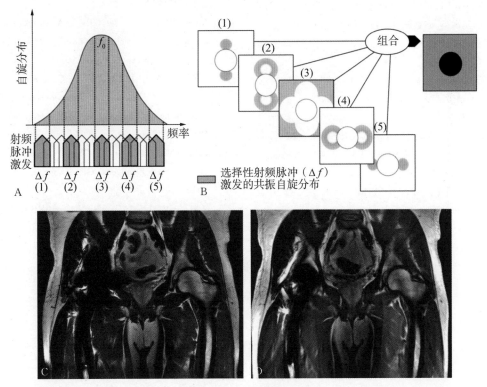

图 18 - 56　MAVRIC 技术

注:A. 金属异物(图 B 中深黑色圆形区域所示)导致层面内自旋在很宽的共振频率上的分布(黄色区域),每次扫描只激发带宽为 Δf 的频带;B. 通过合理选择射频频谱和频率偏移,就得到不同的子图像,再通过图像域中的最大强度投影或均方根方式,计算得到一幅完全合成的图像;C. 一名患者髋关节置换后 3 T - MRI 扫描得到的冠状面常规质子密度加权图像,右髋关节有严重的伪影;D. 采用 MAVRIC 技术后,右髋关节伪影显著减少。

改自:DILLENSEGER J P, MOLIERE S, CHOQUET P, et al. An illustrative review to understand and manage metal-induced artifacts in musculoskeletal MRI: a primer and updates [J]. Skeletal Radiol, 2016,45(5):677 - 688.

合图像所需要的子图像的数量增加而增加,这种方法一般需要 10 min 以上的时间,当然可通过优化相位编码步径数和射频脉冲带宽以缩短时间。另外,由于 MAVRIC 一般采用空间非选择性的三维容积激发,因此可能会导致在层面方向上的信号混叠,特别在对髋关节或肩关节进行成像时信号混叠尤其严重。

(李建奇　姜小平)

主要参考文献

[1] 王一达,宋阳,谢海滨,等.卷积神经网络重建欠采的磁共振图像[J].磁共振成像,2018,9(6):453-459.

[2] 李建奇,杨岳松,周康荣.伪影的产生和防止方法[M]//周康荣,陈祖望.体部磁共振成像.上海:上海医科大学出版社,1999:113-127.

[3] 杨正汉.MRI 的质量控制及伪影处理[M]//杨正汉,冯逢,王霄英.磁共振成像技术指南:检查规范、临床策略及新技术应用.2 版.北京:人民军医出版社,2010.

[4] 董芳,裴梦超,王前锋,等.颅脑梯度回波成像:呼吸伪影和导航回波矫正[J].波谱学杂志,2014,31(3):321-330.

[5] DESHMANE A, GULANI V, GRISWOLD M A, et al. Parallel MR imaging [J]. J Magn Reson Imaging, 2012,36(1):55-72.

[6] DILLENSEGER J P, MOLIERE S, CHOQUET P, et al. An illustrative review to understand and manage metal-induced artifacts in musculoskeletal MRI: a primer and updates [J]. Skeletal Radiol, 2016, 45(5):677-688.

[7] DONG S Z, ZHU M, BULAS D. Techniques for minimizing sedation in pediatric MRI [J]. J Magn Reson Imaging, 2019,50(4):1047-1054.

[8] GRAVES M J, MITCHELL D G. Body MRI artifacts in clinical practice: a physicist's and radiologist's perspective [J]. J Magn Reson Imaging, 2013, 38(2):269-287.

[9] HUANG S Y, SEETHAMRAJU R T, PATEL P, et al. Body MR imaging: artifacts, k-space, and solutions [J]. Radiographics, 2015,35(5):1439-1460.

[10] JUNGMANN P M, AGTEN C A, PFIRRMANN C W, et al. Advances in MRI around metal [J]. J Magn Reson Imaging, 2017, 46(4):972-991.

[11] LI J, WANG Y, JIANG Y, et al. Image correction during large and rapid B(0) variations in an open MRI system with permanent magnets using navigator echoes and phase compensation [J]. Magn Reson Imaging, 2009,27(7):988-993.

[12] MCROBBIE D W, MOORE E A, GRAVES M J, et al. MRI: from picture to proton [M]. Cambridge: Cambridge University Press, 2017.

[13] NEELAVALLI J, CHENG Y-C N. Magnetic susceptibility[M]//Haacke EM, Reichenbach JR. Susceptibility weighted imaging in MRI. Hoboken: Wiley-Blackwell, 2011:20.

[14] SIEMENS A G. syngo MR E11 operator manual —body [M]. Erlangen: Global Siemens Healthcare, 2015.

[15] ZAITSEV M, MACLAREN J, HERBST M. Motion artifacts in MRI: a complex problem with many partial solutions [J]. J Magn Reson Imaging, 2015,42(4):887-901.

 **磁共振成像生物效应和安全性**

医学上任何一种新的诊断或治疗技术都需要进行仔细评价以确定其有无不良反应。磁共振成像(MRI)安全性泛指进行 MRI 检查时,对患者或其他个体可能发生的危险和可能影响诊断信息的一系列问题。迄今为止,MRI 检查对患者和检查者是安全可靠的,但在进行 MRI 检查时,由于患者受到静磁场、梯度磁场和射频磁场的作用,仍须注意这些磁场所可能引起的生物效应以及对医疗物品、医疗器械的影响,以便采取相应的安全防范措施,以确保接受 MRI 检查的患者和 MRI 环境中工作人员的安全性和身心健康,最大限度地发挥其成像优势,使之真正造福于人类社会。

19.1 磁共振成像的生物效应

19.1.1 静磁场生物效应

静磁场是由 MRI 主磁体产生的,用于人体组织内质子的磁化。目前医院用于常规检查的全身 MRI 设备的静磁场磁感应强度主要为 1.5 T 和 3 T。7 T 和 9.4 T 的超高场 MRI 系统主要应用于实验室科学研究。随着超导磁体技术的日益成熟,MRI 的静磁场场强有不断提高的趋势。

目前静磁场对人体体温的影响主要有 3 种观点:使体温升高;使体温下降;体温不受影响。1989 年,G. S. Frank 等采用荧光温度计精确测量研究表明,1.5 T 磁场不会对人体温度产生影响。由于该实验设计比较科学严谨,故被广泛地认同接受。

磁流体动力学效应是指静磁场对人体中的血流及其他流动液体产生的生物效应,主要表现为心电图(electrocardiogram,ECG)改变和红细胞的沉积速度改变并可能感应生物电位。磁场对 ECG 的影响并不是很明显,目前主要认为是生物电位变化的结果。心电图改变主要表现为 T 波幅度的加大以及一些特异度波形的轻微变化,一旦离开磁场环境该现象均会消失。在 MRI 系统中,由于静磁场引起的 ECG 变化并不伴随其他循环系统及心功能的障碍,故认为其没有生物风险,但对心脏病患者检查应注意其心电图变化情况。

血液在磁场中的沉积现象又叫静态血磁效应。血液中的血红素含有铁离子,具有一定的磁性,其磁性的大小与血红蛋白的氧合水平有关。脱氧血红蛋白具有较大的磁矩表现为顺磁性,在强磁场中表现一定程度的沉积。基于该原理,实验室可应用梯度场来分离血液。但是 MRI 检查时观察不到人体正常循环血液的血沉现象,原因在于血液的流动完全阻止了血细胞的沉降,故在目前的成像场强下静态血磁效应可以不予考虑。感应生物电位主要与场强强度、脉管直径、血流速度、血流方向(夹角)及血液的磁导率等有关,主要表现在动态血磁效应方面,在人体的肺动脉和升主动脉处最明显,但此效应引起的电位变化可忽略不计。

神经系统的传导是一种电活动,磁场有可能干扰突触处乙酰胆碱和去甲肾上腺素等神经递质的释放,从而会对神经电荷载体或传导过程产生影响。另一方面基于磁流体动力学机制,强磁场可能会引起脑血流量的改变,从而对中枢神经系统产生影响。人体在静磁场中运动会产生感应电场和感应电流,当它们达到一定强度时,就会引起神经刺激等急性症状。患者进入 MRI 系统,会出现坠落感、肌肉抽搐、口中有金属异味等不良感觉。相对于 1.5 T 和 3 T 的低磁场,患者在超高场 MRI(7 T 或更高)中体验到的这些症状更加明显。由于人体内不存在铁磁性物质,且人体组织磁导率很小,因此静磁场本身并不会对人体造成伤害。

19.1.2 梯度磁场的生物效应

MRI 检查过程中人体受到快速切换的梯度磁场作用,生物组织和梯度磁场之间的相互作用受多种因素影响,主要取决于基础场频率、最大磁通量密度、平均磁通量密度、谐振频率、信号的波形特征及极性、体内电流的分布、细胞膜的电特性

和灵敏度等因素。快速切换的梯度磁场是一种随时间变化的磁场,根据法拉第电磁感应定律,变化的磁场将在导体中感应出电流,人体组织作为导体,当穿过它的磁通量发生变化时同样会产生电流。梯度磁场的这种感应电流是其生物学效应的主要来源。对于人体和动物来说,诱导电流与生物组织传导性和磁通量密度成正比。

梯度磁场是由 MRI 中梯度系统产生的随空间坐标而线性变化的磁场,主要用于磁共振信号的空间定位。MRI 扫描时,梯度磁场处于开关状态,根据成像序列进行不断切换。梯度磁场的磁感应强度梯度(即梯度强度)、切换率和爬升时间等参数不仅影响 MRI 成像时间,而且决定了图像的空间分辨率。目前临床全身 MRI 设备的梯度系统已能够提供最大梯度为 80 mT/m、最大切换率为 200 T/(m·s)的梯度磁场。

典型的梯度磁场脉冲波形的频率为 0～3 kHz,属于低频电磁场。其波长>100 km,远大于人体尺度,生物效应主要表现为直接场作用。变化的磁场会产生电场,会在生物系统中产生涡流。这些电流直接作用于组织细胞,可能影响正常细胞功能。感应电流作用于视网膜会形成视觉紊乱,使受检者出现闪光感,称为磁致光幻视。但在梯度磁场的变化范围内,这种瞬间电化学现象并不会对人造成伤害。感应电场达到一定电场强度时,感应电流会引起患者产生疼痛感、肌肉抽搐或收缩等不适感觉。手臂和腿部感受这种刺激最为明显,也就是梯度磁场变化最快的地方,被称为外周神经刺激。外周神经刺激的风险由磁场随时间变化的速率决定,称为 dB/dt,以 T/s 表示。

MRI 快速切换的梯度磁场引发的心脏刺激是一个更值得密切关注的问题,这是由于:①只要有一个心肌细胞受刺激,就能将兴奋传递给其他未兴奋心肌细胞;②感应涡流完全有可能引发心室颤动,从而导致患者死亡。目前的仿真研究表明,常用梯度磁场和几千赫兹切换频率条件下的感应电流不足以引发人体心室颤动;但高切换率的梯度磁场会引发外周神经刺激,并有可能引发心室颤动。当感应电场继续增大到一定电场强度阈值时,会刺激血管和心脏细胞,引起心律不齐和

心室颤动的现象,即引发心脏刺激。通常,心脏刺激阈值是外周神经刺激的9倍多,所以一般将外周神经刺激阈值作为梯度磁场的安全生理指标。

19.1.3 射频磁场效应

射频场是由MRI中射频线圈产生的交变磁场,主要用于磁共振信号的激发。射频场的频率与主磁场强度成正比,主磁场强度越高,所需射频场的频率就越高。经受射频作用后,组织主要的生物效应与电磁场的致热特性有关,当然也可有非致热性效应,即由磁场所导致的生物体特异度变化。射频场辐射造成的伤害主要是生物热效应,一般说来所给射频越高,产生热量越多。如果组织生化环境的离子化状况越严重,更多的射频能量将以热量方式沉积,主要表现为体温的变化。射频脉冲通过产生电场激发电流,把能量转换为热量。射频辐射量通常由特定吸收率(specific absorption rate,SAR)确定,其单位为 W/kg,典型的 SAR 可以表示为:

$$SAR = \frac{\sigma |E|^2}{2\rho} \qquad (19-1)$$

式中:σ 为组织电导率;ρ 为组织密度;E 为组织内的电场强度矢量。

SAR 与组织电导率和局部电场的平方成正比,而电场随主磁场强度近似线性增加。因此,SAR 与主磁场的平方成正比。保持其他参数不变,3 T 的 SAR 是 1.5 T 的 4 倍。MRI 在不同的序列中 SAR 具有差异。需要注意的是,目前快速成像中回波间隔很短,FSE 序列的 SAR 很高,在连续使用 $180°$ 射频脉冲进行激发的长回波链的 FSE 及单次激发 FSE 序列的 SAR 尤为突出。3 T MRI 系统为了减低 SAR,一般重聚射频脉冲采用 $120°$,而非 $180°$。降低 SAR 的有效措施:缩短 ETL;延长 TR;延长回波间隔时间;减少扫描层数;使用 SAR 较低的脉冲序列(通常序列的 SAR:FSE>SE>GRE)。

MRI 系统可以通过使用单位时间传输的总射频功率、患者的体重和传输线圈覆盖范围的数据来计算 SAR。实验证实,在 SAR 为 6.0 W/kg

时,健康人正常的体温调节功能仍然可以耐受,而一般临床 MRI 扫描的 SAR 不大于 4.0 W/kg。在超高场下,人体由射频场导致的致热效应并不完全符合 SAR 的空间分布,系统必须配置多通道实时射频功率检测系统,以确保人体的安全。

某些人体器官(如睾丸和眼睛)的散热能力较差,特别容易受到体温升高的影响,应当尽可能使用最低水平的射频辐射频率和功率。另外,以下3种情况要尽量避免长时间、高 SAR 的磁共振检查:①体温调节障碍或不健全的患者,如发热、中暑、脑膜炎等;②服用利尿剂、镇静剂等可能影响体温调节功能的患者;③存在心血管疾病、高血压、糖尿病、老年和肥胖的患者。存在体温调节障碍的患者以及进行特殊部位检查的患者应在临床医生的指导下决定是否进行磁共振检查,并特别注意检查过程中的体温监测与控制。

19.1.4 磁共振成像检查和听觉噪声

MRI 检查时的听觉噪声是由引起梯度线圈振荡的电流不断开启和关闭而形成的。此单调重复的噪声可因更高的梯度负载周期和更快的梯度切换而加剧,这也就是说,听觉噪声随层厚的减小、视野的减小、重复时间及回波时间的降低而加重,对患者听觉具有潜在危害性。商用 MRI 梯度场切换所致噪声水平据测量达 65~95 dB,仍在 FDA 所建议的安全范围内。有报道说听觉噪声可激惹部分患者,干扰患者与检查者之间的口头交流,在不塞耳塞等保护装置时可发生能逆转的听力丧失。

最安全和花费最小的防止听觉噪声的方法是 MRI 检查时佩戴耳塞,此方法可有效地防止临床检查时潜在的暂时性听力丧失。与 MRI 相匹配的头戴式耳机也可有效降低听觉噪声的影响。另一种减少噪声的方式是采用"抗噪声"技术,该方法对 MRI 扫描仪所产生的噪声进行实时傅里叶分析,然后给予一个与噪声具有相同物理特性但相位相反的信号,从而将噪声中和掉,这样有利于患者同检查人员的口头交流,临床研究证明该方法行之有效,且不会降低 MRI 图像质量。当然 MRI 设备生产厂家也在试验于梯度线圈外面加上防噪层的方法,以从根本上减少噪声的产生。

19.2　磁共振成像的安全性

MRI检查已广泛使用,与之相关的安全性问题也越显重要。目前说来,MRI检查对患者及检查者均是安全可靠的,但随着MRI技术的发展,静磁场和梯度磁场性能的提高,特别是静磁场强度的增高,造成其边缘场效应加大,从低场覆盖半径不到1 m到目前的15～20 m。尽管磁屏蔽设施得到较大改善,但仍需意识到MRI检查时始终有较大静磁场存在,因而必须注意采取有关安全措施。在MRI扫描之前工作人员需对患者仔细地进行MR安全性筛查,告知患者有关MRI检查过程中的危险和安全措施,使者充分了解在扫描室中需要做的事和可能出现的危险,以避免一些急性危害发生。

19.2.1　致冷剂安全性及失磁

超导是指导体中的电阻接近或为零。当线圈处于超导状态时,电流在线圈内能永不中断地运转,产生稳定的静态磁场。超导MRI采用液氦为致冷剂,磁体需要浸泡在大量液氦中实现超导。MRI设备生产厂家安装MRI设备后,会将磁体调整到要求运作的场强,超导磁体升场后不再需要额外的电功率来维持磁场。如果MRI设备在运行时操作不当,就会失超(失去超导特性),导致氦气溢出磁体,使空气中氧含量极度减少,造成人员伤亡。一旦发生失超,所有人员必须立即离开磁体室,不要触摸排气管和站在排气管下,以免冻伤。避免明火且不要吸烟,在经过充分通气后才允许返回。MRI设备正常运行过程中,也需要周期性地补充液氦,不然也会有失超风险。把报警用的氧气监测器装在磁体室内恰当的高度水平,可作为有效安全预防措施之一。

19.2.2　抛射物效应

抛射物效应是指铁磁性物体在强磁场的作用下,从磁体以外的地方以一定速度投向磁体的现象。磁体所产生的主磁场会延伸至磁体外一定范围,对物体有一个指向磁场中心的吸引力。如果患者或操作者在此路径范围内就有可能受到损害;同时,也有可能造成磁共振硬件损坏。大多数国家及厂家规定的磁场安全线阈值为$5 \times 10^{-4} T$(5 Guass,称为5G线),并且建议在5G线处进行标记划线或者竖立警告牌。硬币、氧气罐、轮椅等铁磁性物质都会产生抛射物效应。可以通过以下参数来判定是否会产生抛射效应:物体质量、物体磁导率、磁场强度、物体与磁体间的距离以及物体相对磁体的方位。

为防止此类事故发生,目前国内外通用的方法是严格采用美国放射学院(ACR)建议的MRI安全分区(Ⅰ～Ⅳ区),以保障MRI检查流程的安全及顺畅。Ⅰ区为公共区域,通常在MRI环境本身之外;Ⅱ区为部分限制区域,工作人员可在该区域向患者询问个人信息及病史,由患者填写书面MRI安全筛查问卷;Ⅲ区内静磁场强度超过5G的区域,应划定为具有潜在危险,工作人员需用金属探测仪对患者进行全身探测检查,口头询问并再次审核患者身上无铁磁性物质方可进入扫描室;Ⅳ区为MRI扫描仪所在的磁体室本身,即磁体所在房间的物理范围,应该清楚地将该区域标记为潜在危险区(一般采用红灯或其他警示标识说明磁体始终处于开启状态)。

平时应加强对医院各类人员的教育,以让他们明白磁场的危害性。所有进入MRI区域的工作人员必须具有1级或2级MRI证书。具有1级MRI安全证书的工作人员能保证自身和磁共振环境下患者的安全;2级证书人员对磁共振环境、使用物品、设备和磁共振安全预防措施具有深厚的知识。磁共振安全主管和磁共振技术员必须具有2级证书。

19.2.3　体内植入物

金属物品被磁化产生扭曲力及吸引力,这有可能导致植入物出现移位,伤及周围组织;磁化率较强的金属物品会产热,可能会损伤周围组织或器官;植入物的磁化会严重影响成像质量,使检查达不到预期的效果。因此金属植入物是MRI检查的绝对禁忌证。目前随着新型材料的发展,越来越多的新材料可与 MRI 环境兼容。

骨科植入物已广泛应用于骨关节损伤和相关的骨科矫形手术,目前常用的材料为新型钛合金材料。钛合金材料由于强度高、韧性好、与人体组织的相容性好,有明显的临床应用优势。由于在术中植入材料已被牢固地固定在骨骼、韧带和肌腱上,通常不会引起移动,所以是相对安全的。但植入物部位在做 MRI 检查时可产生伪影,会影响植入物周围组织的观察。一般说来,假体无危险性,但是可产生较大伪影,如果可能的话,MRI 检查前应去除假体。

目前在心血管疾病的治疗中,血管内支架的应用已相当普及,另外用于血管内栓塞和封堵的弹簧圈、预防血栓的滤器等也很常用。由于目前用于支架等制作的多为钛合金和其他合成材料,为非铁磁性和微弱磁性,因此目前认为这类支架等植入物置入人体后可以进行 MRI 检查,一般推荐在支架等植入 6 周后做 MRI 检查更为安全,这时支架等植入物与血管等已有更好的吻合,目前认为在 3 T 以下场强的 MRI 扫描仪上进行检查是安全的,但图像局部可产生金属伪影。中枢神经系统的止血夹或动脉瘤夹由于磁场作用可造成其移位而有发生出血的危险,因而此类患者应禁止进行 MRI 检查。

需注意的是,标记为不锈钢字样者不一定就是非铁磁性钢所制造,也应注意其有无危害,在检查前明确动脉瘤夹的型号和 MRI 兼容性。还有像磁性括约肌、孔栓、假牙等应在 MRI 检查前去除,以避免受到磁场作用发生去磁而失去功效。

19.2.4　心脏起搏器

静磁场和射频场对心脏起搏器的影响是肯定的,可以使它转换到不同步模式,并且磁力的作用还可引起盒内起搏器的运动以及使导线移动。心脏起搏器的导线和心电图电线在梯度场和射频场作用下可诱发电流而导致颤动和烧伤。因此装有心脏起搏器的患者不应进行 MRI 检查,并应避免进入 MRI 扫描仪附近。

近年来也有关于新型起搏器的报道,相对于过去的起搏器,由于其弱磁性,其在 1.5 T 以下的

磁共振机进行检查时可无明显的危险性。因此对这类患者,需要提前查阅其起搏器型号并咨询生产厂商,而且 MRI 检查应当在临床心脏电生理专家监视下进行。起搏依赖、体内存在废弃导线及植入左室电极导线的患者,仍是 MRI 的相对禁忌证。

人工心脏瓣膜大多没有铁磁性,但检查前也应查看置入瓣膜型号和说明书,由于磁场可能引起的扭曲力相对于心脏搏动的血流冲击要小的多,一般认为置入心脏瓣膜后,可做 MRI 检查。但在高场强下如果临床怀疑人工瓣膜开裂,则不应进行 MRI 检查。

19.2.5　宫内节育环

现今通用的宫内节育环(intrauterine device, IUD)在磁场作用下不会引起移位,在 IUD 上瞬间电流及 IUD 表面温度升高方面,局部电流很小,远远小于 2.5 mA,产生的瞬间局部温度 < 0.54 ℃,处于人体能接受的安全范围内,对人体不足以产生不良影响。

非磁性金属 IUD 在 0.4~3.0 T MRI 中的影像一般不会产生伪影。磁性金属 IUD 在盆腔 MRI 检查图像中会产生伪影,主要原因是磁性金属在高强磁场中被磁化,产生磁场后对局部磁场产生干扰,引起金属伪影。对于需要进行 MRI 检查且带有节育器的患者,应先通过普通的 X 线透视检查,判断节育器的材质。若为无伪影节育器再进行 MRI 检查;若属于有严重伪影的节育器,则进行 MRI 检查前应先取出节育器。对于取环困难的患者,则应通过合理选择成像序列和扫描参数来减轻成像伪影,并在伪影较为严重的部位加饱和带。带有塑料或铜制金属环的患者可以安全进行 MRI 检查。

19.2.6　眼眶异物

眼眶内有铁磁性异物者不应进行 MRI 检查,患者病史有助于排除金属异物存在可能,如果病史不明确,可以在 MRI 检查前先拍常规 X 线片以排除金属异物存在。研究表明采用标准平片可探测到 0.1 mm × 0.1 mm × 0.1 mm 的细小金属异

物,而且如此小的金属异物在高达 2.0 T MRI 检查时会发生移动。动物实验表明 3.0 mm × 1.0 mm × 1.0 mm 大小的异物会在眼球内发生旋转。另外,也可采用薄层高分辨 CT 扫描除外金属异物存在。眼部铁磁性物在 MRI 检查前应去除,因为一方面可引起图像伪影,另外,由于磁力牵拉还可引起眼部不适。

进入 MRI 扫描室前应把眼镜摘掉,若有佩戴的需要可使用与磁共振兼容的专用眼镜。隐形眼镜的材料主要是水凝胶或硅水凝胶,美瞳接触镜是在原有的基底材料上做了一些色彩的相应处理,也无磁性及铁质物质,故不影响 MRI 检查。

19.2.7　监测设备

依赖生理监测仪、机械呼吸和电子输液泵的患者进行 MRI 检查比较困难,因为目前多数生理监测装置不适宜于在磁体室里使用。但近年来随着无磁性材料的发展,适合于磁体室使用的生理监测装置已诞生,如用电阻抗法和橡皮风箱法监测呼吸频率、使用光纤技术的脉搏血氧饱和度监测仪、采用荧光测定系统来记录体温,甚至已有多种与 MRI 兼容的多参数监测系统。这些装置通常采用特殊的电路设计,以充分降低伪影对 ECG 和其他生理参数记录的影响,这为需要生理监测的患者(如昏迷、需麻醉和危重患者)的 MRI 检查提供了方便。

MRI 扫描人员需要通过声音、视觉和生理监控设备等监测 MRI 系统中的患者。可使用检查窗口或视频系统进行视觉监测,通过对讲系统与患者保持沟通。在遵守安全操作的前提下,使用 MRI 兼容的监控设备来监测患者的生命指征参数。如 MRI 检查室内患者出现紧急情况,应立即终止扫描,并将患者转移出房间进行治疗。在 MRI 检查室内不允许使用医疗设备进行紧急抢救,除非确定所需的医疗设备与 MRI 兼容。

19.2.8　磁共振对比剂的安全性

前面第 7 章已详细介绍了对比剂的原理、种类、药代动力学等方面内容,下面将从安全性这一角度来进一步阐述磁共振对比剂。

进行 MRI 检查时,在某些场合,为了更好地明确病变性质,常需做增强检查。MRI 对比剂一般为大分子络合物结构,顺磁性、超顺磁性和铁磁性磁共振对比剂在注入人体后,与临床上所应用的其他创伤性方法一样可能存在一定的危险性。MRI 对比剂的不良反应与 CT 碘对比剂相比,通常要少很多,文献报道其发生率为 0.07% ～ 2.4%,大多为轻微反应,如注射后的发冷、轻度恶心、头痛、热感,或在注射部位的疼痛等,属于过敏反应的发生率范围。自从 1988 年在世界范围内开始应用静脉 MRI 对比剂以来,大量临床经验表明,基于钆的顺磁性对比剂是安全的,而且患者的耐受性良好。对于有高危因素的老年人、幼儿,患支气管哮喘、心脏或肝肾功能不全、甲状腺功能亢进的患者,医生应慎用对比剂。患者在接受 MRI 增强扫描前,医院应与患者及家属签订对比剂用药风险知情同意书,详细了解可能会发生的不良反应,特别是要做好应急预案,对可能发生的不良反应和过敏进行及时的干预,并须配备抢救药品,以免意外发生。

肾源性系统性纤维化(nephrogenic systemic fibrosis,NSF)是肾功能障碍患者发生多系统纤维化病变,常以广泛性皮肤增厚变硬为首发症状,继有多器官受累的系统性疾病。目前的资料表明,肾源性系统性纤维化与使用含钆的磁共振对比剂有关,是钆类对比剂的不良反应,但这类疾病通常只发生在终末期肾病患者。正常人群使用钆对比剂尚无发生肾源性系统性纤维化的报道,而对于患有严重肾功能不良疾患的患者在进行 MRI 检查时应避免使用钆对比剂。为避免钆对比剂给患者带来危害,美国食品和药品监督管理局(Food and Drug Administration,FDA)建议肾功能不全者尽量避免使用钆对比剂或采用最低剂量以达到临床诊断为目的。

2017 年以来,美国 FDA、欧洲药品管理局(EMA)、加拿大卫生部等国外监管机构,相继发布了关于小分子顺磁性含钆对比剂(gadolinium-based contrast agents,GBCA)的安全性信息,提醒在进行多次增强 MRI 扫描后,可能会造成钆在脑部逐渐沉积的风险。国外已发表的研究表明,静脉注射 GBCA 后,脑部可检测出痕量钆,且线性类 GBCA 给药后检出的浓度比大环类更高。3个国家的监管机构均对此采取了相应的风险控制措施。国家不良反应监测中心建议,应谨慎使用 GBCA,在必须使用的情况下,应使用最低批准剂量,并在重复给药前仔细进行获益风险评估。患者在涉及使用 GBCA 的 MRI 检查中,对个人健康状况存在任何问题,应询问医务人员。

19.2.9 幽闭恐惧

在 MRI 检查中发生幽闭恐惧和其他精神反应如焦虑、恐慌等的患者约占 5%,这些反应主要源自扫描孔径大小受限、检查持续时间较长、梯度场所致噪声等。当然这些精神反应通常是暂时的,在检查前对患者简述 MRI 检查过程包括噪声的程度、孔径大小及需持续多长时间,让患者家属亲友留在检查室内,使用 MRI 专用音响设备如头戴耳机、检查时进行口头交流,甚至采用俯卧位检查等均有助减少患者发生幽闭恐惧的机会,便于检查顺利进行。在 MRI 检查之前和期间与患者持续对话不仅能缓解恐惧和提高安全性,而且有助于获得最佳图像。目前开放式 MRI 扫描仪对这类幽闭恐惧患者比较合适。有时采用肌注苯巴比妥或地西泮也有助于去除焦虑,如果使用镇静药物就需要进行特殊准备并预先考虑到患者服药后达到最佳效果的时间以及出现不良反应的时间。另外,必须由训练有素的工作人员在 MRI 检查过程中对镇静患者进行多项生理指标的监测,以确保患者的安全。

19.2.10 妊娠和哺乳

目前尚无文献报道过在怀孕者中进行常规(非增强)MRI 检查对胎儿生长及发育会产生有害的影响。然而,长期安全性尚未得到明确证实,对胎儿的风险(包括可能的致畸效应和声音损伤)是否真实存在也缺乏共识。由于胚胎在孕期 3 个月处于细胞分化发育期,更容易受外界各种物理因素的损伤。作为安全预防措施之一,目前还是建议对怀孕 3 个月内的孕妇不宜进行 MRI 检查。而且磁共振对于胎儿结构的显示与孕龄有直接关系,成像时期以孕 4～9 个月为佳。根据磁共振学会安全委员会的建议,如果其他非创伤性方法不能提供足够的诊断资料而需要采取 X 线或 CT 检查时,可以优先考虑施行 MRI 检查。上述原则同样也适用于 MRI 部门工作人员怀有身孕者。

研究表明,一些基于钆的磁共振对比剂容易通过胎盘屏障进入胎儿血液循环,在胎儿肾脏中过滤后排放到羊水中。钆螯合分子在羊水中停留的时间越长,潜在的有毒钆离子解离的可能性就越大。这些游离钆离子在羊水中释放可能会产生什么影响,目前尚不清楚。这引起人们对磁共振对比剂可能对胎儿产生的继发性不良影响的担忧。建议对孕妇进行 MRI 检查时一般不采用 MRI 对比剂,除非采用对比剂增强所获益处要高于其对胎儿产生的潜在危险。

钆剂的水溶性限制了其在乳汁中的分泌,静脉注射后 24 h 内,分泌至乳汁中的钆剂少于 0.04%。理论上任何未螯合的钆剂可通过乳汁进入婴儿体内,考虑到新生儿的肾脏不成熟和低肾小球滤过率,建议在做增强 MRI 后暂停母乳喂养 12～24 h。

19.2.11 电子耳蜗

电子耳蜗(cochlear implants,CI)一般均有铁磁性的复合物作为外置磁体,并在患者头颅内植入射频线圈。人工耳蜗的 MRI 兼容性和安全性取决于不同的 CI 设备和 MRI 系统。使用 0.2 T 和 0.3 T 扫描仪的 MRI 在 CI 中是安全的,尽管它们的图像质量与较高的磁场系统相比较差。1.0 T 系统似乎在种植体应力、成像能力和可用性方面提供了良好的折中。场强超过 1.5 T 的 MRI 成像系统通常被认为是不安全的,MRI 磁体产生的磁场可对电子耳蜗的正常工作产生干扰,并会损害电子耳蜗内的元器件,也可能会引起电子耳蜗产热,产生热损害,应避免使用。在进行 MRI 检查之前,告知保留磁铁的患者可能会遇到的风险:疼痛、MRI 检查失败和磁铁移位,最好手术去除可移动的磁铁。总之,CI 是 MRI 检查的相对禁忌,耳蜗植入患者在接受 MRI 检查前必须对其风险进行严格评估,并采取有效的保护措施以保证受检者的安全,只有在仔细评估个体风险和认真准备后才能进行 MRI 检查。

19.2.12　牙科假体

某些牙科假体通过磁力固定在植入部位,下颌骨假体内的磁片与植入的磁性假体位置相对,极性相反,因而两者相互吸引。对于口腔内植入磁性牙科假体的患者来说,若磁性假体已与周围组织相连固定,通常在 3 T 或以下场强的 MRI 设备下,不会出现移动和变形,可安全地接受 MRI 检查。但在牙科植入物的部位检查时可能会产生伪影,表现为周围组织的畸变失真和信号丢失,因此戴有活动假牙的患者在进行 MRI 检查时应去除假牙。

19.2.13　输液泵和留置导管

因静脉输液、药物灌注和化疗等需要而植入输液泵和留置导管等的患者日趋增多,这类患者在手术后能否进行磁共振检查已受到大家的关注。输液泵通常植入于胸部皮下,由导管、储液囊和隔膜等组成,组成材料有合金、硅橡胶和塑料等,通常为非铁磁性和弱磁性。留置针的穿刺过程是钢针与导管同时穿入血管,固定穿刺针,然后拔出钢针,将导管留在血管内,所以最终留在患者身上的留置针并没有"针"。而且,留置导管还是 MRI 增强扫描必不可少的装备。在扫描开始前将留置针与高压注射器相接,需要增强扫描时,可以根据检查需要利用高压注射器完成快速注射对比剂,不仅能够节省时间,而且还能使图像更加清晰。如果在检查时突发意外,留置导管还可以作为抢救用药的通道。通过体内外测试,植入输液泵和输液导管在 3 T 及以下磁场下未发生变形、扭曲等现象,一般情况下是可以进行 MRI 检查的。

胰岛素泵的构成较为复杂且含有一定量的金属成分,任何一组件功能失常都可影响整个系统功能。糖尿病患者在使用胰岛素泵治疗期间,若进行 MRI 检查,磁场会严重干扰胰岛素泵的功能,导致胰岛素泵电流信号混乱、输液停止、记录失灵及数据丢失,甚至对患者造成意想不到的损伤。带有胰岛素泵的患者在进入 MRI 检查室时应移除胰岛素泵。

19.2.14　服饰和体表饰物

在接受 MRI 检查过程中,服装中使用的一些材料(如金属扣子、挂钩、拉链、金属丝线、导电图案)越来越多地与热损伤和烧伤有关。因此在进入 MRI 检查室之前,患者需脱掉自己的衣服,更换成检查专用衣服。这样一方面可以防止伪影以提高图像质量,另一方面通过消除金属纤维、拉链等带来的热损伤以增加安全性。

体表饰物包括耳环、项链、手表,特别是佩带一些穿孔宝石类制品和饰物、带铁磁性或导电的饰物,可能会在磁场下引起移位,产生刮伤,产热而引起灼伤。因此佩有饰物的患者在进行 MRI 检查时应尽可能去除饰物,对那些不能移除的饰物应进行告知,并用纱布、绷带等将饰物固定和将其与皮肤隔开,以防引起伤害。

对于纹身和永久性的美容装饰,包括永久性的眼影等,为了保存其图案,会在皮肤内植入一些颜料的粉末,植入的粉末可为铁磁性和非铁磁性的。如是铁磁性的,有可能会引起皮肤的灼伤,应在检查前详细询问,以免发生灼伤及其他意外。对于有大量或深色纹身(包括文眼线)的患者,为了减少纹身组织射频加热的可能性,在纹身区域可放置冷敷或冰袋。

(范明霞　杨岳松)

主要参考文献

[1] 牛超群,王秋良,李毅.评估磁共振成像系统电磁安全的数值计算方法[J].高电压技术,2017,43(8):2442-2453.

[2] 刘哲,程燕南,杨健.磁共振钆对比剂体内分布与沉积研究现状[J].磁共振成像,2017,8(9):716-720.

[3] 杨岳松,周康荣.磁共振生物效应和安全性[M]//周康荣,陈祖望.体部磁共振成像.上海:上海医科大学出版社,1999:128-130.

[4] 何伟,李松阳,肖洪,等.核磁共振成像设备临床应用中的风险管理研究[J].中国医学装备,2018,15(2):121-125.

［5］陆家辉,罗士香,卞蓉蓉.浅谈医用磁共振成像系统的故障与不良事件[J].药学与临床研究,2016,24(2):178 - 181.

［6］陈克敏,潘自来,姚侃敏,等.磁共振检查以及体内植入物的安全性[J].中国医学计算机成像杂志,2014,20(5):430 - 434.

［7］程敬亮,张勇.磁共振检查的安全性与危险防范[M].郑州:郑州大学出版社,2011:1 - 7,54 - 67,113 - 120.

［8］BIAN D, QIN L, LIN W J, et al. Magnetic resonance (MR) safety and compatibility of a novel iron bioresorbable scaffold [J]. Bioactive Materials, 2020, 5(2):260 - 274.

［9］BRAU A C S, HARDY C J, SCHENCK J F. MRI safety [M]//Syed MA, Raman SV, Simonetti OP. Basic principles of cardiovascular MRI. Switzerland: Springer International Publishing, 2015:115 - 127.

［10］GREENBERG T D, HOFF M N, GILK T B, et al. ACR guidance document on MR safe practices: updates and critical information 2019 [J]. J Magn Reson Imaging, 2020,51(2):331 - 338.

［11］KIM S J, KIM K A. Safety issues and updates under MR environments [J]. Eur J Radiol, 2017,89:7 - 13.

［12］KRAFF O, HARALD H. 7T: physics, safety, and potential clinical applications [J]. J Magn Reson Imaging, 2017,46(6):1573 - 1589.

［13］MAHESH M, BARKER P B. The MRI helium crisis: past and future [J]. J Am Coll Radiol, 2016,13(12):1536 - 1537.

［14］SAMMET S. Magnetic resonance safety[J]. Abdom Radiol, 2016,41(3):444 - 451.

［15］SHELLOCK F G, CRUES J V. MRI bioeffects, safety, and patient management [M]. Los Angles: Biomedical Research Publishing Group, 2014:65 - 103,482 - 677.

［16］SHELLOCK F G. Reference manual for magnetic resonance safety, implants, and devices [M]. Los Angles: Biomedical Research Publishing Group, 2020:45 - 108.

［17］TSAI L L, GRANT A K, MORTELE K J, et al. A practical guide to MR imaging safety: what radiologists need to know [J]. Radiographics, 2015,35(6):1722 - 1737.

［18］WATSON R E. Lessons learned from MRI safety events [J]. Curr Radiol Rep, 2015,3:37.

［19］WEIDMAN E K, DEAN K E, RIVERA W, et al. MRI safety: a report of current practice and advancements in patient preparation and screening [J]. Clin Imaging, 2015,39(6):935 - 937.

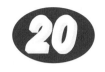 一体化正电子发射断层显像/
磁共振成像原理及临床应用

一体化正电子发射断层显像/磁共振成像（positron emission tomography/magnetic resonance imaging，PET/MRI），习惯上也称之为 PET/MR，是全球公认的在恶性肿瘤、神经系统疾病的早期筛查和诊断上先进的医学分子影像设备之一，是目前医学影像领域最尖端的检测技术之一。PET/MR 用正电子发射断层显像（PET）和磁共振成像（MRI）两种影像模态同步进行检测，一方面缩短了扫描时间，另一方面可一次性获取全身 MRI 和 PET 数据，使得结构影像和功能影像得到了精确的配准，是医学成像领域的一次巨大飞跃。PET/MR 在临床医学的应用主要集中于恶性肿瘤、神经系统、心血管系统三大领域，相比 PET、MRI 等单模态影像扫描技术或者 PET/CT，一体化的 PET/MR 具有更高病变检出率、更快的扫描速度和更低的辐射剂量。

20.1　正电子发射断层显像原理

20.1.1　正电子发射断层显像成像原理概述

（1）PET 与物质的放射性

PET 是 20 世纪 50 年代发展起来的一种核医学成像技术，20 世纪 70 年代开始应用于临床。与其他核医学技术一样，PET 的基础是使用放射性同位素标记的靶向药物。通过检测释放的辐射，医生可以推断出药物在生物体内的分布，从而确定生物体组织内的代谢情况。因此，PET 主要利用物质的放射性作为显示手段来对化学分子做标记。

（2）原子结构

我们已知的绝大部分物质的基础是原子，其由 2 个部分组成：原子核和核外电子。原子非常微小，如一个碳原子的直径约为 1.4×10^{-10} m，其中心的原子核由质子和中子构成，质子带正电而中子不带电。核外电子带负电，绕原子核运动，其数目等于原子核内质子的数量，也等于原子的原子序数。质子数相等、中子数不相等的 2 种原子仍具有相同原子序数，称之为同位素。具有放射性的同位素称为放射性同位素，不过不是所有的

同位素都具有放射性。自然界发现的同位素约 300 余种，而在过去的 100 多年时间里，科学家人工制成的同位素约有 2 000 余种。

（3）α 衰变

一种元素经常会存在不稳定的同位素，其天然倾向于向稳定态转化。一般来说这种转化往往通过将其原子核分裂成为数个部分使各部分达到稳定态，这个过程称为裂变（fission）。裂变以射线的形式通过释放粒子和/或能量来实现，即该物质所具有的放射性。一般称这样的同位素为放射性同位素或者放射性核素。

α 衰变是一种放射性衰变，主要发生于原子数大于 82 的核素。发生 α 衰变时，一个 α 粒子将从原子核中射出。α 粒子即一个氦原子核，含有 2 个质子和 2 个中子。如铀 238 的衰变即为 α 衰变：

$$_{92}^{238}\mathrm{U} \longrightarrow {}_{90}^{234}\mathrm{Th} + {}_2^4\mathrm{He} \qquad (20-1)$$

α 衰变发射出的 α 粒子移动速度约是光速的 5%，很容易在射出原子核时和其他原子核以及粒子反应失去能量，因此在几厘米的空气内就会被吸收。α 衰变在自然界中存在得很普遍，地壳中的放射性核素通过其释放了自然界存在的大部分的氦原子核。α 衰变释放出的氦原子核通常被称为 α 射线。α 射线在传播过程中由于其巨大的氦原子核量和正带电性将和其遇到的分子产生能量和电子交换，因此对生物体是有伤害作用的。

（4）β 衰变

原子核发生衰变并释放出 β 射线的衰变成为 β 衰变。β 衰变根据其释放或者捕获的物质不同有 3 种常见的形式。β﹣衰变主要是放射性核子释放电子，主要发生于内部富含中子的核素，其内部超过质子数量的中子从而变成质子的过程。它的主要形式是：

$$\mathrm{N}^0 \longrightarrow \mathrm{P}^+ + \mathrm{e}^- \qquad (20-2)$$

即原子核内的一个中子转变成一个质子并释放一个电子。电子因此也叫作 β﹣粒子，射线穿透能力较弱。

另一种 β 衰变的形式与此相反：

$$\mathrm{P}^+ \longrightarrow \mathrm{N}^0 + \mathrm{e}^+ \qquad (20-3)$$

原子核内的一个质子转变成一个中子并释放一个带正电的电子，正电子（positron）又叫作 $\beta+$ 粒子。$\beta+$ 衰变主要发生在核内中子数较少的核素，其能量谱是连续的。天然核素不发生此类衰变。$\beta+$ 粒子和 $\beta-$ 粒子可以发生湮灭（annihilation），失去质量并按照爱因斯坦质能方程所揭示的那样转变成为能量，即 2 个能量为 511 k 电子伏特（electron volt，eV）、方向相反的 γ 光子，探测这 2 个 γ 光子是 PET 显像的基础。

电子捕获是 β 衰变的第 3 种形式，指的是原子核吸收了一个其所属原子的内层轨道电子，使核内一个质子转变成为中子，并同时释放出一个中微子的过程，伴随这个过程还有光子辐射出来，即 γ 射线。即：

$$P^+ \ e^- \longrightarrow n + v_e \qquad (20-4)$$

由于缺少一个内层电子，该过程完成之后，原子核处于不稳定的激发态，内层电子的缺失由外层电子补入，其能量差转换成特征 X 线释放，或者能量传给更外层轨道的电子，外层轨道电子脱离束缚释放出，被称为俄歇电子（Auger electron），这个效应称为俄歇效应（Auger effect）。激发态的原子核也会发射光子，即 γ 射线使自身恢复到基态，或者把能量转移给一个核外轨道电子，该电子吸收能量之后脱离轨道发射出来，称为内转换电子（internal conversion electron）。

此外，β 衰变还有双 β 衰变、双电子俘获、伴随正电子发射的电子俘获和双正电子发射等形式。由于本书重点不在于探讨物理学，读者若有兴趣可查询相关资料。

（5）γ 衰变

γ 射线本质是光子流，主要由原子核从激发态回复到基态时释放能量而产生的。γ 衰变通常是上面 2 种衰变或者是核反应之后伴随发生的。γ 射线运动速度等于光速，穿透力强且电离能力小，发生 γ 衰变之后原子核的质子数和中子数都不改变，只有能级发生了改变。

（6）其他衰变类型

其他衰变类型包括但不限于质子发射、中子发射、双质子发射、自发裂变等。有兴趣的读者可查询相关资料。

（7）半衰期

放射性核素发生衰变时遵循一定的衰变规律，即其发生衰变的比率与其当下未衰变粒子的总量成一定的比例。这个过程可以用一个微分方程来表示：

$$\frac{dN}{dt} = -\lambda N \qquad (20-5)$$

其中，N 表示衰变发生 t 时间之后放射性核素的原子数，λ 称为指数衰变常数（exponential decay constant），表示发生衰变的原子核占原子核总体的比例。当 $t=0$ 时放射性核素原子数为 N_0，作为初始条件解上述微分方程组，得到：

$$N_t = N_0 e^{-\lambda t} \qquad (20-6)$$

这就是放射性核素的衰变方程。

另一个经常被提起的概念是放射性活度（radioactivity），放射性活度表示单位时间内发生衰变的原子核的数量，也随时间呈指数级下降。放射性活度的国际单位是贝克勒尔（becquerel，Bq），1 Bq 表示核素在一秒钟发生一次核衰变。

（8）γ 射线与通过路径物质的作用

由于 γ 射线是光子，没有质量，因此其与通过路径上的原子反应不同于 α、β 射线的作用。α、β 粒子与其通过路径上原子核外电子发生作用，或者使核外电子由较低能级跃迁到较高能级，即激发（excitation），或者使其脱离母核吸引而变成自由电子，即电离（ionization）。这 2 个作用是射线作用于生物体的主要形式。此外，这 2 种粒子还可能只是改变其方向而不改变其能量，即散射（scattering），β 粒子的散射较 α 粒子明显。如果其方向和能量都发生变化，则其失去的部分能量会以 X 线形式释放出来，这种辐射称为韧致辐射（bremsstrahlung）。如果 α、β 射线能量全部消耗完毕，则称为射线的吸收（absorption）。

γ 射线与其路径上的原子作用与 α、β 射线不同。γ 射线是不带电的光子流，其可与传播路径上的电子发生碰撞，全部能量传导给电子而使其脱离母核的束缚成为自由电子，光子失去能量后消失，这个过程即是光电效应（photoelectric effect）。如果只有一部分能量传递给核外电子,使核外电子脱离原子束缚,而光子能量降低方向改变,称为康普顿效应(Compton effect)。此外,高能光子(大于1 022 KeV)的能量部分可在原子核电场作用下,将1 022 KeV的能量转换为一个正电子和一个电子。

20.1.2 伽马相机简介

PET/MR中PET部分主要是检测湮灭效应释放出的2个511 KeV的能量相同、方向相反的光子,其湮灭效应由注射入体内的示踪剂释放出的正电子和体内的电子结合发生。这个检测过程主要由一种称为伽马相机的设备来完成的。伽马相机或称闪烁相机是一种允许核医学医生进行"闪烁扫描"的设备,能检测甲状腺、心脏、肺和身体其他许多部位的功能信息。闪烁扫描得名于某些晶体(如碘化钠)在受到辐射时的闪烁能力,也是检测其发生正负电子湮灭的手段。伽马相机主要由准直器(collimator)、闪烁探测器(scintillator)、光电倍增管(photomultipliers)和后续的信号处理电路等部分组成(图20-1)。下面简略介绍各个部分的功用。

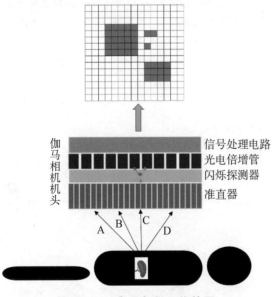

图 20-1 伽马相机工作简图

注:受检者体内由正负电子湮灭产生的伽马射线经准直器筛选方向后由闪烁探测器将伽马射线转化为光信号,之后经由光电倍增管将信号放大,并经信号处理电路转化,最终成为可以看到的图像。

(1) 准直器

严格来说准直器不是γ相机的一部分,它是安装在γ相机前端的一个装置,类似于汽车车头大灯前面的透镜,不同的是,准直器的功能是用于过滤射线,它只允许那些和伽马相机晶体成一定角度的射线通过,而阻止其他射线入射γ相机晶体。

准直器最简单的形式就是在一块一定厚度的铅制的平板上钻许多细小的孔,沿着孔走向的γ射线将抵达晶体,而其他射线被铅板阻挡吸收。如果没有准直器的选择作用,这些方向散乱的γ射线将会使得到的图像极为模糊。一个γ相机一般配备多个孔径不同、材质不同或者栅格厚度(即2个孔之间的铅板厚度)不同的准直器,可以根据不同的检查采用不用准直器。射线吸收湮灭发生的程度决定了γ相机的灵敏度,图像的清晰度则由空间分辨率决定。核医学工作者通常希望有一个高灵敏度、高分辨率的γ相机,不幸的是通常情况下两者是互相制约的,选择了高分辨率的准直器,其灵敏度便会下降,反之亦然。用于PET系统的γ相机具有较厚的晶体和特制PET准直器。

(2) 闪烁探测器

闪烁探测器用来探测荧光(luminescence)的闪烁(scintillation)现象。荧光材料暴露在物质衰变产生的辐射中时,辐射会在闪烁体内沉积能量,当能量沉积到一定程度会引起闪烁体中的粒子(可以是分子、原子、离子等)电离激发,激发的粒子会释放出闪烁光子,通过光电倍增管的阴极打出光电子,再通过其倍增效果实现光电子倍增。闪烁体有无机闪烁体、有机闪烁体和气体闪烁体等几种。

(3) 光电倍增管

光电倍增管主要用来将微弱光信号增强一定倍数从而使其可以被检测到。其内部被抽成真空状态,包含一个阴极(photocathode)、几个二次发射极(dynode)和一个阳极(anode)。入射信号被闪烁探测器转换成光信号后,光子撞击阴极产生光电效应,激发的光电子聚焦到二次发射极被加速并且发射到下一级的二次发射极,激发产生更多的二次电子。经反复地加速、激发,有大量电子到达阳极,并产生电信号被接收显示,如图20-2所示。

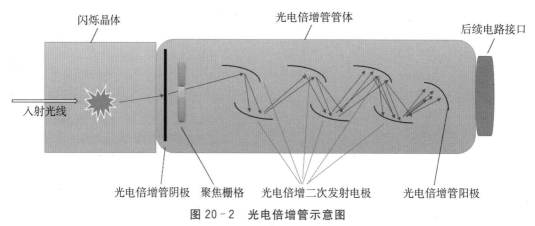

图 20-2　光电倍增管示意图

注：入射信号被闪烁探测器转换成光信号后，光子撞击阴极产生光电效应，激发的光电子聚焦到二次发射极被加速并且发射到下一级的二次发射极，激发产生更多的二次电子。

20.1.3　数据采集和校正

介绍完大致原理之后，我们可以把目光放在整个 PET 系统上了。PET 主要采用正负电子湮灭的形式作为其信号的能量来源。从前文叙述中我们可以得知，在含有超常量中子的放射性核素原子核中会释出正电子，正电子在物质中的穿透力很微弱，很快便和电子碰撞湮灭，两者质量转换为能量，变成 2 个能量都是 511 KeV、方向相反的光子。所以如果我们将放射性药物注入患者体内，则由湮灭释放出的光子对可以作为探测正负电子湮灭的标志。一个方法是将放射探测器环形排列环绕患者，这些探测器是特殊改造的闪烁探测装置，专门用于检测 511 KeV 的光子对，其探测得到的信号通过计算机处理，可以得到体内湮灭发生的图像。

20.2　一体化正电子发射断层显像/磁共振成像技术

介绍 PET 系统的资料目前已经很多，PET 系统本身经过数十年的发展也形成了较为完备的体系。制造一体化的 PET/MR 主要的困难在于磁共振巨大的磁场强度和高频切换的梯度磁场与 PET 中使用的光电倍增管的冲突，使得到的信号中噪声的比例大大增加。金属会因为快速切换梯度场而产生涡流。PET 系统内的电信号会激发产生局部的磁场，会导致 MRI 系统磁场均匀性被破坏。尽管如此，PET/MR 由于其没有 X 线辐射和高软组织对比度等，使其相对于 PET/CT 具有更广泛的应用前景。

20.2.1　一体化正电子发射断层显像/磁共振成像设备结构

PET/MR 设备分为分体式、共平面式和一体式等几种。如图 20-3 所示，分体式的如 GE 在 2010 年下半年设计的一款带飞行时间（time of flight，TOF）技术的 PET/CT 和 3.0 T MRI 的整合设备，2 台设备放在 2 个相邻的房间内，患者从

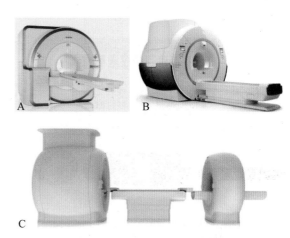

图 20-3　西门子（A）、GE（B）和飞利浦（C）公司各自研发制造的 PET/MR 设备

一个房间做完扫描之后,被转移到另一个房间继续扫描,整个过程中患者不需要下床。这是一种比较简单的解决方案,在尽可能减小患者在2个检查之间的运动前提下,避免了将2台设备整合的一系列复杂的设计评估操作。共平面的PET/MR设备构想如飞利浦于2010年研发的系统,将一个带TOF技术的全身PET系统和一个Achieva 3.0 T的MRI系统串联起来。共平面和分体式的PET/MR相比,患者不需要在不同的扫描场所之间转移,也不需要重复摆位,其图像的配准和重复性较分体式略有改善。另外,共平面的PET/MR需要基于MRI的衰减校正系统。一体式的PET/MR最早在2006年实现,其作为大脑专用的一体式PET/MR验证了整合PET和MRI技术到一台扫描仪的可行性,主要原理是将一个PET信号检测环植入3 T全身MRI扫描仪中,PET信号由雪崩光电二极管采集。尽管有PET检测装置的存在,测量得到的MRI信号并没有因此而减弱,而通过一系列常规MRI序列的检测发现MRI也并未对PET信号的采集造成不利影响。

20.2.2 一体化正电子发射断层显像/磁共振成像设备

一个完整的PET信号流程大致经过几个节点:闪烁计数装置、光子检测装置、前段读取模块、后端数据处理模块、控制计算机系统。为了与MRI设备兼容并有良好的协同性,对PET系统的部分模块提出了特殊的要求,下面分别做简要介绍。

(1) 晶体

闪烁晶体是检测PET信号的第1步,负责捕捉正负电子湮灭产生的光子。PET上常用的闪烁晶体包括锗酸铋(BGO)、掺杂了铈元素的含氧正硅酸镥[LSO(Ce)]、硅酸钆[GSO(Ce),即Ce:Gd_2SiO_5]、硅酸钆镥晶体[LGSO,即$Lu(x)Gd(2-x)SiO_5$]等。碘化钠(NaI)也经常用于制作检测伽马射线的探测器材料,尤其是掺杂了铊离子的碘化钠单晶(thallium doped sodium iodide, NaI[TI]),TI可以用于探测低能量到中能量的伽马射线。由于NaI具有较高的荧光效率、低廉的成本,且方便制成各种尺寸、形状的特性,使其成为

最为广泛的晶体材料之一。表20-1简述了几种晶体材料的特质。

表20-1 几种晶体材料特质

晶体种类	GSO	LGSO	LSO	BGO	NaI(TI)
光输出(NaI=100)	20	80	80	12	100
衰减时间(ns)	30~60	41	41	300	230
截止波长 λ_{em}(nm)	430	410	410	480	415
密度(g/cm³)	6.7	7.3	7.4	7.13	3.67
有效原子序数 Z_{eff}	58	63	63	77	50
吸水性	无	无	无	无	有
自辐射	无	有	有	无	无

对MRI图像产生可能影响的晶体被排除在外,比如GSO(Ce)和LGSO(Ce)含有钆,因为钆是广泛用于MRI对比剂的物质,会对磁场产生干扰从而使MRI产生伪影,因此一体化PET/MR不能使用上述材料制成的晶体。

(2) 光电倍增管/光电转换器

光电探测器(photoelectric detector)主要负责将闪烁晶体产生的闪烁光脉冲转换成为可检测的电信号。常用于PET系统的光电探测器主要由两大类构成,一类是固态光电探测器,包括雪崩光电二极管(avalanche photodiode, APD)和硅光电倍增管(silicon photomultiplier, SiPM);另一类是光电倍增管(photomultiplier tube, PMT),其性能比较见表20-2。PMT中电子的扩增过程主要取决于电极之间的电子轨道,因为洛伦兹力的关系,光电倍增管对外界磁场是极其敏感的,磁场将对运动电子施加洛伦兹力,将导致电子流轨迹的偏移。因此光电倍增管无法在高磁场环境中使用,也就是说一般情况下无法应用在一体化的PET/MR上。雪崩光电二极管的体积可以制作得非常小,通常可以制作成毫米级别的,而相同功效的光电倍增管往往达到了厘米级别。光电探测器的体积是设计一体化PET/MR需要着重考虑的问题,因为MRI扫描仪容纳被扫描对象的孔径是确定的。此外,雪崩光电二极管中,电子的产生、扩增和收集整个流程在几百微米内完成,而不是像光电倍增管中的厘米级别,因此强磁场产生的洛伦兹力对电子流的影响就相对小很多。有文献报道,

表 20 – 2　几种光电转换器的比较

名　称	APD	SiPM	PMT	备　注
转换效率	50%	50%	25%	PMT 探测效率较其余两者低
时间分辨率（ps）	1 000	250	550	TOF 技术需要较高时间分辨率
增益	10 000	100 000	10 000	
对磁场敏感	低	最低	高	PMT 需要屏蔽磁场使用
成本	低	高	中	

场强高达 9.4 T 的磁场产生的洛伦兹力对雪崩光电二极管中电子流的影响也可以小到忽略不计。故一体化的 PET/MR 中的光电探测器采用雪崩光电二极管优于采用光电倍增管，从而保证了兼容性和信噪比。另一种光电探测器是硅光电倍增管，是一系列放置于硅基底座上的雪崩光电二极管微单元构成的，这些雪崩光电二极管经过电解耦，尺寸在 20～30 μm，工作在 Geiger 模式下，每一个微单元被触发的时候产生一个电平，该电平与触发的光子数目无关，因此能量信息主要由被闪烁光子触发的微单元的数目提供。硅光电倍增管结合了光电倍增管和雪崩光电二极管的优势，如体积小、对强磁场不敏感，而比起雪崩光电二极管，硅光电倍增管工作在 Geiger 模式下，具有和光电倍增管比拟的自然增益，因此其输出不容易受系统本身具有的噪声所影响。此外，硅光电倍增管的高信噪比让闪烁脉冲的时间分辨率大为提高，从而使得精确计算 TOF 成为可能，TOF 技术使得 PET 的精确性大为提高，并增强了 PET 的图像质量。目前大多数 PET 系统多采用硅光电倍增管作为其光电探测器的组成元件。

（3）信号放大和定位

前段读取模块主要作用是放大和处理光电探测器产生的电信号，方便记录闪烁事件的能量、时间和位置信息。其设计的目的是为了保证最大化 PET 的性能的同时尽可能减小 PET 对 MRI 的干扰，因此，需要将信号读取的元器件模块尽可能靠近光电探测器，以尽可能维持探测器的信噪比，并由此维持 PET 系统的信噪比。然而，将信号读取的模块过多整合进 MRI 必然会影响后者，而且 MRI 系统容纳被试的孔径有限，也制约了将过多信号读取模块整合的计划。此外，组成信号读取

模块的 PCB 板必须避免使用磁性材料，且其在设计之初布局上应当尽可能少地使用电流回路，原因是电流回路在流经其中的电流变化将产生磁场，尽管磁场强度可能很微小，但是仍然会对 MRI 系统产生不必要的干扰。而为了使得快速切换的梯度磁场产生涡流尽可能小，前段读取模块中的导电区域面积应尽可能减小，这同样适用于对 PCB 板的设计，否则快速切换的梯度场将不可避免地影响到 PET 成像的性能。与此同时，由于雪崩光电二极管和硅光电倍增管的性能容易受到温度的影响，在设计前段读取模块时应当尽可能考虑如何实施有效的温控措施，尤其是使用一些发热量比较大的元器件时。

连接前段读取模块和后端数据处理模块的线缆主要起到为 PET 探测器供电并传输数据的作用，然而起到连接作用的线缆同时也是起到了类似于天线的作用，对 MRI 系统和 PET 系统的电磁场产生耦合作用，这可能会同时降低 MRI 和 PET 2 个系统的功效。

20.2.3　一体化正电子发射断层显像/磁共振成像衰减校正

PET 是一种定量成像技术，可用于测定人体肿瘤、病变或器官中放射性示踪剂的累积量。来自体内正电子湮灭的光子在到达 PET 探测器之前，会被周围组织和辅助硬件组件（如扫描床）减弱。在这种情况下，衰减校正（attenuation correction，AC）描述了用来解释在组织和硬件部件中发射的湮没光子的自吸收的方法。因此衰减校正是 PET 数据精确定量的先决条件。

在 PET/MR 中，衰减校正实施起来比较困难，由于 MR 成像测量组织中氢原子核的密度和

弛豫时间,因此,磁共振信号取决于质子的密度和它们在组织中的局部化学环境。由于质子密度和质子自旋弛豫时间与局部电子密度之间不存在直接的物理依赖关系,而后者是与光子的衰减有直接的关系,因此直接从 MRI 测量中获得组织的 PET 衰减特性是不可能的。为了解决这个问题,人们提出了 PET/MR 中衰减校正的不同方法。磁共振衰减校正中最广泛使用的方法是基于图像的灰度,将磁共振图像分割成不同的组织类别。分割组织后,将每个组织间隔(如背景空气、脂肪、软组织、肺组织)分配给相应组织的线性衰减系数。直到今天,专用的快速 MRI 序列,如 3D 快速 T_1 加权梯度回波序列依然被应用于获得组织分布和后续分割的图像,这种从 MRI 图像中进行组织分割的通用方法被广泛应用于所有现有的 PET/MR 系统。

尽管在临床应用上,基于 MRI 影像的分割技术在衰减校正方面提供了更加直观、易重复的结果。然而,最初的大量研究直接将 PET/MR 中的 PET 部分的定量测定与 PET/CT 进行了比较,结果表明,PET 的定量结果有一定程度的低估,其原因是 PET/MR 相对于 PET/CT 使用的是基于 MRI 的衰减校正方法造成的。虽然低估的程度比较小,但是却是系统性存在的。在 PET/MR 中观察到的对 PET 定量的低估可以归因于 3 个方法学方面的原因:① 基于 MRI 的衰减校正缺乏关于骨骼衰减特性的信息;② MRI 图像的手臂的信号往往会被忽略,而这个机制也会被引入衰减校正中;③ 辅助性的设备,如位于 PET 探测器的视野(FOV)中的射频线圈等也会对光子的衰减有影响。目前设备厂商采用超短回波时间(ultrashort TE,UTE)或者零回波时间(zero TE,ZTE)技术用以帮助识别骨组织信号,可使衰减校正误差更小。

20.2.4　一体化正电子发射断层显像/磁共振成像序列

PET/MR 系统将 MRI 的软组织对比与 PET 的功能和代谢信息在一次扫描中结合起来。通过一次扫描获得结构和代谢的综合信息。在实际的应用中,PET/MR 的扫描有一些特殊的要求,比如,PET/MR 扫描往往涵盖了全身成像,因此如果 MRI 扫描可以加速的话,将大大缩短整体扫描的时间。而 PET 的重建需要衰减校正,如上文所述,MRI 检测的是组织中的质子密度和弛豫特征却无法检测电子密度,而后者决定了光子的衰减。此外,MRI 所要求的对被扫描者的运动限制也会对改善 PET 图像起到正面作用。

为了控制扫描的整体进度,全身的 PET/MR 扫描一般设置 3~5 min 一个床位,所以用于 MRI 扫描的序列也经过专门的选择和设置。比如,以西门子一体化扫描 PET/MR 为例,扫描序列集一般包含为了用于 T_2 加权成像的单次激发快速自旋回波成像序列(single-shot fast spin echo,SSFSE,又称为 HASTE)以及用于 T_1 加权成像的梯度回波容积内插屏气检查(volume interpolated breathhold examination,VIBE)序列。

20.2.5　一体化正电子发射断层显像/磁共振成像的常规显像剂[18]F-FDG

^{18}F-FDG(fluorodeoxyglucose)是最常用的正电子放射性示踪剂,全称是[18]氟-脱氧葡萄糖。它是将放射性核素[18]F 以化学合成的方法标记在参与人体代谢活动的物质葡萄糖上。它和脱氧葡萄糖一样都是葡萄糖的衍生物,其生物学行为和葡萄糖类似。它能像葡萄糖一样通过葡萄糖转运蛋白,转运至细胞内,经己糖激酶(hexokinase,HK)磷酸化生成 FDG-6-磷酸。正常葡萄糖在细胞内被己糖激酶磷酸化生成葡萄糖-6-磷酸盐,葡萄糖-6-磷酸盐在变构酶的作用下生成果糖-6-磷酸盐,再经过磷酸果糖激酶的作用进一步磷酸化,最终生成丙酮酸和糖原。而 FDG-6-磷酸与变构酶不匹配,不能被进一步作用,而滞留在细胞内。当 FDG 在细胞内达到平衡浓度时,此时 FDG 的定量测量或计数就反映了该组织细胞的葡萄糖利用率。FDG 的浓度取决于其通过细胞膜的速率、HK 的活性以及在组织内去磷酸化的过程。正常的大脑细胞、心肌和肿瘤组织达到平衡所需时间一般为 45~60 min,因此,FDG 的显像在注射后 60 min 左右进行。

^{18}F-FDG 应用于 PET/CT 及 PET/MR 检查中,从分子水平研究生命活动和疾病发生发展规律、脏器代谢分布、血流量改变和受体定位等均具有重要意义。与常规 MRI 相比,功能 MRI 技术(例如扩散加权成像、表观扩散系数和磁共振波谱)及动态对比度增强可以提高诊断准确性。PET/MR 将这些功能 MRI 技术与 FDG 代谢参数,如标准摄取值(standard uptake value,SUV),病灶糖酵解总量(total lesion glycolysis,TLG)和肿瘤代谢体积(metabolic tumor volume,MTV)相结合,可提供强大的多参数评估。目前主要应用于肿瘤诊断、分期、疗效监测、预后评估等方面。

在阅片诊断过程中,需要注意分辨生理性放射性分布以及可能出现的假阳性、假阴性问题,熟悉这些情况有助于对显像结果进行正确分析,避免误诊漏诊。正常情况下,因葡萄糖是脑部的最主要能量来源,^{18}F-FDG 在脑实质的放射性分布很高;而心肌在血糖水平高低不同时,分别以葡萄糖和游离脂肪酸作为能量底物,因此对 ^{18}F-FDG 的摄取分布在不同个体、不同时间差异很大。软腭、咽后壁可出现形态规则的对称性生理性浓聚。肝脏和脾脏放射性分布稍高而均匀,胃肠道可出现浓淡不均的生理性浓聚。因 ^{18}F-FDG 主要通过泌尿系统排泄,因此双肾、输尿管及膀胱等尿液积聚的地方常出现明显的放射性浓聚。全身肌肉浓聚程度常较低,全身骨骼的放射性分布较肌肉略高。而在以下情况下生理性浓聚可能更明显:注射显影剂后持续说话可出现喉部肌肉 ^{18}F-FDG 摄取增高,精神紧张及寒冷刺激可引起棕色脂肪 ^{18}F-FDG 高摄取,使用胰岛素可出现全身肌肉 ^{18}F-FDG 高摄取,双侧乳腺、子宫内膜、双侧卵巢在月经周期不同阶段表现出不同程度的生理性浓聚等。

（1）主要的假阳性问题

1）局部或全身感染性病灶:如活动性结核、化脓性感染、霉菌病等。

2）非特异度炎性病灶:如嗜酸性肉芽肿、慢性胰腺炎、甲状腺炎、食管炎、胃肠炎、非特异度淋巴管炎等。

3）一些良性肿瘤可不同程度摄取 ^{18}F-FDG,如垂体瘤、肾上腺瘤、甲状腺瘤、腮腺混合瘤、腺淋巴瘤及神经源性肿瘤等。

4）手术或放化疗的影响:如手术或活检部位的炎症、放射性肺炎、化疗后骨髓增生或胸腺增生、粒细胞集落刺激因子(G-CSF)引起骨髓 ^{18}F-FDG 代谢增高等。

5）其他:如冬眠心肌、大动脉炎等。

（2）可能出现的假阴性问题

1）肿瘤过小、病灶小于 2 倍 PET 分辨率。

2）一些特殊的细胞类型:细支气管肺泡癌、类癌、小部分高分化腺癌、富含黏液成分的肿瘤、高分化肝细胞肝癌、肾脏透明细胞癌、高分化前列腺癌、低级别脑胶质瘤、成骨性和骨硬化性骨转移癌、神经内分泌肿瘤。

3）药物影响:近期使用大剂量的类固醇激素治疗。

4）肿瘤坏死。

5）高血糖症、高胰岛素血症等。

20.3 一体化正电子发射断层显像/磁共振成像操作流程与规范

20.3.1 一体化正电子发射断层显像/磁共振成像操作规范及操作安全

一体化 PET/MR 的操作安全在传统 MR 基础上,对受检者的血糖也提出了一定的要求,如糖尿病患者需要保证其血糖浓度在正常范围。

20.3.2 一体化正电子发射断层显像/磁共振成像全身扫描方案

PET/MR 检查需要严格遵守相应的流程,根据我们长期的实践以及前人的经验,我们总结出了如下的检查方案。

（1）检查前准备

1）核对受检者信息,登记填写检查号。

2）测量身高、体重、血糖,询问有无糖尿病史,并记录。

3）问诊室医生病史采集,提醒准备好相关检查资料。

4) 检查前宣教：告知整个检查流程时间 1 h 40 min 左右，确认检查前禁食 4~6 h，仔细询问禁忌征（体内有心脏起搏器、血管手术后留有金属支架者或其他冠状动脉、食管、胆道进行金属支架手术者）。体内有钢板者（钛合金除外），严禁做 PET/MR 检查。询问有无发烧、受检者在机器上能否平卧制动 40 min 左右时间。符合检查条件者签 PET/MR 知情同意书方可进行检查。

（2）一体化 PET/MR 全身扫描方案（以西门子公司 Biograph mMR 为例）

在 PET/MR 扫描开始之前，根据体重计算药物注射剂量，例如示踪剂^{18}F-FDG 推荐的剂量标准是 3.7 MBq/kg，嘱其拔针后连续喝 2 杯水，告知药剂在体内代谢需要 40 min 左右，休息期间不用憋尿，减少说话和走动，保持躺椅上安静休息等待检查。2 条静脉通路分别注射放射性示踪剂和磁共振对比剂。

常规全身各部位 PET/MR 扫描序列参见表 20-3~20-7。序列以西门子一体化 PET/MR 扫描仪为例，其他厂家机器对应序列请读者自行查阅相关资料。

表 20-3　全身 PET/MR 扫描序列

扫描方位	序 列 名 称
PET 全身扫描	MRAC_PET/fl3d_vibe_AC(5 个床位，序列参数相同)
全身定位像	Fastview(快速三维定位像成像)
横轴位	扩散加权成像 DWI_tra(5 个床位，序列参数相同)
横轴位	压脂 T_2 加权成像辐射状 k 空间填充快速自旋回波 blade_bh(5 个床位，每个床位序列参数不同)
横轴位	3D 内插快速扰相 T_1 加权成像梯度回波序列 t1_vibe p2_bh(5 个床位序列参数相同；其中盆腔、腹部和胸部扫描时需要屏气)
冠状位	T_2 加权成像单次激发快速自旋回波序列 haste p2_mbh(4~5 个床位，序列参数相同)
矢状位	T_2 加权成像快速自旋回波序列 t2_tse_sag(3~4 个床位，序列参数相同)

表 20-4　头部 PET/MR 扫描序列

扫描方位	序 列 名 称
横轴位	T_2 加权成像快速反转恢复黑水序列 t2_tirm_tra_dard-fluid
横轴位	T_1 加权成像快速反转恢复序列 t1_tirm_tra
横轴位	T_2 加权成像快速自旋回波序列 t2_tse_tra_p2
矢状位	T_2 加权成像快速自旋回波序列 t2_tse_sag_p2
横轴位	扩散加权成像 DWI_tra

表 20-5　颈部 PET/MR 扫描序列

扫描方位	序 列 名 称
横轴位	T_2 加权成像压脂 Dixon 序列 t2_tse_fs-dixon_tra_p2
冠状位	T_2 加权成像快速反转恢复序列 t2_tirm_cor
冠状位	T_2 加权成像快速自旋回波序列 t2_tse_cor
横轴位	T_2 加权成像快速自旋回波序列 t2_tse_tra
横轴位	二维单次激发短 TI 反转恢复扩散加权序列，取 2 个 b 值(以便计算 ADC)ep2d_diff_stir_b50-800 _p2
横轴位	梯度回波容积内插屏气检查序列 ti_vibe_opp-in_tra_bh，同-反 2 个相位扫描

表 20-6　胸腹部 PET/MR 扫描序列

扫描方位	序 列 名 称
横轴位	压脂 T_2 加权成像辐射状填充 k 空间快速自旋回波序列 t2_blade_tra_fs_bh,需要屏气
横轴位	上腹部梯度回波容积内插屏气检查序列 t1_vibe_opp-in_tra_bh,同-反 2 个相位扫描,需要屏气
横轴位	梯度回波容积内插屏气检查序列 t1_vibe_tra_fs_p2_bh,压脂且需要屏气
横轴位	扩散加权成像 DWI_tra
冠状位	T_2 加权成像_单次激发快速自旋回波序列 haste p2_mbh

表 20-7　盆腔 PET/MR 扫描序列

扫描方位	序 列 名 称
横轴位	压脂 T_2 加权辐射状填充 k 空间快速自旋回波序列 t2_blade_tra_fs_bh
横轴位	梯度回波容积内插屏气检查序列 t1_vibe_opp-in_tra_bh,同-反 2 个相位扫描需要屏气
横轴位	梯度回波容积内插屏气检查序列 t1_vibe_tra_fs_p2,压脂
横轴位	扩散加权成像 DWI_tra
冠状位	T_2 加权单次激发快速自旋回波序列 haste p2_mbh

20.4　一体化正电子发射断层显像/磁共振成像的临床应用

20.4.1　一体化正电子发射断层显像/磁共振成像在颅脑疾病中的应用

(1) 原发性脑肿瘤和脑转移瘤

神经肿瘤学成像的主要目的是准确地将肿瘤与正常脑组织、肿瘤治疗后变化以及其他病理状态进行区分。PET/MR 成像系统是通过常规及功能 MRI 技术与任何可用的 PET 放射性示踪剂相结合,最终提高诊断准确度。

PET/MRI 使用靶向放射性示踪剂评估肿瘤的不同方面功能和生物学行为,包括葡萄糖代谢(FDG)、氨基酸转运、蛋白质合成(^{11}C-蛋氨酸、^{18}F-氟乙基-L-酪氨酸 [FET]和^{18}F-氟-L-3,4-二羟基苯丙氨酸 [DOPA])、DNA 合成(^{18}F-氟胸苷)和缺氧(^{18}F-氟代咪唑)。以上的示踪剂除了 FDG 外,大多用于研究领域。已证明 FDG PET 可用于区分复发性肿瘤中的放射坏死,并与肿瘤分级相关,FDG 高代谢往往提示高级别胶质瘤(图 20-4)。但是,与氨基酸示踪剂(如

^{18}F-FET PET 和^{18}F-DOPA 相比,FDG 由于受正常脑实质 FDG 生理性高代谢的干扰,对于肿瘤边缘的显像较前者差。与 FDG 相比,这些示踪剂具有更高的信噪比以及对肿瘤组织的特异度显像,是胶质瘤评估的首选 PET 药物。

一体化 PET/MRI 具有多模态、多参数优势,MRI 可以同时进行功能成像,包括扩散加权成像(DWI)、灌注加权成像(PWI)、扩散张量成像(DTI)、磁共振波谱(MRS)、动脉自旋标记(ASL)、磁敏感加权成像(SWI)等,现在已经成为脑肿瘤不可缺少的成像序列。如磁共振结构像结合 DTI 可以显示脑肿瘤和白质纤维束之间空间关系、以及白质纤维束是否受侵,对于手术方案和风险评估具有重要价值。对于前瞻性的 FDG PET/MR 脑肿瘤显像研究表明,与 PET 相比,PWI 在区分低级别和高级别胶质瘤以及肿瘤复发和治疗反应方面具有更好的总体表现;^{18}F-FET(fluoro ethyl tyrosine,氟代乙酯酪氨酸) PET/MR 应用于脑胶质瘤分级,^{18}F-FET 和 PWI 的准确度相似,但是 2 种显像剂的标准摄取值(SUV)和灌注数据结果的相关性较差,可能表明了不同的病理生理现象。一体化 PET/MRI 现可用于评估疑似脑胶质瘤的患者,以鉴别复发与放

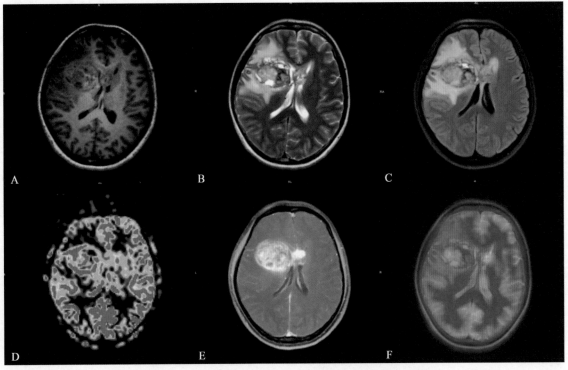

图 20 - 4　右额颞叶胶质母细胞瘤^{18}F - FDG PET/MRI

注:女性,35 岁,右额颞叶胶质母细胞瘤累及胼胝体(WHO Ⅳ级)。A. T_1 加权成像横轴位;B. T_2 加权成像横轴位;C. T_2 加权 FLAIR 横轴位;D. ASL 横轴位;E. 脂肪抑制 T_1 加权成像横轴位增强;F. PET/MRI 融合图。右侧额颞叶占位,最大横截面 3.9 cm×4.9 cm,边界欠清楚,病灶内部信号混杂,可见出血及钙化,周边见多发小囊状液性信号,实性部分增强扫描明显强化,FDG 明显高代谢,$SUV_{max} = 12.7$,ASL 呈高灌注,病灶沿胼胝体膝部向对侧延伸,病灶周围脑组织水肿,中线结构左偏,右侧脑室前角受压。

射坏死。

原发性中枢神经系统淋巴瘤(primary central nervous system lymphoma,PCNSL)和多形性胶质母细胞瘤(glioblastoma multiforme,GBM)在 MRI 上可能具有重叠的影像学特征,如均有胼胝体受累。FDG PET 可以区分 PCNSL(通常是 FDG 摄取较多)和 GBM(通常是 FDG 摄取较少)。FDG PET 在 PCNSL 治疗反应评估中更有优势,并为患者提供预后信息。Makino 等发现通过结合 FDG 摄取的 PET/MR 可以提高鉴别两者的准确度(95% vs. 75%)。

颅内转移瘤的发生率比原发性中枢神经系统肿瘤高 10 倍,特别是晚期肺癌及恶性黑色素瘤患者。在一次检查中即可完成分期,这是一体化 PET/MRI 与 PET/CT 联合头颅 MRI 相比较的关键优势,可用于有脑转移风险的患者。但是,对于非小细胞肺癌脑转移的诊断,MRI 增强仍优于 PET/MRI,原因主要是受^{18}F FDG PET 分辨率限制、MRI 层厚等原因,难以发现小于 5 mm 的小病灶,所以为减少漏诊需同时进行增强扫描,结合特异度示踪剂也可提高小病灶的检出率。

(2)痴呆

痴呆(dementia)以神经退行性疾病和脑血管病(cerebrovascular disease,CVD)为主。大多数神经退行性疾病的组织学特征是低溶解度蛋白质结构在脑组织中的逐渐积累和神经组织的逐渐破坏。最常见的神经退行性疾病是阿尔茨海默病(AD),约占所有痴呆患者的 50%,AD 主要的病理学特征是细胞外淀粉样斑块(β-淀粉样斑块,Aβ)、细胞内神经元纤维缠结(磷酸化 tau 蛋白)、以及神经递质系统的神经元减少。而脑血管病也占 30% 痴呆病因,血管性认知障碍,其中一半病例也存在 AD 的病理状态（混合性痴呆），其他少见的原因是路易体痴呆和额颞叶变性。

PET 具有在分子水平上检测病理异常的能力，早在 MRI 上发生结构和信号变化之前就可以发现异常。临床上有几种放射性示踪剂可用于痴呆患者的成像，包括 FDG 和几种淀粉样 PET 放射性示踪剂，如[11]C -匹兹堡化合物 B（Pittsburgh compound B，PiB）和[18]F - florbetapir（AV - 45）。FDG PET 在区分 AD 和其他神经退行性疾病（如额颞痴呆）方面具有很高的准确性。与淀粉样蛋白阴性结果的对照组相比，PET 上淀粉样蛋白阳性的患者倾向于经历认知能力下降更快的进展、轻度认知障碍发展为 AD 的可能性以及更快的脑萎缩率。因此，已作为生物标志物被纳入轻度认知障碍和 AD 相关性痴呆的诊断标准。

一体化 PET/MRI 同时结合解剖结构和代谢功能信息，通过 PET 上的葡萄糖代谢、Aβ 蛋白沉积、tau 蛋白沉积及 MRI 上的脑体积变化和 ASL 脑血流可进行多参数、多模态评估，PET 和 MRI 两者信息互补，不仅有助于 AD 与路易体痴呆、血管性痴呆、额颞叶性痴呆等的鉴别诊断，而且对揭示其潜在的病理生理机制有重要价值。

（3）癫痫

FDG 是癫痫最常用的 PET 放射性示踪剂，癫痫灶在发作间期表现为 FDG 代谢减低区，发作期表现为 FDG 代谢增高区。对于 EEG 和 MRI 无法发现的难治性癫痫致痫灶，[18]F FDG PET 对于病灶的术前定位具有很高灵敏度。局灶性 FDG 代谢减低可能与 MRI 表现的细微异常有关，两者互相补充，互相验证。

已经发现[18]F FDG PET/MRI 对 MRI 扫描正常和局灶性皮质发育不良轻微病例特别有价值。与单独的 MRI 和 PET/CT 相比，PET/MRI 提高了难治性癫痫患者致痫灶的定位准确性（图 20 - 5）。

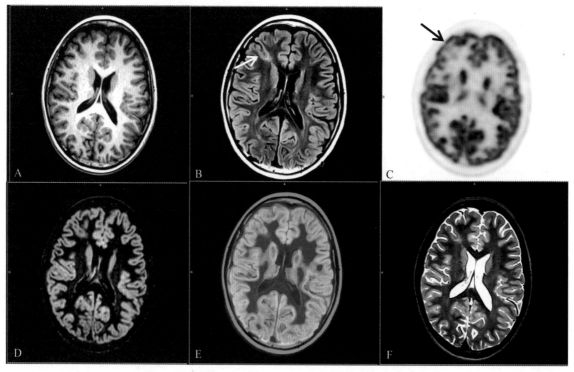

图 20 - 5　右额叶局灶性皮层发育不良[18]F - FDG PET/MRI

注：男性，8 岁，右额叶局灶性皮层发育不良（FCD Ib）为致痫灶。A. T_1 加权成像横轴位；B. T_2 加权 FLAIR 横轴位；C. PET 横轴位；D. 双反转时间反转恢复法（DIR）横轴位；E. PET/MRI 融合图；F. FSE T_2 加权成像横轴位。右侧额叶局部脑皮层稍厚、灰白质交界面模糊，皮质及皮质下见小斑片状 T_1 加权成像稍低信号、T_2 加权成像和 T_2 加权 FLAIR 稍高信号（白箭头），FDG 摄取较对侧皮层减低（黑箭头），$SUV_{max} = 3.6$。

高灵敏度脑电图和 PET 与功能性 MRI 评估相结合已显示出以更高的效率，更低的偏倚和更低的成本获得可靠的数据。

一体化 PET/MRI 通过结合高分辨率 MRI 与 PET 显像，具有更低的辐射剂量、更好的图像配准。对于婴幼儿癫痫患者，相比以往 MRI 联合 PET/CT 扫描的模式（需要使用 2 次镇静药物），使用一次镇静药物即可同时进行 MRI 和 PET 检查，一站式完成癫痫病灶定位、定性诊断。

20.4.2　一体化正电子发射断层显像/磁共振成像在头颈部恶性肿瘤中的应用

对于鼻咽癌肿瘤分期，全身 PET/MRI 比头颈部 MRI 和 PET/CT 更准确，可用于鼻咽癌的一站式临床分期。PET/MRI 相比 PET/CT 更容易识别肿瘤的局部扩散，特别是颅内浸润方面（图 20-6）。在 N 分期评估中，PET/MRI（99.5%）的灵敏度高于头颈部 MRI（94.2%）和 PET/CT

（90.9%）。PET/MRI 对区分咽后淋巴结转移和邻近的鼻咽部肿瘤特别有用。在远处转移评估中，PET/MRI 表现出类似的敏感度（90% *vs.* 86.7% *vs.* 83.3%），阳性预测值（93.1% *vs.* 78.8% *vs.* 83.3%）分别高于全身 MRI 和 PET/CT。

FDG PET/CT 在头颈部鳞状细胞癌（squamous cell carcinoma of the head and neck，HNSCCs）中具有公认的作用，包括分期、隐匿性原发性恶性肿瘤的检出、化疗及放射治疗的疗效评估以及区分局部复发和治疗后反应。与 MRI 和 PET 分别相比，融合的 PET/MRI 图像对恶性肿瘤的显示具有更高的敏感度和特异度。一体化的 PET/MR 系统，配准得到了改善，在同一时间获得了 PET 和 MRI 图像，显著减少了患者的辐射暴露。

PET/MRI 对 HNSCCs 病灶的边界显示清楚，PET/MRI 和 PET/CT 获得的代谢参数与 T 分期之间存在显著的正相关。神经周围扩散是与

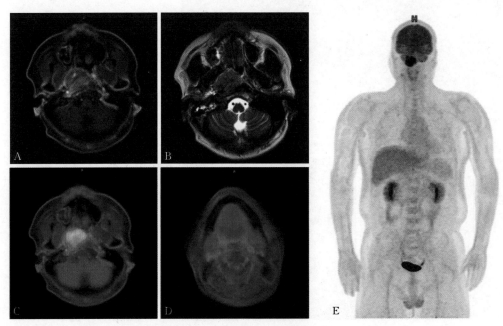

图 20-6　鼻咽癌^{18}F-FDG PET/MRI

注：男性，41 岁，鼻咽癌伴邻近肌肉、颅底侵犯及右颈部淋巴结转移。A. 脂肪抑制 T_1 加权成像横轴位增强；B. T_2 加权成像横轴位；C、D. PET/MRI 融合图；E. PET MIP 图。鼻咽右侧壁及顶壁软组织肿块，最大横截面大小约 3.0 cm × 3.9 cm，T_1 加权成像呈稍低信号，T_2 加权成像呈稍高信号，FDG 摄取增高，SUV_{max} = 7.7，右侧咽隐窝消失，右侧头长肌、翼内肌及颅底、右侧翼内板骨质受累。鼻咽及口咽腔狭窄。右侧颈深上间隙可见淋巴结，短径约 0.8 cm，FDG 摄取增高，SUV_{max} = 2.3。

预后不良相关的肿瘤转移途径,PET/CT 检测灵敏度较差,PET/MRI 的优点是 MRI 对神经周围扩散的灵敏度较高。PET/MRI 可以通过超短 TE 序列来实现对骨结构边缘的显示,这对于确定肿瘤邻近的骨侵犯有重要意义。

对于所有成像方式,检测颈部淋巴结转移仍是头颈部影像学的一个难题。利用目前可用的放射性示踪剂和 MRI 技术,PET/MRI 不太有可能完全解决这一问题。对于怀疑复发的 HNSCCs 患者,PET/MRI 比 MRI 有更高的灵敏度,但与 FDG PET/CT 相比,不能提高准确度。

20.4.3 一体化正电子发射断层显像/磁共振成像在腹部肿瘤中的应用

(1)原发性肝癌

肝细胞癌(hepatocellular carcinoma,HCC)诊断目前主要依靠增强 MRI 和三期增强 CT,>1 cm 的 HCC,表现为"快进快出",无需组织学就可以明确诊断。运用功能成像技术如 DWI 和肝脏特异度对比剂可以帮助肝脏病变的定性。FDG PET/CT 诊断 HCC 灵敏度低(约 55%),限制了其应用,高分化的 HCC 无 FDG 摄取,低分化的 HCC 高代谢,其机制是糖异生途径关键酶 FBP1 抑制了肿瘤细胞摄取葡萄糖。非 FDG 示踪剂如 ^{11}C-乙酸盐(脂质合成)和 ^{18}F-胆碱(细胞膜磷脂需求增加)对于高分化的 HCC 灵敏度高,^{11}C-乙酸盐的缺点是半衰期很短,仅 20 min,需要现场的直线加速器制备。与 FDG 相似,对于<2 cm 的小 HCC,这些示踪剂的灵敏度也不高。PET/MRI 软组织分辨率优于 PET/CT,发现直径<2 cm 的原发性肝癌的灵敏度显著提高,而且 DWI 灵敏度更高,可以显示亚厘米级 HCC 病灶。对于低分化的肿块型肝细胞癌,脂肪抑制 T_2 加权成像及 DWI 显示病灶边界及内部情况优于 PET/CT(图 20-7)。

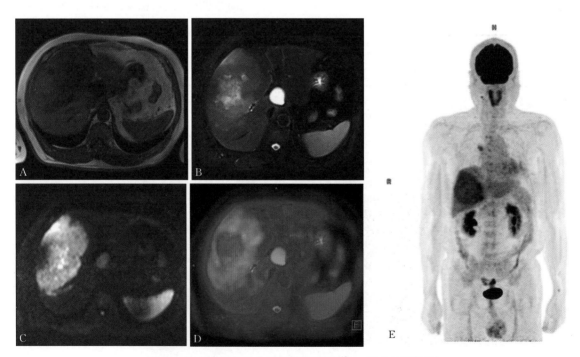

图 20-7 肝左右叶交界处肝细胞癌 ^{18}F-FDG PET/MRI

注:男性,57 岁,肝左右叶交界处肝细胞癌。A. T_1 加权成像横轴位;B. 脂肪抑制 T_2 加权成像横轴位;C. DWI,b 值为 800 s/mm^2;D. PET/MRI 融合图;E. PET MIP 图。肝左右叶交界处见一肿块,横截面大小为 9.1 cm×15.1 cm,边界较清楚,边缘呈分叶状,T_1 加权成像呈低等混杂信号,脂肪抑制 T_2 加权成像呈不均匀高信号,DWI 呈不均匀高信号,病灶周边实性部分 FDG 摄取增高,SUV_{max} = 7.5,坏死区域 FDG 无明显摄取。

虽然,FDG PET 检出 HCC 原发灶有限度,但其对于肝移植术前和移植后的肝外转移的检出很有帮助。淋巴结转移是 HCC 发生转移的第 2 个常见部位(仅次于肺),淋巴结累及与更低生存率有关,提示存在微血管浸润,组织学分化差。通过淋巴结大小区分是否为转移性淋巴结并不可靠,采用 FDG PET/MRI 结合 DWI,可以提高淋巴结转移检出率。

影像学对于原发肿瘤的局部治疗和化疗后的疗效评价具有重要作用。CT 和 MRI 增强评价不同治疗后的疗效是有限度的,因为仅从肿瘤大小和强化改变上评价治疗后反应并不可靠,FDG PET/MRI 可以更好地评价肿瘤治疗后的反应。

胆管细胞癌(cholangiocarcinoma, CC)形态学上分为周围肿块型、围管浸润型和管内息肉型或浸润型。PET/CT 的 FDG 摄取与形态学特征和病变部位相关,周围肿块型病变相对 FDG 摄取增多。围管浸润型 FDG 低摄取,是由于肿瘤体积小、纤维间质多、细胞密度低。假阴性结果主要见于黏液性胆管细胞癌,通常无 FDG 摄取。PET/MRI 对于 CC 原发灶的检出优于 PET/CT 或 MRI,特别是对于周围肿块型 CC。

(2)胆囊癌

胆囊癌在消化系统恶性肿瘤中居第 5 位,是最常见的胆道恶性肿瘤,无特异度临床症状,具侵袭性生物学行为,一经发现即进入进展期且预后不良。因症状隐匿,因此仅 10% 以内的患者可切除肿瘤,约 50% 发现时已有淋巴结转移。FDG PET 对于淋巴结、肝外转移和术后复发评估、随访更为重要。目前没有直接关于 MRI 和 PET/CT 在胆囊恶性病变中作用的比较。MRI 更好的软组织分辨率和胆道解剖,可以使 PET/MRI 更好地评估胆囊癌病灶对周围肝脏组织的侵犯,确定淋巴结是否转移及转移范围,加之 FDG PET 的全身评价和准确的 TNM 分期,对胆囊癌治疗的选择有正面影响。

(3)转移性肝癌

肝脏是消化道恶性肿瘤最常见的转移部位,约 50% 以上结直肠癌患者可发生同时性或异时性的肝脏转移。肝脏也是腹部以外原发恶性肿瘤

常见的转移部位,如乳腺癌和肺癌。这些患者的最初分期和随访中对治疗的反应和复发转移病变均需要影像学评价。

一体化 PET/MRI 优势在于 MRI 和 FDG PET 不仅可以检出转移瘤,而且可以对无 FDG 代谢病灶定性。PET/MRI 比 PET/CT 具有更高的灵敏度和准确性,采用肝脏特异度对比剂结合 FDG PET 可进一步提高转移灶的检出,并提高随访的有效性(图20-8)。一体化 PET/MRI 同时应用肝胆特异度造影剂在检出小转移灶上比 PET/CT 和 MRI 更有优势,对于黏液性和细胞数少的肝脏转移灶,FDG PET/CT 假阴性的结果比例较高,PET/MRI 可以提高结肠癌黏液性转移灶的检出。

(4)胰腺癌

增强 CT 是怀疑胰腺癌患者首选的评估方法。增强 CT 和 MRI 对于检出胰腺癌、评价局部侵犯和可切除性方面的准确性相仿。然而,增强 CT 对于肝脏和腹膜转移的灵敏度有限。当增强 CT 发现疑似病变时,如 CT 上胰腺肿块不明显或不确定的肝脏病变需要排除转移时,增强 MRI 优势更明显。PET/MRI 可以用于胰管狭窄而 CT 增强扫描无明显肿块,怀疑胰腺癌的患者,结合 MRI、磁共振胰胆管成像(MRCP)和 FDG PET 可以在胰管狭窄处发现小的病变,并且可以指导内镜超声活检。

一项对于胰腺癌术前分期的 PET/MRI 与 PET/CT 前瞻性对比研究表明,FDG PET/MR 显像在胰腺肿瘤术前可切除性及分期方面的诊断价值与 PET/CT 加增强 CT 相似(图20-9)。N 分期方面,PET/MRI 可以提高发现淋巴结转移的灵敏度;M 分期方面,DWI 发现肝脏转移更优,可以避免不必要的外科手术(图20-10)。此外,DWI 作为 PET/MRI 的一部分对于腹膜种植具有更高的灵敏度。

(5)结直肠癌

一体化 PET/MRI 可以作为一站式成像方法,提高对结直肠癌的诊断可信度和准确性。在结肠癌中,PET/MRI 有利于肝脏病变的定性和小转移灶的发现,肝脏特异度对比增强 MRI 的应用提高了小肝转移瘤的检出率。在直肠癌中,对

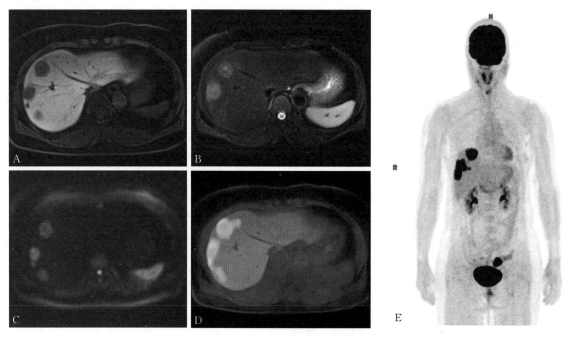

图 20 - 8 转移性肝癌¹⁸F - FDG PET/MRI

注:女性,50岁,乙状结肠癌伴多发肝转移。A. 脂肪抑制 T_1 加权成像普美显增强肝胆期横轴位;B. 脂肪抑制 T_2 加权成像横轴位;C. DWI, b 值为 800 s/mm²;D. PET/MRI 融合图;E. PET MIP 图。肝右叶多发病灶肝胆期呈明显低信号,脂肪抑制 T_2 加权成像呈稍高信号,内部可见斑点状更高信号,DWI 呈高信号,边界清楚,FDG 高代谢,SUV_{max} = 11.9。

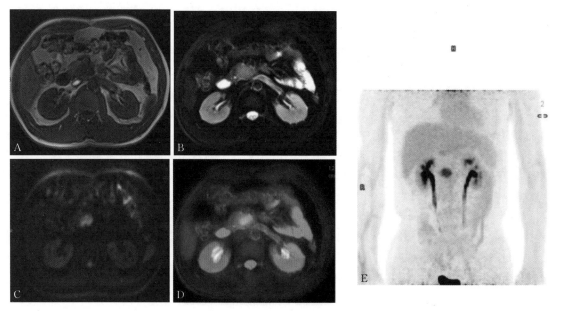

图 20 - 9 胰头钩突癌导管腺癌¹⁸F - FDG PET/MRI

注:男性,45岁,胰头钩突癌导管腺癌Ⅲ级,浸润至胰周脂肪组织及神经。A. T_1 加权成像横轴位;B. 脂肪抑制 T_2 加权成像横轴位;C. DWI, b 值为 800 s/mm²;D. PET/MRI 融合图;E. PET MIP 图。胰头钩突部占位,长径约 2 cm, T_1 加权成像呈低信号,脂肪抑制 T_2 加权成像呈高信号,DWI 呈高信号,FDG 摄取增高,SUV_{max} = 3.2,病灶邻近胰周脂肪间隙模糊,与肠系膜上血管分界不清。

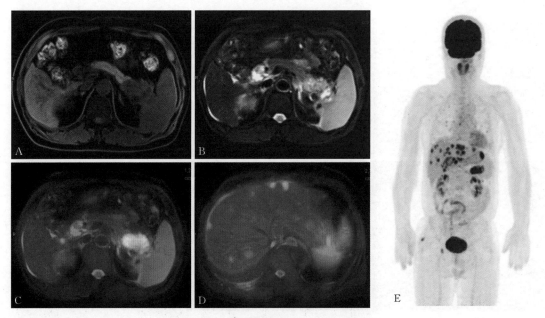

图 20-10　胰腺癌分期¹⁸F-FDG PET/MRI

注：男性，50岁，胰尾癌伴脾门侵犯，肝脏多发转移，右后下胸壁转移。A. 脂肪抑制 T_1 加权成像横轴位；B. 脂肪抑制 T_2 加权成像横轴位；C、D. PET/MRI 融合图；E. PET MIP 图。胰尾部占位，横截面大小约 4.8 cm×4.2 cm，T_1 加权成像呈低信号，T_2 加权成像呈等高混杂信号，FDG 明显摄取增高，SUV_{max} = 7.0，胰管未见明显扩张，病灶与脾门分界不清。肝内多发类圆形异常信号灶，大者长径约 4.2 cm，FDG 摄取增高，SUV_{max} = 5.3。右第 10 后肋水平胸壁 FDG 摄取增高，SUV_{max} = 3.2。

于确定直肠癌 T 分期方面，PET/MRI 具有高分辨率成像的优势。MRI 可以提供的高软组织对比度，PET/MRI 在 N 和 M 分期方面有望比 PET/CT 更准确，但这方面的研究值得进一步开展。初步研究表明，PET/MRI 在结直肠癌 T 分期中具有较高的准确性，与 PET/CT 相比，在 N、M 分期中的准确性相仿（图 20-11）。DWI 在预测直肠癌对新辅助治疗的反应和确定治疗后肿瘤的反应方面具有附加价值。FDG PET/MRI 除了提供 MRI 的形态学和功能信息外，还提供额外的代谢信息，可以评估新辅助治疗后的疗效，以及检测和定位直肠癌术后复发。

FDG PET 和 MRI 对小于 1 cm 肺转移瘤的诊断灵敏度均较低。由于小转移瘤的检出率仍低于 PET/CT 和胸部 CT，在肺转移瘤的 PET/MRI 阴性显像后，可考虑胸部 CT 平扫。

20.4.4　一体化正电子发射断层显像/磁共振成像在前列腺癌中的应用

前列腺癌（PCa）对于¹⁸F-FDG 的摄取也与肿瘤分化有关，分化较差的前列腺癌多呈现¹⁸F-FDG 高摄取。研究发现，Gleason 得分越高、肿瘤侵袭性越强和血清 PSA 水平越高的前列腺癌越容易呈现¹⁸F-FDG 高摄取。与¹⁸F-FDG PET/CT 相比，¹⁸F-FDG PET/MRI 由于 MRI 软组织分辨率高，可以检出更多位于前列腺外周带的病灶（图 20-12），但对于分化较好的前列腺癌定性仍较困难。利用多参数 MRI 的 DWI、高分辨 T_2 加权成像序列、动态增强扫描序列以及组织灌注血管通透性评估（Tissue4D）等，能够分别对前列腺外周带、移行带的肿瘤进行检测，同时还能通过局部血流灌注异常对病变进行定性及定量的分析，从而提高整体的诊断效能。

PSMA（prostate-specific antigen）为 Ⅱ 型跨膜糖蛋白，其在所有的前列腺癌细胞表面均过多表达，靶向 PSMA 分子可对前列腺癌进行高特异度的分子影像学诊断。一体化 PET/MRI 使用特异度的 PSMA 靶向探针，可以改善单模态成像（多参数 MRI 和 PET）的前列腺癌分期结果。对于前列腺癌的病灶定位，⁶⁸Ga-PSMA-11 PET/MRI

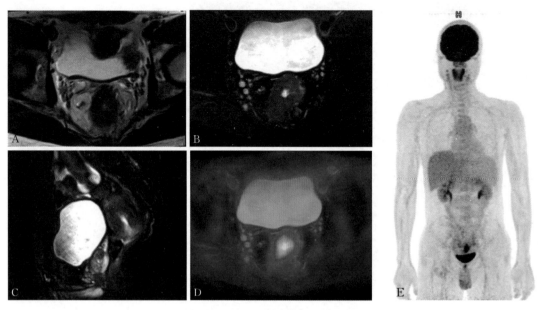

图 20-11　直肠癌^{18}F-FDG PET/MRI

注:男性,43岁,直肠癌。A. T$_2$加权成像横轴位;B. 脂肪抑制 T$_2$加权成像横轴位;C. 脂肪抑制 T$_2$加权成像矢状位;D. PET/MRI 融合图;E. PET MIP 图。直肠管壁全周增厚,浆膜面毛糙,累及范围约 3.9 cm,FDG 摄取增高,SUV_{max} = 5.5,直肠周围脂肪间隙模糊,并见多发小淋巴结,DWI 呈高信号,FDG 代谢未见异常。

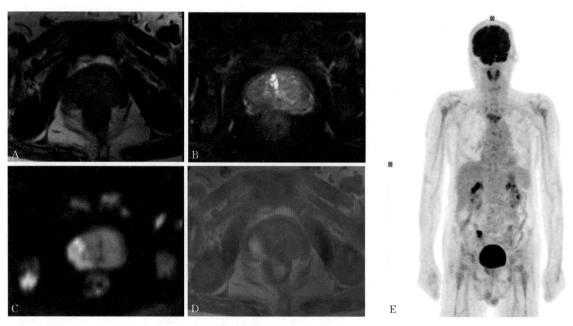

图 20-12　前列腺癌伴骨转移^{18}F-FDG PET/MRI

注:男性,74岁,前列腺(右侧外周带)癌伴多发骨转移,A. T$_2$加权成像横轴位;B. 脂肪抑制 T$_2$加权成像横轴位;C. DWI, b 值为 800 s/mm^2;D. PET/MRI 融合图;E. PET MIP 图。前列腺体积明显增大,轮廓不规则,右侧外周带病灶横截面大小约 1.3 cm×3.1 cm,T$_2$加权成像、脂肪抑制 T$_2$加权成像呈稍低信号,DWI 呈高信号,FDG 摄取增高,SUV_{max} = 3.1。多发骨转移表现为 DWI 高信号及 FDG 高代谢。

的诊断性能超过了单模态成像,可帮助提高靶向引导活检的准确性。PET/MRI的另一潜在用途是前列腺癌治疗后生化复发检测。一体化PET/MRI可以为前列腺癌的生化复发提供一站式评估。MRI带来的更高软组织对比度以及成像分辨率使得PET/MRI在肿瘤转移灶的诊断方面更加准确和简单。相比于PET/CT,一体化^{68}Ga-PSMA-11 PET/MRI可以为前列腺癌的评价带来更多特异度的诊断信息。

20.4.5　一体化正电子发射断层显像/磁共振成像在妇科肿瘤中的应用

(1)宫颈癌

相比PET/CT,一体化PET/MRI在宫颈癌中的应用优势在于改善T和N分期,MRI软组织分辨率高,DWI灵敏度高,有助于发现其他成像方式无法发现的小病灶,同时显著改善转移性淋巴结的检测(灵敏度、特异度可达91%和94%)。各向同性3D T$_2$加权成像的应用,可以在单次采集后获得高质量的多平面图像,结合DWI的应用,进一步提高了PET/MRI对早期病灶的诊断敏感度,也增加了邻近组织肿瘤浸润的诊断敏感度(图20-13)。与单独的MRI相比,检测淋巴结稍好,通过一体化PET/MRI和使用额外的MRI序列,可以提高对淋巴结病变的检测。

(2)子宫内膜癌

PET/MR多模态成像方法的关键优势之一是提供多参数的定量信息。子宫内膜癌患者的PET/MR成像研究发现,原发肿瘤的SUV_{max}和ADC_{min}之间的存在显著负相关,并与病理预后因素关联。上述两者具有显著相关性,SUV_{max}在晚期、深肌层浸润、宫颈浸润、淋巴血管间隙受累和淋巴结转移的子宫内膜癌中明显更高,并且ADC_{min}在高级别、晚期和有宫颈侵犯的子宫内膜癌中明显更低。一项研究中发现,子宫内膜癌原发肿瘤的ADC_{min}是疾病复发的唯一独立预后因子($p=0.019$)。原发肿瘤的ADC_{min}和血清癌抗原125水平可预测子宫内膜癌患者的疾病复发。

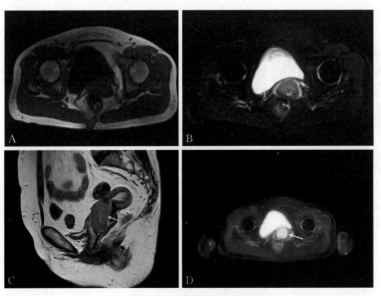
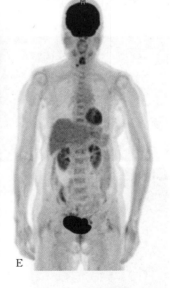

图20-13宫颈癌^{18}F-FDG PET/MRI

注:女性,67岁,宫颈癌侵犯子宫下部及阴道上段。A. T$_1$加权成像横轴位;B. 脂肪抑制T$_2$加权成像横轴位;C. T$_2$加权成像矢状位;D. PET/MRI融合图;E. PET MIP图。宫颈软组织肿块,向上累及子宫下部,向下累及阴道上段(箭头),与膀胱及直肠分界尚清楚,大小约3.7 cm×2.5 cm×4.1 cm,T$_1$加权成像呈等信号,脂肪抑制T$_2$加权成像呈高信号,FDG摄取明显增高,$SUV_{max}=8.6$。

20.4.6 一体化正电子发射断层显像/磁共振成像在乳腺癌中的应用

$^{18}F-FDG$ PET/MRI 乳腺癌扫描方案应包括专用俯卧乳房成像和仰卧全身成像的 2 步扫描。有研究表明了 2 步扫描方案必要性和优越性,在基于患者的分析中,2 步扫描方案正确地识别了 37/38 例乳腺癌患者中的 97%,而 5 例仅全身仰卧扫描的 $^{18}F-FDG$ PET/MRI 漏诊了 33/38 例患者(87%)。在基于病灶的分析中,2 步扫描方案检测出 56 个乳腺癌病灶,仅全身扫描的 $^{18}F-FDG$ PET/MRI 识别 44/56(79%)个病灶,两者之间差异有统计学意义($P=0.0015$)。对于腋窝淋巴结评估的灵敏度、特异度和准确度分别为 93%、95% 和 94%。对于 7 例有远处转移的患者检出率一致。

关于乳腺癌分期,在诊断检查中增加专用的腋窝 $^{18}F-FDG$ PET/MRI 可以改善临床淋巴结阳性乳腺癌患者腋窝淋巴结分期的诊断性能。与 PET/CT 相比,具有 DWI 和对比增强的全身 PET/MR 显像对乳腺癌肝转移和骨转移的灵敏度更好,对肺转移的灵敏度不高;但辐射剂量仅为 PET/CT 的一半。

在下列情况下 $^{18}F-FDG$ PET/MRI 可以发挥更大作用:① 对年轻女性进行分期时(图 20-14);② 当检测到肝转移灶可以进行局部治疗时;③ 肿瘤标志物升高时,PET/MRI 可以更好地描述乳腺癌复发;④ 需要接受连续影像学检查的患者,以及 ⑤HER2 阳性和基底样乳腺癌的患者,其中超过 30% 的患者可能会发生脑转移。

PET/MRI 用于对乳腺癌治疗反应的早期评估具有很好的应用前景,对有效的治疗能给予正面的肯定评价,并对无效的治疗提出异议以减少不必要的毒性,并更快地提出替代治疗方案。

20.4.7 一体化正电子发射断层显像/磁共振成像在骨与软组织肉瘤中的应用

MRI 是评估骨肉瘤和软组织肉瘤(soft tissue sarcoma, STS)T 分期的参考标准,它可以显示肿瘤与神经血管结构、关节和肌腔隙之间的关系。在 STS 中已经探索了结合 FDG PET/MRI 的代谢和 MRS 检查,并且已经使用放射组学模型检

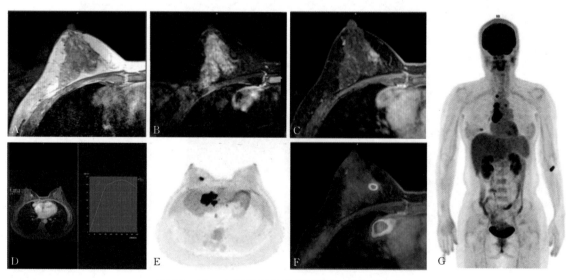

图 20-14 右乳浸润性导管癌 $^{18}F-FDG$ PET/MRI

注:女性,41 岁,右乳浸润性导管癌伴淋巴结转移。A. T_1 加权成像横轴位;B. 脂肪抑制 T_2 加权成像横轴位;C. 脂肪抑制 T_1 加权成像横轴位增强;D. 病灶动态增强曲线;E. PET 横轴位;F. PET/MRI 融合图;G. PET MIP 图。右侧乳腺内侧象限 3 点钟方向见一类圆形肿块,大小约 1.3 cm×1.1 cm,边界欠清,边缘呈分叶状,可见毛刺,T_1 加权成像等稍低信号,T_2 加权成像稍低信号,增强扫描明显强化,动态增强曲线呈流出型,FDG 摄取增高,$SUV_{max}=3.0$。纵隔、右侧内乳链见多发肿大淋巴结伴 FDG 摄取增高,$SUV_{max}=13.1$。

查 FDG PET/MRI 的纹理特征,用以预测 STS 患者的肺转移。

原发性骨肉瘤和 STS 的 PET 评估可提供预后信息,并可帮助指导活检定位。几项研究发现 STS 和骨肉瘤中基线 FDG 活性和存活率之间相关。精准的 PET 评估可以指导对肿瘤内恶性程度更高的代谢区域进行取样。这一优势在较大或高级别的肉瘤中尤为重要,可以避免由于明显的肿瘤异质性造成的病理取材不完整。

FDG PET 在 STS 和骨肉瘤患者化疗后的反应评估中具有实用性。定量 ADC 图可以用于评估 MRI 上 STS 的治疗反应。对于 STS 局部复发,一体化 FDG PET/MRI 的诊断准确性高于单独的 MRI,并且 PET/MRI 还为界定恶性病变提供了更高的置信度。

20.4.8 一体化正电子发射断层显像/磁共振成像在心脏疾病中的应用

冠状动脉缺血是心脏 PET/MRI 的最常见指征。理论上缺氧或缺血导致心肌代谢改变,利用游离脂肪酸转化为葡萄糖,并且心肌受损严重程度与长期预后密切相关。FDG PET 是临床诊断的金标准,能够将心肌组织分为正常、部分存活和完全无存活,但缺点是 PET 的空间分辨率较低。MRI 可以提供有价值的信息,注射钆喷酸葡胺(gadopentetate dimeglumine,Gd-DTPA)后显示钆(Gd)对比剂的延迟强化(late gadalinum enhancement,LGE),则代表心肌瘢痕组织,有助于鉴别可逆和不可逆性心肌缺血。PET/MRI 通过同时性采集技术,对复杂呼吸和心脏进行运动矫正,改善了图像分辨率、配准定位和诊断置信度。PET/MRI 检查能够同时提供形态和功能信息,将 MRI 的左室壁运动和 PET 代谢信息相结合,可能有助于识别早期病变以及提高预测心肌恢复的准确性。

心脏 PET/MRI 也可应用于评估炎性和浸润性心肌病如结节病和淀粉样变性等。MRI 一直是浸润性心肌病患者评估的主要手段。在心脏结节病中,MRI 可以准确诊断和评估心脏损伤和功能,而 PET 可以检测活动性炎症并评估是否需要

进一步的抗炎治疗,PET/MRI 可以同时评估所有这些心脏的病理状态。PET/MRI 在评估轻链和淀粉样源性甲状腺素转运蛋白(amyloidosis thyroxine transporter,ATTR)淀粉样蛋白的心肌沉积方面具有巨大潜力。使用基于 SPECT(single photon emission computed tomography)的骨扫描剂(如 ^{18}F NaF)已经成为诊断 ATTR 心肌病的标准治疗方法。使用美国食品及药物管理局(Food and Drug Administration,FDA)批准的针对脑 β 淀粉样蛋白的放射性示踪剂,也可以用于靶向心脏中的淀粉样变性或 ATTR。这些技术有望直接与心脏的淀粉样变性结合,当与血流分析结合使用时,或许可以量化淀粉样蛋白的负荷。

(高 欣 冯 刚 彭莉玲 孟昭廷 孙明祥)

主要参考文献

[1] EIBER M, WEIRICH G, HOLZAPFEL K, et al. Simultaneous ^{68}Ga - PSMA HBED - CC PET/MRI improves the localization of primary prostate cancer [J]. Eur Urol, 2016,70(5):829 - 836.

[2] ERFANIAN Y, GRUENEISEN J, KIRCHNER J, et al. Integrated ^{18}F - FDG PET/MRI compared to MRI alone for identification of local recurrences of soft tissue sarcomas: a comparison trial [J]. Eur J Nucl Med Mol Imaging, 2017,44(11):1823 - 1831.

[3] EVILEVITCH V, WEBER W A, TAP W D, et al. Reduction of glucose metabolic activity is more accurate than change in size at predicting histopathologic response to neoadjuvant therapy in high-grade soft-tissue sarcomas [J]. Clin Cancer Res, 2016,14(3):715 - 720.

[4] GROUILLER F, DELATTRE B M, PITTAU F, et al. All-in-one interictal presurgical imaging in patients with epilepsy: single-session EEG/PET/(f)MRI [J]. Eur J Nucl Med Mol Imaging, 2015,42(7):1133 - 1143.

[5] HERZOG H, PIETRZYK U, SHAH N J, et al. The current state, challenges and perspectives of MR - PET [J]. Neuroimage, 2010,49(3):2072 - 2082.

[6] KAWAI N, ZHEN H N, MIYAKE K, et al. Prog-

nostic value of pretreatment [18]F – FDG PET in patients with primary central nervous system lymphoma: SUV – based assessment [J]. J Neurooncol, 2010, 100(2):225 – 232.

[7] KIMURA M, CRUZ LCHDJMRICONA. Multiparametric MR imaging in the assessment of brain tumors [J]. Magn Reson Imaging Clin N Am, 2015,24(1): 87 – 122.

[8] KITAJIMA K, SUENAGA Y, UENO Y, et al. Value of fusion of PET and MRI for staging of endometrial cancer: comparison with [18]F – FDG contrast-enhanced PET/CT and dynamic contrast-enhanced pelvic MRI [J]. Eur J Radiol, 2012,82(10):1672 – 1676.

[9] MILLER-THOMAS M M, BENZINGER T L. Neurologic applications of PET/MR imaging [J]. Magn Reson Imaging Clin N Am, 2013,25(2):297 – 313.

[10] NIHASHI T, DAHABREH I J, TERASAWA T. Diagnostic accuracy of PET for recurrent glioma diagnosis: a meta-analysis [J]. Am J Neuroradiol, 2017,34(5):944 – 950.

[11] OLIVIER D W, MARC L, PHILIPPE V, et al. Prognostic value of positron emission tomography with [18F]fluoro – 2 – deoxy – D – glucose in the low-grade glioma [J]. Neurosurgery, 1996, 39(3):470 – 477.

[12] PADMA M V, SAID S, JACOBS M, et al. Prediction of pathology and survival by FDG PET in gliomas [J]. J Neurooncol, 2003,64(3):227 – 237.

[13] SZYSZKO T A, COOK G J R. PET/CT and PET/ MRI in head and neck malignancy [J]. Clin Radiol, 2018,73(1):60 – 69.

[14] TRIVIERI M G, DWECK M R, ABGRAL R, et al. [18]F – sodium fluoride PET/MR for the assessment of cardiac? Amyloidosis [J]. J Am Coll Cardiol, 2018,68(24):2712 – 2714.

[15] VALLIÈRES M, FREEMAN C R, SKAMENE S R, et al. A radiomics model from joint FDG – PET and MRI texture features for the prediction of lung metastases in soft-tissue sarcomas of the extremities [J]. Phys Med Biol, 2015,60(14):5471 – 5496.

[16] VAN NIJNATTEN T J A, GOORTS B, VÖÖ S, et al. Added value of dedicated axillary hybrid [18]F – FDG PET/MRI for improved axillary nodal staging in clinically node-positive breast cancer patients: a feasibility study [J]. Eur J Nucl Med Mol Imaging, 2018,45(2):179 – 186.

[17] VINCENT D, ANASTASIA P, ANDREAS H, et al. Performance of [18]F – FET versus [18]F – FDG – PET for the diagnosis and grading of brain tumors: systematic review and meta-analysis [J]. Neuro Oncol, 2016,18(3):426 – 434.

[18] WAGENKNECHT G, KAISER H J, MOTTAGHY F M, et al. MRI for attenuation correction in PET: methods and challenges[J]. Magn Reson Mater Phy, 2013,26(1):99 – 113.

[19] WRAY R, SOLNES L, MENA E, et al. (18) F – flourodeoxy-glucose PET/computed tomography in brain tumors: value to patient management and survival outcomes [J]. PET Clin, 2015,10(3):423 – 430.

[20] YAMASHITA K, YOSHIURA T, HIWATASHI A, et al. Differentiating primary CNS lymphoma from glioblastoma multiforme: assessment using arterial spin labeling, diffusion-weighted imaging, and [18]F – fluorodeoxyglucose positron emission tomography [J]. Diagn Neuroradiol, 2013,55(2):135 – 143.

[21] ZHANG X, CHEN Y L E, LIM R, et al. Synergistic role of simultaneous PET/MRI – MRS in soft tissue sarcoma metabolism imaging [J]. Magn Reson Imaging Clin N Am, 2015,34(3):276 – 279.

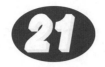 人工智能与磁共振成像

近年来人工智能（artificial intelligence，AI）发展迅速，在诸多领域取得了令人瞩目的成就：AlphaGo 在围棋人机大战中击败了李世石之后，人工智能不仅在围棋上拉大了与人类的距离，更在扑克、电子竞技等多种比赛中以巨大优势击败人类冠军；手机具备了人脸识别、语音识别、机器翻译与人机对话等功能，在人工智能的帮助下，手机的拍照效果开始逼近单反相机；辅助驾驶已经成为新车型的标配，而在特定路段上，自动驾驶的公交车、送货车已上路运行……医学影像作为计算机视觉应用的重要领域，自然也不会缺席这场人工智能的盛宴。近几年各

种医学磁共振学术会议上和相关的国际学术期刊上，人工智能相关的报告与论文的数量几乎呈几何级数增长。

引发这一轮人工智能浪潮的主力是深度学习（deep learning），在数据量有保证的前提下，深度学习往往能够取得传统方法难以企及的成绩。深度学习可以应用于脏器分割、病灶检测、评级分类、治疗决策和预后评估等不同问题。在各种任务的人机挑战中，基于深度学习的方法屡屡战胜人类对手，充分展示了医学影像人工智能的应用潜力。虽然深度学习代表着目前机器学习发展的主流，对于病例数较少的场景，传统机器学习方法

仍然在疾病的分型、分类、风险与预后评估等应用上占据优势,影像组学(radiomics)作为传统机器学习方法的集大成者,目前在临床科研中占据着相当重要的地位。

目前,基于机器学习的人工智能,已经成为医学影像计算机辅助诊断的主要手段。能够进行多种疾病全面诊断、各种疑难杂症诊断的人工智能可能还不会很快到来,但人工智能快速、稳定、不知疲倦的特点,注定它会成为影像科医生的得力助手,可以帮助医生降低漏诊、误诊,提高诊断效率与质量。

本章第1节简要描述人工智能发展的历史,介绍人工智能特别是机器学习的一些基本概念。第2节首先介绍影像组学的研究流程、相关概念与工具,然后介绍使用影像组学进行临床问题研究的经典案例。第3~5节分别介绍深度学习的基本概念及其在磁共振影像辅助诊断和磁共振图像重建中的应用。

21.1 概述

21.1.1 发展简史

人工智能是研究开发用于模拟、扩展人类智能的方法的科学。1956年的Dartmouth会议上,首次提出了AI这个词,但利用计算来模拟人类智能的研究则开始得更早。1943年,W. McCulloch和W. Pitts就奠定了神经网络的基础。1957年,F. Rosenblatt提出了感知器(perceptron)神经网络模型,该模型可以完成一些简单的视觉任务,引发了一阵神经网络的热潮。但好景不长,Minsky等明确指出了单层神经网络不能解决异或问题,使得神经网络的研究进入寒冬。直到1980年代,J. Hopfield提出Hopfield网络,神经网络的研究才逐渐复苏。在1986年,Rumelhart和Hinton提出了多层感知器(multi-layer perceptron,MLP)的概念,MLP引起了神经网络的第2次热潮。之后,互联网的风头盖过了神经网络。有趣的是,互联网衍生出的大数据,为神经网络的再次兴起奠定了基础。神经网络第3次热潮的代表是深度学

习。G. Hinton等在2006年提出了深度置信网络并在1年之后提出了"深度学习"的概念。2012年末,Hinton团队的SuperVision模型以巨大优势赢得ILSVRC挑战赛(ImageNet Large Scale Visual Recognition Challenge)。随后几年,深度学习在计算机视觉领域取得了突破性的进展。由于医学影像的重要性,深度学习在视觉领域所取得的很多成果,也迅速地用到了医学影像领域。

在深度学习流行之前,基于特征输入的机器学习在计算机视觉领域占主导地位。1980年之前,线性判别分析(linear discriminant analysis,LDA)和K近邻(k-nearest neighbors,KNN)等分类器被用来解决分类问题。1995年,V. Vapnik提出了支持向量机(support vector machine,SVM)算法,成为当时最流行的分类器。T. K. Ho等在1995年提出的随机森林方法(random forest,RF)和J. Mairal等在2009年提出的字典学习(dictionary learning)也是目前仍然热门的机器学习算法。这些机器学习算法为2012年P. Lambin等提出的影像组学奠定了方法学的基础。

目前影像组学与深度学习占据着医学影像计算机辅助诊断的核心位置。两种方法各有自己的优势与特点:影像组学要求病例数少,模型的可解释性好;深度学习要求的数据量较大,模型的可解释性较差,但在数据量有保证的前提下,深度学习模型的准确性、鲁棒性都较好。

21.1.2 基本概念

(1) 机器学习与深度学习

深度学习的崛起带动了最新一波人工智能浪潮,AlphaGo击败李世石使得人工智能路人皆知,以至于日常中很多人认为人工智能就是深度学习,但实际上它们并不完全等同。人工智能的范畴很大,例如,有人认为所有难以用确定性算法或者直接编程解决的问题,都属于人工智能的范畴。如图21-1所示,机器学习是人工智能的一个子集,而深度学习则是机器学习的一个子集。本章的内容主要涉及的是机器学习。

所谓的机器学习,是一种使计算机可以从数据中学习的算法,它使计算机可以从数据中发现

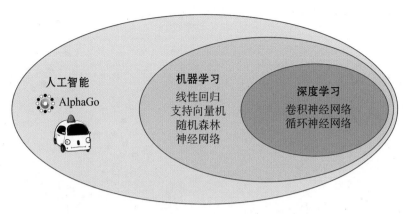

图 21-1 人工智能、机器学习与深度学习的关系

模式、改进自己解决特定问题的性能。举例来说，要判断一封邮件是否是垃圾邮件，传统方法是要人工分析垃圾邮件的内容中包含哪些共性的、与非垃圾邮件不同的模式，然后建立一套复杂的规则系统判断邮件中是否存在这些模式，以此决定邮件是否是垃圾邮件。为了达到应用的目标，需要将人工识别出来的模式与判断规则直接编写在程序中。而利用机器学习方法，只需要利用大量事先分类好的垃圾邮件与非垃圾邮件，训练一个机器学习模型，就可以利用这个模型进行垃圾邮件的鉴别。整个过程中不需要人工观察垃圾邮件中的模式，也不需要手工将基于模式的规则编写为程序，需要的只是一些事先分好类的邮件。如果之后垃圾邮件的发送人想出了新的招式来改写邮件内容以规避拦截，也只需要用更新的邮件数据重新训练模型，不需要重新改写程序与算法。由此可见，机器学习方法与传统方法相比，大大降低了模型开发与维护的难度。此外，还有一些问题用传统的算法难以解决，例如从医学影像中检测出肿瘤病灶，几乎不可能用传统算法解决，而机器学习方法则可以从大量肿瘤的影像中学习到这种能力。

针对不同的应用，机器学习中包含很多不同的方法与模型。神经网络是其中很重要的一类。神经网络在结构上模拟人脑神经网络的层次结构，组成神经网络的基本结构单元是神经元，多个神经元组成层，现代的神经网络都是多层结构，如果神经网络的层数很多，我们就将其形象地称为深度神经网络。基于深度神经网络的机器学习，就是所谓的深度学习。

（2）监督学习与无监督学习

机器学习中，计算机通过数据来学习，用来学习的数据集就称为训练数据集。如果机器学习使用的训练数据同时包含输入与期望输出（也称为标记），那么这样的机器学习就称为监督学习（supervised learning）。监督学习本质上就是要模拟一个函数，将输入的数据映射到期望的输出。例如对于医学影像问题来说，输入的内容就是多维的影像，而输出的结果可以是代表分割结果的图像、肿瘤良恶性等二分类问题的结果、代表评分、生存期的数值等。

与监督学习形成对比的，无监督学习（unsupervised learning）使用未标记的数据进行学习，无监督学习的主要目的是发现数据中存在的模式，例如，聚类分析（clustering analysis）就是一种典型的无监督学习。图 21-2 直观地显示了监督学习与无监督学习的主要区别。

监督学习是目前医学影像机器学习的主流方法，因为训练数据带有标记，所以机器学习的目标明确，更容易建立有意义的模型。监督学习的主要缺点是需要对数据进行标记。正如人们所说的，"Garbage in, garbage out"（废料进，废品出），高质量的模型往往依赖高质量的标记数据。而高质量的数据标记工作往往需要高年资医师来完成，而且标记工作费时费力，常常成为人工智能模型研发中最费时、成本最高的步骤。弱监督学习（weak supervision）则在监督学习的过程中，尝试

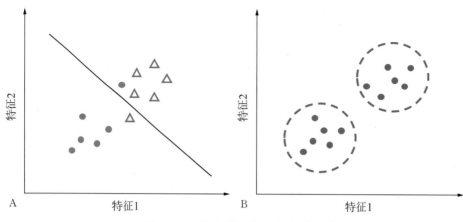

图 21-2 监督学习与无监督学习

注:A. 监督学习的分类问题,用于训练模型的数据自带标记(label),机器学习的目的是寻找 2 个类别的边界,其中圆圈和三角分别代表不同的标记;B. 无监督学习的聚类问题,数据本身不带标记,机器学习的目的是利用数据之间的关系,将数据分类为若干种类。

使用带噪声的、不精确的来源创建大量标记数据。例如,使用传统算法或者与目标任务相近的其他模型创建大量不精准的标记数据,用于监督学习。弱监督学习为监督学习提供了一种新的范式,弱监督学习的主要问题是标记的不精准,需要通过更多的数据来补偿,而这个要求对于医学影像来说,有时难以满足。

（3）过拟合、欠拟合

在机器学习中,经常会遇到过拟合(overfitting)的问题。过拟合指的是模型的结果与用于训练模型的数据集太接近或者完全符合,但却无法可靠地预测未知数据的结果。就好比人

类学习中的死记硬背,记住了做过的题目的答案,但却没有总结出隐藏在答案下面的一般规律,遇到了新的题目,就一筹莫展了。造成过拟合的原因是模型的参数过多,使得模型将噪声带来的波动误认为是数据变化的规律。如图 21-3 所示,当曲线拟合的参数过多时,训练数据中的每个点都准确地位于曲线上,但这样的模型的预测能力很差。过拟合的反面是欠拟合,即模型参数过少,无法描述数据的内在规律,造成模型在训练数据上的表现很差。连训练数据都不能准确预测的模型,更不可能用来预测未知数据的结果。

由于机器学习存在过拟合的问题,所以模型

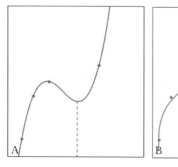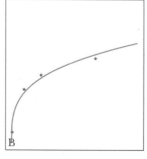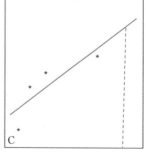

图 21-3 过拟合与欠拟合

注:A. 使用三次曲线拟合 4 个数据点时,每个数据点都准确地位于曲线上,但这样的模型可能预测能力欠佳;例如红色虚线处的 y 的数值,三次曲线拟合的结果就不大符合我们的预期;B. 使用二次曲线拟合这些数据点时,虽然数据点没有完全位于曲线上,但曲线更符合直觉;C. 使用直线进行拟合,则数据偏离直线距离过大。对于训练数据表现较差的模型,不可能具有良好的预测能力。从图中可以看出,在红色虚线指示处,模型的预测值不符合我们的预期。

预测能力的好坏，不能用模型与训练数据符合的程度来评价。因此，在机器学习中，需要拆分出独立的测试数据集，用于对模型的性能进行评估。测试集中的任何数据，都不能出现在训练集中。在医学影像领域中，这意味着一个患者的数据，不应该同时出现在训练集和测试集中。如果医院需要对机器学习模型给出正式的准确评估作为临床应用或者采购的依据，那最好的做法是不要将测试数据提供给负责建模的公司。

　另一方面，在机器学习的过程中，可以选择不同的模型与模型参数（也称为超参数，如曲线拟合问题中所采用的曲线方程中的未知数的个数），为了获得预测能力最佳的模型，人们往往使用不同的模型与超参数进行建模。如果根据测试数据的表现来选择模型与超参数，则相当于建模过程使用了测试数据，这样建立的模型可能会对测试集过拟合。即虽然模型在测试集上的表现良好，但对于未来的数据，仍然缺乏预测能力。解决这一问题的方法，就是在训练集与测试集之外，再预留一部分验证集数据，用于模型及超参数的选择。图 21-4 给出了一个例子，机器学习的过程，实际上也是损失函数最小化的过程，随着训练过程的进行，训练集的损失函数会一直下降，而验证集的

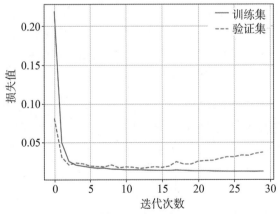

图 21-4　利用验证集数据判断过拟合出现的时间选择最优模型

注：其中蓝色实线是训练集损失函数随迭代次数的变化曲线，红色虚线是验证集损失函数随迭代次数的变化曲线。随着迭代次数的增加，训练集损失函数会一直下降，但验证集损失函数会先下降，后趋于稳定，之后开始上升，此时的模型已经过拟合。

损失函数会先下降后上升；当验证集的损失函数开始上升时，训练过程对于训练数据就发生了过拟合。因此我们可以选择验证集损失函数最小的那一点对应的模型作为最终模型，并用测试集数据评估该模型的效果。

　机器学习方法试图从数据中学习，从而改进模型执行特定任务时的表现。模型的性能与训练数据的数量与质量都有着密切的关系。从图 21-5 可以看出，在相同质量下，可用的数据量越大，模型预测的准确性就越高，但不同的模型方法都有自己的极限。相比传统的机器学习方法，深度学习方法最大的优势就是在数据量很大时，模型的准确率能够明显地高于传统机器学习方法。大数据物联网时代积累了海量的数据，而基于图形处理器（GPU）的加速计算技术也迅速发展，为利用海量数据进行复杂网络训练提供了计算能力，因此深度学习方法得到了迅速的发展。

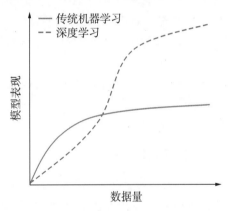

图 21-5　数据量与模型准确性的关系

21.2　影像组学

　2012 年，P. Lambin 等提出了影像组学（radiomics），从医学图像中挖掘大量的定量特征，再利用这些特征进行机器学习建模，从而达到利用影像自动诊断疾病的目的。影像组学除了提取人眼能够辨别的特征（如灰度、边缘结构等），还可以提取人眼不易识别的高阶特征（纹理等）来挖掘图像信息。建模过程中，影像组学需要将影像特

征与经过病理等手段证实的诊断结论关联,模型建立后,就可以利用影像直接进行诊断。

磁共振成像(MRI)具有丰富的脉冲序列与成像参数,能够对组织进行多对比度成像,反映组织或病灶的多维度特征。影像组学研究中,也需要根据不同的脉冲序列的影像的特点,选择最佳的序列组合,结合不同序列图像的特征,建立最佳的影像组学模型。

21.2.1 影像组学研究的流程

影像组学的建模过程,通常包含以下几步:

1)数据获取:选择适用于目标问题的成像序列(或模态),获得相应的图像。

2)感兴趣区域(ROI)标注:由医生对感兴趣区域的边界进行手动标记,例如肿瘤分析中,需要标注肿瘤区域。

3)特征提取:根据医生勾画的感兴趣区域,在不同序列上分别进行对应区域的特征提取。

4)特征选择与建模:根据提取的特征,使用监督学习方法,将特征映射到目标问题上,如肿瘤的良恶性、预后的优劣等。

5)利用独立的测试数据,对建立的模型进行评估。

整体流程如图 21-6 所示。

21.2.2 数据获取

磁共振具有成像参数丰富的特点,利用不同的成像序列和参数,可以获得不同对比度的图像,

从不同侧面来反映人体组织的结构与功能的信息。例如,MRI 常用的图像包括 T_1 加权像、T_2 加权像、扩散加权像 DWI、磁敏感加权像等,在这些加权图像的基础上,还可能生成各种定量的参数图像,例如 T_1 定量图、T_2 定量图、表观扩散系数(ADC)、定量磁化率成像(QSM)等。不同的图像的对比不同,对特定临床问题的灵敏度也不同。此外,不同的扫描参数,如 TR、TE、图像分辨率等,也会影响图像的对比度和质量。由于影像组学需要从图像中提取定量特征进行建模,图像的变化自然会对提取的特征产生影响,进而影响最终建模的质量。因此,影像组学研究要求:

1)尽量选择对临床问题敏感的序列图像作为组学研究的图像。

2)尽可能保证序列在成像参数(包括重要的设备参数)上的一致性。

不同厂家、不同型号的设备上获得的图像,一致性可能较差,也会影响影像组学建模的结果。因此,不同设备、不同成像序列的图像之间的标准化,以及如何选择对于设备、成像参数等变动更加鲁棒的影像组学特征,也是影像组学研究的重要内容。

21.2.3 图像预处理

在获得图像数据后,需要对图像进行一些标准的预处理。这些预处理的目的主要是为了使得用于建模的图像数据有更好的一致性,从而为建立高质量的模型创造条件。

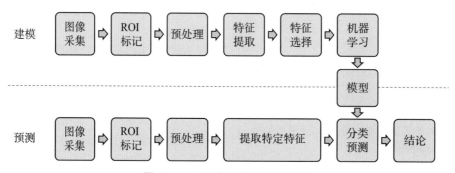

图 21-6 影像组学流程示意图

注:影像组学的研究与应用流程分为 2 个主要阶段:建模与预测。注意在应用影像组学模型进行预测时,仍然需要进行 ROI 标记,这影响了影像组学方法在临床的应用。

例如,同一患者的不同序列的图像之间经常需要进行图像配准(registration)。配准操作可以将不同序列的图像在空间上对齐,这样医生勾画病灶、脏器等 ROI 时,只需要在一个序列的图像上进行即可。典型的配准要考虑患者的平移、转动甚至弹性形变等因素,但如果所有序列是在同一次扫描中完成,患者在扫描中未发生运动,则只需要根据图像的空间位置信息和分辨率信息,进行适当的插值或重采样(resample)即可。Elastix (http://elastix. isi. uu. nl/)和 ANTS(http://stnava. github. io/ANTs/)是常用的配准工具包,使用这些工具包通常要根据需要配准的身体部位等信息,选择特定的配准方案与参数,同时对配准的结果,也应该进行人工评估,以保证配准的结果不会对后续处理产生不利影响。

重采样的目的是统一不同图像的分辨率与视野(FOV)大小。在回顾性研究中,不同患者的图像,往往是在不同时期、在不同的设备上、由不同的操作人员完成扫描的。图像分辨率和 FOV 不一致的情况很常见。为了尽可能消除这种情况的不利影响,可根据整个数据集图像参数的分布情况以及目标问题对分辨率的要求,确定一个最佳的图像矩阵大小和 FOV,通过重采样的方法,尽可能地将所有患者图像都统一到这个图像矩阵大小和 FOV。常用的重采样方法有线性插值、立方插值和 B 样条插值等,重采样可以使用 ITK (https://itk. org/)等工具进行。

图像灰度归一化(normalization)是图像处理中常用的方法。临床医生在进行诊断时往往是通过病灶与周围组织信号的对比进行评估,而影像组学同样要利用病灶区域中的体素的灰阶数值进行特征提取。为了保证模型的稳定,要求所有患者的脏器、病灶等区域的图像灰阶是一致的。由于不同设备的磁共振图像的数值范围可能存在不一致,而操作人员对成像参数的偏好等因素也会影响图像的强度,因此,需要通过灰度归一化方法将所有图像的灰度值映射到统一的范围。当然,图像的归一化过程要注意保持图像的物理意义。例如,由于理论上讲定量图像在不同的设备间应该是相同的,归一化可能会影响定量图像的物理

意义,所以通常图像灰度不进行归一化。同样,我们也不应该将不同 b 值的 DWI 图像,归一化到相同的强度范围。

值得一提的是,数据处理方法虽然能够减小扫描参数与设备不一致造成的差异,但在前瞻性研究中,还是应该尽可能根据相关的专家共识或临床经验,在图像采集前就统一扫描的序列与参数,尽量获得一致的图像。同时,在扫描时间等条件许可的前提下,尽可能使用定量磁共振图像,这也可以为后期的建模创造最有利的条件。

21.2.4　数据标记

影像组学分析的特征,是从 ROI 中提取的,这就要求我们在进行特征提取之前,首先对 ROI 进行勾画(标记)。ROI 的勾画,通常需要有经验的影像科医生手工进行,时间成本很高。多数影像组学的研究结果表明,基于 3D ROI 研究的结果要优于 2D ROI 的结果,因此影像组学研究中,往往需要对 3D ROI 进行勾画,也就是在每一层包含病灶的图像上,都进行 ROI 边缘的勾画,工作量很大。如果遇到不易配准的多模态数据或者动态对比度增强(DCE)这种时间序列的图像,则勾画 ROI 的工作量更大。事实上,高质量的数据标记往往是医学影像人工智能研究中人力成本最高的步骤。因此,也有一些方法来帮助医生提高标注的效率:

1)图像配准:如果不同模态的图像或者不同时相的图像可以有效地进行配准,就不必在每个模态或者每个时相上对 ROI 单独进行勾画,这可以大大降低 ROI 勾画的工作量。

2)基于传统算法的自动分割:如果图像中病灶与周围组织对比明显,病灶结构比较均一,有时可以利用基于区域增长、聚类的传统算法,自动对病灶进行分割。

3)半自动勾画与层间插值:现在的一些标记软件,例如开源软件 3D Slicer,以及一些商用的后处理工作站,都提供了半自动勾画的功能。半自动勾画实际上是利用图形界面,交互式地快速调整传统分割算法的参数,达到分割病灶的目的(图 21-7)。而层间插值,则利用医生已经勾画好的

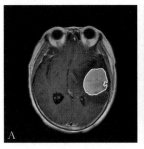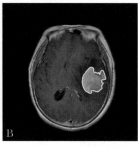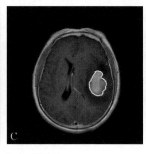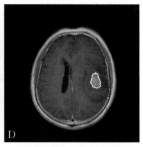

图21-7 半自动标注

注：A、D的ROI是通过标注者直接用鼠标在图像上选取合适的点作为阈值，自动进行分割的结果。而B、C则是根据A、D中标注的结果，利用基于灰阶与纹理插值算法自动插值的结果。借助半自动标注，熟练的人员可以在半分钟之内完成这4幅图像的标注工作。

部分层的ROI，自动应用基于几何形状或者图像灰阶特征的插值算法，对医生没有绘制ROI的层自动进行勾画。

值得指出的是，由于ROI勾画具有很强的主观性，所以高水平的人工智能研究中，往往需要多名医生同时对ROI进行勾画，并对ROI勾画的个体间差异以及这种差异对后续建模的影响进行研究。

3D Slicer(https://www.slicer.org/)和ITK-SNAP(http://www.itksnap.org/)是2款用于进行三维医学图像标记的开源软件。除了提供手动勾画，它们也提供了一些基于图像处理算法的半自动勾画方法，辅助临床医生进行ROI标记。此外，还有一些商用的图像工作站和专门的科研软件，也可以用于ROI的标记。

21.2.5 特征提取

在完成ROI勾画之后，下一步就是提取ROI内图像的影像组学特征。所谓的特征，就是根据既定的数学公式，利用图像和对应的ROI计算获得的一个数值，该数值反映了ROI中的影像在某个特定方面的特点。例如，ROI内所有体素的灰阶强度的均值、最大值、最小值、方差等，都是ROI的特征。

影像组学所提取的图像特征通常包括ROI的形状特征、灰度特征(也叫一阶特征)、纹理特征(高阶特征)等。形状特征包括肿瘤体积、最长直径、比表面积等与ROI形状有关的特征，该类

特征仅与医生勾画的ROI相关，与对应的图像灰阶无关。形状特征也是各类特征中，受医生绘制ROI的主观性影响最大的特征。灰阶特征反映图像的灰度信息，为了获得灰阶特征，首先对ROI内部的体素进行直方图统计，然后提取均值、标准差、10分位点、熵等与灰度相关的特征。形状特征和灰度特征通常与医生的临床经验有对应关系，其临床意义比较清晰，例如，如果病灶在图像上呈现低信号，那么图像ROI内部的灰度均值就偏低。

纹理特征(texture)反映的是图像ROI内部体素与体素之间的关系，反映ROI内部的体素灰阶在空间上的分布是否具有特定的模式，例如明暗相间的条纹。通常在计算纹理特征时，需要对图像进行变换，常用的变换有灰度共生矩阵(gray level co-occurrence matrix，GLCM)、灰度游程矩阵(gray level run length matrix，GLRLM)、灰度区域大小矩阵(gray level size zone matrix，GLSZM)，然后利用这些变换矩阵提取相应的特征。纹理特征的计算结果，与图像的灰阶范围有直接的关系，因此，在纹理特征提取时，首先需要根据图像和病灶的特点，将图像映射到合适的灰阶范围内。图21-8显示了将病灶映射到不同灰度范围对特征提取的影响。

除了直接在原始图像上进行特征提取之外，还可以对图像施加多种变换(如小波变换、对数、指数函数等)，然后进行特征提取。适当的变换

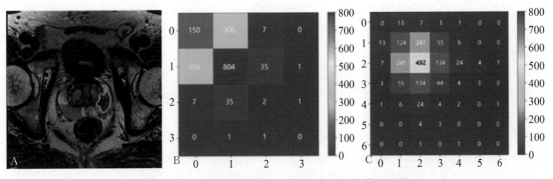

图 21 - 8 肿瘤在不同灰度范围时的灰度共生矩阵

注:A. 前列腺肿瘤的病灶;B、C. 分别代表将肿瘤灰度范围映射到 0~3 和 0~6 范围的灰度共生矩阵,其数值和大小都不一样,进而提取出的特征也不相同。

可以使特征的分布更加符合机器学习算法的假设,从而建立更好的模型。高通量的信息提取,有助于从图像中提取出医生肉眼难以观察到的模式。值得一提的是,虽然可以对图像进行许多种不同的变换,从而提取更多的图像特征,但随着特征数目的增多,从海量特征中寻找到与目标问题相关特征的难度也逐渐增大。因此,影像组学研究中,需要根据先验知识选择合适的图像及其变换,进行有效特征提取,避免引入过多的无关特征,影响后续的建模。

目前最常用的特征提取工具包是 Pyradiomics (https://www.radiomics.io/pyradiomics.html),该开源工具包使用 Python 语言编写,支持常用的图像变换和各种类型的特征的提取。3D Slicer 等开源软件中也集成了该工具包,可以方便地从医学影像中提取相关的特征(图 21 - 9)。

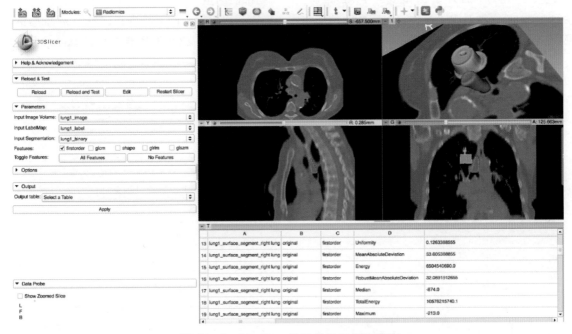

图 21 - 9 3D Slicer 的组学特征提取界面

注:界面左边是对原始图像和对应的 ROI 进行选取,并对要提取的特征进行配置;右上展示了 3 个方位的图像数据和对应的 ROI 位置信息,帮助研究人员进行数据和 ROI 的确认;点击左边界面的"Apply"按钮进行特征提取,特征值显示在右下部分。

21.2.6 降维与特征选择

影像组学在提取大量特征之后,如果直接使用数量众多的特征进行机器学习,由于算法的限制,容易发生过拟合,难以找到最佳模型,因此常常需要通过降维与特征选择方法来减少特征的数量。

特征选择的目标是从特征集合中剔除与目标问题无关或者重复冗余的特征,而保留与目标问题相关性较好的特征用于最终的建模。特征选择可以降低建模问题的复杂性,有利于找到最佳模型,避免模型发生过拟合,这对于样本数量有限、特征数庞大的影像组学研究来说,往往是十分必要的。

特征选择遵循的 2 个基本原则是:保留与目标问题相关性较好的特征,同时,尽可能减小用于建模的特征之间的冗余性。特征与目标问题的相关性,代表特征反映目标问题的能力,可以使用简易统计分析(如皮尔逊相关系数)进行判断。减小建模特征的冗余性,则是通过删除与已保留特征相关性过高的特征来实现的。也就是说,如果多个特征表示的信息相同(或相近),例如互为相反数的 2 个特征,则只要保留其中一个即可。图 21 - 10 直观地对比了两种存在冗余的特征与两种不存在冗余、相互独立的特征。

机器学习中有很多可用的特征选择算法,如方差分析(analysis of variance,ANOVA)、递归特征消除(recursive feature elimination,RFE)、最小冗余最大相关(minimum redundancy maximum relevance,mRMR)、Relief 等。需要指出的是,并没有什么算法可以探索所有的特征组合来找出全局最优解,不同的算法都是根据一些特定的假设来寻找局部最优的特征组合。由于多数优化算法具有一定的随机性,所以使用同一个特征选择算法也不能保证每次选择出来的特征都相同。

降维是另一种减少特征数的方式,与特征选择不同,降维不是从大量特征中寻找特定的特征子集,而是把具有 n 个特征的样本理解成 n 维空间中的一个向量,然后寻找一个特定的变换,将该向量从高维空间映射到低维空间。降维操作本质上是一个投影操作。主成分分析(principle component analysis,PCA)就是一种常用的降维方法,简单地说,主成分分析就是要在特征空间中寻找一个方向,把所有样本的特征向量往这个方向上投影,投影的方差比沿着任意其他方向都大,这就是所谓的第一主成分。然后可以递归地寻找与第一主成分正交的第二主成分方向、与前 2 个主成分方向都正交的第三主成分方向等。将原来的 n 维特征向量向前 $m(m < n)$ 个主成分方向投影,就可以将原来的 n 维向量降维为 m 维向量。除了 PCA 之外,常用的降维方法还有线性判别分析(linear discrimination analysis,LDA)、t 分布随机邻域嵌入(t - distributed stochastic neighbor embedding,t - SNE)等。需要注意的是,降维之

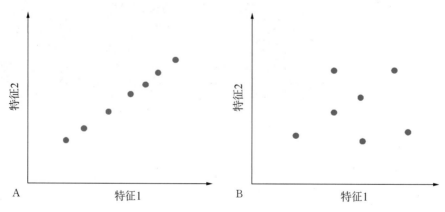

图 21 - 10 特征冗余示意图

注:图中的每个点表示数据集中的一个样本。在图 A 中,特征 1 与特征 2 具有很好的相关性,因此这 2 个特征不应同时用于建模,应该从特征集合中删除一个以降低特征的冗余性;而图 B 中的 2 个特征之间就没有显著的相关性。

后获得的每个新特征都是之前所有特征的线性组合，因此，使用降维方法会影响模型的可解释性。

21.2.7　分类器

特征选择完成后，就可以使用分类器将所选特征映射到目标问题，如肿瘤的良恶性鉴别或分级。我们在选择分类器时，要综合考虑分类器的准确性和可解释性。准确性指的是分类器准确地从特征推断出正确的临床结论的能力；而可解释性指的是模型得出临床结论后，医生是否可以理解分类器的推断过程，或者，分类器得出结论的过程是否会对医生的临床实践有所启发。

通常情况下，分类器的选择就是在准确性与可解释性中寻找一个平衡点。解释性强的分类器（如逻辑回归、决策树）往往只能处理简单问题，模型的预测能力较差；而预测能力强的分类器（如随机森林、神经网络）往往解释性较差。图21-11中示意了常用分类器在准确性和可解释性方面的差异。

在使用分类器进行建模时，我们通常面对的是未知分布的数据，因而无法预先判断使用何种分类器可以达到最优效果。图21-12显示了在处理不同的分类问题时，不同分类器达到的效果也不同。因此在影像组学实际处理当中，如果注重分类器的准确性，选择分类器的依据应是看分

图 21-11　不同分类器的解释性和预测能力

类器在验证集上的表现，并通过独立测试集来最终评价模型的性能；如果注重模型的可解释性，就需要优先选择可解释性好的分类器，而可能损失一些模型的准确性。

需要指出的是，特征选择算法和分类器常常联合使用。例如特征选择方法 RFE 中使用分类器的表现来评价特征的优劣，如果 RFE 中使用支持向量机（supported vector machine，SVM）来评价特征的优劣，则建模方法称为 RFE-SVM。此外，当使用逻辑回归进行建模时，我们也可以增加 L1 约束，强制越来越多的特征权重为零，这样可以在分类建模的同时达到特征选择的目的，这个方法称为套索算法（least absolute shrinkage and selection operator，LASSO）。

为了选择最优的分类器，研究人员常常需要

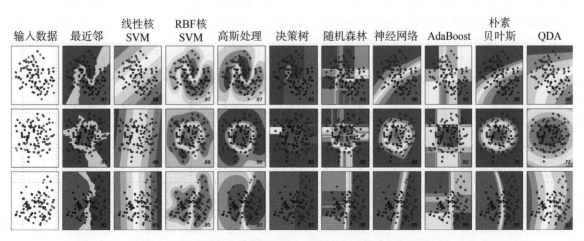

图 21-12　不同分类器在进行不同任务时的表现不尽相同

注：图中的每一列分别代表一种分类算法，每一行分别代表一个不同的分类任务。等高线图显示了不同分类器输出的分类概率或决策边界。

图片来自 Scikit-Learn 官网。

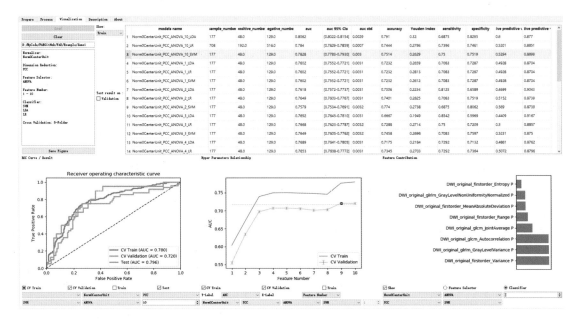

图 21-13　FAE 建模结果汇总界面

注：界面上方显示了用 FAE 进行各种流水线建模的统计结果，针对每一条流水线，下面展示了 ROC 曲线、AUC 随特征数变化关系曲线、特征贡献度图。

引自：SONG Y, ZHANG J, ZHANG Y D, et al. FeAture Explorer (FAE)：a tool of model development for radiomics [J]. PLoS One, 2020,15(8)：e0237587.

组合不同的特征选择和分类器，并根据需要调整算法参数。通过使用一些影像组学研究的软件，可以提升这一探索过程的效率。FeAture Explorer（FAE，https：//github. com/salan668/FAE）就是本章作者团队开发的一款开源的组学特征探索软件。该软件可用于从医学影像中提取特征，并且可以半自动地探索不同的数据预处理、数据标准化、降维、特征选择、分类器的组合，寻找最优的模型，并向科研人员提供关于各模型、结果的描述，大大提高了影像组学建模的效率。

21.2.8　影像组学研究应用实例

影像组学自 2012 年提出，截至 2022 年 3 月，在 MRI 方面至今至少已发表超过 2 000 篇论文，在头颈、肝脏、前列腺、乳腺、肾脏、直肠等全身各个器官都有研究发表。研究范围覆盖肿瘤的分类、分级、分型、转移、预后预测等诸多方面。表 21-1 列举了一些身体各器官疾病中影像组学的典型工作。

21.3　深度学习的基本概念

深度学习引发了人工智能的新一轮热潮，也为医学影像人工智能的研究提供了强劲动力，在很短的时间内大大拓展了人工智能在医学影像中的应用范围。

21.3.1　深度学习的优势

所谓的深度学习，就是基于深度人工神经网络模型的机器学习方法。与影像组学相比，深度学习有以下重要特点：

1）研究问题的范围大大拓展，不再局限于影像组学研究的分类问题，而是可以研究分类、回归、检测、分割甚至图像计算等一系列不同类型的问题。

A. 分类：癌/非癌、良恶性、基因分型、预后、转移、侵犯、影像质量等。

B. 回归：评分、生化指标预测。

C. 检测：病灶、脏器、异常和标志位置。

D. 分割：病灶、器官、大脑分区等目标的准确

表 21-1　影像组学在各个脏器之间的应用举例

组织	目标问题	作者	杂志	年份	备注
神经系统	综述	A. Chaddad	*Fron Oncol*	2019	介绍整体流程并关注高级别胶质瘤
	五类转移瘤诊断	H. Kniep	*Radiology*	2019	$AUC = 0.64 \sim 0.82$
肝脏	肝纤维化诊断	H. Park	*Radiology*	2019	Obuchowski index $= 0.86$
	肝癌免疫预测	S. Chen	*Eur Radiol*	2019	$AUC = 0.93$
乳腺	综述	A. Tagliafic	*Breast*	2020	组学在诊断和预后方面的发展
	新辅化疗预后	Z. Liu	*Clin Cancer Res*	2019	$AUC = 0.86$
前列腺	综述	Y. Sun	*Australas Phys Eng Sci Med*	2019	阐述癌灶检测和分级方面的研究
	格里森评分预测	S. Hectors	*J Urol*	2019	$AUC = 0.72$
肾脏	综述	A. De Leon	*Magn Reson Imaging Clin N Am*	2019	关注治疗前后肾细胞癌组学特征表现
	肾细胞癌亚型诊断	W. Wang	*Eur Radiol*	2020	$AUC = 0.96$（ccRCC/cRCC），0.96（pRCC/cRCC），0.89（ccRCC/pRCC）
肠道	新辅助化疗预后	N. Horvat	*Radiology*	2018	$AUC = 0.93$
	新辅助化疗淋巴结诊断	X. Zhou	*Front Oncol*	2020	$AUC = 0.82$
子宫	肿瘤鉴别	H. Xie	*Eur J Radiol*	2019	$AUC = 0.83$
	宫颈癌淋巴结转移	T. Wang	*Eur J Radiol*	2019	$AUC = 0.91$

边界。

E. 图像计算：定量图像、去噪、图像超分辨，甚至合成缺失的模态。

深度学习（图 21-14）不仅可以研究多种不同类型的目标问题，还可以将多个不同目标问题，整合在一个模型中进行研究，这也是深度学习与影像组学相比的一个很大的优势。

2）深度学习建模过程中，不需要根据公式去提取特定图像的特征，而是利用网络的层次结构，从大量数据中自己挖掘出与目标问题相关的特征，从而大大减少了建模过程中的人工干预，建模更方便，结果也更客观。

3）用于训练深度学习模型的，通常是带有标记（即上述问题中的对应的临床结论）信息的图像，例如，为了解决病灶的自动勾画和分析的问题，医生首先需要在足够数量的影像上，勾画病灶，并根据病理结果等信息给出病灶的诊断结论。但一旦建立了模型，将模型用于预测新的病例时，则只需要将图像输入模型，不需要像影像组学模型应用那样手工勾画病灶区域、提取特征；模型可以直接给出病灶的边界和诊断结论。这一特点，大大简便了深度学习模型的临床应用，也是深度学习模型与影像组学模型相比最大的优势之一。

与影像组学类似，深度学习的研究与应用流程也分为建模与预测 2 个阶段。但深度学习在建模的过程中省略了手工进行特征提取的过程，同时把建模的过程变成一个单纯的深度学习网络训练的过程。注意，在深度学习模型用于预测时，往往不再要求使用者勾画 ROI，这使得深度学习预测的过程更不容易受医生主观的影响，也大大方便了深度学习模型的临床应用。

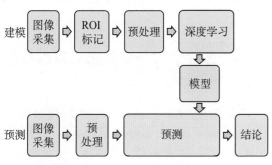

图 21-14　深度学习流程示意图

21.3.2　深度学习的劣势

当然，深度学习在现阶段还难以完全替代影像组学，因为深度学习也有自己的劣势：

1) 虽然在拥有足够的数据的前提下,可以预期深度学习模型的准确性会高于影像组学,但对于很多医学影像的临床问题,可用的病例数还比较少,因此深度学习方法在准确性方面的优势未必能得到体现。

2) 深度学习模型的推断过程,隐藏在结构复杂的、层次很深的人工神经网络中,其推断过程,很难被医生理解。即便建立的深度学习模型的诊断效能远远超过医生,也难以把模型的发现判据告诉医生,使得医生可以放心地使用,并帮助提升医生的诊断水平。深度学习在可解释性方面的短板,是阻碍深度学习应用的主要障碍之一,也是目前深度学习研究的热点之一。

为了能够直观地理解深度学习工作原理,下面简单地介绍一下深度神经网络的基本组成单元和网络的基本结构。

21.3.3 感知器

1958 年,F. Rosenblatt 提出了感知器的概念,感知器能够可靠、快速地解决线性可分的二分类问题。感知器模型相当简单,它的结构如图 21-15 所示,对于一个给定的、包含 n 个数据的样本 $(x_1, x_2, \cdots, x_n)$,感知器通过计算所有输入的加权和,然后根据加权和的大小是否高于一定的阈值,来对样本进行分类。而感知器的学习过程(也称训练过程),就是根据利用带有预期输出结果的数据,来反复调整权重,直到对于尽可能多的输入数据,感知器都能给出预期的分类结果。

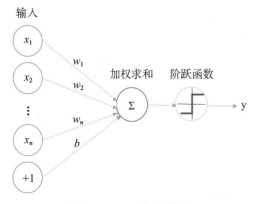

图 21-15 感知器模型

感知器学习过程结束后,其中的权重就固定下来了。之后输入一个新的未知样本,感知器就可以利用这些权重进行加权和的计算,进而给出分类结果。因此,我们可以说,感知器从训练数据中获得的所有关于分类的知识,都存储在感知器的权重中,换言之,"权重即知识"。

21.3.4 多层神经网络

感知器只能对线性可分的数据进行分类,而对于线性不可分的问题则无能为力,哪怕是简单的异或问题。人们发现将单层感知器叠加成为多层感知器(即人工神经网络)时,理论上可以解决任何分类问题。人工神经网络(图 21-16)通常包含一个输入层、一个或多个隐含层和一个输出层,常被用于回归和分类问题。除了输出层,每一层的所有神经元(即感知器)都与下一层的所有神经元相连接。当人工神经网络包含许多隐含层时,它就被称为深度神经网络。

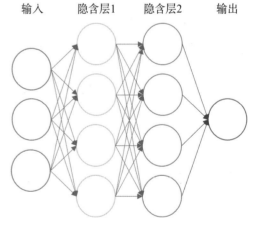

图 21-16 人工神经网络模型

21.4 深度学习与磁共振成像影像辅助诊断

深度学习算法,特别是卷积神经网络(convolutional neural network,CNN),已成为医学影像分析的重要手段。CNN 被广泛应用于图像重建、图像融合、图像分割、图像配准、计算机辅助诊断以及其他很多医学影像的任务。CNN可以通过学习,发现医学图像上与目标问题相关联的模式与特征,从而自适应地解决多种不同的目标问题。大量医学图像数据集的公开为深度学习在医学领域的应用带来了十分重大的契机。

MICCAI 是由国际医学图像计算和计算机辅助介入协会举办的跨医学影像计算和计算机辅助介入 2 个领域的顶级综合性学术会议。该会议举办期间会组织多种公开数据集挑战赛,其中脑肿瘤分割比赛(BraTS)尤为著名,该数据集中每例数据有 4 种模态(T_1 加权、T_2 加权、FLAIR 和增强 T_1 加权)磁共振图像,需要分割全部肿瘤、增强肿瘤和肿瘤实质 3 个区域。MICCAI 会议中PROMISE12 挑战赛的举办是为了克服医学图像前列腺分割过程中的难点,并提出精确的分割算法。为了从临床、基因、生物标记等方面能够提前发现和研究阿尔茨海默病,阿尔茨海默神经影像计划(ANDI)公开了多种脑部影像数据(MRI、fMRI 和 sMRI 等)。

21.4.1　深度学习在脏器分割中的应用

磁共振图像上脏器的分割是定量分析的基础,在计算机辅助诊断流水线中分割是非常重要的第 1 步。分割的任务通常定义为识别出感兴趣区域的轮廓或者内部的体素的集合。分割是深度学习应用于磁共振图像研究中最常见的课题。U-Net 是深度学习用于分割问题最重要的网络,现在的各种分割网络,基本都是在 U-Net 的基础上发展出来的。

分割心脏磁共振图上左心室是计算临床指标(如心室体积和射血分数)的重要步骤。医生往往需要花费大量时间和精力对左心室进行手动勾画。为了减轻医生的压力,M. R. Avendi 等人提出将深度学习和变形模型相结合的算法,可以自动准确分割出心脏 MRI 图像上左心室。在MICCAI 2009 左心室挑战赛的公开数据集上,该模型分割结果的 Dice 相似系数可以达到 0.94,平均垂直距离达到 1.81 mm,一致系数达到 0.86。

F. Milletari 等提出了一种三维卷积神经网络结构 V-Net,对 MRI 图像上的前列腺整体区域进行分割。在分割的过程中,只需将三维的 MRI图像输入 V-Net 中,就可以直接得到精确的前列腺区域。在公开数据集 PROMISE12 中,该模型分割结果的 Dice 相似系数可以达到 0.869,豪斯多夫距离达到 5.71 mm。

由于胰腺形态和大小均存在较大的形态变异,为胰腺的准确分割带来了挑战。J. Cai 等提出的方法将卷积神经网络与基于图的决策融合算法相结合,可以快速准确地分割出 MRI 图像上的胰腺区域。该模型分割结果的 Dice 系数可以达到 0.761。

将婴儿脑组织图像分割为脑白质、灰质和脑脊液,对其早期的脑发育的研究具有非常重要的意义。等信号期阶段(大约 6~8 月龄),灰质和白质在 T_1 加权和 T_2 加权 MRI 图像上表现出了相似的信号强度水平,从而导致脑部组织的分割具有挑战性。W. Zhang 等利用 CNN 对多模态 MRI图像上的等信号期脑组织进行分割,如 21-17 所示。从分割差图中可以看出,CNN 分割结果的准确性明显优于传统算法。该模型分割脑脊液、灰质和白质区域的 Dice 相似系数可以达到 0.835、0.852 和 0.864,豪斯多夫距离分别达到 0.4354 mm、0.2482 mm 和 0.2894 mm。

21.4.2　深度学习在病灶检测中的应用

在医学图像上对病灶的检测是临床诊断中非常重要的部分,也是放射科医生日常工作中最重要的工作。利用深度学习自动检测病灶区域,给影像科医生以提示,可以帮助医生减少由于疲劳或疏忽造成的漏诊、错诊,具有重大的意义。深度学习在病灶检测中得到了广泛的应用,并取得了显著优于传统算法的效果。

多发性硬化是一种中枢神经系统脱髓鞘疾病,在常规 MRI 图像上的白质区域可以观察到病灶区域。然而,病灶之间的大小、形状、强度和位置都有很大的差异,这使得检测病灶位置十分困难。T. Brosch 等提出一种新的三维卷积神经网络结构,可以自动准确地检测出 MRI 图像中多发硬化损伤的区域。在 MICCAI 2008 多发性硬化病灶分割挑战赛中,该模型分割结果的真阳性率

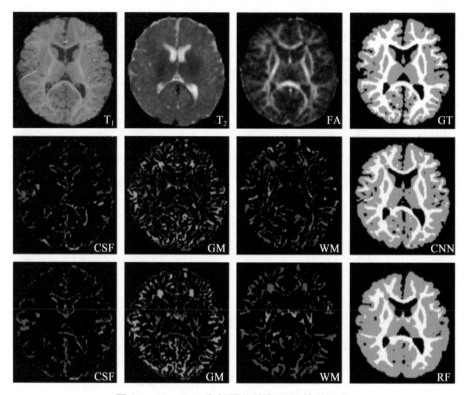

图 21 - 17　CNN 分割婴儿脑部组织的结果图

注：第 1 行展示了原始的 MRI T_1 加权、T_2 加权和 FA 图像和手动分割的结果，分割区域金标准包括脑脊液(CSF)、灰质(GM)和白质(WM)。第 2 行和第 3 行分别展示了 CNN 和随机森林算法(RF)分割脑部组织 CSF、GM 和 WM 区域与手动分割的差图和分割的总体结果。在分割结果差图中，深蓝色表示假阳性，深绿色表示假阴性。

引自：ZHANG W, LI R, DENG H, et al. Deep convolutional neural networks for multimodality isointense infant brain image segmentation [J]. Neuroimage, 2015, 108：214 - 224.

达到了 51.6％，假阳性率达到了 51.3％。

胶质细胞瘤是最常见的脑部肿瘤，从 MRI 图像中检测肿瘤区域，是计算机自动诊断、预测肿瘤的发展、选择治疗计划等工作的基础。但是胶质瘤对比度低、在大脑中分散性存在，为检测带来了很大的困难。M. Havaei 等提出了一种可以同时利用局部和全局图像信息的卷积神经网络，来自动检测高级别和低级别的肿瘤区域。在 BraTS2013 公开数据集中，该模型分割全部肿瘤、肿瘤实质和增强肿瘤区域的 Dice 系数分别达到了 0.88、0.79 和 0.73，灵敏度达到了 0.87、0.79 和 0.80，特异度达到了 0.89、0.79 和 0.68。

脑部微出血的临床识别和评级对于血管疾病和认知障碍的诊断是非常重要的，人工标记出血位置非常耗时并且可重复性差。H. Chen 等提出

了使用深度学习的方法来检测 SWI 图像上的脑部微出血的位置，结果如图 21 - 18 所示。该方法首先通过阈值统计来确定出血的候选位置，然后使用卷积神经网络提取候选区域的三维特征表达，最后将特征输入 SVM 分类器得到真正的出血位置，减少假阳性的同时保持高灵敏度，提高了检测精度。该模型检测脑出血位置的灵敏度、预测率、F1 - score 和平均假阳性样本分别为 0.89、0.56、0.69 和 6.4。

21.4.3　深度学习在疾病分类鉴别中的应用

深度学习被广泛应用于疾病的分类鉴别，如恶性和良性病变的鉴别，以及从一幅或多幅图像中识别某些特定的疾病。从脑部 MRI 图像提取

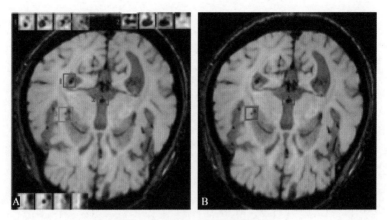

图 21 - 18　微出血的检测结果

注:A.随机森林检测的结果;B.深度学习算法检测的结果。绿框表示真正的出血位置,红框表示的是算法检测出的出血位置。

引自:CHEN H,YU L,SHI L,et al. Automatic detection of cerebral microbleeds via deep learning based 3d feature representation［C］//2015 IEEE 12th International Symposium on Biomedical Imaging (ISBI). IEEE,2015:764 - 767.

特征对阿尔茨海默病进行早期诊断,在预防和治疗阿尔茨海默病方面可发挥重要作用。E. Hosseini - Asl 等提出了一种基于深度三维卷积神经网络的预测方法,该网络能够通过训练捕捉到阿尔茨海默病生物标记的通用特征,并迁移到不同的数据集上对阿尔茨海默病患者、轻度认知障碍和正常人进行诊断。在 ANDI 公开数据集中,该模型的准确率可以达到 89.1%。

本章作者团队基于多模态 MRI 图像,使用卷积神经网络对前列腺上指定位置的组织是否发生癌变进行鉴别,流程图如图 21 - 19 所示。首先提取出前列腺病灶区域内的图块,然后输入 CNN 进

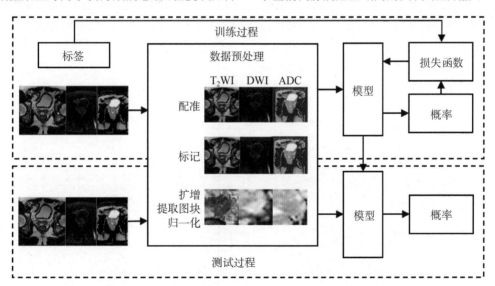

图 21 - 19　深度学习诊断前列腺癌和非癌的流程图

注:网络训练过程中,数据预处理过程包括将原始多模态数据(T_2 加权成像、DWI 和 ADC)进行配准,然后医生手工标记癌症区域,提取扩增操作之后病灶区域的图块,将归一化后的图块和该病灶的标签输入网络里进行训练。在测试过程中,将经过预处理的图像输入训练完成的网络中,得到该图像输入癌灶的概率。

引自:SONG Y,ZHANG Y D,YAN X,et al. Computer-aided diagnosis of prostate cancer using a deep convolutional neural network from multiparametric MRI［J］. J Magn Reson Imaging,2018,48(6):1570 - 1577.

行分类,就会得到该图块中心属于癌变的概率。该模型在区分癌变上取得了优异的性能,在独立测试集中接收者操作特征曲线的线下面积(AUC)、灵敏度、特异度、阳性预测率(PPV)和阴性预测率(NPV)分别达到了 0.944、87%、90.6%、87%和 90.6%。

L. Zou 等使用三维卷积神经网络对注意力缺陷多动障碍进行分类,他们发现结构像和功能 MRI 图像的信息是互补的,该多模态三维网络可以结合两种图像上的特征进行分类,取得了 69.15%的准确率。

21.4.4 深度学习在生存预测中的应用

准确的预后与生存预测可以为患者的治疗规划提供必要的指导。传统的生存预测通常依靠临床信息以及从 MRI 图像中手工提取的特征和主观识别的影像征象。征象识别耗时、费力并且易受主观影响;手工特征的设计往往不能利用 MRI 图像上的所有信息。D. Nie 等提出了基于多模态 MRI 图像,使用深度学习的方法对脑部肿瘤患者的生存期进行预测。该方法首先利用三维卷积神经网络从多模态 MRI 图像提取高水平肿瘤外观特征,用于区分长和短存活的患者,然后将特征选择后的结果与临床信息输入 SVM 分类器中来预测患者的生存时间。该模型对生存期进行预测的准确率、灵敏度、特异度、PPV 和 NPV 分别达

到了 89.9%、96.87%、83.90%、84.94%和 93.93%,流程如图 21-20 所示。

肌萎缩侧索硬化症是一种进展性的神经肌肉疾病,患者生存机会差异很大。目前,仅根据临床参数来预测患者的生存期仍存在很大困难。H. K. Burgh 等基于 MRI 图像,使用深度学习结合临床特征的方法对肌萎缩侧索硬化症患者进行生存预测,预测的准确率可以达到 84.4%。

21.4.5 深度学习与影像组学结合的应用

深度学习与影像组学在对数据的要求、可解释性、适用范围方面各有特点,在很多情况下,将他们结合起来可以更好地解决医学影像分析的问题。深度学习与影像组学的结合使用是目前影像组学发展的一个趋势,也有很多种结合使用的方式,例如:①应用深度学习方法对病灶或组织进行分割,然后使用影像组学方法进行分类鉴别;②将深度学习网络的输出概率或者靠近输出层的全连接层的内容,作为深度学习网络自动从图像中提取的特征,与用传统方法手工提取的影像组学特征合并进行建模;③将提取的影像组学特征,合并到深度学习网络的全连接层中,进行深度学习建模;④利用影像组学特征的图像,作为深度学习网络的输入,进行深度学习建模等。

P. Prasann 等提出了基于影像组学的卷积神经网络的方法,利用多模态磁共振图像,自动分割

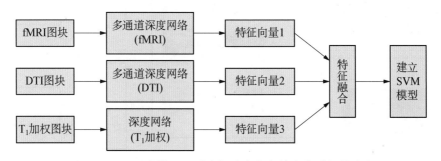

图 21-20　深度学习预测脑部肿瘤患者的生存时间的流程

注:该算法使用卷积神经网络提取多模态磁共振图像中抽象的特征,然后将提取出的特征进行融合,建立 SVM 分类模型,预测患者的生存时间。

引自:NIE D, ZHANG H, ADELI E, et al. 3D deep learning for multi-modal imaging-guided survival time prediction of brain tumor patients [C]//International Conference on Medical Image Computing and Computer-Assisted Intervention. Springer, Cham, 2016:212-220.

高、低级别胶质瘤区域。该方法首先利用影像组学的方法提取多模态 MRI 图像上的纹理特征,然后将提取的特征图和原始图像输入卷积神经网络进行分割。该模型分割全部肿瘤、肿瘤实质和增强肿瘤区域的 Dice 系数分别达到了 0.89、0.73 和 0.71,实验结果证明该方法分割脑部肿瘤区域优于只使用深度学习的方法。

J. Lao 等开发了基于 MRI 图像的深度学习和影像组学结合的方法对脑部胶质瘤患者进行生存预测,该方法利用了深度学习输出的定量参数作为影像组学的输入特征。特征选取之后建立的模型能够预测总生存期,该模型的 C 指数达到了 0.739。

21.5　深度学习与磁共振成像图像重建

MRI 的图像重建是 MRI 研究的重要领域。MRI 图像重建面临多方面的挑战,例如:①MRI 具有丰富的脉冲序列,不同的脉冲序列结合不同的重建方法,可以获得关于人体组织的特定的信息,例如近年来逐渐热门的定量 MRI,就涉及不同类型的定量图像的重建;②通过适当的重建方法,可以提高 MRI 图像的信噪比、分辨率;③各种快速成像方法,如并行成像、径向采集、压缩感知等,都需要应用特殊的图像重建方法来获得高质量的图像;④MRI 图像的质量容易受到各种伪影(如患者自主或不自主的运动带来的运动伪影)的影响,发现并消减这些伪影也是图像重建的重要目标。深度学习为 MRI 图像重建提供了强有力的工具,基于深度学习的图像重建已经成为 MRI 技术的研究热点。例如:

M. Ran 等提出了一种基于三维残差编码解码生成对抗式网络对 MRI 图像去噪的方法,重建结果如图 21-21 所示,该方法在实际临床数据上取得了良好的去噪效果。

超分辨技术可以在不增加 MRI 硬件成本与扫描时间的前提下,提高图像的空间分辨率,从而提高图像质量与诊断价值。J. Shi 等提出利用残差学习网络对 MRI 图像进行超分辨率重建。该残差学习网络可以通过学习局部残差来有效地捕获高频细节。图 21-22 证明深度学习可以重建出清晰的 MRI 图像。

B. Zhu 等提出了一种流形逼近的自动变换(AUTOMAP)的重建欠采 MRI 图像的框架,它将图像重建转换为数据驱动的监督学习任务,这使得传感器和图像域之间的映射能够从适当的训练数据集中产生。AUTOMAP 采用深度神经网络架构实现,并在学习各种 MRI 采集策略的重建变换方面表现出灵活性,重建结果如图 21-23 所示。

深度学习在磁共振图像重建中的应用很多,限于篇幅,本文无法详述。可以预期,今后的几年

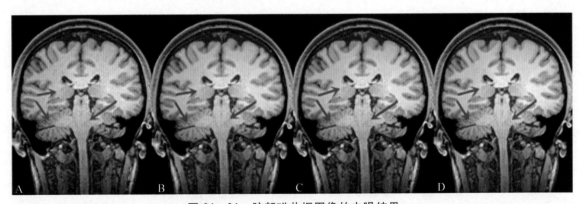

图 21-21　脑部磁共振图像的去噪结果

注:A. 带噪图像;B. BM4D 算法去噪结果;C. PRI-NLM3D 去噪结果;D. RED-WGAN 算法。箭头指出原始带噪图像中,小脑和脑干附近噪声所在的位置。

引自:RAN M, HU J, CHEN Y, et al. Denoising of 3D magnetic resonance images using a residual encoder-decoder Wasserstein generative adversarial network [J]. Med Image Anal, 2019,55:165-180.

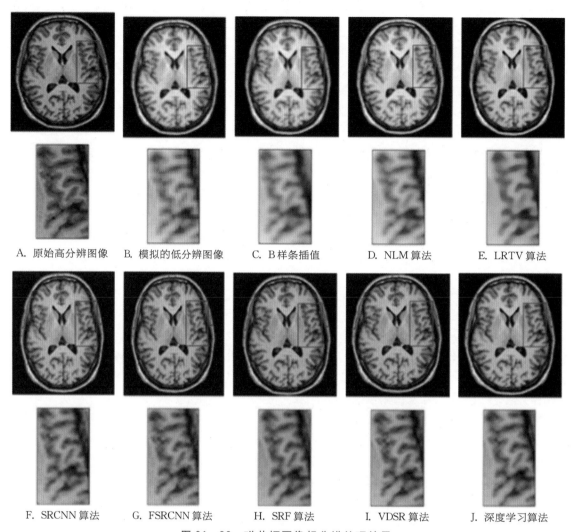

A. 原始高分辨图像	B. 模拟的低分辨图像	C. B样条插值	D. NLM算法	E. LRTV算法
F. SRCNN算法	G. FSRCNN算法	H. SRF算法	I. VDSR算法	J. 深度学习算法

图21-22 磁共振图像超分辨处理结果

注:方框内是局部放大图。

引自:SHI J, LIU Q, WANG C, et al. Super-resolution reconstruction of MR image with a novel residual learning network algorithm [J]. Phys Med Biol, 2018,63(8):085011.

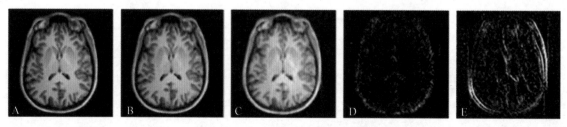

图21-23 AUTOMAP重建欠采样磁共振图像的结果

注:A. 金标准图像;B. AUTOPAM重建的图像;C. 传统算法重建出的图像;D. AUTOMAP重建的图像和金标准之间的差图;E. 传统算法重建的图像和金标准之间的差图。

引自:ZHU B, LIU J Z, ROSEN B R, et al. Image reconstruction by domain transform manifold learning [J]. Nature, 2017,555(7697):487.

中,会有越来越多的基于深度学习的图像重建技术出现在商用的 MRI 系统中。此外,与图像重建接近的,生成性对抗性网络(generative adversarial network,GAN)也被用于 MRI 图像的合成。例如,H. C. Shin 等使用 2 个公开数据集训练 GAN 网络,用于合成带有脑部肿瘤异常的 MRI 图像,并且使用合成的图像训练的网络去分割肿瘤,效果与使用真实的数据的结果相似。基于 GAN 的图像合成为病例数较少的小病种的诊断模型的训练提供了新的思路。

（王一达　宋　阳　杨　光）

主要参考文献

［1］AVENDI M R, KHERADVAR A, JAFARKHANI H. A combined deep-learning and deformable-model approach to fully automatic segmentation of the left ventricle in cardiac MRI［J］. Med Image Anal, 2016, 30:108 – 119.

［2］BROSCH T, TANG L Y W, YOO Y, et al. Deep 3D convolutional encoder networks with shortcuts for multiscale feature integration applied to multiple sclerosis lesion segmentation［J］. IEEE Trans Med Imaging, 2016, 35:1229 – 1239.

［3］CAI J, LU L, XIE Y, et al. Pancreas segmentation in MRI using graph-based decision fusion on convolutional neural networks［C］//International Conference on Medical Image Computing and Computer-Assisted Intervention. Springer, Cham, 2017:674 – 682.

［4］CHEN H, YU L, SHI L, et al. Automatic detection of cerebral microbleeds via deep learning based 3d feature representation［C］//2015 IEEE 12th International Symposium on Biomedical Imaging (ISBI). IEEE, 2015:764 – 767.

［5］VAN DER BURGH H K, SCHMIDT R, WESTENENG H J, et al. Deep learning predictions of survival based on MRI in amyotrophic lateral sclerosis ［J］. NeuroImage Clin, 2017, 13:361 – 369.

［6］HAVAEI M, DAVY A, WARDE-FARLEY D, et al. Brain tumor segmentation with deep neural networks［J］. Med Image Anal, 2017, 35:18 – 31.

［7］HINTON G E, OSINDERO S, TEH Y W. A fast learning algorithm for deep belief nets［J］. Neural Comput, 2014, 18(7):1527 – 1554.

［8］HOSSEINI-ASL E, KEYNTON R, EL – BAZ A. Alzheimer's disease diagnostics by adaptation of 3D convolutional network［C］//2016 IEEE International Conference on Image Processing (ICIP). IEEE, 2016: 126 – 130.

［9］HO TK. Random decision forests［C］//Proceedings of 3rd International Conference on Document Analysis and Recognition. IEEE, 1995, 1:278 – 282.

［10］KRIZHEVSKY A, SUTSKEVER I, HINTON G. ImageNet classification with deep convolutional neural networks［J］. Communications of the ACM, 2017, 60 (6):84 – 90.

［11］LAO J, CHEN Y, LI Z C, et al. A deep learning-based radiomics model for prediction of survival in glioblastoma multiforme［J］. Sci Rep, 2017, 7 (1):10353.

［12］MAIRAL J, BACH F, PONCE J, SAPIRO G. Online dictionary learning for sparse coding［C］//Proceedings of the 26th Annual International Conference on Machine Learning. 2009:689 – 696.

［13］MILLETARI F, NAVAB N, AHMADI S A. V-net: fully convolutional neural networks for volumetric medical image segmentation ［C］//2016 Fourth International Conference on 3D Vision (3DV). IEEE, 2016:565 – 571.

［14］NIE D, ZHANG H, ADELI E, et al. 3D deep learning for multi-modal imaging-guided survival time prediction of brain tumor patients［C］//International Conference on Medical Image Computing and Computer-Assisted Intervention. Springer, Cham, 2016:212 – 220.

［15］PRASANNA P, KARNAWAT A, ISMAIL M, et al. Radiomics-based convolutional neural network for brain tumor segmentation on multiparametric magnetic resonance imaging［J］. J Med Imaging, 2019, 6 (2):024005.

［16］RAN M, HU J, CHEN Y, et al. Denoising of 3D magnetic resonance images using a residual encoder-decoder wasserstein generative adversarial network ［J］. Med Image Anal, 2019, 55:165 – 180.

［17］ROSENBLATT F. The perceptron: a probabilistic model for information storage and organization in the brain [J]. Psychol Rev, 1958,65(6):386-408.

[18] RUMELHART D E, HINTON G E, WILLIAMS RJ. Learning representations by back-propagating errors [J]. Nature, 1986,323(6088):533-536.

[19] SHI J, LIU Q, WANG C, et al. Super-resolution reconstruction of MR image with a novel residual learning network algorithm [J]. Phys Med Biol, 2018, 63(8):085011.

[20] SHIN H C, TENENHOLTZ N A, ROGERS J K, et al. Medical image synthesis for data augmentation and anonymization using generative adversarial networks [C]//International Workshop on Simulation and Synthesis in Medical Imaging. Springer, Cham, 2018:1-11.

[21] SONG Y, ZHANG Y D, YAN X, et al. Computer-aided diagnosis of prostate cancer using a deep convolu-tional neural network from multiparametric MRI [J]. J Magn Reson Imaging, 2018,48(6):1570-1577.

[22] VAPNIK V. The nature of statistical learning theory [M]. New York: Springer Science & Business Media, 2013.

[23] ZHANG W, LI R, DENG H, et al. Deep convolution-al neural networks for multi-modality isointense infant brain image segmentation [J]. NeuroImage, 2015, 108:214-224.

[24] ZHU B, LIU J Z, ROSEN B R, et al. Image recon-struction by domain transform manifold learning [J]. Nature, 2017,555(7697):487.

[25] ZOU L, ZHENG J, MIAO C, et al. 3D CNN based automatic diagnosis of attention deficit hyperactivity disorder using functional and structural MRI [J]. IEEE Access, 2017,5:23626-23636.

附录 ① 磁共振成像相关数学基础

在本附录中,我们将复习一些在磁共振成像(MRI)中用到的基本数学概念。了解这些基本数学概念将有助于读者更深入地理解 MRI 的原理和扫描参数的意义。没有必要去死记硬背这些数学公式,最重要的是要理解这些公式所蕴含的物理意义,并学会如何通过数学公式更好地表达 MRI 物理知识。

附录1.1 三角函数

(1)函数

一个数学上的函数,可用 $f(x)$ 表示,这是一个随着自变量 x 变化的数值,如下面即将描述的三角函数、指数函数等。

(2)三角函数定义

考虑一个直角三角形(附图 1-1),它有三条边:直角边 a 和 b、斜边 c。

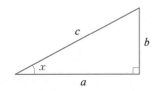

附图 1-1 直角三角形

该三角形的三条边之间关系满足勾股定理:

$$c^2 = a^2 + b^2 \text{ 或者 } c = \sqrt{a^2 + b^2}$$

$$(\text{附}1-1)$$

由直角边 a 和斜边 c 构成角 x。我们可以定义正弦函数 $\sin(x)$、余弦函数 $\cos(x)$、正切函数 $\tan(x)$、余切函数 $\mathrm{cotan}(x)$、反正切函数 $\arctan$

等,具体公式如下:

$$\sin(x) = b/c$$
$$\cos(x) = a/c$$
$$\tan(x) = \sin(x)/\cos(x) = b/a$$
$$\mathrm{cotan}(x) = 1/\tan(x) = \cos(x)/\sin(x) = a/b$$
$$\arctan(b/a) = \arctan[\tan(x)] = x$$

$$(\text{附}1-2)$$

上述变量 x 可以用角度表示,例如 $30°$、$45°$、$90°$ 和 $180°$;也可以用弧度表示($\pi = 180°$),那么上述角度对应的弧度分别对应于 $\pi/6$、$\pi/4$、$\pi/2$ 和 π。附表 1-1 展示了 x 与 $\sin(x)$、$\cos(x)$ 和 $\tan(x)$ 之间的关系。

附表 1-1 基本三角函数

$x(°)$	0°	30°	45°	60°	90°	180°
x(弧度)	0	$\pi/6$	$\pi/4$	$\pi/3$	$\pi/2$	π
$\sin(x)$	0	1/2	$\sqrt{2}/2$	$\sqrt{3}/2$	1	0
$\cos(x)$	1	$\sqrt{3}/2$	$\sqrt{2}/2$	1/2	0	-1
$\tan(x)$	0	$\sqrt{3}/3$	1	$\sqrt{3}$	∞	0

注:表中 $\sqrt{2} \cong 1.4$,$\sqrt{2}/2 \cong 0.7$,$\sqrt{3} \cong 1.7$,$\sqrt{3}/2 \cong 0.87$。

(3)正弦函数和余弦函数

我们可以画出 $\sin(x)$ 与 x 的关系图,如附图 1-2 中红色曲线,而 $\cos(x)$ 如附图 1-2 中淡蓝色曲线。我们可以看到 $\sin(x)$ 和 $\cos(x)$ 之间的关系,$\sin(x)$ 相对于 $\cos(x)$ 向右移动了 $90°$。我们可以说 $\sin(x)$ 相对 $\cos(x)$ 相移了 $90°$,或者说 $\sin(x)$ 与 $\cos(x)$ 之间存在 $90°$ 的相位差。稍后,当我们讨论相位和相位移动时,这个数学概念将变得更重要。

如果我们回到 $\sin(x)$ 和 $\cos(x)$ 的图像(附图

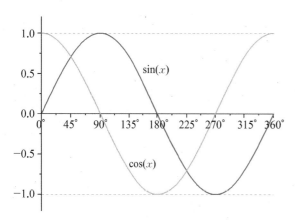

附图 1-2 正弦函数和余弦函数

1-2)。我们可以从图像上看出,因为 $\cos(x)$ 和 $\sin(x)$ 的 $90°$ 相位差,它们的平方和总是等于 1。为了理解正弦和余弦的概念,我们可将 2 个函数画在一个半径为 1 的圆上(附图 1-3)。为了进一步理解这个三角函数,需要引入矢量、虚数和指数的概念。

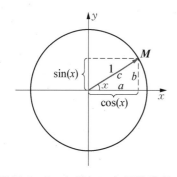

附图 1-3 矢量与三角函数的关系

注:一个幅度为 1 的矢量 **M**(本书中采用粗体字母表示矢量),矢量与水平轴之间的夹角用 x 表示,$\cos(x)$ 和 $\sin(x)$ 分别为其在水平方向和竖直方向的分量。

(4) 矢量

我们在描述物理量时,可用标量和矢量 2 个概念。标量只有大小、没有方向,比如质量。而矢量不仅有大小,也有方向(因此也称为向量),比如作用力、速度、磁场等。我们将用粗体字母来表示矢量,如上文提到的 **M**。矢量是我们理解磁共振和相位等概念的基础。

我们在单位圆上画的矢量(附图 1-3)的幅度

是 1。矢量与水平轴之间的夹角用 x 表示。如果我们从矢量往水平轴和垂直轴画垂线,我们将得到矢量的 2 个分量:

1) 矢量的水平分量对应于 $\cos(x)$[记住附图 1-1 中 a/c 的值是 $\cos(x)$]。

2) 矢量的垂直分量对应于 $\sin(x)$[记住附图 1-1 中 b/c 的值是 $\sin(x)$]。

(5) 虚数

一个正数 n^2 有 2 个平方根,$+n$ 和 $-n$。例如,$\begin{cases} 3^2 = 9 \\ (-3)^2 = 9 \end{cases}$,所以 3 和 -3 都是 9 的平方根

实数的平方不可能是负数。因此我们引入一个新概念"虚数"来求 $\sqrt{-n}$。

虚数可以用以下方式处理:

$$\sqrt{-9} = \sqrt{(9)(-1)} = \sqrt{9}\sqrt{-1}$$

任何虚数都可以写成实数乘以 $\sqrt{-1}$。表达式 $\sqrt{-1}$ 由字母"i"表示。一般在数学上采用 i 这个符号来表示 $\sqrt{-1}$,而工程学上采用 j 来表示 $\sqrt{-1}$(因为 i 在工程学上经常用来表示电流)。符号 i 被称为"虚数单位"。换句话说,$i \times i = -1$。

例:

$$\sqrt{-16} = \sqrt{16 \times (-1)} = \sqrt{16}\sqrt{-1} = i\sqrt{16} = 4i$$

(6) 复数

复数是由实部和虚部 2 个部分组成:

复数 = 实部 + i × 虚部。

例如,我们描述一个复数,它的 2 个分量是 2(实部)和 3(虚部)。那么我们就可以这样表示:

$$c = 2 + 3i$$

如果你在 xy 直角坐标系上画这个复数(附图 1-4),矢量(2,3)表示成复数 $2 + 3i$,因此通过复数就可以将平面上的矢量表达出来。

(7) 模和角度(相位)

在附图 1-4 中,矢量与 x 轴所夹的角度 θ 满足下述关系:

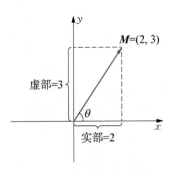

附图 1-4　矢量和复数的表示

$$\tan(\theta) = \frac{3}{2} = 虚部 / 实部$$

换句话说,虚部与实部之比为矢量与 x 轴夹角的正切,这个角度也称为相位。

矢量的大小(有时称为模)由勾股定理给出:

$$矢量的大小 = \sqrt{虚部^2 + 实部^2}$$
$$= \sqrt{3^2 + 2^2} = \sqrt{13} = 3.6$$

在处理复数时,将虚数部分和实数部分作比值,就能得到矢量的角度(相位)的正切。如果把虚部和实部的平方和后开根号,就得到矢量的大小。

知道了矢量的大小(模)和方向(角度或相位),矢量也就确定了,因此矢量的另一种表示方式是模和角度(相位)。MRI 中需要输出复数图像时,有的 MRI 系统输出的是实部数据和虚部数据,有的 MRI 输出的则是模图数据和相位数据,两种方式实际上是等价的。

(8)信号

信号是一个随时间变化的函数,比如随时间变化的电流(用单位"安培"表示)或电压(用单位"毫伏"表示)。如果 x 轴是时间,y 轴是幅度,那么信号就是幅度随时间变化的波形。

在电磁学中,信号是可以测量的随时间变化的电流或电压。在 MRI 中,信号是由振荡磁场引起的电流或电压。有些信号是周期性的,它们不断重复自己,如正弦波或余弦波,这种函数称为周期函数。

(9)周期、频率和角频率

现在让我们介绍频率和周期的概念(附图 1-

5)。周期函数的频率,指的是函数在单位时间里重复的次数,可表示为 f。正弦函数两个相邻峰值之间的时间间隔,也就是周期函数两次重复之间的时间间隔,称为周期,可用 T 来表示。频率与周期的关系可表示为:

$$f = 1/T \qquad (附1-3)$$

例如,假设我们在 1 s 内出现 4 个完整的周期(如附图 1-5 所示)。在这种情况下,4 个周期花费了 1 s,即 $4T = 1 s$,那么:

$$频率 = f = 1/T = 4\ Hz$$

我们用来描述频率的单位是赫兹(Hz,表示每秒循环的次数,即循环/秒)。

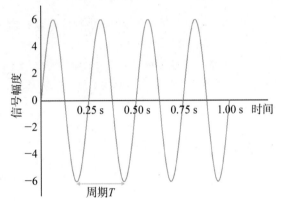

附图 1-5　信号的周期和频率

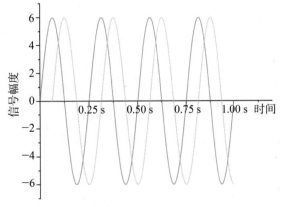

附图 1-6　相位差为 90°(即 π/2)而幅度和频率都一致的两个正弦信号

另外,圆周一周的角度是 2π 弧度,因此还可

以定义角频率 ω，用每秒转过的弧度表示，单位是弧度/秒（rad/s）：

$$\omega = 2\pi f \qquad (\text{附}1-4)$$

（10）相位

现在，让我们讨论相位。考虑两个正弦波，其中一个与另一个相比有轻微的移动（附图1-6）。这两条正弦曲线频率相同（它们以相同的幅度和频率振荡），但其中一条比另一条稍微偏移了一点。假设它们之间偏移的时间间隔为 $\tau = 0.0625\,\text{s}$。假设一个循环（360°）的周期 $= T = 0.25\,\text{s}$，则：

$$T = 1\,\text{周期} = 0.25\,\text{s}$$

$$\tau = 0.0625\,\text{s} = 1\,\text{周期总时长的}\,1/4$$

由此，360°的 $1/4 = 90°$。这个数值就是两个正弦波的相位偏移或相移。

附图1-6中的红色正弦波可表示为：$\sin(4 \times 2\pi \times t)$，而蓝色正弦波则表示为 $\sin(4 \times 2\pi \times t - \pi/2)$。

附录1.2 指数函数

（1）指数函数定义和运算规则

指数函数（e^x），是以欧拉数 e 为底的幂函数，

而自然常数

$$e = 2.7182818 \cong 2.72$$

如果画出 e^x 的图，我们能看到它是一个按指数增长的函数（附图1-7A）。从图中可以看到函数 e^x 在 0 到 $+\infty$ 区间内增长。而 e^{-x} 则是一个衰减函数，从 $+\infty$ 衰减到 0（附图1-7B）。

指数函数的运算有下述规则：

1）指数函数相乘

$$e^x \cdot e^y = e^{x+y}$$

2）负指数

$$e^{-x} = 1/e^x$$

3）指数函数相除

$$\frac{e^x}{e^y} = e^{x-y}$$

4）特殊数的 e 指数

$$e^{-\infty} = 0$$
$$e^{-1} \cong 0.37$$
$$e^0 = 1$$
$$e^1 \cong 2.72$$
$$e^\infty = \infty$$

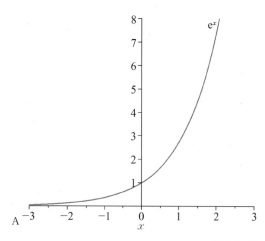
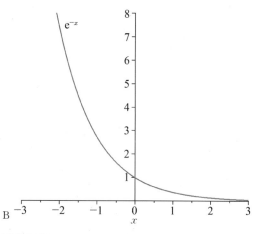

附图1-7 e指数函数

注：A. $f(x) = e^x$；B. $f(x) = e^{-x}$。

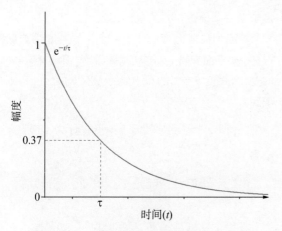

附图 1-8　e 指数衰减函数（时间常数为 τ）

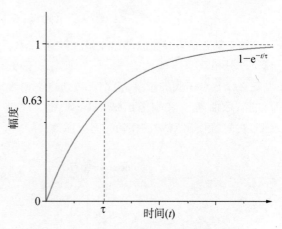

附图 1-9　e 指数恢复函数（时间常数为 τ）

（2）随时间衰减的 e 指数函数

如果我们将上述 e 指数函数中的 x 换成 t，就得到了一个随时间衰减的函数。我们还可以为 e 指数函数增加一个时间常数 τ，如：

$$f(t) = e^{-t/\tau} \qquad （附 1-5）$$

这里的 τ 是时间常数。这个函数画成图如附图 1-8。当 $t = \tau$，

$$e^{-t/\tau} = e^{-1} = 0.37$$

这意味着经过一个时间常数 τ 这么长时间后，信号衰减到差不多原始信号的 1/3。关于 e 指数衰减函数的另一件有趣的事是：在两个时间常数（2τ）这么长时间后的信号强度，是一个时间常数 τ 时的信号强度的 1/3，即 $e^{-2} = e^{-1} \times e^{-1} \cong \dfrac{1}{3} \times \dfrac{1}{3} = 1/9$。以此类推，经过大约 4 到 5 个时间常数这么长时间后，信号强度就几乎为 0 了。

e 指数衰减函数的优点是，在曲线上的任何地方开始，函数都会以同样的方式衰减。无论从曲线上哪一点开始，经过一定的时间，信号衰减的比例都是固定的。

（3）随时间恢复的 e 指数函数

再看另一个函数，随时间恢复的 e 指数函数（$1-e^{-t/\tau}$）。t 越大，$e^{-t/\tau}$ 越小，所以（$1-e^{-t/\tau}$）趋近于 1。因此，（$1-e^{-t/\tau}$）（附图 1-9）与 $e^{-t/\tau}$（附图 1-8）的指数曲线变化趋势相反。

在一个时间常数 τ 处，信号恢复了最终信号的 63%，即：

$$1-e^{-t/\tau} = 1-e^{-1} \cong 1-0.37 = 0.63$$

经历 2 个时间常数，即 $t = 2\tau$ 时，信号将恢复 86%。经过 4~5 个时间常数后，这个值接近 1。这就是 MRI 中纵向磁化矢量基本恢复大约需要 4~5 个重复时间（TR）的原因。

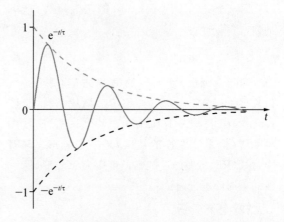

附图 1-10　随时间变化的 e 指数衰减函数和正弦函数的乘积

注：蓝色实线显示的函数为 $e^{-t/\tau} \cdot \sin(\omega t)$，灰色和黑色虚线显示的为其包络线 $e^{-t/\tau}$ 和 $-e^{-t/\tau}$。

（4）e 指数衰减的正弦函数

前面已经讨论了正弦波 $\sin(\omega t)$，也讨论了 e 指数函数 $e^{-t/\tau}$。那么如果我们把这些函数相乘会发生什么呢？函数由 2 个部分组成：

$$f(t) = e^{-t/\tau} \cdot \sin(\omega t) \qquad (\text{附} 1-6)$$

第 1 部分是衰减曲线,第 2 部分是正弦函数。两个部分相乘的结果,如附图 1-10 所示。函数与正弦函数有相同的频率,但是它被包含在由衰减的指数曲线及其镜像组成的轮廓(也叫"包络")之间,导致正弦波的模随时间呈指数递减。

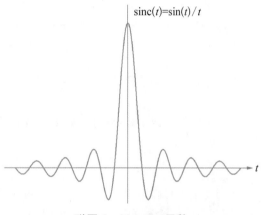

附图 1-11　sinc 函数

(5) 辛格函数(sinc 函数)

另一个类似于附图 1-10 的函数,称为辛格函数,可表示为:

$$\text{sinc}(t) = \sin(t)/t \qquad (\text{附} 1-7)$$

因此,$\text{sinc}(t)$ 也是 t 的振荡波形(附图 1-11)。然而,这个波形的包络不是指数函数,而是 $1/t$($t > 0$ 时)或 $-1/t$($t < 0$ 时)。$\text{sinc}(t)$ 函数在频率域(傅里叶变换的结果)是一个矩形。MRI 中射频(RF)激发脉冲就常常使用 sinc 波形,稍后我们将对此进行讨论。

(6) 欧拉方程

前面已经介绍了矢量、虚数和指数的概念之后,让我们再次回到附图 1-4 中的矢量,并介绍一个名为欧拉方程的新方程:

$$e^{i\theta} = \cos(\theta) + i\sin(\theta) \qquad (\text{附} 1-8)$$

这个方程描述了我们在附图 1-4 中看到的相位(角度)$= \theta$、模$=1$ 的矢量。符号 i 是虚数单位 $\sqrt{-1}$。

上述方程(附 1-8)用角 θ 的正弦和余弦函数表示了一个虚数($i\theta$)的复指数函数。

再回到矢量的表达上,假设一个矢量绕着圆点在 xy 平面旋转,其转动频率为 f,则随着时间的变化,角度 $\theta = 2\pi ft$,代入上述的欧拉方程,则得到:

$$e^{i2\pi ft} = \cos(2\pi ft)(\text{实部}) + i\sin(2\pi ft)(\text{虚部})$$

或者

$$e^{i\omega t} = \cos(\omega t)(\text{实部}) + i\sin(\omega t)(\text{虚部})$$
$$(\text{附} 1-9)$$

从上面的公式可以看出,$e^{i\omega t}$ 表示的是一个以角频率 $\omega = 2\pi f$ 旋转的矢量(图 1-12)。理解清楚角频率的概念非常重要,因为我们讨论质子进动时,会经常用到进动频率(角频率)的概念。

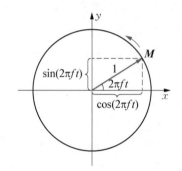

附图 1-12　围绕圆点旋转的矢量

附录 1.3　对数

(1) 对数的定义

对数(log)是指数的反运算,也就是:

$$\log_e(e^x) = x$$

这是表示以自然常数 e 为底的对数函数。一种更简洁的表达方式是 $\ln$,即:

$$\ln x = \log_e x$$

以 e 为底的对数也称为自然对数。

(2) 特殊对数

附图 1-13 为 $y = \ln x$ 函数的图例。$\ln e =$

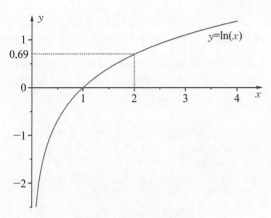

附图 1 - 13 对数函数

$\log_e e = 1$，即 e 的以 e 为底的对数就是 1。

$\ln 2 \cong 0.69$，这个公式会在反转恢复序列中用到。

（3）对数函数特性

1）2 个数（A 和 B）乘积的对数等于它们各自对数相加。

$$\log(A \cdot B) = \log A + \log B$$

这个公式适用于底数为任意数的对数函数，因此

$$\ln(A \cdot B) = \ln A + \ln B$$

2）x 的 a 次方的对数是：

$$\log x^a = a \log x$$

该公式也适用于底数为任意数的对数函数，

因此：

$$\log_b x^a = a \log_b x$$

$$\ln x^a = a \ln x$$

附录 1.4 微分和积分

（1）微分定义

函数的微分可以看作是该函数在各点上的切线的斜率。比如 $y = x^2 + 3x - 1$ 的微分 $\dfrac{\mathrm{d}y}{\mathrm{d}x}$（或表示为 y'）$= 2x + 3$（附图 1 - 14）。

（2）微分基本的规则和公式

1）基本的规则有：

A. $(u \pm v)' = u' \pm v'$；

B. $(uv)' = u'v + uv'$；

C. $\left(\dfrac{u}{v}\right)' = \dfrac{u'v - uv'}{v^2} (v \neq 0)$。

2）基本的微分（导数）公式有：

A. $(x^a)' = ax^{a-1}$。

$a = 0$ 时，常数微分 $(C)' = 0$；$a = 1$ 时，$(x)' = 1$；$a = 2$ 时，$(x^2)' = 2x$。

$a = -1$ 时，$\left(\dfrac{1}{x}\right)' = (x^{-1})' = -x^{-2} = -\dfrac{1}{x^2}$。

B. $(e^x)' = e^x$。

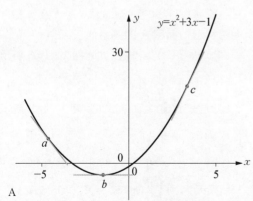

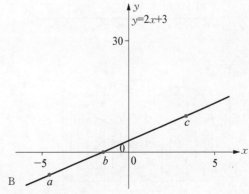

附图 1 - 14 函数的微分

注：A. 函数 $y = x^2 + 3x - 1$，淡蓝色直线为函数在 3 个红色星号表示的点 a、b 和 c 的切线，3 个点的斜率分别为负、0 和正；B. 函数 $y = x^2 + 3x - 1$ 的微分为 $y = 2x + 3$。

C. $(\sin x)' = \cos x$；$(\cos x)' = -\sin x$。

（3）积分的定义

我们可用曲边梯形的面积来演示定积分的定义。

如附图 1-15A 所示，$y = f(x)$ 为闭区间 $[a, b]$ 上的连续函数，且 $f(x) \geqslant 0$。由曲线 $y = f(x)$、直线 $x = a$、直线 $x = b$ 及 x 轴围成的平面图形，称为 $f(x)$ 在 $[a, b]$ 上的曲边梯形。现计算它的面积 A。

由于曲边梯形有一条曲边 $f(x)$，因而不能直接利用矩形或梯形的面积公式来计算。为此，可以通过分割曲边梯形的底边 $[a, b]$，将整个曲边梯形分成若干个小曲边梯形（附图 1-15B），然后用每个小矩形的面积近似代替小曲边梯形的面

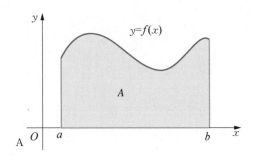

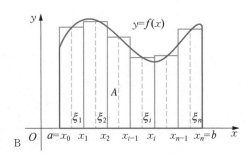

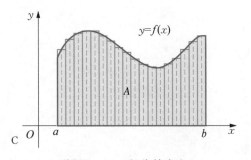

附图 1-15　积分的定义

积，将所有的小矩形的面积求和，就是曲边梯形的面积 A 的近似值。显然，底边 $[a, b]$ 分割得越细，近似程度就越高（附图 1-15C）。因此，无限地细分 $[a, b]$，使每个小区间的长度趋于零，面积 A 的近似值就趋于精确值。

$$A \approx f(\xi_1)\Delta x_1 + f(\xi_2)\Delta x_2 + \cdots + f(\xi_n)\Delta x_n$$
$$= \sum_{i=1}^{n} f(\xi_i)\Delta x_i$$

（附 1-10）

公式中，ξ_i 是分割点 x_{i-1} 和 x_i 的中点，其数值为 $(x_{i-1} + x_i)/2$；Δx_i 为分割宽度，其数值为 $(x_i - x_{i-1})$。

当上式中 Δx_i 都趋近于无限小，则 A 的极限值为 $f(x)$ 在区间 $[a, b]$ 上的定积分，记作 $\int_a^b f(x)\mathrm{d}x$，即有

$$\int_a^b f(x)\mathrm{d}x = \lim_{\|\Delta x\| \to 0} \sum_{i=1}^{n} f(\xi_i)\Delta x_i$$

（附 1-11）

其中"$\int$"称为积分号，x 称为积分变量，$f(x)$ 称为被积函数，$f(x)\mathrm{d}x$ 称为积分表达式，$[a, b]$ 称为积分区间，b 和 a 分别称为积分上限和积分下限。

（4）定积分的几何意义

上述求曲边梯形的面积及定积分的定义很好地揭示了定积分的几何意义。假设 $f(x)$ 在 $[a, b]$ 上连续，那么定积分 $\int_a^b f(x)\mathrm{d}x$ 的值与由曲线 $y = f(x)$、直线 $x = a$、直线 $x = b$ 及 x 轴围成的曲边梯形的面积 A 的关系如下：

1）当 $f(x) \geqslant 0$ 时（如附图 1-16A 所示），则 $\int_a^b f(x)\mathrm{d}x = A$。

2）当 $f(x) \leqslant 0$ 时（如附图 1-16B 所示），则 $\int_a^b f(x)\mathrm{d}x = -A$。

3）当 $f(x)$ 的符号有正有负时（如附图 1-16C 所示），则 $\int_a^b f(x)\mathrm{d}x = A_1 - A_2 + A_3$。

（5）特殊函数的定积分

从附图 1-2 可以看出，正弦函数或余弦函数

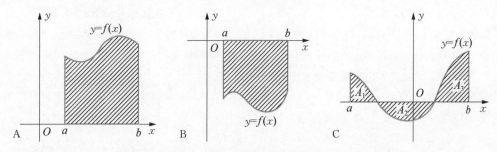

附图 1-16　不同函数的定积分与面积的关系

在一个周期内的积分为零,即:

$$\int_0^{2\pi} \sin(x)\,dx = 0;$$

$$\int_0^{2\pi} \cos(x)\,dx = 0;$$

这个特性将在下面介绍傅里叶变换时会用到。

复数函数的积分可以分解为实部和虚部分开积分,具体表达如下:

$$\int_a^b \big[f_{re}(x) + if_{im}(x)\big]\,dx$$

$$= \int_a^b f_{re}(x)\,dx + i\int_a^b f_{im}(x)\,dx$$

（附 1-12）

例如 $\int_0^{2\pi} e^{ix}\,dx = \int_0^{2\pi}\big[\cos(x) + i\sin(x)\big]\,dx$

$$= \int_0^{2\pi}\cos(x)\,dx + i\int_0^{2\pi}\sin(x)\,dx$$

$$= 0 + 0 = 0。\qquad（附 1-13）$$

附录 1.5　傅里叶变换

(1) 傅里叶级数展开

根据傅里叶理论,任何一个周期为 T 的函数 $g(t)$,不管它在一个周期内如何复杂,其总可以展开为三角函数级数,即由多个不同频率和不同幅度的正弦波和余弦波的组合,具体可表示成如下公式:

$$g(t) = \frac{a_0}{2} + \sum_{n=1}^{\infty}\left(a_n\cos\frac{2\pi nt}{T} + b_n\sin\frac{2\pi nt}{T}\right)$$

（附 1-14）

其中幅度为:

$$a_0 = \frac{2}{T}\int_{-T/2}^{T/2} g(t)\,dt$$

$$a_n = \frac{2}{T}\int_{-T/2}^{T/2} g(t)\cos\frac{2\pi nt}{T}\,dt$$

$$b_n = \frac{2}{T}\int_{-T/2}^{T/2} g(t)\sin\frac{2\pi nt}{T}\,dt$$

（附 1-15）

项数取得越多,组合而成的波形越接近于函数 $g(t)$。实际生活中最典型的例子是声波,如电子琴可以模仿各种乐器,它类似于傅里叶合成器。而我们的耳朵加大脑可以辨认各种音调和乐器声,耳朵加大脑类似于傅里叶分析器。

(2) 傅里叶变换定义

傅里叶变换是傅里叶级数的推广,函数 $g(t)$ 可以是任意非周期函数,它可以表示成连续频率域的一种积分:

$$g(t) = \int_{-\infty}^{\infty} G(f)e^{i2\pi ft}\,df$$

$$G(f) = \int_{-\infty}^{\infty} g(t)e^{-i2\pi ft}\,dt \quad（附 1-16）$$

这里时间和频率的单位分别是秒(s)和赫兹(Hz),如果频率单位不用 Hz,而用弧度的倒数(rad^{-1}),则:

$$g(t) = \frac{1}{2\pi}\int_{-\infty}^{\infty} G(\omega)e^{i\omega t}\,d\omega$$

$$G(\omega) = \int_{-\infty}^{\infty} g(t)e^{-i\omega t}\,dt \quad（附 1-17）$$

一般习惯用小写表示时间函数,大写表示频率函数。

（3）傅里叶变换的理解

上面的公式看似有些复杂，让我们具体分析一下。公式（附1-16）第1个公式是公式（附1-14）的推广，而第2个公式可以通过下面一个单个频率的波形来理解。

假设我们有一个频率为 f_0 的波形 $g(t) = e^{i2\pi f_0 t}$，代入公式（附1-16）后得到

$$G(f) = \int_{-\infty}^{\infty} g(t)e^{-i2\pi ft}dt = \int_{-\infty}^{\infty} e^{-i2\pi(f-f_0)t}dt$$

此时将 f 分为2种情况：

1）当 $f \neq f_0$，根据积分一节中公式（附1-13），其在多个周期内积分，其积分值为0。

2）当 $f = f_0$，则是对一个常数积分，则是无穷大。

因此 $G(f)$ 是一个 $f = f_0$ 处无穷大的 δ 函数。

如果是两个频率分别为 f_1 和 f_2 的波形组合而成的波形，那么

$$g(t) = e^{i2\pi f_1 t} + e^{i2\pi f_2 t}$$

根据上面类似的推导，可得到 $G(f)$ 是一个 $f = f_1$ 和 $f = f_2$ 两个频率处幅度为无穷大、其他频率处幅度为0的函数。如果是多个频率的信号，则傅里叶变换后得到多个频率峰（附图1-17）。

通俗地讲，公式（附1-16）的意义就是，当我们不知道一个时间域函数 $g(t)$ 的频率时，我们可以尝试采用不同频率的信号波形（$e^{-i2\pi ft}$）逐个与 $g(t)$ 相乘后去积分，从而找出 $g(t)$ 的频率。

在 MRI 中，我们接收的回波信号随时间而变化，即位于时间域。通过傅里叶变换，就可以将信号从时间域转换到频率域，即信号强度随信号的频率而变化，此时信号反映的是不同频率成分信号的相对大小。

（4）一些重要的傅里叶变换对

傅里叶变换将时间域和频率域的函数联系起来。两个域的函数包含的信息相同，我们将 $g(t)$ 和 $G(f)$ 称为傅里叶变换对，写成

$$g(t) \Leftrightarrow G(f)$$

附表1-2列举了 MRI 中一些常用的傅里叶变换对。

（5）磁共振成像中傅里叶变换

将公式（1-16）中的时间变量 t 换成空间变量 x，将频率变量 f 换成变量 k_x，则得到如下公式：

$$\rho(x) = \int S(k_x)e^{i2\pi k_x x}dk_x$$

$$S(k_x) = \int \rho(x)e^{-i2\pi k_x x}dx \quad （附1-18）$$

$\rho(x)$ 和 $S(k_x)$ 分别为 x 和 k_x 的函数，也是一对傅里叶变换对，而 x 和 k_x 是互为倒数的关系。x 为空间域变量，k_x 经常被称为空间频率域（与频率变量 f 对应），这也是 MRI 中 k 空间的定义。$S(k_x)$ 为采集到的原始数据，也就是 k 空间数据，经过傅里叶变换得到图像数据 $\rho(x)$。

而 MRI 成像中常用的二维成像和三维成像对应的傅里叶变换公式为：

$$\rho(x, y) = \iint S(k_x, k_y)e^{i2\pi(k_x x + k_y y)}dk_x dk_y$$

$$S(k_x, k_y) = \iint \rho(x, y)e^{-i2\pi(k_x x + k_y y)}dx dy$$

$$（附1-19）$$

$$\rho(x, y, z) = \iiint S(k_x, k_y, k_z)e^{i2\pi(k_x x + k_y y + k_z y)}dk_x dk_y dk_z$$

$$S(k_x, k_y, k_z) = \iiint \rho(x, y, z)e^{-i2\pi(k_x x + k_y y + k_z y)}dx dy dz$$

$$（附1-20）$$

（6）卷积

卷积是分析数学中的一种重要运算。对于两个时域或频域函数的乘积如何进行傅里叶变换或逆变换，是傅里叶变换中经常遇到的问题。假设 $f(t)$ 和 $g(t)$ 是实数集上的两个可积函数，则 $\int_{-\infty}^{+\infty} f(\tau)g(t-\tau)d\tau$ 的积分值存在。这样随着 t 的不同取值，这个积分就定义了一个新函数 $h(t)$，称为 $f(t)$ 和 $g(t)$ 的卷积，记为：

$$h(t) = f(t) \otimes g(t) = \int_{-\infty}^{+\infty} f(\tau)g(t-\tau)d\tau$$

$$（附1-21）$$

卷积运算具有十分重要的所谓平移不变性。2个函数卷积的物理意义是一组数值（其中一个函数在时间域上的数值）乘以他们相应的"权重"系数（另一个函数）的和（附图1-18）。

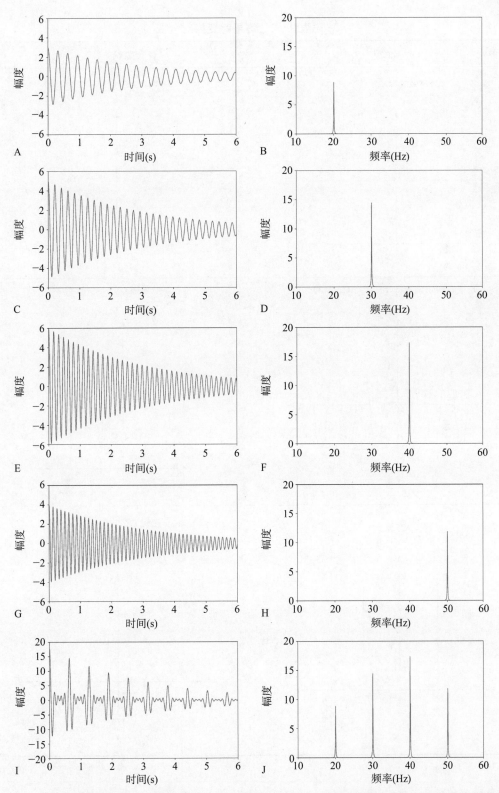

附图 1 - 17　不同幅度和频率的 e 指数衰减正弦函数相加后的波形通过傅里叶变换可提取频率和幅度信息

注:左栏(A, C, E, G, I)为时间域上的 FID 波形,右栏(B, D, F, H, J)为左栏同一行对应 FID 波形傅里叶变换后在频率域上的波形。A. 相对幅度为 3、频率为 20 Hz;C. 相对幅度为 5、频率为 30 Hz;E. 相对幅度为 6、频率为 40 Hz;G. 相对幅度为 4、频率为 50 Hz;I=A+C+E+G,在频率域上 J=B+D+F+H。

附表 1-2　傅里叶变换对

时域信号	频域信号
常数 $g(t) = C$	零频率 $G(f) = \delta(0)$

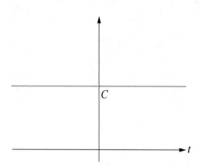
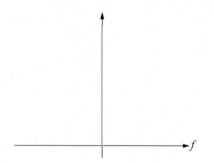

正弦或余弦函数 $g(t) = \sin(2\pi f_0 t)$　　　　单个频率 $G(f) = \delta(f_0)$

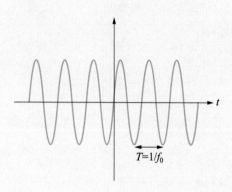
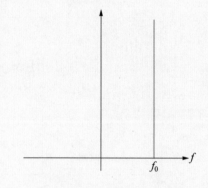
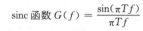

方波　　　　sinc 函数 $G(f) = \dfrac{\sin(\pi T f)}{\pi T f}$

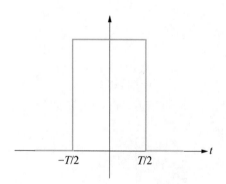
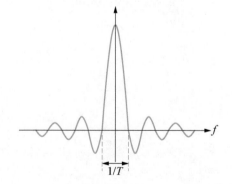

续 表

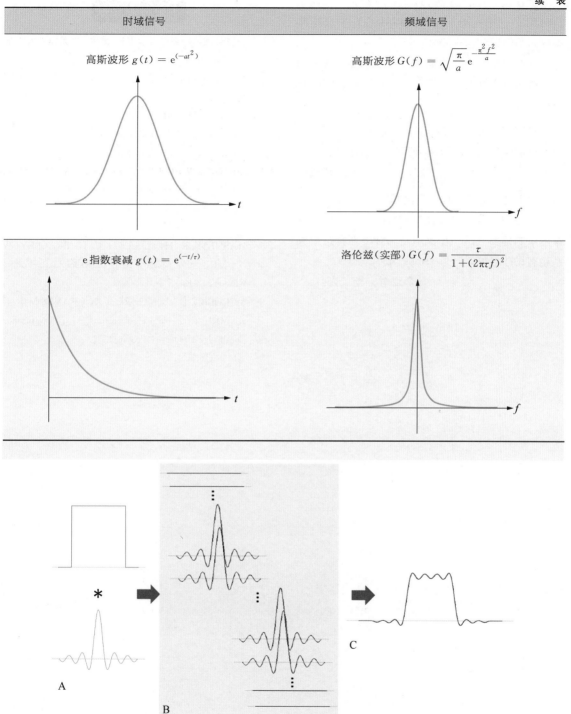

时域信号	频域信号

高斯波形 $g(t) = e^{(-at^2)}$

高斯波形 $G(f) = \sqrt{\dfrac{\pi}{a}}\, e^{-\frac{\pi^2 f^2}{a}}$

e指数衰减 $g(t) = e^{(-t/\tau)}$

洛伦兹（实部）$G(f) = \dfrac{\tau}{1+(2\pi\tau f)^2}$

附图 1-18 方波和 sinc 波形的卷积

注：A. 方波（红色）和 sinc 波形（淡蓝色）的卷积；B. 卷积过程；C. 卷积结果。方波和 sinc 波形的卷积，可以看成 sinc 波形沿着方波移动，每移动一次就得到一个 sinc 波形，这个 sinc 波形的幅度为该点方波的信号强度，所以在开始的一些 sinc 波形幅度为零，中间的 sinc 波形为方波的幅度，最后的一些 sinc 波形幅度又为零。将 B 图中所有的 sinc 波形相加（注意这些 sinc 波形横坐标是错位的），就得到 C 图中卷积后的波形。

由卷积得到的函数 $f(t) \otimes g(t)$，一般要比 $f(t)$ 和 $g(t)$ 都光滑。这在 MRI 中设计射频脉冲波形时将会用到这个特性。

卷积与傅里叶变换有着密切的关系，两个函数的傅里叶变换的乘积等于它们卷积后的傅里叶变换。即

$$F(f)G(f) = FT(f(t) \otimes g(t))$$
$$或者 f(t) \otimes g(t) = FT(F(f)G(f))$$

（附 1 - 22）

利用这个关系，可以简化傅里叶分析中许多问题的处理。这个关系会在磁共振定量磁化率成像图像重建反演这一步骤用到；另外，理解这个关系也有助于更好地理解 Gibbs 伪影。

（李建奇　杨　光）

主要参考文献

［1］李志荣,白静.高等数学［M］.北京:北京理工大学出版社,2018.

［2］裘祖文,裴奉奎.核磁共振波谱［M］.北京:科学出版社,1989.

［3］BERNSTEIN M A，KING K F，ZHOU X J. Handbook of MRI pulse sequences ［M］. Amsterdam：Elsevier Academic Press，2004.

［4］BROWN R W，CHENG Y - C N，HAACKE E M，et al. Magnetic resonance imaging：physical principles and sequence design ［M］. Hoboken：Wiley-Blackwell，2014.

［6］HASHEMI R H，LISANTI C J，BRADLEY W G. MRI：the basics ［M］. Philadelphia：Wolters Kluwer，2018.

［6］MCROBBIE D W，MOORE E A，GRAVES M J，et al. MRI：from picture to proton ［M］. Cambridge：Cambridge University Press，2017.

附录 ❷ 符号列表

符号	含 义	符号	含 义
α	翻转角	k_B	Boltzmann 常数
γ	旋磁比（rad·MHz/T）	K^{trans}	对比剂从血浆渗透到血管外细胞外空间的速率
$\bar{\gamma}$	旋磁比（$\bar{\gamma} = \dfrac{\gamma}{2\pi}$, MHz/T）	k_x, k_y, k_z	k 空间
ε	介电常数或残差	M_0	静磁化矢量强度
θ	相位角	M_{xy}	横向磁化矢量
λ	本征值或指数衰变常数	M_z	纵向磁化矢量
μ	磁矩	N_{FE}	频率编码数
τ	时间	N_{PE}	相位编码数
τ_c	相关时间	N_{SS}	层面方向相位编码数
φ	相位	N_x, N_y, N_z	数据矩阵大小
χ	磁化率	r_1, r_2	弛豫效能
ω	角频率	R_1, R_2, R_2^*	弛豫率
B_0	主磁场	T_1	纵向弛豫时间（自旋-晶格弛豫时间）
ΔB	磁场不均匀性	$T_{1\rho}$	自旋锁定后自旋-晶格弛豫时间
B_1	射频场	T_2	横向弛豫时间（自旋-自旋弛豫时间）
f	频率	T_2^*	表观横向弛豫时间
h	Planck 常数	TE_{eff}	有效回波时间
$\hbar$	Planck 常数 $\left(\hbar = \dfrac{h}{2\pi} \right)$	T_s	采样时间
G_x, G_y, G_z	磁场梯度	Δt	采样间隔

附录 ❸ 专用名词英文缩写对照表

英文缩写	英文全称	中文名称
ACS	auto-calibration signal	自动校正数据
AD	Alzheimer's disease	阿尔茨海默病
ADC	apparent diffusion efficient	表观扩散系数
ADC	analog-digital conversion	模数转换
AFNI	analysis of functional neuroimages	功能神经成像分析
AI	artificial intelligence	人工智能
AIF	arterial input function	动脉输入函数
AIR	adaptive image receive	自适应图像接收线圈技术
ALFF	amplitudes of low-frequency fluctuation	低频振幅
AMARES	advanced method for accurate, robust, and efficient spectral fitting	精确、稳健、高效的前沿波谱拟合法
APT	amide proton transfer	酰胺质子转移成像
ARC	auto-calibrating reconstruction for Cartesian sampling	笛卡尔采样的自动校正重建
ASSET	array spatial sensitivity encoding	阵列空间灵敏度编码
ASL	arterial spin labeling	动脉自旋标记
ASPIR	adiabatic spectral inversion recovery	绝热频率选择反转恢复序列
BASING	band selective inversion with gradient dephasing	梯度扰相频带选择反转恢复
BF	blood flow	血流量
b - FFE	balanced fast field echo	平衡式快速场回波
BLADE	BLADE	刀锋技术
BOLD	blood oxygenation level dependent	血氧水平依赖
BPA	blood pool agent	血池性对比剂
BPP	Bloembergen, Purcell and Pound	弛豫时间机制理论
BRAVO	brain volume imaging	用于等体素颅脑成像的 IR 准备的 T_1 加权快速三维梯度回波
b - SSFP	balanced steady state free precession	平衡式稳态自由进动
BV	blood volume	血容量
CAIPIRINHA	controlled aliasing in parallel imaging results in higher acceleration	控制图像折叠的更高加速的并行成像技术(鸡尾酒并行成像方法)
CASL	continuous arterial spin labeling	连续式动脉自旋标记
CBF	cerebral blood flow	脑血流量
CBV	cerebral blood volume	脑血容量
3D CE - MRA	three-dimensional contrast-enhanced MRA	三维对比剂增强磁共振血管成像
CE - MRA	contrast enhanced magnetic resonance angiography	对比剂增强磁共振血管成像
CENTRA	contrast enhanced timing robust angiography	中心 k 空间填充法 CE - MRA

英文缩写	英文全称	中文名称
CEST	chemical exchange saturation transfer	化学交换饱和转移
CHESS	chemical shift selective	化学位移选择（饱和）
Cho	choline	胆碱
CISS	constructive interference in the steady state	稳态进动结构相干
CLEAR	constant level appearance	恒定水平呈现（信号强度空间均匀性校正）
$CMRO_2$	cerebral metabolic rate for oxygen	脑耗氧代谢率
CNR	contrast to noise ratio	对比噪声比
CNN	convolutional neural network	卷积神经网络
COSMIC	coherent oscillatory state acquisition for the manipulation imaging contrast	相干振荡状态采集操控成像对比
CP	Carr-Purcell sequence	CP 序列
CPMG	Carr-Purcell-Meiboom-Gill sequence	CPMG 序列
CSA	chemical shift anisotropy	化学位移各向异性
CSD	chemical shift displacement	化学位移错位
CSF	cerebrospinal fluid	脑脊液
CS	compressed sensing	压缩感知
CSI	chemical shift imaging	化学位移成像
CUBE	CUBE	各向同性
DANTE	delay alternating with nutation for tailored excitation,	章动交替延迟定制激发
DCE	dynamic contrast enhanced	动态对比增强成像
DE	driven equilibrium	驱动平衡
DESS	dual echo steady state	双回波稳态进动
DIR	double-inversion recovery	双反转恢复技术
DKI	diffusional kurtosis imaging	扩散峰度成像
DL	deep learning	深度学习
DSC	dynamic susceptibility contrast	动态磁敏感对比成像（动态磁化率对比成像）
DSV	diameter of spherical volume	球体直径
DSI	diffusion spectrum imaging	扩散谱成像
DSS	2，2－dimethyl－2－silapentane－5－sulfonate	2－二甲基－2－硅戊烷－5－磺酸盐
DTI	diffusion tensor imaging	扩散张量成像
DWI	diffusion weighted imaging	扩散加权成像
DWIBS	diffusion weighted imaging with background suppression	背景抑制扩散加权成像
EBSC	external body surface coil	体外表面线圈
ECSA	extracellular space agents	细胞外对比剂
EPI	echo planar imaging	回波平面成像
EPISTAR	echo planar imaging and signal tagging with alternating radiofrequency	回波平面成像和交替射频信号标记法相结合
ESP	echo space	回波间隔时间
ETL	echo train length	回波链长度
FA	fractional anisotropy	分数各向异性
FAIR	flow-sensitive alternating inversion recovery	流动敏感交替反转恢复
FAIRER	flow-sensitive alternating inversion recovery with an extra radiofrequency pulse	采用额外射频脉冲的流动敏感交替反转恢复
FAME	fast acquisition with multi-phase enhanced fast GRE	多时相增强快速采集梯度回波
FC	flow compensation	流动补偿

英文缩写	英文全称	中文名称
FE	field echo	场回波
FED	frequency encoding direction	频率编码方向
FFE	fast field echo	快速场回波
FID	free induction decay	自由感应衰减
FID – EPI	free induction decay echo planar imaging	自由感应衰减回波平面成像
FIESTA	fast imaging employing steady-state acquisition	稳态采集快速成像
FIESTA – C	FIESTA cycled phases	循环相位稳态采集快速成像
FIR	fast inversion recovery	快速反转恢复
FISS	fast interrupted steady-state	快速间断稳态序列
FISP	fast imaging with steady-state precession	稳态进动快速成像
FLAIR	fluid attenuated inversion recovery	液体衰减反转恢复序列(自由水抑制反转恢复技术)
FLASH	fast low angle shot	快速小角度激发
fMRI	functional magnetic resonance imaging	功能磁共振成像
FOV	field of view	视野
FR – FSE	fast recovery fast spin echo	快速恢复快速自旋回波
FSE	fast spin echo	快速自旋回波
FT	Fourier transfer	傅里叶变换
FWHM	full width at half maximum	半高宽
GABA	γ – aminobutyric acid	γ-氨基丁酸
GBCA	gadolinium based contrast agent	钆对比剂
Gd – DTPA	gadopentetate dimeglumine	钆喷替酸葡甲胺
GLCM	gray level co-occurrence matrix	灰度共生矩阵
GLM	general linear modeling	通用线性模型
GMN	gradient moment nulling	梯度矩消除技术
GRAPPA	generalized autocalibrating partially parallel acquisitions	通用自动校准部分并行采集
GRASE	gradient and spin echo acquisition	梯度自旋回波
GRASP	golden-angle radial sparse parallel	基于黄金角采集和压缩感知的辐射状填充技术
GRASS	gradient recalled acquisition in the steady state	稳态梯度回波
GRE	gradient recalled echo	梯度回波
GRE – EPI	gradient-recalled-echo-based echo planar imaging	梯度回波-回波平面成像
GSE	gradient and spin echo	梯度自旋回波
HARDI	high angular resolution diffusion weighted MRI	高角分辨扩散加权成像
HASTE	half-Fourier acquisition single-shot turbo spin echo	半傅里叶采集单次激发快速自旋回波
HC	homogeneity correction	均匀度校正
HISTO	high-speed T_2 – corrected multiecho	高速 T_2 校正多回波序列
HLSVD	Hankel-Lanczos singular value decomposition	Hankel-Lanczos 奇异值分解去除水峰法
HRF	hemodynamic response function	血流动力学响应函数
IDEAL	iteration decomposition of water and fat with echo asymmetry and least-squares estimation	采用回波非对称采集和最小二乘法迭代方法的水脂分离算法
iPAT	integrated parallel acquisition techniques	集成并行采集技术
IR	inversion recovery	反转恢复
IR – EPI	inversion recovery echo planar imaging	反转恢复回波平面成像
IR – FGRE	inversion recovery fast gradient recalled echo	反转恢复快速梯度回波
IR – FSE	inversion recovery fast spin echo	反转恢复快速自旋回波

续　表

英文缩写	英文全称	中文名称
IR－TSE	inversion recovery turbo spin echo	反转恢复快速自旋回波
ISIS	image selected in-vivo spectroscopy	图像选择性活体波谱法
IVIM	intravoxel incoherent motion	体素内非相干运动模型
LASER	localization by adiabatic selective refocusing	绝热选择性重聚进行定位
LAVA	liver acquisition with volume acceleration	肝脏容积加速采集
LBV	Laplace boundary value	拉普拉斯边界值法
LS	line scan	线扫描
MART	modulated angle refocused train	可调角度重聚链
MAVRIC	multi-acquisition variable-resonance image combination	多采集可变共振图像组合技术
MD	mean diffusivity	平均扩散系数
mDIXON	modified DIXON	改良的 Dixon 水脂分离方法
MDME	multiple dynamic multiple echo	多动态多回波
MEDI	morphology enabled dipole inversion	形态学偶极子反演法
MEDIC	nultiple echo data image combination	多回波数据合并成像
MERGE	multiple echo recalled gradient echo	多回波梯度回波
MERGE	motion-sensitized driven equilibrium prepared rapid gradient echo	运动驱动稳态准备的快速梯度回波
sub MIP	sub-volume maximum intensity projection	部分容积最大强度投影
mIP	minimum intensity projection	最小强度投影
MIP	maximum intensity projection	最大强度投影
MLP	multi-layer perceptron	多层感知器
MOLLI	modified Look-Locker imaging	改进的 Look-Locker 测量 T_1 方法
MOTSA	multiple overlapped thin slab acquisition	多个薄板块重叠采集
MP－FGRE	magnetization prepared fast gradient recalled echo	磁化准备快速梯度回波
MPR	multiple planar reconstruction	多平面重建
MP－RAGE	magnetization prepared rapid gradient echo imaging	磁化准备快速梯度回波成像
MP2RAGE	magnetization prepared 2（two）rapid gradient echo imaging	双反转磁化准备快速梯度回波成像
MRA	magnetic resonance angiograghy	磁共振血管成像
MRCP	magnetic resonance cholangiopancreatography	磁共振胰胆管成像
MRE	magnetic resonance elastograghy	磁共振弹性成像
MRF	magnetic resonance fingerprinting	磁共振指纹图
MRGIH	magnetic resonance gastrointestinal hydrography	磁共振胃肠道水成像
MRH	MR hydrography	磁共振水成像
MRI	magnetic resonance imaging	磁共振成像
MRM	magnetic resonance myelography	磁共振脊髓成像
MRN	magnetic resonance neurography	磁共振神经成像术
MRS	magnetic resonance spectroscopy	磁共振波谱
MRSI	magnetic resonance spectroscopy imaging	磁共振波谱成像
MRU	magnetic resonance urography	磁共振尿路成像
MRV	MR venography	磁共振静脉血管造影
MSG	motion sensitive gradient	运动敏感梯度
mSENSE	modified SENSE	改良敏感度编码
MS－EPI	multishot echo planar imaging	多次激发回波平面成像

续　表

英文缩写	英文全称	中文名称
MT	magnetization transfer	磁化转移（磁化传递）
MTR	magnetization transfer ratio	磁化转移率
MTT	mean transit time	平均通过时间
NA	number of acquisitions	采集次数
NAA	N–acetyl aspartate	N-乙酰天冬氨酸
NEX	number of excitations	激励次数
NMR	nuclear magnetic resonance	核磁共振
NMRI	nuclear magnetic resonance imaging	核磁共振成像
NOE	nuclear Overhauser enhancement	核奥氏增强效应
NPW	no phase wrap	去相位缠绕
NSA	number of signal averaged	信号平均次数
OVS	outer volume saturation	外部容积饱和
PACE	prospective acquisition correction	前瞻性采集校正
PASL	pulsed arterial spin labeling	脉冲式动脉自旋标记
PAT	parallel acquisition technique	并行采集技术
PC	phase contrast	相位对比
PD	proton density	质子密度
PD	Parkinson's disease	帕金森病
PDF	projection onto dipole field	偶极场投影法
PDFF	proton-density fat fraction	质子密度脂肪分数
PEAR	phase encoded artifact reduction	相位编码伪影减除
PET	positron emission tomography	正电子发射断层显像
PETRA	pointwise encoding time reduction with radial acquisition	逐点编码辐射状采集
ppm	part per million	百万分之一
PRESS	point resolved spectroscopy	点分解波谱
PRESTO	principles of echo shifting with a train of observations	链式观测回波移位技术
PROPELLER	periodically rotated overlapping parallel lines with enhanced reconstruction	采用增强重建的周期性旋转重叠平行线技术
PSF	point spread function	点扩散函数
PURE	phased-array uniformity enhancement	相控阵均匀度增强
PWI	perfusion weighted imaging	灌注加权成像
OATP	organic anion transporting protein	有机阴离子转运蛋白
QI	quiescent interval	静止间隙
QISS	quiescent interval single-shot	静止间隙单次激发
QRAPMASTER	quantification of relaxation times and proton density by multiecho acquisition of a saturation-recovery using turbo spin-echo readout	基于饱和恢复多回波快速自旋回波成像的弛豫时间和质子密度定量法
QSM	quantitative susceptibility mapping	定量磁化率成像
QUIPSS	quantitative imaging of perfusion using a single subtraction	单次减影灌注定量成像
RA	relative anisotropy	相对各向异性
RARE	rapid acquisition with relaxation enhancement	弛豫增强快速采集
RBW	receiver bandwidth	接收机带宽
RC	respiratory compensation	呼吸补偿

英文缩写	英文全称	中文名称
rCBF	relative cerebral blood flow	相对脑血流量
rCBV	relative cerebral blood volume	相对脑血容量
RD	radial diffusivity	径向扩散系数
ReHo	regional homogeneity	局部一致性
RESTORE	Restore	快速恢复快速自旋回波
RF	radio frequency	射频
RFOV	rectangle field of view	矩形视野
RMS	root mean square	均方根
ROI	region of interest	感兴趣区
ROPE	respiratory ordered phase encoding	呼吸排序相位编码
RT	respiratory trigger	呼吸触发
SAR	specific absorption ratio	特定吸收率
SCIC	surface coil intensity correction	表面线圈强度校正
SE	spin echo	自旋回波
SE - EPI	spin-echo-based echo planar imaging	自旋回波-回波平面成像
SEMAC	section encoding for metal artifact correction	层面编码金属伪影校正技术方法
semi - LASER	semi slice-selective localization by adiabatic selective refocusing	半绝热选择性重聚进行层面选择性定位
SENSE	sensitivity encoding	敏感度编码
SHARP	sophisticated harmonic artifact reduction on phase data	复杂谐波伪影去除法
SLINKY	sliding interleaved k_y	滑行交错相位编码
SMASH	simultaneous acquisition of spatial harmony	空间谐波同步采集
SMS	simultaneous multislice	同时多层采集
SNAP	simultaneous noncontrast angiography and intraplaque hemorrhage	同时非增强血管造影和斑块内出血成像
SNR	signal-to-noise ratio	信噪比
SPACE	sampling perfection with application of optimized contrasts using different flip angle evolution	优化翻转角的三维快速自旋回波序列
SPAIR	spectral attenuated inversion recovery	波谱选择衰减反转恢复
	spectral adiabatic inversion recovery	绝热波谱选择反转恢复
SPECIAL	spectral inversion at lipid	脂质波谱选择反转
SPGR	spoiled gradient recalled echo	扰相梯度回波
SPICE	spectroscopic imaging by exploiting spatiospectral correlation	利用空间频谱相关性的波谱成像技术
SPIO	superparamagnetic iron oxides	超顺磁性氧化铁
SPIR	spectral presaturation with inversion recovery	反转恢复波谱选择预饱和
SPM	statistical parametric mapping	统计参数绘图
SR	saturation recovery	饱和恢复
SR - FGRE	saturation recovery fast gradient recalled echo	饱和恢复快速梯度回波
SS - EPI	single shot echo planar imaging	单次激发回波平面成像
SSFP	steady state free precession	稳态自由进动
SS - FSE	single shot FSE	单次激发快速自旋回波
SS - RARE	single shot RARE	单次激发弛豫增强快速采集
SS - TSE	single shot TSE	单次激发快速自旋回波
STAGE	strategically acquired gradient echo	战略性采集梯度回波

续　表

英文缩写	英文全称	中文名称
STEAM	stimulated echo acquisition mode	受激回波采集模式
STIR	short TI inversion recovery short tau inversion recovery	短反转时间反转恢复序列
SWI	susceptibility weighted imaging	磁化率加权成像，磁敏感加权成像
SWAN	T_2 – star weighted angiography	磁敏感加权成像
T_1WI	T_1 – weighted imaging	T_1 加权成像
T_2 – FGRE	T_2 prepared fast gradient recalled echo	T_2 准备快速梯度回波
T_2WI	T_2 – weighted imaging	T_2 加权成像
TA	acquisition time	采集时间
TD	delay time	延迟时间
TE	echo time	回波时间
TFE	turbo field echo	超快速场回波
TGSE	turbo gradient spin echo	快速梯度自旋回波
THRIVE	T_1 high resolution isotropic volume excitation	T_1 高分辨各向同性容积激发
TI	inversion time	反转时间
TIM	total imaging matrix	全景成像矩阵
TMS	tetramethylsilane	四甲基硅烷
TIR	turbo inversion recovery	快速反转恢复
TKD	truncated k-space diviation	k 空间阈值相除法
TOF	time of flight	时间飞越
TONE	tilt optimized nonsaturation excitation	倾斜优化非饱和激发脉冲
TR	repetition time	重复时间
TRICKS	time resolved imaging of contrast kinetics	对比动态时间分辨采集
True FISP	true fast imaging with steady-state precession	真稳态进动快速采集
TSE	turbo spin echo	快速自旋回波
TTP	time to peak	达峰时间
Turbo FLASH	turbo fast low angle shot	超快速小角度激发
TRICKS	time resolved imaging of contrast kinetics	对比剂动态成像技术
TWIST	time-resolved angiography with interleaved stochastic trajectories	基于交错随机轨迹的时间分辨血管造影技术
UNFAIR	un-inverted flow-sensitive alternating inversion recovery	非反转流动敏感交替反转恢复
USPIO	ultrasmall superparamagnetic iron oxides	超小超顺磁氧化铁
UTE	ultra-short TE	超短 TE 序列
VAPOR	variable pulse power and optimized relaxation delays	可变脉冲功率与优化弛豫延迟
VAT	view angle tilting	视角倾斜技术
VB	variable bandwidth	可变带宽
VENC	velocity-encoding value	流速编码值
VIBE	volume interpolated breathhold examination	容积内插屏气检查
VIBRANT	volume imaging breast assessment	乳腺评价容积成像
VIEW	volume imaging with echo weighting	回波加权容积成像
VISTA	volume isotropic turbo spin echo acquisition	容积各向同性快速自旋回波采集
VOI	volume of interest	感兴趣容积
VR	volume ratio	容积比
VSOP	very small superparamagnetic iron oxide	微小超顺磁氧化铁

英文缩写	英文全称	中文名称
VUSE	variable-angle uniform signal excitation	变化角度均匀信号激发
WASSR	water saturation shift referencing	水饱和偏移参考扫描法
WEFT	water-eliminated Fourier transfer	水消除傅里叶变换法
WET	water suppression enhanced through T_1 effects	通过 T_1 效应增强水抑制
WFS	water fat shift	水脂移位
ZTE	zero TE	零回波时间序列

附录 ④ 不同厂家序列、技术和参数名称对比

本书所用名称	GE	飞利浦	西门子
脉冲序列(梯度回波类)			
定位像	Localizer	Survey	Localizer，Scout
梯度回波	GRE	FFE	GRE
稳态梯度回波	GRASS，SSFP	Conventional FFE	FISP
扰相梯度回波	SPGR	T_1 – FFE	FLASH
反稳态梯度回波	CE – GRASS	T_2 – FFE	PSIF
平衡式稳态梯度回波	FIESTA	Balanced FFE（b – FFE）	TrueFISP
双激发平衡式稳态梯度回波	FiESTA – C	—	CISS
超快速梯度回波	Fast GRE/Fast SPGR	TFE	TurboFLASH（TFL）
三维容积内插快速梯度回波	FAME、LAVA	THRIVE	VIBE
IR 准备的快速梯度回波(高分辨 T_1 加权图像)	IR – FSPGR，BRAVO	IR – TFE	MP – RAGE
梯度回波多回波数据合并成像	MERGE	m – FFE	MEDIC
磁敏感加权成像	SWAN	SWIp	SWI
脉冲序列(自旋回波类)			
自旋回波	SE	SE	SE
快速自旋回波	FSE	TSE	TSE
单激发快速自旋回波	SSFSE	Single-Shot TSE	HASTE
快速恢复快速自旋回波	FRFSE – XL	TSE – DRIVE	TSE – RESTORE
辐射状 k 空间填充快速自旋回波	PROPELLER	MultiVane	BLADE
优化翻转角的三维高分辨快速自旋回波	CUBE	VISTA	SPACE
脉冲序列(反转恢复类)			
反转恢复法	IR	IR	IR
快速反转恢复序列	FSE – IR	IR – TSE	Turbo spin echo with inversion recovery（TIR）
短反转时间反转恢复法	STIR	STIR	STIR
液体衰减反转恢复序列	FLAIR	FLAIR	Dark Fluid
脉冲序列(回波平面成像类)			
回波平面成像	EPI	EPI	EPI
多激发回波平面成像	MultiShot EPI	MultiShot EPI	RESOLVE(频率编码分段采集)
梯度自旋回波	GRASE	GRASE	TGSE
脉冲序列(血管成像类)			
时间飞越法	TOF	TOF	TOF

本书所用名称	GE	飞利浦	西门子
相位对比法	PC	PC	PC
对比增强磁共振血管成像	CE - MRA	CE - MRA	CE - MRA
k 空间欠采动态 MRA	TRICKS	Keyhole(4D - TRAK)	TWIST
对比剂团注时间控制	Smart Prep, Fluoro Trigger	BolusTrak	Care Bolus
脉冲序列(水脂分离类)			
两点 Dixon	Flex, LAVA - Flex	mDIXON (2 point)	dual echo DIXON
多点 Dixon	IDEAL(三点), IDEAL IQ($=$IDEAL$-T_2^*$)	mDIXON (multi-point)	multi-echo VIBE DIXON
脉冲序列(波谱类)			
点分解波谱	PRESS (PROBE - P)	PRESS	Spin Echo (_se)
受激回波采集模式	STEAM (PROBE - S)	STEAM	STEAM (_st)
半绝热选择性重聚进行层面选择性定位	/	/	semi - LASER (_slaser)
图像选择性活体波谱法	/	ISIS	/
各类成像技术			
并行成像	Acceleration	SENSE	iPAT
基于图像空间的并行成像算法	ASSET	SENSE	mSENSE
基于 k 空间的并行成像算法	ARC	/	GRAPPA, CAIPIRINHA
并行发射	FOCUS	MultiTransmit	TimTX TrueShape
化学位移选择性脂肪抑制	Fat Sat	/	Fat Sat
波谱选择衰减反转恢复脂肪抑制	SPECIAL, ASPIR(绝热反转)	SPIR, SPAIR(绝热反转)	SPAIR(绝热反转)
水激发	Water Excitation	Proset (Water Excitation)	Water Excitation
空间预饱和带	Spatial SAT	REST	Saturation
跟踪预饱和带	Concatenated SAT	Tracking REST	Tracking Saturation
流动补偿	Flow Comp	Flow Compensation	Flow Comp
心电门控	Cardiac Gating/ Triggering	Cardiac Triggering	ECG Triggering
呼吸触发	Respiratory Triggering	Respiratory Triggering	Respiratory Triggering
导航回波门控	Navigator	Navigator Echo	Navigator Triggering
磁化转移	MTC	MTC	MTC
倾斜优化非饱和激发脉冲	Ramped RF	TONE	TONE
信号强度空间均匀性校正	PURE	CLEAR	Prescan Normalize
图像几何变形校正	3D Geometry Correction	Geometry Compensation	Distortion Correction
成像参数			
重复时间	TR	TR	TR
回波时间	TE	TE	TE
翻转角	Flip Angle	Flip Angle	Flip Angle
反转时间	TI	TI	TI
回波链长度	ETL	TSE Factor	Turbo Factor
回波间隔时间	Echo Spacing (ESP)	Echo Spacing	Echo Spacing
平均次数	NEX	NSA	Averages
采样带宽	Receive Bandwidth (kHz)	Fat/Water Shift (Pixel) BW(Hz)	Bandwidth (Hz/Pixel)

续　表

本书所用名称	GE	飞利浦	西门子
单极/双极频率编码梯度	Positive/Bipolar Gradient Lobe	Flyback（N/Y）	Monopolar/Bipolar
频率编码方向视野	FOV	FOV	FOV Read（mm）
相位编码方向视野	Phase FOV（<1）	Rectangular FOV（%）	FOV Phase（%）
层厚	Slice thickness	Slice Thickness	Slice Thickness
层间隙	Slice Spacing	Gap	Distance Factor（% of Slice Thickness）
频率编码方向过采	Anti-Aliasing	Frequency Oversampling	自动一倍过采
相位编码方向过采	No Phase Wrap（NPW）	Foldover Suppression	Phase Oversampling
频率编码方向分辨率	Frequency Matrix	Scan Matrix	Base Resolution
相位编码方向分辨率	Phase Matrix	Scan Percentage	Phase Resolution（%）
部分回波	Fractional Echo	Partial Echo	Asymm. Echo
相位编码部分傅里叶	Fractional NEX（NEX<1）	Half Scan	Phase Partial Fourier（4/8,5/8,6/8,7/8）

注：1. 表中所列的仅为常用或各公司名称不同的脉冲序列、成像技术和成像参数，其他脉冲序列、成像技术和成像参数并未列在表中，请参阅本书正文或其他参考文献。

2. 本表基于公司磁共振手册或参考文献，表中"/"表示作者从手册中未查阅到该项技术，由于各厂家技术不断更新，可能存在不符之处。

现代医学系列书目

图书在版编目(CIP)数据

现代体部磁共振诊断学. 原理及技术分册/周康荣,严福华,刘士远总主编;李建奇,林江主编.—上海:复旦大学出版社,2022.12
ISBN 978-7-309-16046-8

Ⅰ.①现… Ⅱ.①周… ②严… ③刘… ④李… ⑤林… Ⅲ.①磁共振成像-诊断 Ⅳ.①R445.2

中国版本图书馆 CIP 数据核字(2021)第 261692 号

现代体部磁共振诊断学. 原理及技术分册
周康荣 严福华 刘士远 总主编
李建奇 林 江 主编
出品人/严 峰
责任编辑/王 瀛

复旦大学出版社有限公司出版发行
上海市国权路 579 号 邮编:200433
网址:fupnet@ fudanpress.com http://www.fudanpress.com
门市零售:86-21-65102580 团体订购:86-21-65104505
出版部电话:86-21-65642845
上海盛通时代印刷有限公司

开本 787×1092 1/16 印张 30.75 字数 827 千
2022 年 12 月第 1 版
2022 年 12 月第 1 版第 1 次印刷

ISBN 978-7-309-16046-8/R·1926
定价:328.00 元

如有印装质量问题,请向复旦大学出版社有限公司出版部调换。
版权所有 侵权必究